中医经方理论与临证集萃

朱明军　王永霞　主编

（第二辑）

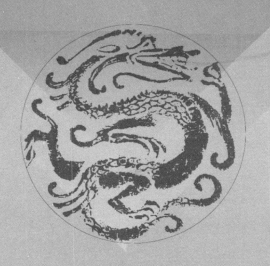

全国百佳图书出版单位
中国中医药出版社

图书在版编目（CIP）数据

中医经方理论与临证集萃. 第二辑 / 朱明军，王永
霞主编 . —北京：中国中医药出版社，2023.11
ISBN 978 - 7 - 5132 - 8438 - 7

Ⅰ. ①中… Ⅱ. ①朱… ②王… Ⅲ. ①经方-临床应
用-经验 Ⅳ. ①R289. 2

中国国家版本馆 CIP 数据核字（2023）第 186722 号

中国中医药出版社出版

北京经济技术开发区科创十三街 31 号院二区 8 号楼
邮政编码 100176
传真 010 - 64405721
保定市西城胶印有限公司印刷
各地新华书店经销

开本 787 × 1092 1/16 印张 28.75 字数 526 千字
2023 年 11 月第 1 版 2023 年 11 月第 1 次印刷
书号 ISBN 978 - 7 - 5132 - 8438 - 7

定价 99. 00 元
网址 www. cptcm. com

服 务 热 线 010 - 64405510
购 书 热 线 010 - 89535836
维 权 打 假 010 - 64405753

微信服务号 zgzyycbs
微商城网址 https：//kdt. im/LIdUGr
官 方 微 博 http：//e. weibo. com/cptcm
天猫旗舰店网址 https：//zgzyycbs. tmall. com

如有印装质量问题请与本社出版部联系（010 - 64405510）

《中医经方理论与临证集萃》编委会

主　编

朱明军(河南中医药大学第一附属医院)　　王永霞(河南中医药大学第一附属医院)

副主编

李素云(河南中医药大学第一附属医院)　　任献青(河南中医药大学第一附属医院)

蒋士卿(河南中医药大学第一附属医院)　　赵　敏(河南中医药大学第一附属医院)

朱翠玲(河南中医药大学第一附属医院)　　赵文霞(河南中医药大学第一附属医院)

刘学伟(河南中医药大学第一附属医院)　　张琳琪(河南中医药大学第一附属医院)

编　委

张　磊(河南中医药大学第三附属医院)　　王新志(河南中医药大学第一附属医院)

朱翠玲(河南中医药大学第一附属医院)　　李慧英(河南中医药大学第一附属医院)

杨洪涛(天津中医药大学第一附属医院)　　黄岩杰(河南中医药大学第一附属医院)

刘光伟(河南中医药大学第一附属医院)　　原　丹(福建中医药大学附属福州中医院)

刘玉宁(北京中医药大学东直门医院)　　　孙　雯(河南中医药大学第一附属医院)

刘沛恬(广西中医药大学)　　　　　　　　郝尧坤(河南中医药大学第一附属医院)

李　倩(上海中医药大学附属龙华医院)　　曹柏龙(北京中医药大学东直门医院)

韩　萍(中部战区总医院)　　　　　　　　刘　妙(北京丰盛中医骨伤专科医院)

孙彦琴(河南中医药大学第一附属医院)　　杨青虎(永靖县中医院)

杨培伟(河南中医药大学第一附属医院)　　王　通(新密市中医院)

刘贯龙(聊城市人民医院)　　　　　　　　肖党生(浙江大学医学院附属第一医院)

段凤阳(河南中医药大学第一附属医院)　　刘莹莹(北京市朝阳区中医医院)

李玲玲(河南中医药大学第一附属医院)　　闫海峰(河南中医药大学第一附属医院)

齐瑞丽(河南中医药大学第一附属医院)　　刘庚鑫(江西中医药大学)

刘　妙(北京丰盛中医骨伤专科医院)　　　王炎炎(河南中医药大学)

蔡　祎(北京中医药大学)　　　　　　　　张　蕊(北京市第一中西医结合医院)

赵　菡(宁夏医科大学中医学院)　　　　　齐　卉(广州中医药大学第一附属医院)

赵京博(北京中医药大学)　　　　　　　　谢新月(河南中医药大学)

吴林柯(河南中医药大学)　　　　　　　　李萌月(河南中医药大学)

常　苗(河南中医药大学)　　　　　　　　方少博(辽宁中医药大学)

彭超杰(河南中医药大学)　　　　　　米贺芝(长治市第二人民医院)

王映骄(河南中医药大学)　　　　　　张雪妍(河南中医药大学第一附属医院)

蒋艳玲(河南中医药大学第二附属医院)　刘　亚(河南中医药大学第一临床医学院)

刘　晓(上海中医药大学附属市中医医院)　刘　源(广州中医药大学第二临床医学院)

郑玉玲(河南中医药大学)　　　　　　张琳琪(河南中医药大学第一附属医院)

陈召起(河南省人民医院)　　　　　　马丙祥(河南中医药大学第一附属医院)

马素平(河南中医药大学第一附属医院)　李合国(河南中医药大学第一附属医院)

宋桂华(河南中医药大学第一附属医院)　刘晓彦(河南中医药大学第一附属医院)

郭迎树(河南中医药大学第一附属医院)　吕　莹(河南中医药大学第一附属医院)

孟　萍(江西中医药高等专科学校)　　　李俊涛(河南中医药大学第一附属医院)

赖海标(广州中医药大学附属中山中医院)　金珍珍(诸暨市中医医院)

李国峰(河南中医药大学第一附属医院)　罗齐平(中山市中医院 赖海标经方医学工作室)

高　伟(北京市朝阳区八里庄社区卫生服务中心)　陈　英(北京市和平里医院)

何改丽(河南中医药大学第一附属医院)　顾亚娇(河南中医药大学第一附属医院)

李墨航(河南中医药大学第一附属医院)　王晓鸽(河南中医药大学第一附属医院)

刘丽雅(河南中医药大学第一附属医院)　吴　萍(合肥京东方医院国医堂)

梁浩卫(河南中医药大学第一附属医院)　朱　莉(诸暨市中医医院)

张亚玲(河南中医药大学第一附属医院)　李　进(史载祥名医工作室)

朱金霞(河南中医药大学)　　　　　　周铖(河南中医药大学)

赵晨露(河南中医药大学)　　　　　　闫京京(河南中医药大学)

袁子博(河南中医药大学)　　　　　　王颖睿(河南中医药大学)

刘　宁(河南中医药大学)　　　　　　李金洋(河南中医药大学儿科医学院)

张雪原(河南中医药大学儿科医学院)　赵星伍(山西中医药大学)

常雅新(河南中医药大学)　　　　　　姚再业(云南中医药大学第一附属医院)

邵明晶(中日友好医院)　　　　　　　王凯霞(河南中医药大学)

秘　书

郭迎树(河南中医药大学第一附属医院)　李西云(河南中医药大学第一附属医院)

李海涛(河南中医药大学第一附属医院)　田雅云(河南中医药大学第一附属医院)

马蒂达(河南中医药大学第一附属医院)　陈龙飞(河南中医药大学第一附属医院)

郝纯友(河南中医药大学第一附属医院)　张冉冉(河南中医药大学第一附属医院)

前　言

　　时值中医药发展重要战略机遇期，为深入贯彻落实习近平总书记对发展中医药工作的重要指示精神，加快中医药传承创新发展，为全面推进健康中国建设、实现中华民族伟大复兴的中国梦贡献力量，由中华中医药学会主办，河南中医药大学第一附属医院、中华中医药学会仲景学术传承与创新共同体、中华中医药学会仲景学说分会、河南省中医药学会经方临床应用及研究分会共同承办的"中国中医经方大会"应势而生！

　　应势而生当顺势而为！中国中医经方大会每年举办一次，旨在加强中医经典经方传承，深入开展经典经方的挖掘与临床应用研究。2020年12月，大会在中华文明发祥地、黄帝故里郑州成功召开。在开设的经方论治血管相关疾病论坛、经方论治皮肤相关疾病论坛、经方论治肿瘤疾病论坛、经方论治儿科疾病论坛、经方基础与产业论坛上，国医大师张磊、唐祖宣等全国80余名专家、学者为线上线下学员献上了一场场中医经方饕餮盛宴，全国近160万人次通过直播观看大会视频。会场代表热议不断，线上学员好评如潮，纷纷表示大会开得适时、及时，在中医药振兴的天时地利人和好时机，必将顺势而为，研经方以济世，传薪火以燎原！

　　顺势而为当借势而进！站在历史发展的新起点，面对百年未有之大变局，面对无数中医药工作者愿意亲近经典、走进经典、传承经典的殷殷渴望，在初心使命的驱动下组委会在举办2021年中国中医经方大会时毅然面向全国征文。通知发出后各地同道发来论文数百篇，投稿作者既有德高望重、医术精湛的名医名家，也有参加工作不久的新生力量，更多的是来自中医临床一线的中青年骨干。手抚书稿，不胜欣喜，同时深感责任重大！夜以继日编校，直至装订付梓。全书涵盖药物规律探析、条文病机探讨、治疗方法探析、经方的辨治思路、经方临床应用及验案举例、经方研究进展等，涉及内、外、妇、儿、五官、皮肤、心理等多学科疾病病种，内容丰富、详实有据、深入浅出、信息量大，既有理论综述又有临床实践，具有较强的指导性、传承性、创新性。汗水落于纸上，欣喜涌上眉梢，经集思广益慎重研讨终将书名定为《中医经方理论与临证集萃》，出版后广受社会好评，诸多读者通过多种渠道垂询，更坚定了组委会每年接续出版之信心。亦期望更多优秀中医工作者发光发热，鼎力支持，利用这一研究探讨中医经方理论研究和临证经验交流平台、研究结果展示平台，积极发挥示范引领作用，广泛推广经方的研究与应用。

借势而进当造势而起！转眼间又到了2022年经方大会征文书稿付梓交稿的时间。今年的论文集萃编审、出版得到了各级领导、多位学者的大力支持与无私帮助，在此一并表示感谢！由于出版要求限制，投稿作者仅显示前三位，参考文献亦仅列出主要参考文献，还请投稿作者理解包容。中医药博大精深，在整理编校中难免有不足或疏漏之处，敬请斧正。组委会当继续疏源浚流，与古为新，与诸君共画同心圆，逐梦新时代，为中医药事业贡献力量！

中国中医经方大会组委会

2023 年 4 月 20 日

目　录

第一篇　理论综合篇

浅谈经方治病要话…………………………………………………………（003）

读经方、话七情，不可不知百合病…………………………………………（004）

大柴胡汤在心系疾病中的应用………………………………………………（011）

黄芪桂枝五物汤治疗骨伤科疾病的临床应用………………………………（018）

补肾温阳类经方在慢性肾脏病中的应用……………………………………（022）

浅析仲景方中活血化瘀药的作用特点………………………………………（026）

体用结合谈《黄帝内经》及经方体系中肝病的治法 ……………………（031）

小柴胡汤及其类方在肾脏病的临床应用……………………………………（034）

香砂六君子汤治疗消化道恶性肿瘤化疗后不良反应的机制探讨…………（040）

"下厥上竭"之方证探赜 ……………………………………………………（043）

象思维在脉诊实践中的运用体会……………………………………………（048）

《伤寒杂病论》太阳寒水证辨析及其对温病学说发展的启示……………（053）

经方合用序贯治疗肥胖型多囊卵巢综合征…………………………………（057）

大柴胡汤心系疾病临床应用感悟……………………………………………（061）

经方治疗溃疡性结肠炎的临床认识…………………………………………（065）

《金匮要略》方药在肝癌中的应用进展……………………………………（069）

浅析甘草泻心汤的临床应用…………………………………………………（073）

齐鲁医派成无己经方流派传承脉络及学术特点浅析………………………（079）

以气化学说探讨《伤寒论》渴证的生理学基础及临床意义 ……………（085）

基于麻黄连翘赤小豆汤证浅析丁樱教授治疗儿童肾病的学术思想…………（091）

侯氏黑散方证分析及史载祥教授"填窍"理论应用探微 …………………（094）

仲景苓桂剂脾肾论治妊娠期高血压疾病理论探讨…………………………（098）

苓桂术甘汤内科应用进展……………………………………………………（103）

浅析《难经》理论对《伤寒论》经方治法的影响 ……………………（107）

四妙勇安汤治疗糖尿病足病的研究进展………………………………（116）

李平教授运用经方治疗肾病水肿的经验………………………………（120）

玉屏风散合苍耳子散加减治腺样体肥大………………………………（124）

《伤寒杂病论》与《小儿药证直诀》的用药特色比较探析…………（128）

从《伤寒杂病论》探讨汗法的宜忌因素 ……………………………（132）

论《伤寒杂病论·序》仲景思想的时代共鸣 ………………………（138）

麻黄类方在皮肤病辨证治疗中的应用浅析……………………………（145）

基于仲景治法指导下的浊毒防治观在慢性复发型溃疡性结肠炎的应用……（153）

探究乌梅丸的"平衡法"思想 ………………………………………（157）

《伤寒论》中角药的组方特点和应用特色 …………………………（162）

基于"诸病黄家，但利其小便"论治胆汁淤积性黄疸 ……………（170）

第二篇　临证实录篇

史载祥教授经方加减治疗痿躄验案……………………………………（177）

胡玉荃从肝为病之首辨治产后风中综合征……………………………（181）

吴鸿教授运用五积散经验探析…………………………………………（186）

吴鸿教授运用越婢加术汤的临证体悟…………………………………（191）

二仙汤剂量比例问题及临床应用………………………………………（195）

孙宏新教授运用商陆治疗免疫性血小板减少症的临床举隅…………（202）

朱翠玲经方辨治急危重症验案两则……………………………………（206）

理中丸加减治疗肾病综合征并发肺部感染验案一则…………………（210）

运用《幼幼集成》经典方临证经验采撷 ……………………………（217）

邹旭教授运用经方治疗心血管疾病的经验探析………………………（222）

宋俊生教授验案举隅……………………………………………………（226）

儿科临床运用经方举隅…………………………………………………（230）

经方在儿科肺系疾病中的临证撷要……………………………………（236）

运用降逆和胃，温化痰湿法经方治疗结直肠癌伴肺转移医案一则……（242）

小柴胡汤在肾系疾病中的应用…………………………………………（248）

国医大师张磊临证八法在不寐诊治中的应用…………………………（252）

经方在治疗儿童抽动障碍中的应用……………………………………（261）

猪苓汤治疗阴虚水停型鼓胀的经验举隅…………………………………（267）

运用《伤寒论》六经辨证治疗胃食管反流病的临床举隅 …………………（271）

理中汤加减治疗儿童顽固性腹痛、剧烈呕吐……………………………（278）

基于健脾补肾法探讨赵文霞教授活用经方治疗肥胖型脂肪肝的经验………（282）

王新志运用防己地黄汤治疗失眠的临床经验探微………………………（288）

杨国红教授运用半夏泻心汤治疗慢性萎缩性胃炎的临证经验……………（292）

盱江医学流派傅氏妇科应用麻黄类方的经验介绍………………………（296）

麻黄连翘赤小豆汤加味治疗男科疾病验案举隅…………………………（304）

赖海标教授运用通法治疗阳痿的经验……………………………………（309）

侯春光运用越婢加半夏汤治疗小儿肺系病的经验………………………（313）

经方辨治内伤发热举隅…………………………………………………（317）

骈文附子汤治疗不寐案…………………………………………………（322）

史载祥运用经方治疗冠心病的临床经验…………………………………（326）

张立山治疗儿童难治性慢性咳嗽验案一则………………………………（331）

柴胡桂枝汤加减治疗免疫性血小板减少症合并桥本甲状腺炎1例病案报道

………………………………………………………………………（334）

赵文霞舍时从证论"冬不用石膏"的思变与验案探析 …………………（340）

郭淑云教授活用甘草泻心汤治疗口腔溃疡的经验………………………（344）

半夏泻心汤加减治疗儿童腹型过敏性紫癜临床体会……………………（349）

张炳秀教授应用脏腑相关论治疗脾胃病的经验…………………………（353）

小青龙汤治疗肝硬化胸水一例…………………………………………（358）

侯春光运用桂枝汤加减治疗儿科心肝系疾病……………………………（361）

郑玉玲教授运用经方治疗鼻咽癌放化疗副作用的思路及验案……………（366）

史载祥应用乌头赤石脂丸治疗难治性心绞痛的经验……………………（370）

刘光伟教授运用桂枝汤治疗杂病的验案举隅……………………………（377）

赵文霞教授运用经方治疗肝硬化失代偿期腹水的经验…………………（381）

赵文霞教授运用六味地黄汤治疗绝经后脂肪肝的经验举隅………………（385）

吴鸿教授运用柴胡加龙骨牡蛎汤治疗双心疾病的经验总结………………（389）

郑玉玲教授应用薯蓣丸合五苓散治疗甲状腺癌术后水肿医案……………（394）

郑玉玲教授运用中西医结合手段诊治胃癌晚期的思路及验案……………（399）

黄甡教授以二麻承气汤宣降并用治疗小儿便秘的经验…………………（404）

黄甡教授运用经方治疗小儿夜啼的经验…………………………………（408）

从气滞痰凝辨治发声性抽动的经验……………………………………（414）

贾文魁运用小柴胡汤治疗原发性成年型甲状腺功能减退症的临床经验………（419）

表证误服寒凉药致牛皮癣案………………………………………………（424）

欧阳晓勇运用柴胡桂枝干姜汤治疗外阴皮肤病的经验介绍……………（427）

史载祥教授运用大陷胸汤治疗自汗验案…………………………………（431）

吴鸿教授运用天麻钩藤饮治疗高血压的经验……………………………（435）

参考文献………………………………………………………………（439）

第一篇

理论综合篇

浅谈经方治病要话

河南中医药大学第三附属医院　张磊

什么是经方？经方与时方相对而言。一般来说，《黄帝内经》十三方、《伤寒论》《金匮要略》所载诸方统称为经方。经方具有药味少（也有少数方药味较多）、疗效好的特点，只要用之得当，可收桴鼓之效，立竿见影。古代医家有云："能起大病者经方也。"对此我深有体会，曾用下瘀血汤治疗妇人留瘀腹痛证，用芍药甘草汤治疗汗后拘挛证，用麻杏石甘汤治疗哮喘证，用桂枝汤合小柴胡加生龙牡治疗血管神经性浮肿证，皆用药一剂即效。兹谈点应用经方治病要话的点滴体会。

因为疾病是动态的，所以使用方药要随证变而变，方能曲尽其妙。如木土壅郁证，用小柴胡汤合越鞠丸；中焦痞满证，用半夏泻心汤加厚朴、加枳实；阴虚失眠证，用百合地黄汤合和甘麦大枣汤；血虚失眠证，用酸枣仁汤合四物汤；少阳经气不输兼有热象者证，用小柴胡汤加二花、连翘、桑叶等；妇人经漏证，用蒲黄炭、煅乌贼骨，有寒合胶姜汤，有热合二至丸。以上种种，不胜枚举，神而明之，存乎其人。

用好用活经方治病，首先要熟读《黄帝内经》《伤寒论》《金匮要略》中的方药，并参考后世医家们使用经方治疗疾病的经验。可参考后世医家的有关著作，如《经方实验录》《经方合方辨治疑难杂病》等书，增加知识，启迪思路，扩大眼界。

想要用好经方，辨证非常关键，要辨证与辨病相结合，才可药到病除。否则茫茫一片，如堕五里雾中，难辨东西南北，只得瞎碰乱撞，头破血流，骨断筋折……切不可犯"胶柱鼓瑟""刻舟求剑""守株待兔"之误。

用经方不宜过多加味，但根据病症需要自拟处方，无可厚非。此不可仍叫某某经方，这样有失公允。

以上只是个人一点体会，不当之处，请批评指正，以期共勉。

最后奉俚诗一首：

> 经方用活是名家，能免雾中去看花。
>
> 收拾行囊还归也，读书临证走天涯。

读经方、话七情，不可不知百合病

河南中医药大学第一附属医院　王新志

河南中医药大学　宋研博

百合病首见于《金匮要略》，2018 年被收录于《国际疾病分类第十一次修订本（中文版）》（the 11th revision of the International Classification of Diseases，ICD－11），历来多数学者认为百合病在伤寒之后，现已空有其名。笔者根据临床经验及古今文献研究发现，百合病确有其证，非独在伤寒之后，并对百合病病名提出新观点，认为百合病乃百脉闭合，痹阻不通。总结出百合病的临床特点、诊断及鉴别要点，指出百合病的病位在心肺，延及百脉，累及百骸，病机总属心肺阴虚、虚热内扰、百脉合闭，提出临床应从脏腑关系入手辨治百合病。结合百合病起病特点与脏腑发展的关系，将百合病分为肺虚肝郁证、心肾阴虚证、气阴两虚证三型，指出其治疗的关键在于"肺朝百脉"功能的恢复，对百合的运用及用量提出新见解，仲景以百合七枚治疗七情，强调治疗期间应全程顾护脾胃之气。

《金匮要略·卷上·百合狐惑阴阳毒病证治三》首提百合病名，曰："百合病者，百脉一宗，悉致其病也。"历代医家对百合病的病名多有注解和论述，总归四类，"因百合一味而瘳此疾，因得名""百合病，谓周身百脉皆病""百合者，百骸合一致病之义也""百合病乃房事过度所致"。百合，"百"者言经脉之多，"合"者言"和睦"。《说文·亼部》曰"合，合口也"，亦为闭合，用于百合病可为百脉皆闭，痹阻不通之意。"百合病"的命名与中医药发展亦有关，因百合治疗这种病有效，故以百合来命名。百合病属伤寒，《中医内科学》中并未列出百合病之辨证论治。2019 年第 72 届世界卫生大会审议通过的《国际疾病分类第十一次修订本中文版》明确将百合病列为一个独立的疾病（编码：SD80）。陈修园《金匮要略浅注·百合狐惑阴阳毒脉证并治第三》曰："此病最多，而医者不识耳。"本文从百合病之临床诊断、鉴别及辨证论治方面论述，为临床诊治提供一定参考。

一、百合病真实存在，非独在伤寒之后

近现代医家陆渊雷认为，百合病出现在伤寒热病之后，为神经衰弱症。梁丙楠从病名、病因、病机三个方面考证百合病源流，认为是宋代林亿、孙奇等人把百合病归类于杂病并收录在《金匮要略》中，百合病从此被称为杂病流传至今。百合病本属伤寒，是伤寒不愈所变生，相当于西医之蜱传出血热恢复期。据《金匮要略》记载，百合病患者表现为"如有神灵"，而又"身形如和"，即症状多而又无他病。临床上，各科医生皆遇到过类似患者，有诸多躯体症状，但无相应的器质性病变，常称之为"植物神经功能紊乱""神经官能症"等。西医学以"医学难以解释的症状"（medically unexplained symptoms，MUS）来描述此类现象，其含义是不能用生物医学的生理、病理异常和病理结构改变来合理予以解释的躯体症状，出现这一现象的原因可以是精神心理因素，也可以是躯体因素，抑或兼而有之，故患或不患有躯体疾病均可存在 MUS。三十余年来，MUS 在生物医学领域以"功能性疾病"术语居多，如肠易激综合征、慢性疲劳综合征等；在精神心理医学领域，则以"躯体形式障碍""疑病症""躯体症状障碍"等为主；在 ICD－11 中属于躯体体验障碍范畴（编码 L1－6C2）。百合病虽不能与 MUS 一一对应，但从临床来看，不论是其临床特点，还是西医学的逐渐深入认识，百合病都是真实存在的，不只是一个古老的病名，也非独在伤寒之后才出现。现在国际、国内普遍采用的 ICD－11 中，更赋予了百合病特定的疾病分类代码，百合病真实存在愈被承认。

二、张仲景百合用法的探讨

《伤寒杂病论》二百余方，其中不乏以单药成方者，百合病亦体现了仲景专病专方的理念。历代医家皆知百合病需用百合，但仲景在百合病治疗中对于百合的用法其实深藏奥妙。百合病七个条文中六方用百合，且各有讲究，不可不察（表1）。百合知母汤、滑石代赭汤、百合鸡子汤、百合地黄汤四方所用百合，仲景皆明言"百合七枚（擘）……水洗百合，渍一宿，当白沫出，去其水"；百合洗方言"上以百合一升，以水一斗，渍之一宿，以洗身"；百合滑石散方言"百合一两（炙）……为散"。从用药上看，百合知母汤、滑石代赭汤、百合鸡子汤、百合地黄汤皆用生（鲜）百合，百合滑石散用炙百合，百合洗方用渍百合水。仲景治疗情志病多用生、鲜之品，中药得太阳及火炮制之后药性有转热之势，凉性药物鲜品较干品更偏凉润，百合病为治疗阴虚内热者，故用鲜品。从药量看，百合知母汤、滑石代赭汤、百合鸡子汤、百合地黄汤用百合七枚，百合洗方用一升，百合滑石散用一两。情志为病，

常七情相兼、夹杂交互，用百合七枚以疗七情。马柯曾称湖北神农架的野生百合1枚约70g，仲景用百合以"枚"为量，原方百合七枚约490g；百合洗方用百合一升，据傅延龄等考证，汉代每升约为现代的200mL，可知原方百合一升并非百合汁，而是生百合，笔者于市场随机取十次百合（瓣）200mL，称重取平均数约为64g（表2）。从炮制和剂型上看，百合知母汤、滑石代赭汤、百合鸡子汤、百合地黄汤之百合须擘、洗、渍一宿，白沫出，去其水，留用洗后之百合；百合洗方用渍百合之水；百合滑石散用炙百合，做散剂。原方载"百合七枚（擘）"，至宋代演化为"劈"，范希然等研究发现，古籍记载百合炮制法有36处，共3种方法，即"擘""劈"和"制法如前"。"擘""劈"皆有分开、剖裂之意，"百合七枚（擘）"即将百合瓣开成瓣。施民法等认为"擘"百合是为了让水与百合充分接触，便于有效成分的煎出。百合"擘"后，还要"渍一宿，当白沫出，去其水"，有研究认为"去上沫"是为了去除百合中的有害物质或杂质，如生物碱。有学者从中医角度取类比象、推演络绎，言沫性轻浮，易使人烦躁，故百合病内治而不用；沫上浮于表，与肌表皮肤最合，故百合洗方独用百合水以洗身。徐忠可《金匮要略论注·百合狐惑阴阳毒病证治三》言："以百合洗其皮毛，使皮毛阳分得其平，而通气于阴，即是肺朝百脉，输精皮毛，使毛脉合精，行气于腑之理。"原文载百合方煎煮"以泉水"，天性阳，地性阴，泉水乃地下经泉眼所出之水，含大地清凉甘润之性，以煎诸药，必使相须增效。范永升即认为用泉水煎药，是取其清凉甘润之性味，以清润心肺，下热气，利小便，增强百合等药物的作用；亦有人认为泉水中含丰富的矿物质盐，具有安神定志的作用。

表1　张仲景百合病方中百合之用法用量比较

	百合地黄汤	百合知母汤	滑石代赭汤	百合鸡子汤	百合洗方	百合滑石散
炮制	生百合	生百合	生百合	生百合	生百合	炙百合
用量	七枚	七枚	七枚	七枚	一升	一两
用法	擘，渍一宿，去其水	擘，渍一宿，去其水	擘，渍一宿，去其水	擘，渍一宿，去其水	渍一宿，用其水	为散

表2　随机称取 200mL 生百合（瓣）10 次重量统计（$\bar{x}$）

次数	第1次	第2次	第3次	第4次	第5次	第6次	第7次	第8次	第9次	第10次	平均数（$\bar{x}$）
百合重量（g）	61	67	67	68	59	58	67	62	65	68	64

三、诊断与鉴别

（一）诊断

百合病以"症状极多"为临床特征，以"欲而不能"为症状表现特点，即原文所说："意欲食复不能食，常默默，欲卧不能卧，欲行不能行。""常默默"是张仲景为描述"欲言不能言"的状态。患者存在明确的躯体症状，却难以准确表述自己的症状，欲言不能，久则淡漠无言，导致"默默"状态。百合病未明言患者的言语状态，以"常默默"一词概之，精准辑要，令人感叹。结合仲景原文和临证经验，百合病诊断要点归纳为：①躯体不适，症状极多，表现为"欲而不能"，纳眠、二便异常。欲而不能，即如有神灵者，欲卧不能卧，欲行不能行，欲食不能食，欲言不能言，周身不适，无所适从。饮食异常，意欲食复不能食；饮食或有美时，或有不闻食臭时；二便异常，小便赤，伴排尿淅然或快然，大便无常。②莫可名状，表现为如热无热、如寒无寒，如有神灵者而又身形如和，或症状极多，表述困难，欲言不能，导致其人"常默默"。③诸药无效，提示难治。④或伴头眩、头痛。⑤伴或不伴器质性病变。⑥口苦、舌赤、脉微数可作为凭证。百合病的病因、症状极多，患者难以描述，故临床可参仲景柴胡证所言"但见一证便是，不必悉具"，即满足以上诊断要点①~③条中的任何一条，加上舌脉，无其他躯体疾病，即可诊断百合病，并以百合病法治之。仲景言"诸药无效"而非"诸医无效"，其一：足见仲景医德之高尚，当为医者之楷模；其二："诸药无效"即"诸法无效"，应知"诸药"乃单用"八法"及解郁、和中、安神、活血等诸法、诸药皆于此无效。

（二）鉴别诊断

1. 郁证

郁证是由于情志不舒、气机郁滞所致，以心情抑郁、情绪不宁、胸部满闷、胸胁胀痛，或易怒易哭，或咽中如有异物梗塞等为主要临床表现的一类病证。笔者将郁证的临床表现总结为"六化、九的，十二状"，"六化"即躯体化、隐匿化、领袖化、高端化、微笑化、决不认可化；"九的"即医学难以解释的、五花八门的、千奇百怪的、千变万化的、痛苦万状的、莫可名状的、变化莫测的、诸医无法处理的、诸药无效的。充分说明了郁证临床表现的复杂性、多样性，并可累及全身不同脏器、各个部位。西医学的抑郁症亦属中医学之郁证范畴，其与百合病的症状有许多类似之处，2020 年版《抑郁症中西医结合诊疗专家共识》中抑郁症的症状诊断标准为：以心境低落为主（感到悲伤、空虚、无望、流泪），以兴趣丧失、精力减退、欲望低下等为主要特点，"行""卧""食"的欲望减退，情绪低落，情欲低迷，寝食不思。百合病患者以有欲望，但欲而不能为特点，即原文所言："欲行而不能行，欲卧不能卧，欲食不能食。"百合病症状，如寒无寒、如热无热，反映了患者自觉身体不适，但苦于莫可名状的状态；而抑郁症患者常不承认自己有病。所以，百合病体现的是在病态之下，患者将个人欲望放大而得不到满足，或由于不适而难以实现，或欲望与目的难以统一的表现；抑郁症更侧重于欲望低下或没有欲望。二者症状虽杂，但区别之大有据可查。

2. 脏躁

《金匮要略》言："妇人脏躁，喜悲伤欲哭，象如神灵所作，数欠伸，甘麦大枣汤主之。"张仲景以"情绪异常""如神灵所作"和"数欠伸"三大特点描述脏躁的主要临床表现。全国高等中医药院校规范化教材（第十版）《中医内科学》中脏躁为郁证 – 心神失养证，其"心烦不得眠，坐卧不安，状如神灵所作，脉虚数"症状类似百合病，但脏躁以悲伤欲哭等情绪改变为主，百合病以欲而不能、症状极多、莫可名状为特点；脏躁之不得卧乃心烦所致，即"心烦不得眠"，百合病之不得卧乃欲卧而不能，二者判然有别。脏躁治以甘麦大枣汤之类，与百合病治法用药皆有所别，临床应特别注意。

3. 不寐

不寐在西医学中称作失眠，主要表现为睡眠时间、深度不足，常伴头晕、头痛、心悸、乏力等躯体症状，2016 年版《失眠症中医临床实践指南》中按照临床特点将失眠分为 3 种类型：Ⅰ型入睡困难型、Ⅱ型睡眠易醒型、Ⅲ型睡眠短暂型，即睡眠过程的障碍和睡眠结果的不理想，患者在睡觉的过程中由于种种原因而难以入睡，或已入眠但眠浅易醒，或容易早醒等。百合病的失眠以入睡困难居多，即"欲卧不得卧"，除有不寐症状，还伴有多种躯体症状，单以不寐治之无果。不寐之心脾两虚者，多以不易入睡、多梦易醒、健忘心悸为特点；心胆气虚证，以虚烦不寐、处事易惊、终日惕惕为特点；心肾不交者，以入睡困难、心烦多梦为特点；酸枣仁汤证，以虚劳虚烦不得眠、不思卧、不想睡为特点。故临床上二者不难鉴别。

四、辨证论治

百合病的病因病机目前尚无统一说法，多数医家认为病后体虚、情志所伤、失治误治是其主要病机，其病因责之于外感热病（伤寒、温病）、伤于情志、他病误治、房劳所致、遗毒所变等。笔者认为，百合病的病位在心肺，延及百脉，累及百骸。心为君主之官，藏神主神志，心之为病则神无所主；肺为相傅之官，朝百脉，主治节，百脉导神气至百骸，肺之为病则延及百脉，百脉痹阻、导气不利则累及百骸。其病机总属心肺阴虚内热，神明失主。心阴虚，则神失所养，阴虚内热；肺阴虚，则百脉失朝，传导不利，四肢百骸不得养。百合之如百脉，生于地下，有清凉滋润之性，味甘滋阴亏，性寒清余热，蒂养肺形，瓣充百脉，诚如吴谦所言："百合，百瓣一蒂，如人百脉一宗，命名取治，皆此义也。"故百合可养阴润肺、和谐百脉，为治百合病之要药。诸多医家对百合病的临床症状分型不一，综前人之经验，本研究将百合病分为三型，即肺虚肝郁证、心肾阴虚证、气阴两虚证。

（一）肺虚肝郁证

肝气升于右、肺气降于左，龙虎回环，调节一身气机之升降，百合病多起于情志，源出于肝，故临床上百合病多伴肝郁症状，治以疏肝联合百合法。百合病见周身不适，或麻，或痛，或热，或凉，时发时止，头晕、头痛，心烦急躁，纳食不佳，口干、口苦，眠差，大便时干时稀，小便赤，舌红，脉弦细数。治宜润肺疏肝，养阴清热，方选百合地黄汤合滋水清肝饮加减：百合30g，生地黄30g，柴胡6g，栀子10g，当归10g，白芍10g，酸枣仁10g，茯神30g，酒萸肉10g，山药10g，牡丹皮10g。悲喜无常，神志混乱，情志症状严重者加浮小麦、甘草，取甘麦大枣汤养心神之意；脾虚大便偏溏者去生地黄，易山药为炒山药养脾气；烦躁、口干明显者加知母生津清热、天花粉生津止渴、郁金解忧疏郁；头晕、头痛严重者加谷精草、川芎，轻清走上，疏利头目。百合病非短期可愈，虽百合地黄汤原方中载"中病，勿更服，大便当如漆"，然赵天才认为"中病，勿更服"并非停药之意。因此，效不更方，慢病守方。

（二）心肾阴虚证

心肾水火本当相济，肾阴不足不能济润心火，心火独亢于上，肾精自亏于下，心肾不交，故百合病有起于肾而延及心肺之说，治之不可独滋阴于肾，须守百合法使君相位安，精神互用，水火既济。百合病症见周身不适，或麻，或痛，或温，或凉，头晕，头痛，烘热，腰痛，眼干目涩，纳食不佳，眠差，便干，尿赤，舌红，脉细数。治宜滋肾济心，清热润肺，方选百合地黄汤合二至丸加减：百合30g，女贞子15g，墨旱莲15g，桂枝3g。二至丸方精药简，被誉为"清上补下第一方"，临床上常代六味地黄丸使用，与桂枝相伍，既有交泰丸之意，又寓阳中求阴之法，临证加减变化无穷；脾虚或脾虚伴失眠者加灵芝以顾脾补虚、养心安神；阴虚燥热、虚火上炎者加黄柏、砂仁、甘草，取封髓丹之意。

（三）气阴两伤证

心肺阴虚内热，久日失治，必耗津伤气，症见周身乏力，烘热，汗出，懒言，头晕、头痛，纳食不佳，眠差，大便偏干，舌红，脉细数。治宜益气养阴，方选百合地黄汤合生脉散加减：百合30g，地黄30g，麦冬12g，五味子6g，人参9g，桂枝3g，甘草6g。本方于益气养阴之药中加桂枝少许以法阳中求阴，此即仲景"百合病见于阴者，以阳法救之，见于阳者，以阴法救之"之观点。

五、讨论

随着社会的快速发展，人们的生活压力增加，百合病患者日渐增多。笔者在临床实践中，认真学习并运用张仲景学术思想治疗百合病，对其病名提出了新见解，论证了百合病存在的真实性，论述了仲景临床应用百合的不同方法，总结了现代百合病的诊断及鉴别要点，便于同道鉴讨与运用。本研究强调，治疗百合病应擅于抓住其主要矛盾，治在当下。百合病分为肺虚肝郁证、心肾阴虚证、气阴两虚证三型，治疗上总体注重"肺朝百脉"功能的恢复，谨守心肺阴虚、虚热内扰、百脉合闭的病机，从肝、肾入手，顾护脾气，抓住病理改变特点，以百合贯穿治疗始终。本研究为百合病的临床诊断、鉴别及辨证论治提供了新的思路，望同道鉴讨指正。

大柴胡汤在心系疾病中的应用

河南中医药大学第一附属医院　朱翠玲

河南中医药大学　张峰

大柴胡汤出自《伤寒杂病论》，为治疗少阳阳明合病之方，几千年来多用于治疗消化系统疾病如胰腺炎、胆囊炎、胆石症等属少阳阳明合病者。在临床实践中，笔者发现此方绝不仅限于治疗消化系统疾病，用于治疗心系疾病同样大有可为，只要辨证属少阳阳明合病，符合痰、热、瘀病机者，皆可选用。

大柴胡汤的原方组成、用量即煎煮方法记载为：柴胡半斤，芍药三两，黄芩三两，半夏半升，大枣十二枚，枳实四枚，生姜五两，大黄二两，上七味，以水一斗二升，煮取六升，煎服一升。大柴胡汤由小柴胡汤去人参、大枣，加枳实、大黄、芍药组成。方中柴胡轻清升散，疏邪达表；大黄泄热通便，内清里热；黄芩助柴胡和解少阳；枳实助大黄行气除痞；半夏降逆和胃；芍药和营，缓腹中急痛；大枣、生姜调和营卫，诸药相伍，共奏和解少阳，通下里实之功。本方既不悖于少阳禁下的原则，又可和解少阳、清泄阳明，使少阳与阳明合病得以双解，其配伍可谓升降疏泄并用，和解清泻共举，堪称独具匠心。

一、大柴胡汤的临床应用

（一）张仲景运用大柴胡汤

张仲景在《伤寒论》中应用大柴胡汤者有三：103 条，136 条，165 条。具体简析如下：《伤寒论》第 103 条云："太阳病，过经十余日，反二三下之，后四五日，柴胡证仍在者，先与小柴胡汤；呕不止，心下急，郁郁微烦者，为未解也，与大柴胡汤下之则愈。"太阳病传入少阳，虽迁延多日，少阳病仍不解者，是邪热内涉阳明，实热内结，形成少阳与阳明兼病之证。少阳之邪波及阳明，实热犯胃，腑气阻滞，故见"呕不止"和"心下急"（上腹部肤满拘急疼痛）。"郁郁微烦"是少阳气机郁结之象，说明此证以郁郁为重。微烦并非烦之轻微，而是气郁热遏于内，使内心郁闷而烦，以上三症，是小柴胡汤证"胸胁苦满，嘿嘿不欲饮食，心烦喜呕"（第98条）的进一步发展。故用大柴胡汤和解少阳，泻下阳明，其病则愈。另第136条云："伤寒十余日，热结在里，复往来寒热者，与大柴胡汤。"第165条云："伤寒，发热，汗出不解，心下痞硬，呕吐而下利者，大柴胡汤主之。"由此可见，张仲景运用大柴胡汤主治少阳、阳明合病者，症见心下痞硬或满痛，往来寒热，胸胁苦满，呕不止，郁郁微烦，大便秘结，或协热下利。

（二）历代医家应用大柴胡汤

历代经方医家研究大柴胡汤者颇多，如元代王好古在《此事难知》中分析了该方的灵活应用，云："大柴胡汤治有表复有里……故以小柴胡中药调和三阳，是不犯诸阳之禁。通宜大柴胡汤，小柴胡减人参、甘草，加芍药、枳实、大黄是也。欲缓下之，全用小柴胡加枳实、大黄亦可。"明代许宏的《金镜内台方议》详细分析了大柴胡汤的药物配伍，云："柴胡性凉，能解表攻里，折热降火，用之为君。黄芩能荡热凉心，用之为臣。枳实、芍药二者合用，而能除坚破积，助大黄之功，而下内热而去坚者；生姜、半夏辛以散之；大枣之甘，缓中扶土，五者共为其佐。独用大黄为使。"但也有对该方药物组成的异议，如清代柯琴的《伤寒来苏集·伤寒附翼》云："伤寒发热，汗出不解，十余日结热在里……呕不止，心下急，郁郁微烦者，此皆少阳半表里气分之症。此方是治三焦无形之热邪，非治胃腑有形之实邪也……条中并不言及大便硬，而且有下利症，仲景不用大黄之意晓然。后要因有下之二字，妄加大黄以伤胃气，非大廖乎？大、小柴胡，俱是两解表里之剂，大柴胡主降气，小柴胡主调气。"柯氏认为大柴胡汤证是三焦无形之热邪，故认为组成不应有大黄。但多数医家认为，不加大黄恐不为大柴胡汤也。清代汪琥在《伤寒论辩证广注》中还分析了不用人参的原因。清代吴谦在《医宗金鉴·删补名医方论》谓大柴胡汤是"下中之和剂也"。近现代医家何廉臣在《增订通俗伤寒论》指出了大小柴胡都是和解兼有缓下之剂，但因力量的大小不同而分为大小柴胡汤而已。

（三）大柴胡汤的加减应用

大柴胡汤的加减应用也很多，如《伤寒九十论·证十四》载许叔微以本方治身热、目疼、鼻干不眠、大便不通、尺寸俱大，已数日，两服而愈。明代方贤的《奇效良方》言此方治伤寒十余日不解，邪热结在里，身热烦躁，言语谵妄，大便不通，绕脐刺痛。明代的《治痘全书》中以柴胡、白芍、枳壳、黄芩、大黄各一钱，主治痘疮症见腰疼腹痛，寒热往来，热毒欲发不出，大便秘者，表里俱见之症，加石膏、知母。清代的《痢疟纂要》中以芒硝易芍药用以治疗感时行疠气，表邪里邪俱实者。经方大家胡希恕常用大柴胡汤加生石膏治疗肺炎，加桂枝茯苓丸治疗哮喘。

（四）大柴胡汤合方应用

读古人方要究其意蕴，识其证机所在，因证施方，而不拘于一格，在临床实践中，可以对经方进行加减变通，除药物加减外，还可以多方合用，以求适应疾病的变化要求。大柴胡汤在临床中也常与他方合用，以适用临床要求。大柴胡汤合桂枝茯苓丸，可以增强逐瘀功效。《金匮要略·妇人妊娠病脉证并治》云："妇人宿有癥病……所以血不止者，其癥不去故也。当下其癥，桂枝茯苓丸主之。"此方原用于治疗妇人腹部肿块且漏下不止的痛症，后世广泛将其运用于妇科及内科中兼有瘀血的疾病。经方大家胡希恕先生擅用大柴胡汤合桂枝茯苓丸治疗脑震荡后遗症、腮腺炎合并脑炎、癔病、癫痫、头痛、哮喘等，现代研究表明两方合用在治疗高血压、高血脂、肺心病方面有着显著效果。大柴胡汤与小陷胸汤合用增强了清热化痰的功效，《伤寒论》第138条："小结胸病，正在心下，按之则痛，脉浮滑者，小陷胸汤主之。"此方主治痰热互结之结胸证，两方合用常可用于治疗急性胰腺炎、急性胃炎、胆囊炎、肝炎、哮喘、急性心肌梗死等疾病。大柴胡汤合升降散增强了调畅气机，清热解郁的功效。升降散载于《伤寒瘟疫条辨》，清代医家杨栗山将升降散视为治疗瘟疫的十五方之首。后世医家认为，其具有升清降浊，通利三焦，调畅气机之功。两方合用常可用于治疗胰腺炎、糖尿病合并焦虑、口腔炎、冠心病合并抑郁等疾病的治疗。

由此可见，大柴胡汤通过加减变化或合方运用后大大增加了应用范围，充分表明了中医治病需遵循有是证、用是方的原则，所以大柴胡汤用于治疗心系疾病如冠心病、高血压、失眠、心悸、心衰等同样大有可为，并在临床中取得了确切疗效。

二、大柴胡汤治疗心系疾病的理论基础

大柴胡汤治在少阳、阳明，而心系疾病与少阳病证、阳明病证皆密不可分。少阳与心相关，从经络循行方面看，足少阳胆经上贯心，手少阳三焦经散络心包，而心受心包的保护，因此少阳经络病变可以通过经络循行路线影响到心，出现胸痹心痛、抑郁等心系病证，如《灵枢·经脉》所言："胆，足少阳之脉……是动则病口苦，善太息，心胁痛。"从五行生克方面看，胆为甲木，肝为乙木，木生火，若肝胆为病，母病及子，势必会影响到心的正常生理功能；从少阳生理功能方面分析，三焦主通调水道，亦是诸气运行的通路，肝与胆互为表里，共主疏泄，肝胆气机舒畅是全身其他各脏腑正常运转的重要保证，若少阳受邪，枢机不利，会引起气血津

液代谢失常，不仅会导致气滞、痰浊、水饮、瘀血这些实邪、病理产物聚结日久，不仅会阻滞血脉，导致胸痹、心悸等病发生，还会引起人体气血阴阳的亏损，使心脉不能得到濡养，诸病生焉。西医学提出了"胆心综合征"的概念，指出心脏、胆道同受自主神经支配，当出现胆源性疾病时，神经冲动会通过心胆的脊神经交叉处引起冠脉痉挛收缩，导致血流减少，心脏缺血、缺氧，引发心脏功能失调；当胆道梗阻或感染后，胆道压力的增高，毒素吸收增加，会导致电解质紊乱，心肌代谢及电活动紊乱，冠状动脉痉挛，引起心绞痛和心律失常。

阳明与心同样相关，《伤寒论》180 条云："阳明之为病，胃家实是也。"《灵枢·本输》曰："大肠、小肠，皆属于胃。"《素问·平人气象论》言："胃之大络，名曰虚里，贯膈络肺，出于左乳下，其动应衣，脉宗气也。"左乳下正是心尖搏动处，表明胃之大络与心相通。隋代杨上善指出"足阳明胃经散之于脾，上通于心，阳明有余则心有病也"。从五行生克方面分析，心属火，胃属土，火生土，二者为母子关系，如明代马莳所言："胃乃心之子，有余则脉痹，不足则心痹。"明代的《医贯五行论》也指出："夫阳明胃土者，随少阴心火寄生，故补土以补心火。"胃肠与心脉生理相连、病理相关，如《灵枢·经脉》云："谷入于胃，脉道以通，血气乃行。"说明脾胃健，气血充于脉道，血脉才能畅行。《症因脉治》曰："饮食不节，饥饱损伤，痰凝血滞，中焦混浊，则闭食闷痛之症作矣。"指出饮食不节是导致胸痹发生的重要因素。研究发现，阳明肠胃与心血管疾病相关，胃炎、胃溃疡等疼痛刺激可能会使交感神经兴奋，使儿茶酚胺类物质分泌增多，促进血小板聚集或血管活性物质（组胺、5-羟色胺、缓激肽等）分泌增加，从而直接损害冠脉。

三、大柴胡汤治疗心系疾病的临床应用

（一）冠心病

冠状动脉粥样硬化性心脏病是因冠状动脉血管发生动脉粥样硬化病变而引起血管腔狭窄或阻塞，造成心肌缺血、缺氧或坏死而导致的心脏病，常常被称为"冠心病"。冠心病属于中医学"胸痹、心痛"的范畴。《古今医鉴》言："心痹痛者，素有顽痰瘀血。"指出痰浊、瘀血与本病密切相关。《素问·举痛论》言"百病皆生于气"，气机升降失调，津、血运行失常，痰浊、瘀血滋生，阻滞心脉，发为胸痹。李发枝教授治一冠心病合并胃食管反流病患者，方选大柴胡汤并随症加减，取得了显著效果，指出了大柴胡汤的辨证要点为：右上腹压痛，胸胁苦满或胸痛，口苦咽干，心烦，大便干或正常。临床研究也证实了大柴胡汤治疗冠心病心绞痛患者，可

明显改善患者的心功能指标，抑制患者的炎症反应，改善抗菌肽（LL－37）、免疫球蛋白样转录子（ILT3）的水平。

（二）心悸

心悸是指患者自觉心中惊惕不安、悸动心慌，甚则不能自主的一种疾病，常伴有胸闷、气短乏力等症状。《说文解字》有言"悸者，心动也"，亦称"心动悸""心下悸""惊悸"等，属于西医学心律失常的范畴，如窦性心动过速、窦性心律不齐、房性早搏、房颤、室性早搏等均可见上述症状。大柴胡汤治疗心悸有迹可循，如《伤寒论》第265条曰"胃不和，烦而悸"，为少阳病误治，损伤津液，使病传阳明，阳明内热上攻而发心悸，与小建中汤证之悸而烦的里虚证不同，此为先烦后悸的里实证，需清下内实，使阳明胃和，而心悸自平。笔者在临床中治疗快速性心律失常患者，若表现为心悸、心烦、心下痞硬、口苦、大便干、脉弦滑等少阳阳明合病者，常用此方加减。

（三）高血压

中医学并无高血压病的命名，而是根据患者在临床上起病时所表现的各种症状，将其归属于中医的"眩晕""头痛""中风"等范畴。大柴胡汤是《高血压中医诊疗专家共识》中肝阳上亢证的推荐方，陈志红用大柴胡汤与清开灵合用治疗高血压急症，取得了显著效果。现代药理研究显示，大柴胡汤发挥降压作用主要涉及的通路有肿瘤坏死因子（tumor necrosis factor，TNF）信号通路、钙信号通路、血管内皮生长因子（vascular endothelial growth factor，VEGF）信号通路、神经活性受体通路等。

（四）失眠

失眠属于中医"不寐"的范畴，临床主要表现为入睡困难，或睡眠轻浅易醒，或频繁觉醒，醒后不能再睡，或多梦，或早醒，甚者彻夜不眠。少阳枢机不利，或平素情志不畅，肝气郁滞郁而化热，上扰心神，心主神明的功能失司，神无所依，则发为心烦失眠。大柴胡汤不仅能和解少阳，使少阳枢机得以运转，还能清泄少阳郁滞所化之热，使心神得安。临床研究表明，大柴胡汤在中医症状改善及匹兹堡睡眠质量指数（Pittsburgh sleep quality index，PSQI）日间功能改善方面优于西药佐匹克隆。

（五）心衰

心衰属于中医学"心悸""喘""咳""水肿""痰饮""瘀血""短气""虚劳""小便不利"等范畴，是以心悸、气喘、呼吸困难、水肿、乏力等为主症的一种病症,是多种心脏疾病的最终转归,亦可见于其他疾病的危重阶段。朱戊嵩用大柴胡汤加味治疗慢性肺心衰,指出大柴胡汤在改善腹部胀满、发热、咳嗽等症状方面有其独到之处。彭晓洪从少阳阳明角度论治慢性心衰急性发作,指出心衰急性发作常与热毒、水饮、瘀血有关,大柴胡汤与桂枝茯苓丸合用,最有针对性。

四、大柴胡汤治疗心系疾病的体会

近些年来,看到大柴胡汤在其他领域的确切疗效,深受启发,但也发现运用大柴胡汤治疗心系病证的临床报道仍较少,西医学治疗心血管疾病的技术发展迅速,但仍然有很多解决不了的问题。笔者苦读经典觅新知、跟师临证勤思考,逐渐感悟到张仲景之大柴胡汤的口苦、咽干、目眩、往来寒热、胸胁苦满、默默不欲饮食、心烦喜呕、心下急、郁郁微烦等,无论是发病机制,还是临床症候,都与心血管疾病有着密切相关之处,大柴胡汤证系少阳病兼里热证,纵观现代人们不良的生活习惯及诸多的压力、情志因素等使很多心血管患者变成了大柴胡汤的体质,于是就大胆应用大柴胡汤治疗心系疾病,结果收到了意想不到的效果。

(一)大柴胡汤的应用要点

临床中,体会到准确识别大柴胡汤证的辨证要点是提高疗效的关键。这些症状是笔者应用大柴胡汤的辨证要点,供同道参考:①胸胁苦满或胸痛;②口苦、心烦,大便干或偏干;④舌苔厚或黄;⑤脉滑或弦或数。如符合①②③,再加④或⑤,即可使用大柴胡汤原方。

(二)大柴胡汤的具体运用

临床观察到大柴胡汤治疗冠心病、双心疾病、失眠、高血压、高血脂、动脉硬化、神经官能症、心律失常等,常有较好疗效。可用大柴胡汤的原方原量,根据情况调整剂量或进行加减。①冠心病心绞痛:加丹参20g,姜黄15g,全瓜蒌15~20g,加强宽胸开痹、活血通脉的作用。②合并心律失常:加甘松15g,生龙齿20~30g,安神定志。③高血脂、高血压、动脉硬化:加荷叶20g,丝瓜络20g,葛根20g,姜黄15~20g,化浊通络;高血压加夏枯草20~30g。④失眠者:加炒枣仁20~30g,珍珠母30~20g,宁心、安神。⑤双心疾病:是指心脏病患者伴有心理问题,统计数据显示患有心血管疾病的患者中合并有抑郁、焦虑等心理疾病者达70%,西医常在冠心病常规治疗的基础上加用多种抗焦虑抗抑郁药,因副作用大,患者难于坚持长期服用,临证以大柴胡汤治疗常有出奇制胜之效,多加用栀子15g,淡豆豉15g,清心除烦。

五、小结

　　大柴胡汤辨证属少阳枢机不利，阳明腑实，病机为痰、热、瘀互结，临床实践中不必拘泥于病名，应谨守辨证论治，抓住患者的主证，辨明病机，只要方与证相应，皆可服之，再根据具体情况进行适当加减，则问题往往迎刃而解，可广泛应用于临床各科，若辨证准确，则效如桴鼓。

黄芪桂枝五物汤治疗骨伤科疾病的临床应用

河南中医药大学第一附属医院　李慧英

黄芪桂枝五物汤出自东汉张机的《金匮要略》，2018 年被收载于国家中医药管理局发布的《古代经典名方目录（第一批)》，是我国首批百首经典名方之一。《金匮要略·血痹虚劳病脉证并治》中曰："血痹阴阳俱微，寸口关上微，尺中小紧，外证身体不仁，如风痹状，黄芪桂枝五物汤主之。"表明其主治血痹证，症见肌肤麻木不仁，或肢体疼痛，或汗出恶风，舌淡苔白，脉微涩而紧。根据"异病同治"原则，诸多医家立足于血痹的病因病机，在辨证分析的基础上灵活加减施治，广泛地将此方运用于多种疾病的治疗当中。相关临床研究表明，黄芪桂枝五物汤主治神经系统、骨伤、内分泌和代谢等疾病，并且大量临床研究及用药经验证实黄芪桂枝五物汤在治疗骨伤疾病诸如颈椎病、腰椎间盘突出症、腕管综合征等疼痛麻木症状方面疗效显著。本文根据笔者临床用药经验及相关研究报道，就黄芪桂枝五物汤方解和现代药理研究，以及在治疗骨伤疾病中的临床应用做一综述，为该经方在治疗骨伤疾病的临床应用中提供参考。

一、黄芪桂枝五物汤方解

黄芪桂枝五物汤原方组成为黄芪三两、桂枝三两、白芍三两、生姜六两、大枣十二枚。其中黄芪味甘，性微温，归脾、肺经，具有补气健脾、升阳举陷、利水消肿、益卫固表、托毒排脓、敛疮生肌的功效。桂枝味辛、甘，性温，归肺、心、膀胱经，具有发汗解肌、温通经脉、助阳化气、平冲降逆的功效。白芍味苦、酸，性微寒，归肝、脾经，具有养血敛阴、柔肝止痛、平抑肝阳的功效。大枣味甘，性温，入脾、胃经，具有补中益气、养血安神的功效。生姜味辛，性微温，归肺、脾、胃经，具有解表散寒、温中止呕、温肺止咳、解毒的功效。方中重用黄芪为君药，重点发挥其补卫气固表的功用，卫气固则外邪不易侵袭；桂枝与白芍均为臣药，桂枝主要发挥其散寒通脉的功用，白芍主要发挥其养血和营的功用，血荣脉通则皮肤营养充足；桂枝与白芍相配能温养血脉、调和营卫，桂枝与黄芪相配能发挥益气温阳、振奋卫阳之功；生姜助桂枝疏风散邪，大枣助黄芪白芍益气养血，诸药共用达"固表不留邪，散邪不伤正"之功。全方共奏益气温经，和血通痹之功。

二、黄芪桂枝五物汤治疗骨伤疾病的临床应用

黄芪桂枝五物汤主治血痹证，症见肌肤麻木不仁，或肢体疼痛，或汗出恶风，舌淡苔白，脉微涩而紧。根据"异病同治"原则，诸多医家立足于血痹的病因病机，在辨证分析的基础上灵活加减施治，广泛地将此方运用于多种疾病的治疗当中。通过临床用药及研究证实，凡因气虚血滞、营卫不和而致肌肤麻木不仁或肢体活动不利的病证均可使用黄芪桂枝五物汤辨证治疗，如神经根型颈椎病、腰椎间盘突出症、腕管综合征、类风湿关节炎等。

（一）颈椎病

颈椎病是指颈椎骨质增生、颈项韧带钙化、颈椎间盘退行性改变等，刺激或压迫颈部神经、脊髓、血管而产生的一系列症状和体征的综合征，其中多数患者可见颈项部疼痛及肢体麻木症状。中医学认为，本病属"痹证""项强""血痹"等范畴，多由气血亏虚，风寒湿邪凝滞客于经脉，留于关节，导致气血不通，不通则痛。基于本病病机，符合《金匮要略》中对于血痹病证之诊治要点，中医治当补气温经，散寒通络。临床常辨证使用黄芪桂枝五物汤治疗，对于缓解疼痛及改善麻木症状具有良好疗效。相关系统性评价表明，黄芪桂枝五物汤能改善神经根型颈椎病症状，缓解麻木症状。黄芪桂枝五物汤在治疗神经根型颈椎病与单纯常规西药、单纯手法治疗相比，总体治疗有效率和缓解症状方面均具有优势。因此，在临床治疗中，可根据患者症状进行辨证论治，运用黄芪桂枝五物汤治疗颈椎病，而不局限于单纯使用西药治疗或是手法治疗。

（二）腰椎间盘突出症

腰椎间盘突出症是由于腰椎间盘发生不同程度的退行性改变后，在外力作用下椎间盘纤维环发生破裂，继而髓核突出压迫神经所导致的一种临床综合征，主要表现为腰部疼痛、下肢放射性疼痛麻木、下肢肌力及感觉减退、大小便功能障碍等。中医学将腰椎间盘突出症归为"腰腿痛""痹证"的范畴，认为内在病因是肝肾亏虚，气、血、经络、脏腑功能失调；外在因素是外伤、劳损以及感受风、寒、湿、热之外邪。黄芪桂枝五物汤中重用黄芪以补气通络，以桂枝温经散寒、芍药养血和

营、生姜祛散风邪、大枣调和营卫。临床研究发现，辨证使用黄芪桂枝五物汤加减治疗腰椎间盘突出症疗效确切，能够有效缓解患者的疼痛麻木症状。李鸿等研究显示，黄芪桂枝五物汤联合针灸治疗腰椎间盘突出症疗效显著，能快速缓解患者症状并恢复功能。

（三）腕管综合征

腕管综合征是由于多种因素导致正中神经在腕管中受压，而引起的以手指麻木疼痛乏力、感觉异常为主要表现的一种临床综合征。根据其症状可归为中医"痹症"的范畴。究其病因多为素体正气虚弱，卫外不固，加之局部劳损，复感外邪而致气滞血阻，因而表现为麻木、疼痛，甚则肢体乏力、肌肉萎缩。临床治疗发现，对于腕管综合征患者，以黄芪桂枝五物汤之益气温经、和血通痹之功效辨证施治能够有效缓解疼痛、麻木以及乏力症状。相关研究表明，黄芪桂枝五物汤可以明显改善轻中度腕管综合征患者的症状，疗效确切。

（四）类风湿关节炎

类风湿关节炎是一种以多发进行性关节滑膜炎症、侵袭性关节软骨与骨破坏为主要临床病理特征的自身免疫疾病，主要症状为关节僵硬、疼痛、活动受限等。根据其症状、体征，可归为中医"痹症""历节"的范畴，其多因平素体虚，阳气不足，风寒湿邪侵袭，而致气血痹阻发病。黄芪桂枝五物汤中以黄芪甘温补气，桂枝同生姜温经散寒、通络行痹，芍药养血敛阴，全方共奏益气温阳、祛邪通痹之功效，能够有效缓解类风湿关节炎症状，恢复关节功能，临床疗效良好。

三、讨论

黄芪桂枝五物汤作为张仲景之方，为治疗素体营卫不足，外受风邪所致血痹的常用方，临床以肌肤麻木不仁，肢节疼痛，或汗出恶风，脉微为辨证要点。在《金匮要略》中主要论述其血痹重症的病机及论治，原文中"阴阳俱微"指营卫气血俱虚；"寸口关上微"是阳气甚亏；"尺中小紧"指外感风寒，故而发为血痹。黄芪桂枝五物汤证的临床表现以肢体麻木不仁为特征，如受邪较重可兼见疼痛症状，故云"如风痹状"。治以黄芪桂枝五物汤补气温阳，祛邪行痹，方中以黄芪甘温补气，桂枝通阳行痹，芍药缓急止痛，生姜大枣调和营卫，共奏益气通阳行痹之效。

通过临床用药及研究证实，凡因气虚血滞、营卫不和而致肌肤麻木不仁或肢体活动不利的病证均可使用黄芪桂枝五物汤辨证治疗。骨科常见疾病，如神经根型颈椎病、腰椎间盘突出症、腕管综合征、类风湿关节炎等，可在原方基础上根据患者症状、体征辨证施治，灵活加减，麻木重者可适加全蝎、天麻、威灵仙等以增祛风通络之功；疼痛严重者可加延胡索、川芎等以加强行气止痛之效。并且现代药理研究表明，黄芪桂枝五物汤具有抗炎镇痛、抗氧化、改善神经传导功能、改善血流变等作用。

黄芪桂枝五物汤在治疗骨伤疾病中临床应用广泛，疗效确切。诸如此类的更多经方需要临床不断发掘、研究、应用，做好中医经方传承、弘扬，加快中医药事业创新发展。

补肾温阳类经方在慢性肾脏病中的应用

天津中医药大学第一附属医院　杨洪涛

慢性肾脏病（chronic kidney disease，CKD）属本虚标实证，在各阶段均有阳虚证表现，且阳虚及浊毒内蕴程度随病情进展而加重。肾阳为一身阳气之根，要重视补肾温阳法的使用，以补肾温阳为主法的经方在慢性肾脏病的治疗中应用广泛，本文对此进行简要介绍。

慢性肾脏病是由各种原因引起的慢性肾脏结构和功能障碍，从而导致的一系列临床综合征的统称，其发病率在全球范围内呈持续增长趋势，且随着衰老人群及糖尿病人群的增加而进一步增高。我国的 CKD 患病率约为 10.8%，CKD 如未能得到及时有效治疗，将持续性进展至慢性肾衰竭并最终进入到终末期肾脏病（end stage renal disease，ESRD），后者需依赖肾脏替代治疗以维持生命。目前，CKD 已成为全球范围严重影响人类健康的主要疾病之一，具有患病率高、知晓率低、治疗费高，以及死亡率高的特点。CKD/ESRD 人口基数庞大并呈现快速增长这一问题与我国医疗、经济资源相对短缺之间的矛盾，给社会、家庭带来沉重的负担。加强对 CKD 的基础及临床研究，并有针对性地进行早期干预具有十分重要的社会、经济意义。

中医古代文献没有以"慢性肾脏病""慢性肾衰竭"为病名的论述，随着病情进展，其临床症状从腰酸腰痛，到水肿、小便不利，到多尿、夜尿频多，再到乏力、呕恶纳差，不一而足。据其临床演变过程，可归属于"腰痛""水肿""溺毒""癃闭""虚劳"等范畴。

从中医角度来认识，CKD 总属"本虚标实"证，CKD 进展至 ESRD 的过程，是正气渐损，邪毒渐盛，邪盛正虚，正气衰竭的病理过程。其病本在肾，多由肾脏气化功能失常，分清泌浊失司，进而造成脏腑亏虚及湿浊、瘀血内停等诸多"本虚标实"表现，而阳虚证是其主要的虚证表现之一。肾为五脏之本，肾阳为一身阳气之根本。肾中阳气衰亏，则余脏腑功能低下，湿浊、瘀血内生。对 CKD 辨证确属阳虚证者，在利湿祛浊、化瘀通络的同时要注重补肾温阳以治本。

阳虚证指体内阳气亏虚，以畏寒、肢冷等为主要表现的虚寒证候，常出现畏寒肢冷、口淡不渴或渴喜热饮、自汗、小便清长、夜尿频多或尿少浮肿、大便溏薄、面色㿠白、舌淡脉沉细等，并兼有神疲乏力、气短等气虚证表现。其多与气虚日久或久病耗阳、久居寒处或过服寒凉之品、年高命门火衰等有关。阳虚则温煦、推动、气化等作用减弱，造成脏腑功能减弱，精血、津液化生不足，湿浊、瘀血等病理产物内停。

CKD 不同阶段均可出现阳虚证表现。①慢性肾炎、肾病综合征患者可出现腰部冷痛、水肿、神疲欲寐、不耐烦劳、小便清长，尿频、夜尿增多等阳虚表现。②肾病综合征、慢性肾衰竭患者可出现腰部冷痛、畏寒肢冷、水肿、神疲欲寐、小便清长，夜尿频多等阳虚证兼头目昏沉、恶心呕吐、食欲不振、口中黏腻、渴不欲饮、腹胀便溏等湿浊、寒湿内盛表现。③肾病综合征、慢性肾衰竭患者可出现腰部冷痛、畏寒肢冷、水肿、小便清长，尿频、夜尿增多、神衰欲寐、不耐烦劳等阳虚证兼肢体麻木或冷痛固定、舌淡嫩青紫、或舌面瘀点瘀斑、脉沉涩等瘀血内停表现。④慢性肾衰竭、腹膜透析患者可出现畏寒倦卧、神衰欲寐、腹泻、腹胀、水肿、眩晕、心悸、咳喘等阳虚水停合并水气凌心摄肺等表现；或在阳虚证基础上出现面色苍白或晦暗、肢体麻木或冷痛固定、肤色晦暗、皮下紫斑、皮肤粗糙肥厚、皮肤鳞屑增多，以及肌肤甲错、身体羸瘦、舌淡嫩青紫或瘀点瘀斑、脉沉涩等阳虚血瘀表现。⑤激素撤减后期，外源性激素骤减而患者体内激素水平不足，多出现神疲乏力、倦怠懒言、体胖畏寒、手足不温、食欲减退等阳虚表现。⑥难治性肾病综合征多存在阳虚证表现，如水肿顽固，日久不愈，出现颜面及肢体浮肿、面色㿠白、畏寒肢冷、腰膝酸软冷痛、倦怠乏力、食欲不振、尿少便溏、舌淡胖齿痕等阳虚表现；或大量蛋白尿持续不降，对激素/免疫抑制剂治疗不敏感，伴有颜面及肢体浮肿、面色㿠白、畏寒肢冷、腰膝酸软冷痛、倦怠乏力、食欲不振、尿少、便溏、舌淡胖齿痕等阳虚兼有血液高凝、血栓形成、舌质紫暗等血瘀表现。

温阳法为八法中"温法"之一，据"寒者热之""劳者温之""损者益之"而设，指用温热性质的方药来祛除寒邪、温复阳气的一种治法。而"扶阳""重阳气"是《伤寒论》重要的学术思想之一。《伤寒论》中有多首补肾温阳类方剂广泛应用于 CKD 的治疗中。

肾气丸为温补肾阳的代表方剂，原方主治"虚劳腰痛，少腹拘急，小便不利者，八味肾气丸主之""男子消渴，小便反多，以饮一斗，小便一斗，肾气丸主之"，主要由附子、桂枝、熟地黄、山茱萸、山药、茯苓、泽泻、丹皮组成，具有温补肾阳，化气行水之功效。适用于慢性肾炎、肾病综合征、慢性肾衰竭阶段患者表现以阳虚为主、邪实证不著，出现腰痛脚软、畏寒肢冷、尿频、小便清长、夜尿频多、阳痿早泄、舌淡脉沉细等辨证属肾阳虚者。现代研究表明，肾气丸可保护庆大霉素肾损伤大鼠的肾功能，改善贫血状态，其作用机制可能与促进肾小管上皮细胞恢复、抑制 Notch2/hes1 信号通路有关。同时，可降低 2 型糖尿病肾病大鼠血糖及尿白蛋白排泄率，提高肾组织一氧化氮、一氧化氮合酶及血清胰岛素样生长因子 – 1 含量，降低转化生长因子 β_1、结缔组织生长因子及血浆内皮素水平。激素是肾病综合征的主要治疗药物之一。激素撤减阶段，由于外源性激素撤减至生理剂量以下，患者多出现食欲减退、畏寒肢冷、神疲乏力等阳虚表现，加用金匮肾气丸有助于改善撤减激素时的副作用。难治性肾病综合征由于反复使用激素及免疫抑制剂，在中医病机方面多表现出脾肾阳虚、湿毒瘀阻的特点，临床在应用金匮肾气丸为主方的同时增加炮附子的剂量可振奋脾肾之阳，提高临床疗效。

水肿由津液不循常道、泛溢肌肤而成，是 CKD 典型临床表现之一，水肿日久迁延难愈多从阴水论治。真武汤是温阳利水法的代表方，由附子、茯苓、白术、白芍、生姜组成，常用于肾病综合征、慢性肾衰竭及腹膜透析患者临床表现以水肿为主，出现身体浮肿，腰以下尤甚，按之没指，小便短少，畏冷肢凉，腹部胀满，腰膝酸软或心悸气短，耳鸣，咳喘痰鸣，舌质淡胖，苔白滑，脉沉迟无力辨证属阳虚水泛者。多项基础研究已证实，其可改善阿霉素肾病大鼠肾脏水肿程度及肾小球萎缩、硬化等病理变化，减少大鼠尿蛋白定量，提高血浆蛋白水平，改善血液高凝状态。真武汤可下调炎症因子 TGF – β_1、IL – 6，抑制细胞外基质增生，进而减轻阿霉素大鼠肾组织病理损伤。临床研究亦提示，真武汤可明显提高原发肾病综合征的疗效，改善患者生存质量。

CKD 患者多存在免疫力低下、营养不良等情况，常易因感染导致病情反复或加重，尤以上呼吸道感染为著，此与阳虚所致卫阳不固有关。患者外感时，多属"太少两感"证，可治以温阳解表而选用麻黄附子细辛汤。麻黄附子细辛汤由麻黄、附子、细辛组成，原方主治"少阴病，始得之，反发热，脉沉者，麻黄细辛附子汤主之"，现常用于慢性肾炎、肾病综合征患者出现以眼睑、肢体水肿为主的阳虚表现兼外感者，如出现恶寒不发热，或有微热，眼睑、肢体水肿，苔白，脉沉。研究表明，麻黄附子细辛汤可缓解小儿肾病综合征素体阳虚兼风水相搏证的临床症状，减少尿蛋白水平。

慢性肾衰竭是 CKD 迁延不愈的后期阶段，肾、脾二脏与其发病最为相关，脾肾阳虚、浊毒内蕴是其主要的证候表现，常用温肾泻浊法以标本同治。大黄附子汤是"温下法"的代表方，由大黄、附子、细辛组成，具有温里散寒，通便止痛之功效，常用于慢性肾衰竭患者以湿浊内盛为主伴阳虚证，临床表现为畏寒肢冷、精神倦怠、恶心呕吐、纳呆腹胀、头晕乏力、大便溏薄、小便短少、面胫浮肿、舌淡苔白、脉沉滑等辨证属阳虚湿毒内停者。研究表明，运用温肾之附子与泻浊之大黄配伍使用，在改善临床症状、保护肾功能等方面，较单纯西药治疗疗效显著而稳定。大黄附子汤可通过调节肾组织 JNK/Bcl-2 信号通路，减少肾组织内 TGF-β1 的表达和肾小管上皮细胞凋亡，进而改善肾间质纤维化，延缓疾病进展。

综上，以补肾温阳为主要治疗方法的经方在慢性肾脏病各阶段均有较广泛的应用，临床疗效较为显著，相关机制有待进一步深入研究。

浅析仲景方中活血化瘀药的作用特点

河南中医药大学第一附属医院　黄岩杰

河南中医药大学儿科医学院　董丽雯

张仲景在《伤寒杂病论》中首次提出"瘀血"，并对瘀血的证治规律做了详细的论述。本文重点聚焦和分析总结仲景在活血化瘀方剂中常用的和血药、活血药和破血药。和血药中芍药酸苦敛阴，入肝经血分化瘀止痛；当归味甘辛温，主治妇人腹中诸疾痛、漏下和妊娠下血；阿胶味甘质黏，补血止血。活血药中桃仁活血逐瘀、消癥散结；川芎虽入血分活血，又能祛一切风，调一切气。破血药水蛭破血通经，逐瘀消癥。以上药物，均是在仲景方中使用频率很高的活血化瘀中药，或通过增减剂量，或通过与其他药物配伍增效，充分彰显出各自活血化瘀的优势和特色。

历代医家对瘀血的称谓繁多，《灵枢·邪气脏腑病形》称"恶血"，《素问·生气通天论》称"血菀"，《神农本草经》称"血痹""血闭"等，张仲景在《金匮要略·惊悸吐衄下血胸满瘀血病》篇立"瘀血"这一名称，原文载"病人胸满，唇萎舌青、口燥，但欲漱水不欲咽，无寒热，脉微大来迟，腹不满，其人言我满，为有瘀血"。张仲景对瘀血的证治规律做了详细的论述，堪称活血化瘀法的确立者。和血药中芍药、当归、阿胶，养血和血；活血药包括桃仁、川芎、丹皮，活血行血化瘀；破血药包括水蛭、虻虫等，逐瘀消癥。根据不同的瘀血证，仲景方中配以调理气血、水湿、阴阳和脏腑之品，理法方药环环相扣，我们将从多角度总结分析仲景运用活血化瘀药的规律和特点。

一、和血药

（一）芍药

芍药最早见于《神农本草经》，言其："味苦平。主邪气腹痛，除血痹，破坚积，寒热，疝瘕，止痛，利小便，益气。"在《伤寒论》与《金匮要略》的活血化瘀方中多次出现，常与当归相配伍，见于当归芍药散与温经汤。妇人妊娠，肝郁血虚、脾虚湿胜，湿浊阴血互结于腹，故腹中拘急而痛。肝失疏泄则脾虚失运，湿浊自生，统血不利，血不归经则瘀血自生。治宜活血养肝止痛，健脾利水渗湿。方中芍药一斤之量，占总药量的三分之一，取其酸苦敛阴，入肝经血分，养血柔肝，化瘀止痛，益气利小便，且芍药专主拘挛，以缓解腹中急痛；配伍当归、川芎活血行气，补养肝血；又予茯苓、白术健脾渗湿，泽泻淡渗利水，合用之既疏瘀滞之血，又散郁蓄之水，体现了血水同治的治疗特点。《医学启源》中记载芍药"安脾经，治腹痛，收胃气，止泻利，和血，固腠理，泻肝，补脾胃"，故芍药与当归合用，既能补养肝血，又能健补脾胃。在鳖甲煎丸与土瓜根散中亦含有芍药，以增强逐瘀功效，治疗妇人因瘀血导致的癥瘕或经水不利。黄芪桂枝五物汤为通阳行痹益气的代表方剂，方中配伍芍药三两以治疗血痹病重证，主因气虚血滞导致的肌肤麻木不仁或兼酸痛感。方中黄芪补气固表，桂枝温经通痹，配以芍药和营养血除痹，诸药合用补气通阳，使阴阳协调，故可用于气血虚弱以致不荣则痛。

（二）当归

当归是补血药中唯一一味辛，具有辛甘化阳之功的药物，为阴中之阳药，归肝、心、脾经，可补血调经，活血止痛，润肠通便。当归在仲景方中常与川芎、芍药同用，见于当归芍药散、当归散、胶艾汤、温经汤等四方。《金匮要略·妇人妊娠病脉证并治》中，含当归的条文有三，一为当归芍药散，主治"妇人怀娠腹中疠痛""妇人腹中诸疾痛"，其中"因怀孕之故，周身气血，还转较迟"，即经络"不通则痛"，因当归通经活络，调理血分，则疼痛自然止；二为胶艾汤，主治"妇人有漏下""妊娠下血，腹中痛"，体现当归补血活血止血之效；三为当归散，主治"妇人妊娠"，妇人血少有热，胎动不安，腰腹疼痛，治以养血清热安胎，方以当归、川芎、芍药各一斤以补肝、养血、益冲任，配以白术除湿安胎，黄芩清热。正如《金匮要略论注》所言："生物者，土也，而土之所以生物者，湿也，血为湿化，胎尤赖之，故以当归养血，芍药敛阴，肝主血，而以芎通肝气，脾统血，而以白术健脾土，其用黄芩者，安胎之法。"妇人以血为主，三方中当归的用量分别是三两、三两、一斤，均可补血养血、行气止血、濡养胎元。《金匮要略·妇人杂病脉证并治》中温经汤主"曾经半产，瘀血在少腹不去"，有少腹疼痛之症，为冲任虚寒、瘀血阻滞引起，方中当归活血行气，温中止痛，瘀血祛，气机畅，则疼痛自止。当归既补血活血又止痛安胎，为妇科要药。《医学启源》言当归，"气温味甘，能和血补血，尾破血，身和血"。当归与川芎、芍药同用，既能补血，又能行血中瘀滞，肝脾同调，养血而止痛。

（三）阿胶

阿胶为血肉有情之品，甘平质润，为补血要药，味甘质黏，亦为止血要药。《神农本草经》言阿胶"主心腹内崩，劳极洒洒如疟状，腰腹痛；四肢酸痛，女子下血，安胎"。《金匮要略·妇人妊娠病脉证并治第二十》原文载"妇人有漏下者，有半产后因续下血都不绝者，有妊娠下血者。假令妊娠腹中痛，为胞阻，胶艾汤主之"。方中阿胶味平，补血安胎，《金匮玉函经二注》曰："金石草木之药，终不如血肉之质与其同类以养之。"《长沙药解》载其"入足厥阴肝经。养阴荣木，补血滋肝，止胞胎之阻疼，收经脉之陷漏"。当归、川芎味辛性温，补血中阳分；芍药苦酸性寒，补血中阴分，四药相伍，共补血中阴阳，以安胎养血。阿胶在仲景方中亦见于温经汤，《金匮要略·妇人杂病脉证并治第二十二》言"问曰：妇人年五十所，病下利数十日不止，暮即发热，少腹里急，腹满，手掌烦热，唇口干燥，何也？师曰：此病属带下。何以故？曾经半产，瘀血在少腹不去。何以知之？其证唇口干燥，故知之。当以温经汤主之"。方中当归、川芎、芍药及阿胶，四药合用以温养经脉，使瘀血得温则行；补益气血，养正则瘀血自去。二方阿胶用量均为二两，较其他补血活血药量少，以补气养血安胎，塞其漏泄为宜。大黄甘遂汤主治妇人产后，恶露不净，血与水互结于胞宫，方中亦配伍有阿胶二两意不只在补血，还在佐制大黄、甘遂二味峻药攻而不猛。三药共用，利而不伤，血、水同下。

二、活血药

（一）桃仁

桃仁，味苦，性甘平，归心、肝、大肠经。《本草经疏》言："桃仁，性善破血，散而不收，泻而无补。"《伤寒论》有三首方使用桃仁，《金匮要略》有七首方使用。如大黄牡丹汤、桂枝茯苓丸中，桃仁和牡丹皮同用，既可活血散瘀，又能清热凉血；桃核承气汤、抵挡丸、抵挡汤、下瘀血汤、大黄牡丹汤、大黄䗪虫丸中，桃仁与大黄同用，活血逐瘀，破癥瘕。桂枝茯苓丸出自《金匮要略·妇人妊娠病脉证并治第二十》，主治妊娠癥病，痰浊瘀阻证。原文载："妇人宿有癥病，经断未及三月，而得漏下不止，胎动在脐上者，为癥痼害。妊娠六月动者，前三月经水利时，胎也。下血者，后断三月，衃也。所以血不止者，其癥不去故也，当下其癥，桂枝茯苓丸主之。"此方以桂枝、茯苓、桃仁、丹皮、芍药各等分为末和丸，方中桂枝温经通阳，化瘀消滞；桃仁苦泄破瘀，活血止痛；配以丹皮、芍药清热凉血，活血祛瘀，柔肝止痛，又予茯苓利湿健脾，是血、水同治的代表方。桂枝茯苓丸虽以桂枝辛温通血脉，但需得桃仁、川芎等活血祛瘀药物，方能增强活血逐瘀、消癥散结之力，使瘀血得化。如《金匮玉函经二注》曰："桂枝、桃仁、丹皮、芍药能去恶血；茯苓亦利腰脐间血，即是破血。然有散有缓、有收有渗、结者散以桂枝之辛；肝藏血，血蓄者肝急，缓以桃仁、丹皮之甘；阴气之发动者，收以芍药之酸；恶血既破，佐以茯苓等之淡渗，利而行之。"桃核承气汤和桂枝茯苓丸均取桂枝与桃仁为伍，其活血化瘀之力主要取之于桃仁，桂枝的作用在于通阳温经而助桃仁，是故方中桃仁用量五十枚以活血逐瘀润下，成无己解释桃核承气汤如是："甘以缓之，辛以散之，少腹急结，缓以桃仁之甘；下焦蓄血，散以桂枝之辛。"

（二）川芎

《神农本草经》记载川芎："主中风入脑头痛、寒痹，筋脉缓急，金疮，妇人血闭无子。"其辛散温通，既能活血化瘀，又能行气止痛，为"血中之气药"。胶艾汤中川芎配伍当归以补血活血行气。"妇人有漏下"离经之血阻碍经络，气血不行，方中川芎用量为二两，较其他滋阴补血药量少，行肝气以活血，使陈疾去，新血生，与熟地黄、芍药相对，动静结合，为补中寓通之义。如《本草汇言》言其："上行头目，下调经水，中开郁结，血中气药……尝为当归所使，非第治血有功，而治气亦神验也……味辛性阳，气善走窜而无阴凝黏之态，虽入血分，又能去一切风，调一切气。"当归芍药散主"妇人腹中诸疾痛"，适合脾虚肝郁者，川芎入足厥阴肝经，肝主血，以川芎通肝气，调达肝阳，气行则血无壅塞之虞。川芎配伍白芍以补血行血，养肝敛阴，川芎辛散，白芍酸收，《本草求真》谓"血之盛者，必赖辛为之散，故川芎号为补肝之气；气之盛者，必赖酸为之收，故白芍号为敛肝之液，收肝之气，而令气不妄行也"。方中川芎用量为半斤占药量总量的五分之一左右，以通肝气，调肝血。后世补血调血之四物汤便从胶艾汤中化裁而来，以川芎配伍当归、熟地黄、芍药，补血之余川芎可活血，四物相配，补中有通，滋阴不腻，共补诸虚。

（三）丹皮

《本草纲目》记载丹皮："滋阴降火，解斑毒，利咽喉，通小便血滞。"丹皮味苦、辛，性微寒，归心、肝、肾经，治以清热凉血，活血祛瘀。仲景方之大黄牡丹汤、桂枝茯苓丸、鳖甲煎丸和温经汤，配伍丹皮有祛瘀以推陈生新的作用。《金匮玉函经二注》温经汤方载："然推陈药固多，独用丹皮者，易老谓其能治神志不足，血积胞中，心肾不交，非直达其处者，不能通其神志之气。"张元素曰："神不足者手少阴，志不足者足少阴。"丹皮治神志不足，归于心肾，泻血中伏火，破积血，积瘀不去则新血不生。瘀血既为寒、虚之果，亦为虚、热、燥之因。温经汤证虽以冲任虚寒为本，还可见"手掌烦热"之标，方用丹皮和当归、川芎各二两意在清血分虚热，祛瘀生新，且丹皮常与桃仁相配伍，同入血分，破血行滞。如大黄牡丹汤中治疗瘀热互结之肠痈初起，方中桃仁、丹皮活血散瘀，凉血清热，配以大黄泻火逐瘀，通便解毒，共泻肠腑湿热瘀结，攻下泄热与逐瘀并用，使湿热瘀结速下，痛随利减，痈肿得消，诸症自愈。

三、破血药

（一）水蛭

水蛭首载于《神农本草经》："主逐恶血，瘀血，月闭，破血逐瘀，无子，利水道。"水蛭味咸、苦，性平，有小毒，归肝经，治以破血通经，逐瘀消癥。张仲景在《伤寒论》及《金匮要略》中配伍水蛭治疗血证之方有三：抵挡汤、抵挡丸、大黄䗪虫丸。水蛭常与虻虫相须为用，增强破血逐瘀之力，其中水蛭药力持久，逐瘀散结效果较好，虻虫属飞物，破血力量更为峻猛，但作用短暂，二药相配伍可起到通利血脉的作用。大黄䗪虫丸出自《金匮要略·血痹虚劳病脉证治第六》篇，原文载"五劳虚极羸瘦，腹满不能饮食，食伤，忧伤，饮伤，房室伤，饥伤，劳伤，经络荣卫气伤，内有干血，肌肤甲错。两目黯黑。缓中补虚，大黄䗪虫丸主之"。方中除以白蜜、甘草健脾补气，芍药、生地黄养阴益血，黄芩清热，余药如水蛭、虻虫搜其经络瘀血，破血逐瘀以攻邪，正如《医方考》载："大黄，攻下之品也，引以干漆、虻虫、蛴螬、水蛭、䗪虫、桃仁之辈，则入血而攻血。"并采用丸剂意在缓攻，兼能补虚，起到祛瘀而不伤正、扶正而不留瘀的作用，为峻药缓攻之代表方。方中水蛭用量百枚以破血逐瘀，赵以德衍义"以润剂润其血之干，以蠕动嗜血之物行死血，名之曰缓中补血"。仲景所用的其他虫类活血化瘀药物虽各有特点，但与水蛭的功效有相似之处。因此，本文仅以水蛭为代表阐述此类药物的破血逐瘀之功。

综上所述，医圣张仲景在《伤寒论》和《金匮要略》中针对"瘀血"在不同疾病中的证候特点，将上述活血化瘀中药遣入方中，配伍精当，充分体现出各自不同的活血化瘀特点和优势。本文以单味药的形式进行了总结和归类，虽不全面，但力求选择出有代表性的活血化瘀中药进行阐释，以便在深刻理解经方的基础上，准确灵活地应用活血化瘀中药。

体用结合谈《黄帝内经》及
经方体系中肝病的治法

河南中医药大学第一附属医院　刘光伟

《黄帝内经》首先确立了肝脏病的治疗方法，对肝病的治疗提出了甘缓、辛散、酸收三个原则，即"肝苦急，急食甘以缓之""肝欲散，急食辛以散之，用辛补之，酸泻之"，成为后世肝病论治的根基。肝脏的生理特点和功能包括肝体和肝用，疾病的发生也是如此，而上述三大治法均将其囊括其中。《金匮要略·脏腑经络先后病脉证》中又明确提出了："肝之病，补用酸，助用焦苦，益用甘味之药调之。"因此，经方中继承了《黄帝内经》的治则，又扩展了苦味在其中的作用，可以将其总结为：体用结合，酸可补肝，甘可助肝，辛可疏肝，苦可清肝。

王旭高认为："肝病最杂而治法最广。"近代医家虽结合临床进行了比较切合实用的分类，但亦未能取得统一意见。我们结合临床观察及经方应用经验，提出肝病治法应从"体阴而用阳"这一根本特点出发，根据肝的生理特点、病变规律，掌握其治疗原则，才能执简驭繁，以应变于临床，可归纳为以下几个方面。

一、疏通肝脏气血，以调达为要

喜条达而恶抑郁是肝脏的生理特性，若肝失疏泄、肝经郁滞，则经气逆乱、瘀血形成，是以气病和血病可以互相转变，在肝病临床实践中，无论是早期炎症，还是晚期失代偿期，疏通气血这个原则应贯彻其始终。《素问·至真要大论》云："疏其血气，令其调达，而致和平。"柴胡类方出自《伤寒论》，包括小柴胡汤、柴胡桂枝汤、大柴胡汤、柴胡加芒硝汤、柴胡桂枝干姜汤、柴胡加龙骨牡蛎汤六方，均具有和解少阳、调畅枢机的作用。柴胡类方作为论治肝病的代表方剂，其组成配伍立足于肝胆，具有和解枢利之妙，在祛除少阳邪气的同时又不伤及正气。此外，从经络、藏象、五行等理论角度来看，肝胆与脾胃存在生理与病理的双重联系，所以柴胡类方在和解少阳的同时也有斡旋中州的功效，攻补兼施的同时又兼顾脾胃，后世李杲的《脾胃论》也十分注意疏运肝木，叶桂创通络法巧寓疏肝，凡此种种，皆贯彻"疏通气血"之旨于其中。这说明肝病治法虽多，但必须掌握"疏气令调"的原则，并将其达到炉火纯青的程度，才能真正提高治疗效果。

肝病者初伤在气，气机紊乱，继可化火动风，所以疏肝理气是肝病的基本治法。叶桂说："过郁者，宜辛宜凉，乘势达之为妥。"即使郁而化火，使用时也应注意"用苦泄热而不损胃，用辛理气而不破气，用滑濡燥涩而不滋腻"。（《临证指南医案·肝火》）郁久及血，伤及血分，如果到了气滞血瘀的程度，那么在治疗时就应该有轻重之别，病症轻的就疏肝活血养血，病症重的就理气活血化瘀。如果瘀血阻滞络脉，则应和肝通络，用药上应注意使其宣通而不辛窜，化瘀而不峻猛。总之，肝病治法应条达舒畅，以复其自然生理之态。

二、将肝之体用相结合，补泻适度为宜

补泻理论是中医治则学说的核心。补虚泻实是诸病治疗的大法，肝病的治疗也必须遵循此根本原则，临床常选用茵陈蒿类方清肝火，其中临证治疗肝病时使用最多的代表方即茵陈蒿汤。肝病发展到一定程度，大多有黄疸的表现，方中含有茵陈，即可清肝又奏退黄之功。茵陈蒿汤为治疗黄疸病阳黄之专方，临床辨证只要属湿热内郁，胶结不解，热象明显，胆热液泄者，症见身、目黄，黄色鲜明如橘子色，小便黄赤而短少，发热，口渴，心烦，脘腹痞满不适，大便秘结，汗出不畅，舌苔黄腻，脉滑数，或弦数者，即可用茵陈蒿汤治疗。要纠正肝之"体""用"失调的基本矛盾，使其恢复平衡，可以依据"五味入胃""各归所喜"和"各有所喜攻"的理论，才能达到治愈肝病的目的。五味归经学说认为，酸入肝。《素问·藏气法时论》云"肝欲酸，急食酸以补之""肝苦急，急食甘以缓之""肝欲散，急食辛以散之，以辛补之，酸泻之"的原则。其中，酸、辛、甘是指药物的五味，"欲"和"苦"是指肝脏的性质，说明协调和恢复肝脏功能活动的原则是辛散、甘缓和酸收。但要说明的是，对"补用酸"与"酸泻之"，"以辛散之"与"用辛补之"，应有一个正确的理解。"酸补"是指运用酸性药物补益肝体而言，后世的酸甘化阴即是；"酸泻"是指运用酸性药物收敛肝用太过而论。

肝为将军之官，易虚也易实，"以辛补之"是指助肝阳之用，"以辛散之"是指疏泄肝气之太过，"以甘缓之"是补肝之体。《重广补注黄帝内经素问》指出："木性条达，辛散则助用事之能，所以说是补；酸收则违犯其条达之性能，所以说是泻。"由此可知，五味补泻之法的运用，都以调整肝的体用为出发点。此外，《金匮要略·脏腑经络先后病脉证》明确提出"见肝之病，知肝传脾，则当先实脾"已成

为后世治疗肝病的基本原则，即通过甘缓药物补充肝体，使肝病不能传脾而论，缓肝之传变，建立中气，使中气健，则肝病则不易传变。所以，《难经·十四难》中的"损其肝者缓其中"，以及张仲景主张的"益用甘味之药以调之"，都是从这个角度出发的。

三、辨肝之体用标本缓急，治养兼顾

正确认识和理解中医肝病的前提是，首先要理解中医肝脏到底是一个什么样的脏器。中医没有解剖学，因此对于人体的认识是建立在"象"医学的理论前提下。中医整体观和中医肝病的脏腑临床理论，均发源于中医关于肝脏的"脏象"学说的"象"医学。正因为有了"东方－风木－酸味－肝脏"这一系列"象"医学的概念，肝脏之脏象理论的形成，逐渐形成了后世关于肝病的一系列理论和治法。《景岳全书·标本论》记载："本为病之源，标为病之变。"病因是根本，表现出来的证候是标，同其他疾病的发生一样，肝病的发生也是先有正气亏损、无力抗邪的内在因素，所谓"邪之所凑，其气必虚"。但不同的是，肝病错综复杂，在发生发展的过程中，可以由于不同的阶段而表现出不同的症状，标本也可以互相转化，比如肝阴不足导致的风阳内动之证，肝阴不足为本，风阳内动为标，然而治疗时不应直接治本，而是根据"急则治标"的原则，先平肝潜阳以息风阳，再培补肝阴以疗其本。肝病的病变，虽然主要是肝脏功能失调，但是人体是一个整体，脏腑之间相互联系，相互影响，生理和病理上均是如此。这就需要我们尤其注意，在治疗肝病时不能见肝治肝，而应该从整体观的角度确立治法，从而达到恢复肝功能的目的。

由此可见，肝病的治疗原则，发端于《黄帝内经》，成熟于《伤寒论》，完善于后世。同时，肝体之根为肾阴，肝阳之根为肾阳，肝肾同源，两者之间联系密切，所以在治疗肝病时应肝肾同治，肝病的总体治疗大法为调理肝之阴阳，滋补肝肾，通过降阳明，健运太阴，调整少阴元阳，恢复肝脏和缓有序的生发。重视肝脏"体阴而用阳"这一根本特点，通过"体用结合"的方法，才能在复杂肝病的辨证中抽丝剥茧，直达病所，通过补肝体而助肝用，达到临床最佳疗效。

小柴胡汤及其类方在肾脏病的临床应用

北京中医药大学东直门医院　刘玉宁

小柴胡汤作为"和剂之祖"，因其组方精简、功效独特、结构巧妙而被广泛流传应用，成为和解少阳之经典名方。中医学认为，肾与少阳无论是在生理还是病理上均密切相关。明代李梴在《医学入门》中提出："肾病宜调和三焦。"因此，小柴胡汤及其类方，如大柴胡汤、柴胡桂枝汤、柴苓汤、柴胡桂枝干姜汤、柴胡加龙骨牡蛎汤、柴平汤、柴胡四物汤、柴胡温胆汤等应用于肾脏病的治疗中，多有效验。本文对小柴胡汤及其类方治疗肾脏病简介于次，以期为肾脏病从少阳辨治提供思路和方法。

一、方剂源流与功效

小柴胡汤始见于张仲景的《伤寒论》，为治疗少阳病之主方，是仲景"和法"的集大成之作，原方由"柴胡半斤，黄芩、人参三两，半夏半升，甘草、生姜各三两，大枣十二枚"共七味药组成，主要用于治疗"往来寒热，胸胁苦满，嘿嘿不欲饮食，心烦喜呕"等少阳枢机不利、正邪纷争之半表半里证。但《伤寒论》原文中多达二十余条出现小柴胡汤，所涉病症者甚多，可见该方并非治少阳证之专方。正如丹波元简所云："伤寒诸方，惟小柴胡为用最多，而诸病屡称述之。"徐灵胎于《医学源流论》中说："凡可通用之方，必有加减之法。"小柴胡汤正因其加减变化多样，类方数量众多，治疗病种庞杂，所以其临床应用十分广泛。但考古问今，不难发现，小柴胡汤加减变化虽多，但万变不离其宗，和其少阳枢机是其立方之要，也是小柴胡汤临床运用之关键。《说文解字》云："枢者，户枢也，户所以转动开闭之枢机也。"枢机一转，则上下内外通达，从而郁开、结散、清升、浊降。故变化虽多，其本则一。如要探析小柴胡汤的方义，唐容川的论述最为精彩，曰"此方乃达表和里，升清降浊之活剂。人身之表，腠理实营卫之机枢；人身之里，三焦实脏腑之总管。唯少阳内主三焦，外主腠理。论少阳之体，则为相火之气，根于脏腑；论少阳之用，则为清阳之气，寄在胃中。方取参枣甘草，以培养其胃，而用黄芩、半夏降其浊火，柴胡、生姜升其清阳。是以其气和畅，而腠理三焦，罔不调治。其有太阳之气，陷于胸前而不出者，亦用此方，以能清里和中，升达其气，则气不结而外解矣；有肺经郁火，大小便不利，亦用此者，以其宣通上焦，则津液不结，自能下行。肝经郁火，而亦用此，以能引肝气使之上达，则木不郁，且其中兼有清降之品，故余火自除矣。其治热入血室诸病，则尤有深义。人身之血，乃中焦受气取汁，变化而赤，即随阳明所属冲、任两脉，以下藏于肝。此方非肝胆脏腑中之药，乃从胃中清达肝胆之气者也。胃为生血之主，治胃中是治血海之上源。血为肝之所司，肝气既得清达，则血分之郁自解，是正治法，亦是隔治法，其灵妙有如此者"。唐氏之言洞烛仲景小柴胡汤之幽微，对临床活用小柴胡汤足资借鉴。

二、小柴胡汤在肾脏病的临床应用

慢性肾脏病以水肿、蛋白尿和溺浊内乱诸症为主要临床特点。今人对其病机有诸多论述，但质言之，少阳枢机不利最为其病机关键。

少阳经统主三焦及胆。少阳为枢是对少阳经生理功能的精辟概括（《张磊临证心得集》）。三焦是六腑之一，言三焦之体，则脏腑之外，身躯之内，皆为三焦所管控。如张介宾《类经·藏象类》中所言："盖脏腑之外，躯体之内，包罗诸脏，一腔之大府也。"论三焦之用，是主管水液代谢的重要器官，有疏通水道，运行水液的作用。如《素问·灵兰秘典论》所言："三焦者，决渎之官，水道出焉。"同时，三焦又是人体元气升降出入的道路。元气通过三焦而到达五脏六腑和全身各处，故《难经·三十八难》曰："三焦者，元气之别使。"可见，三焦之中水火共居，水以载火，火以行水，循环周流于三焦之中，氤氲弥散于三焦之外，以至全身各处，无处不到。三焦中水火之气来源于少阴肾水火之宅，三焦火蒸腾水，化生三焦之气，以激发推动五脏六腑发挥各自的生理功能，故三焦有总司人体气化的作用。《张磊临证心得集》中指出"在'气化'过程中，'火'是很重要的，火交于水，水才能化为气。若火不足以蒸水，则津液不升，气不生化；反之，水不足以济火，则津液干枯，亦不能化气"。不论是三焦火衰还是水亏，皆可导致三焦气化功能失常，以致三焦与其参与水液代谢的诸多脏腑，如肺、脾、肾、膀胱等的功能皆失其职，从而导致水湿内聚而发为水肿。又因三焦气化是以三焦气机的升、降、出、入为基本形式，其气机之升与降、出与入如同枢机之运转。若三焦的气化力量弱，则枢机运转无力；三焦道路不畅，则枢机运转受阻，皆可导致少阳枢机不利，以致少阳水火郁滞，升降失常。其水火郁滞易变生湿热，湿热之邪充斥三焦，弥漫于上焦则肺不布精而聚水，阻于中焦则脾不制水而反克，困于下焦则水无所主而妄行。气机之升降出入失常，则精微当升不升而下泄，湿浊当降不降而上聚，从而出现水肿、蛋白尿。

少阳胆为火腑而中藏精汁，居横膈之下，在肝之左叶间，其经脉与三焦经相通互连。膈上是上焦清旷之区，隔下为中、下焦浊气之所，少阳胆火游走于上下清浊之间，流行于上、中、下三焦之中。胆火为肝木所生，胆汁为肝血所化，而肝与肾精血互化，乙癸同源，故胆腑中火与精汁亦为肾中水火所生化。胆火为生气之"少火"，有春气温暖升发和条达疏泄之性，故有助推三焦气化，疏通三焦水道的作用，在上焦可调节肺之宣肃，使水之清者经肺之宣发，如雾露之溉，以滋养头面诸窍、全身皮毛和五脏六腑；水之浊者由肺之肃降，下注膀胱，经肾的气化作用化为尿液排出体外。在中焦可协助脾胃之升降，俾水谷之清者上升归于肺，水谷之浊者下降流于肠。在下焦可调控肾关之开合，使精微物质通过气化升清，固摄于体内；水湿溺浊通过气化降浊，排出于体外。由此可见，上焦的宣肃、中焦的升降和下焦的开合之枢机运转正常与否，亦有赖于少阳胆火斡旋其中，故能当开则开，当合则合，应升则升，应降则降，从而使三焦气机的升降出入各得其所。若少阳胆火内乏，则不能助推三焦气化；或气机郁滞，则三焦水道失于疏泄，甚至导致胆之少火郁而为壮火，在胆与三焦中形成燎原之势，既可虚其肾中元气，又可窜入肾络，导致络体受损，络血瘀阻，其瘀热相搏于肾络之中，则可导致肾络瘀痹。故临床上，当抓住少阳枢机不利之病机，灵活运用小柴胡汤，从而使内外通达，升降有序，水火相济，不郁不结，或可收理想的临床效果。

三、小柴胡汤类方在肾脏病的临床运用

（一）大柴胡汤

大柴胡汤出自《伤寒杂病论》，被称为"调气通腑"之剂，为治疗少阳火郁兼阳明热结证。其方在小柴胡汤的基础上去甘温之人参、甘草，加枳实、大黄行气导滞、泄热逐瘀，加白芍能通能破、消除郁结。其主治症状多为心烦喜呕、心下痞硬或满痛、便秘或下利、舌苔黄厚、脉弦数有力等。临床运用时，可酌情加减变化，如少阳气火郁结较重者，多有口苦、目赤、耳鸣闷胀等，可增加栀子、龙胆草等药清少阳内滞之火，郁金开少阳郁结之气。临床上可用于糖尿病肾病早期的治疗，其病理表现为肾脏体积增大，肾小球毛细血管袢肥大、滤过率增高之络胀证。病机为少阳气火郁滞，胃肠热结，兼有热盛伤阴。由于阳明为多血多气之经，所以胃肠燥热炽盛，最易伤及血分而窜入肾络，导致络热壅盛，络体扩张而胀满，同时燥热易

于伤津耗液，致使络中津少血浓，血行不利，从而形成肾之络胀证。故以大柴胡汤疏利少阳郁火，清泄阳明燥热，泻火以存阴，正与以上病机恰然相合。

（二）柴胡桂枝汤

柴胡桂枝汤取小柴胡汤、桂枝汤各半量，合剂制成。用桂枝汤调和营卫，解肌祛风，以治太阳之表；小柴胡汤和解少阳，疏利枢机，以治半表半里，故本方为治疗太阳少阳合病而设。清代名医王子接云："桂枝汤重于解肌，柴胡汤重于和里，仲景用此二方最多，可为表里之权衡，随机应用，无往不易。"在肾脏病的临床运用中，常用于治疗少阳枢机不利，水气互结伴有太阳表气不固，营卫失和。前者有小便不利、水肿、蛋白尿、胸胁苦满、呕恶纳呆，后者见微恶风寒、发热、自汗。对于肾脏病久病体虚，或反复使用激素和免疫抑制剂所致的免疫功能下降，出现卫表不固，自汗恶风，易于感冒的者，本方最当首选。如对桂枝汤细加推究，本方在肾脏病的临床运用中更具深义。徐忠在《金匮要略论注》中所言"桂枝汤，外证得之，解肌和营卫；内证得之，化气调阴阳"，可谓一语中的。由于少阳水火之气源于少阴，而太阳之营卫亦为少阴之水火，二者同出一源，故桂枝汤"化气调阴阳"则有助推少阳气化转枢之力，对于少阳之少火不足，气化力弱者，本方亦可选用。

再从桂枝汤中桂枝、白芍的功效来看，《本经疏证》称桂枝，"盖其用之道有六，曰和营，曰通阳，曰利水，曰下气，曰行瘀，曰补中"。论中言其功用虽多，其实不越辛散、温通、甘补之力；芍药苦酸微寒，主入营血，《神农本草经》言其能"除血痹"，二药相伍最善入肾络，发挥"络以辛为泄"之辛苦合用，通络开痹之功，可用于治疗肾络瘀痹证。

（三）柴苓汤

柴苓汤的方剂名称首见于南宋杨士瀛的《仁斋直指方论》，方剂组成则在元代危亦林的《世医得效方》中有明确记载。本方是小柴胡汤与五苓散的合方，用于治疗外感热病过程中，邪在半表半里伴有小便不利、泄泻的病证。在肾脏病的临床运用中，用于治疗少阳枢机不利、膀胱气化不利之水肿明显的患者。仲景称水肿为"水气病"，强调水气失调是肾性水肿发生的重要病机。五苓散长于通阳利水，小柴胡汤功擅疏利少阳，二方合用有通达气机，疏利三焦，导水利湿之功。本方对于水肿之阳虚水气互结证最为适用，如为少阳热盛伤津，而见阴虚水热互结者，临床可见小便不利，口渴欲饮，脉细数等症，可用本方去白术、桂枝，加阿胶滋阴润燥，滑石利水清热，以奏疏利少阴，滋阴清热利水之功，方为小柴胡加猪苓汤。

（四）柴胡桂枝干姜汤

柴胡桂枝干姜汤出自《伤寒论》，由小柴胡汤去半夏、人参、生姜、大枣，加桂枝、干姜、瓜蒌根、牡蛎而成，其中桂枝、干姜温振中阳、通阳化湿；瓜蒌根生津止渴；牡蛎味咸软坚。本方在和解少阳邪热的基础上，增加了温阳化湿之功效，用于治疗少阳火郁兼脾虚寒湿证，临床表现为胸胁满微结，小便不利，渴而不呕，但头汗出，心烦，或有下利。本方证在肾脏病临床中多有发生，常见于肾脏病过用汗下之宣肺利水、通腑泻浊法，导致少阳郁火未清，太阴脾虚寒湿已成的虚实夹杂、寒热错杂证。在临床运用本方时，可据寒热之偏胜以加减化裁，若患者口干、口苦等热象明显者，当减姜、桂用量，以突出柴、芩清解之力；若腹胀、便溏等脾虚寒湿证较重者，则减黄芩用量，酌加姜、桂用量以暖脾化湿。

（五）柴胡加龙骨牡蛎汤

柴胡加龙骨牡蛎汤为小柴胡汤之变方，方出《伤寒论》原文第107条，曰："伤寒八九日，下之，胸满烦惊，小便不利，谵语，一身尽重，不可转侧者，柴胡加龙骨牡蛎汤主之。"该方为小柴胡汤去甘草加龙骨、牡蛎、桂枝、茯苓、铅丹、大黄而成。本方在小柴胡汤和解少阳枢机之基础上，加龙骨、牡蛎、铅丹重镇安神定惊；桂枝通达阳郁；大黄泄热和胃；茯苓淡渗利水，宁心安神，组成了治疗少阳邪热内盛、心胆不宁之方剂。对于慢性肾脏病后期，肾元衰败、溺浊内乱证的治疗可资选用。由于浊毒上犯清窍则见头晕、头痛；扰乱心神则见神昏、谵语等。本方在肾脏病的临床运用中以小柴胡汤和其枢机，导上宣下，升清降浊；桂枝温补肾元，通利溺浊；大黄通腑泻浊；茯苓导湿利浊，俾溺浊去则无害清扰神之虞；给予龙骨、牡蛎、铅丹以重镇安神定惊。应用本方时，虑其铅丹有伤肾之弊，可以磁石、代赭石等药代之。

（六）柴平汤

柴平汤首见于明代医家张介宾所著《景岳全书》，由小柴胡汤和平胃散合方而成，小柴胡汤为经方，平胃散为时方，经时组方，古今合用。因此，刘渡舟教授称之为"古今接轨方"。该方主要治疗少阳火郁兼中焦湿热者，临床可见胸胁胀满、脘闷纳呆、大便黏滞、苔黄腻、脉濡数等。平胃散方出自《简要济众方》，由苍术、厚朴、陈皮、甘草等药组成。方中以苍术、厚朴行气除湿，燥湿运脾；陈皮理气燥湿，和胃降逆。小柴胡汤和平胃散合用，取小柴胡汤疏利枢机，并能清热；平胃散行气和胃，最善燥湿，从而枢机一转则气机出入有序，脾胃升降复常。若湿热证较重者，可增加厚朴、半夏辛以开散外湿，增加黄芩、黄连苦以燥湿泄热，且夏朴与芩连合用，则辛开苦降，长于分消湿热。对于肾脏病湿热内聚或肾功能衰竭溺浊内乱，导致脾胃纳化失常，升降反作者，临床表现为乏力、纳差、恶心、呕吐等，本方可以选用，如溺浊潴留较重者，可加大黄通腑泄浊，同时伍以砂仁、草果仁、藿香芳香辟秽化浊。

（七）柴胡四物汤

柴胡四物汤最早出自金代医家刘完素的《素问病机气宜保命集》，云："治日久虚劳，微有寒热，脉沉而浮者，宜柴胡四物汤。"是由小柴胡汤加当归、熟地黄、白芍、川芎变化而来，用于治疗妇科诸疾。方中小柴胡汤和畅气机，四物汤补血调血，可用于治疗肾性贫血患者。肾性贫血常见于肾功能衰竭患者，是由肾元衰败，溺浊内乱所致。肾元衰败，则精亏不能化血；浊毒内乱则易于耗血，动血；若溺毒困阻中焦，脾胃纳化失常则不能生化气血。临床上，除见少阳枢机不利，气机升降失常之胸脘痞闷、恶心呕吐、纳呆食少、尿少便闭外，常伴有头晕目眩、心悸气短、精神萎靡、面色淡白、口唇色淡等气血亏虚的症状。方用小柴胡汤疏利少阳，升清降浊，四物汤养血补血，对治疗肾性贫血较为适宜。

（八）柴胡温胆汤

柴胡温胆汤为小柴胡汤与温胆汤之合方。温胆汤出自南宋陈无择的《三因极一病证方论》，为"祛痰名方"，由半夏、竹茹、枳实、陈皮、茯苓、甘草组成。方中半夏配竹茹，燥湿化痰，和胃止呕；陈皮配枳实，理气行滞，消痰除痞；茯苓健脾渗湿，以绝生痰之源，全方共奏燥湿化痰，理气和胃之功。温胆汤补小柴胡汤化痰之力，小柴胡汤助温胆汤调气之用，两方合用，长于疏利少阳，燥湿化痰，理气和胃，用于治疗肾脏病之少阳枢机不利，水火郁滞，湿热蒸变而化生痰浊之证。临床上以痰浊犯肺之咳嗽气喘、痰黄而黏等症状为重者，可加鱼腥草、浙贝母、全瓜蒌等清肺化痰，理气宽胸；以痰浊犯胃之脘闷纳呆、呕吐痰涎等症状为较重者，可增加半夏、陈皮、茯苓等用量，以和胃化痰，健脾化湿。

本方粗浅论述小柴胡汤及其类方在肾脏病中的临床运用。从文中可以看出，肾脏病的病机虽杂，其要则一，少阳枢机不利最为关键。如能从小柴胡汤和其枢机上得治法之义，则枢机一转，"内外左右上下皆通也，其于周身灌体，和内调外，营左养右，导上宣下，莫大于此也"。（《中藏经·论三焦虚实寒热生死逆顺脉证之法》）

香砂六君子汤治疗消化道恶性肿瘤化疗后不良反应的机制探讨

河南中医药大学第一附属医院　孙雯　孙士玲　关徐涛

恶性肿瘤患者化疗后，会出现一系列副不良反应，其中胃肠道反应最常见，其严重影响患者的生活质量。香砂六君子汤是临床常用的方剂，有健脾和胃的功效，可以明显减轻化疗药所导致的不良反应，并且能够增强患者的机体免疫力，改善恶性肿瘤患者化疗后的生存状况，对于治疗恶性肿瘤的治疗具有一定的意义与价值。

一、化疗后不良反应的中医认识

消化道恶性肿瘤包括食管癌、胃癌、十二指肠癌、直肠癌等，中医学认为其发病多与饮食不节、生活不规律、情志不畅、感受外邪等因素有关。越来越多的临床和实验研究表明，"脾虚"是导致消化道恶性肿瘤发病的原因，其发生发展是由正虚、邪实之间的病理改变所致，一般说来，正气亏虚是消化道肿瘤发病的根本原因，其病性为本虚标实，是由脾、肝、胆等脏腑功能紊乱引起的。目前，肿瘤的治疗以手术、放化疗为主要手段，但是抗肿瘤药物在抑制肿瘤细胞生长的同时，也会杀死自身正常的细胞，导致一系列不良反应，从而引起机体的不适。中医学认为，抗肿瘤药虽然能抑制肿瘤细胞的生长，但是会损耗人体正气，对人体脏腑功能造成损伤，引起气血不畅，阴阳失衡，从而导致阴伤、气伤、精伤、脏腑受损等。

（一）伤津耗气

从中医角度来说，部分化疗药物性质属"热火"。热属阳邪，易伤津液，其致病特点为迫津外泄，消灼阴津，故症见口渴喜饮、口干咽燥、尿赤便秘等；火邪易耗气伤津，故临床表现为神疲体倦、少气乏力等。《黄帝内经》有云："正气存内，邪不可干；邪之所凑，其气必虚。"

（二）精伤

精气，是构成人体最基本的物质。人体经化疗后，易耗伤精气，尤以肾精为甚。

肾精亏耗，无以充养脑髓，其症多见失眠健忘、精神萎靡；肾之华在发，齿为骨之余，肾精亏虚，则发槁齿堕；肾开窍于耳，精髓不足，则耳鸣耳聋。

（三）元气受损

肾为先天之本，化疗药物容易损伤肾精、肾气，而元气根源于肾，能够促进人体的生长、发育和繁殖。所以，患者主要表现为生长缓慢、发育不良、反应迟缓等。

（四）损伤内脏

化疗药物对内脏器官的损害作用，主要以脾、肾为主。初期表现以消化道损伤为主，并伴有不同程度的恶心、呕吐及食欲减退、腹痛、腹胀等症状，严重者还会发生持续性的剧烈呕吐等。

二、化疗药物导致不良反应的机制

目前，化疗已经逐渐成为恶性肿瘤治疗的有效方法之一，但其导致的不良反应很多，会影响人体的免疫功能、骨髓造血功能等，临床主要症状为恶心呕吐、纳差、腹泻、发热等，导致消化道恶性肿瘤难以得到有效的治疗与控制。因此，预防和控制化疗药物引起的不良反应，对于缓解患者的痛苦，改善疗效，具有十分关键的意义。

有关研究显示，化疗药物在发挥抗肿瘤作用的同时，通过对胃肠道上皮细胞的抑制，从而导致恶心、呕吐等急性消化道症状。这些不良反应会明显地降低患者治疗的依从性，使患者对化疗产生恐惧心理和抗拒情绪。不良反应严重时，甚至可导致患者停止或放弃治疗，进而降低治疗的效果及患者的生活质量。化疗药物引起的急性消化道不良反应，既有药物对消化道黏膜的直接刺激，也有直接作用于中枢神经引发的呕吐。化疗的同时，还可以通过刺激胃肠道黏膜嗜铬细胞分泌释放的 $5-HT_3$ 刺激其受体，引起呕吐。

三、香砂六君子汤的治疗作用

恶心、呕吐是化疗造成的一种常见不良反应，尽管目前已有多种抗呕吐药物，但仍然有 30% ~60% 的患者控制不理想。同时，频繁呕吐还会引起电解质紊乱、营养失调等，及时缓解化疗引起的呕吐等消化道不良反应，是能否继续进行化疗进行的关键。近年来，中药对化疗引起的恶心、呕吐等不良反应的治疗效果显著。

《万病回春》首次记载了香砂六君子汤，是健脾益气、和胃化湿的代表方，方中含人参、白术、茯苓、甘草、陈皮、半夏、砂仁、木香等，具有益气健脾、行气化痰的功效。化疗引起的食欲下降是由于脾胃气机升降失常、受纳失司所引起的，可见食欲不振、嗳气、胃脘胀闷、食则胀痛、形体消瘦等症状，发病部位以脾胃为主，可分为寒热错杂、气滞血瘀、痰湿内滞等证。

中医学认为，化疗引起的急性消化道不良反应属于中医"呕吐"的范畴。恶性肿瘤患者的呕吐主要是由于气血不足，脾胃虚弱，脾失健运，胃失和降，升降失司，胃气上逆所致，治疗以补气健脾、和胃止呕为主。香砂六君子汤中的人参有益气健脾、补中养胃之功效，为君；臣以白术健脾燥湿；佐以茯苓渗湿健脾，陈皮、木香芳香醒脾、降逆化痰止呕，半夏降逆止呕，砂仁健脾和胃、理气散寒；使以甘草调和诸药，全方共奏散痞行气，健脾和胃之功效。临床治疗时，在原方基础上，更加木香、砂仁，醒脾祛湿，疏三焦之气滞，畅中焦窒塞之气机，直指病机。运用香砂六君子汤，可明显减轻化疗后引起的消化道不良反应，有效改善患者的临床症状和生活质量。

对于胃肠道恶性肿瘤的患者，进行创伤性外科手术治疗后，再进行常规化疗，会进一步加重患者气血亏虚的症状。据统计，30%以上消化道肿瘤患者在化疗期间会出现呕吐、腹胀、食欲减退等临床表现，严重者会引起电解质紊乱，从而导致化疗被迫中止。久而久之，患者会出现免疫力下降、营养不良等，进而对抗肿瘤治疗的耐药性产生影响。有研究称，采用香砂六君子汤为基础，配合口服、外用等方法治疗，可减轻肿瘤患者在化疗过程中出现的消化道不良反应。

此外，已有研究发现，化疗导致消化道内环境紊乱的机制和特点，化疗使用的药物能显著降低大肠菌群的数目、干扰菌群比例、降低生物多样性，尤其是益生菌。肠道菌群正常的组合一旦受到破坏，就会出现肠胃不适，消化吸收功能下降，进而出现腹泻、便秘及纳差，这与中医学上的"脾气虚"是一致的。有关研究表明，脾虚会对人体的消化系统造成很大的影响，而香砂六君子汤会影响食欲调节因子的分泌，对益生菌群菌落的数量和致病菌菌落总数的比例产生积极的调节作用，从而改善化疗患者的肠道微生态。

总之，香砂六君子汤不仅能减轻化疗药物引起的恶心、呕吐、食欲减退等胃肠道不良反应，还能增强机体的免疫功能，提高肿瘤患者的生活质量。

"下厥上竭"之方证探赜

广西中医药大学　　刘沛恬

广西中医药大学第一附属医院　　李伟伟

《伤寒论》第 294 条原文："少阴病，但厥无汗，而强发之，必动其血，未知从何道出，或从口鼻，或从目出者，是名下厥上竭，为难治。"此条乃少阴病误治之变证，然仲景未言其方药，前贤对此条亦鲜有探析，现就此条文浅析如下。

一、经文释义

对于此条，仲景未言明其脉象如何，然从《伤寒论》第 281 条："少阴病，脉微细，但欲寐也。"可知，从脉证角度而言，脉微为阳气衰微，脉细者营阴不足，血少而使脉道无法充盈，脉微细则为阴阳气血皆虚。因此，笔者认为此少阴病为阳虚而阴液不足，阳气衰微，阴盛阳衰，但厥无汗，《伤寒论》第 337 条："厥者，手足逆冷者是也。"此"厥"为阳气不达于四末而致四肢厥冷，法当回阳救逆，而医者将此虚寒证误辨为实寒证。少阴病与太阳伤寒，一为里阳虚，一为表寒实，误用辛温发汗之药，张令韶言："少阴病，但厥无汗者，阳气微也。今少阴生阳衰微，不能蒸发，故无汗，强发之，不能作汗，反动其经隧之血，从空窍而出也。"可知，虚寒所致之厥证禁汗，在阴液本不足的基础上，将更耗伤津液，强令其发汗则有动血伤阴之虞，而少阴之脉，循喉咙，挟舌本，系目系，故血液或从口鼻而出，或从双目而出而成大衄，仲景称其为"下厥上竭"，即阴阳竭厥于上下而欲成离决之势，预后极差。少阴病阳虚寒盛，强发汗耗伤气津而动血，下厥阳虚可温，而上竭阴血不足不可温，如是则厥竭并见，阴盛阳虚，上下同病，实属难治。

（一）"下厥"之病机探究

少阴病，阳虚而阴液不足，《素问·生气通天论》有云"阳气者，若天与日，使其所，则折寿而不彰"，故将导致阳衰。《灵枢·本脏》："卫气者，所以温分肉，充皮肤，肥腠理，司开阖也。"卫阳不足，阴寒盛于下，不能外达温煦四肢；又肾与"州都之官"——膀胱相表里，膀胱之气化赖肾气之蒸腾。今命门真火不足，自不能"水精四布，五经并行"，不能蒸发作汗，故曰"下厥"。刘渡舟言："阳亡于下，则厥逆不回，气化已绝，则小便点滴皆无，是为下厥。"《伤寒论》第286条："少阴病，脉微，不可发汗，亡阳故也。"少阴病若阳虚而兼有阴液不足，发汗则可致虚阳浮越，有亡阳之变。盖阴血无阳气，则无以流行；阳气无阴血，则无以所附。二者相依，并行不悖，顷刻不离。张仲景提出："津者阳之液，汗者津之泄。"因而，在阳本虚衰的前提下更强调发其汗，使其寒甚。少阴病重伤其阴液，阴精耗损，阳气焉得附焉？《素问·厥论》："阳气衰于下，便为厥。"一言以概之，"下厥"乃阳将亡于下，厥从下起，下焦阳衰而厥逆。

（二）"上竭"之病机探究

少阴病，若误辨为太阳伤寒，用辛温之物强发其汗，药力升发，势必牵动上半身，迫血离经升越于上窍而出，曰"上竭"。刘渡舟言："阳气大伤不能统摄阴血，阴血妄行而随虚阳上回，或从口鼻，或从目出而成大衄，是为上竭。"为何阳气、阴精不足者，发汗则动血？正如《灵枢·营卫生会》所言："夺血者无汗，夺汗者无血。"张仲景早已告诫医者在少阴病阴精、阳气不足时禁用汗法，第285条："少阴病，脉沉细数，病为在里，不可发汗。"第286条："少阴病，脉微，不可发汗，亡阳故也。"第284条："少阴病，咳而下利，谵语者，被火气劫故也；小便必难，以强责少阴汗也。"此条为强发汗伤其津而致小便不利，少阴病阳虚且兼阴液不足，进而阳衰阴盛，阴寒上攻于肺系发而为咳，阳衰收摄无权，阴寒下泄，因而下利。火气劫少阴汗，损及阴液，心阴受伤，以致心神浮越，而发谵语。清初钱塘医派张锡驹指出"上竭"为伤冲任二脉，动胸中之血。"上竭"乃血逆上行，无阳气固摄，溢窍而出，阴血涸竭于上。

二、"下厥上竭"之方药探析

"下厥上竭，为难治"，难治并非不可治，但仲景未言其方药。少阴主司心肾，心为君火，肾藏真阳，病则表现为阳气衰微之里虚寒证。少阴寒盛阳虚，手足厥冷，此乃阳气无法达于四末而致，无汗乃阴寒之候，因而"少阴病，但厥无汗"，为肾阳衰微、阴寒盛极之症。《素问·阴阳别论》："阳加于阴谓之汗。"此处之"阳"指阳气，"阴"即阴液，意为汗乃人体津液蒸化而成。曹颖甫说："少阴为病，但厥无汗，为阴寒在里，阳气不能外达。"少阴阳气虚衰，无法温煦四肢，便为厥，阳气虚弱，无力蒸腾津液，故无汗。《蒲辅周医疗经验》中指出："不当汗而汗，为误汗……大汗必伤阳，过汗亦耗液。"在少阴阳气阴精本不足的"不当汗"前提下强发其汗，伤阳益甚，真阳败绝。阴寒盛极于下而厥逆不除，阳气散亡，大汗竭其阴，复动其血，残阳欲上脱，血逆上行，无阳气固摄，溢窍而出，阴血涸竭于上，厥竭并见，阴阳俱虚，上下同病。

纵观《伤寒论》，笔者认为治疗当投以四逆辈合炙甘草汤。张介宾在《景岳全书·新方八略引》中言："善补阳者，必于阴中求阳，则阳得阴助而生化无穷；善补阴者，必于阳中求阴，则阴得阳升而泉源不竭。"手足少阴心肾两经，一上一下，水火相交。心者，火脏。肾者，水脏，水火下交于肾，与肾阴共同温煦肾阳，使肾水不沉寒，肾水上滋，使心火不亢旺。今阴寒内盛，无根之火上越，阳不制阴，火不归原。因此，在回阳救逆之际需于阴中求阳气之生，阳中取阴精之长，如是则使坎离交媾，水火既济，阳生阴长。此外，心肾相交仍需脾土相助，如中焦气血生化乏源，则心无力行血，无血可行，此所谓中者也，调和阴阳上下水火之枢机也。

（一）"下厥"之方药

对于"下厥"，当急用四逆辈回阳救逆，所谓"有形之血不能速生，无形之气所当急固"。此阴盛阳虚之证，非纯阳辛热之品，不足以破寒挽阳、回阳救逆，此当选四逆辈。"四逆辈"一词见于《伤寒论》第 227 条："自利不渴者，属太阴，以其脏有寒故也，当温之，宜服四逆辈。"即《伤寒论》中用于回阳救逆，可投四逆汤为代表的系列方药，如通脉四逆汤、四逆人参汤等。伤寒病程中，若阳气持续亏损而急现虚阳上浮，时时欲脱，则法当回阳救逆，不尔，将致亡阳而绝之死证。

据《伤寒论》原文可知，四逆汤主治少阴病阳虚欲脱，冷汗自出，四肢厥逆，脉微欲绝，乃"破阴回阳第一方"。方中三味药为姜、附、草。附子，辛甘大热，归心、肾、脾经，取其走而不守之性，通行十二经，引阳气回归命门，温肾壮阳。凡属回阳救逆，仲景则用生附子，取其药力雄峻，迅速回阳。干姜，辛热，温中散寒，回阳通脉，性守而不走，若要回阳救逆，当以干姜伍生附子，一温先天以生后天，一煦后天以养先天，一走一守，相辅相成，大增散寒回阳之力。再言炙甘草，其用有三：其一性味甘平，可益气补中，固护阴液，使全方温补结合，以治虚寒之本，与《素问·至真要大论》"寒淫于内，治以甘热"的原则相契合；其二甘缓姜附峻烈之性，使其破阴回阳而无暴散之虞；其三可调和药性，并使药力作用持久。纵观本方，药简力宏，大辛大热，使阳复厥回。

通脉四逆汤证除有"少阴四逆"外，更有"身反不恶寒，其人面色赤，或腹痛，或干呕，或咽痛，或利止，脉不出"等阴盛格阳、虚阳浮越于外的假热之象，故在四逆汤基础上重用姜、附，冀能阳回脉复，故方后注明"分温再服，其脉即出者愈"。若吐下止，汗出而厥，脉微欲绝者，此为真阴真阳欲脱之象，故加以苦咸寒之胆汁，既引辛热之药入至阴，又可使阴阳不相格拒，乃"甚者从之"治法之妙用。

四逆汤证原有下利，若利止而四逆证仍在，是气血大伤之故，所以于四逆汤中加大补元气之人参以益气固脱，使阳气回复，阴血自生。临床凡是四逆汤证而见气短、气促者，均可用四逆加人参汤急救。

（二）"上竭"之方药

《素问·宣明五气》："五脏化液，心为汗。"《灵枢·邪客》："营气者，泌其津液，注之于脉，化以为血。"说明汗由津液所化生，津液又是生成血的物质基础。"血之与汗，异名而同类也。故夺血者无汗，夺汗者无血"，故有"汗血同源"之说，若发汗太过，则伤津耗气，阳气外泄，累及心气，使心之气血亏损。温病除邪过程中强调"留得一份津液，便有一份生机"，自始至终，处处顾护患者阴液；对于内伤杂病的治疗，阴阳气血有所偏虚之人，纵有表证，汗法宜慎用。凡此种种，皆强调汗与血同样珍贵，而在"下厥上竭"治疗中，更当顾护心阴、心阳。

《伤寒论》第177条："伤寒，心动悸，脉结代，炙甘草汤主之。"则对心阴阳两虚之证治进行了论述。炙甘草汤虽为"心动悸，脉结代者"而设，但后世医家仍有发挥。唐容川在《血证论》中言炙甘草汤为"生血之源，导血之流，真补血第一方"，认为其以补血为主；成无己《注解伤寒论》言其"益虚补血气而复脉"，提出其有气血并补之功；柯琴指出本方"大剂以峻补真阴，开来学之滋阴一路也"；尤在泾《伤寒贯珠集》言炙甘草汤"扩建中之制，为阴阳并调之法"。由此可见，炙甘草汤具有益气滋阴、通阳复脉之功，可用治阴阳气血虚弱，其峻补阴阳，故可用治"下厥上竭"之阴阳俱虚之证。

炙甘草汤中重用炙甘草补中气之虚，中气足则气血生化有源，"中焦受气取汁，变化而赤，是为血"，则肾精循经与心血合化而为血，缓急养心，鼓动血液流注濡养周身；重用生地黄峻补真阴，滋养心肾阴血，合炙甘草一刚一柔，刚以益气通阳行血，柔以补血养阴，刚柔相济；麦冬、麻仁共补脾胃后天之阴；阿胶甘平，其直入肝肾，滋补先天阴血而走阴，合生地黄助营血而宁心；而《灵枢·终始》："补阳则阴竭，泻阴则阳脱。如是者，可将以甘药。"因此，此方中用人参、大枣二味甘温之品，补气生血，佑气血生化之源，使"气旺则血生"；佐以桂枝入心振奋阳气，助心火以化赤，配生姜温阳通脉；又虑"强发之，不能作汗，反动其经隧之血，从空窍而出也"，遂用清酒通经隧、活血脉，流行血气，则经络自然流贯矣，又使滋阴而无滞结之忧。诸药合用，温阳而不燥，阳生阴长，阴阳并补，气血调和，共奏滋阴生血、益气煦阳之功。

三、结语

"下厥上竭"乃阴寒盛极于下而厥逆不除，阳气散亡，大汗竭其阴液，复动其血，残阳欲上脱，血逆上行，无阳气固摄，溢窍而出，阴血涸竭于上，厥竭并见，阴阳俱虚，上下同病之证。阴损及阳者，补其阴而阳气自复；阳损及阴者，补其阳则阴气自复，此为《素问·阴阳应象大论》中所言的"治病必求于本"。然此乃"补阳则阴竭，泻阴则阳脱"之阴盛阳虚且阴液不足之候，法当标本同治，令阴阳既济。四逆辈去其阴药却专补其阳，实乃"急则治其标"，药简力宏，挽其危阳，使阳复厥回；炙甘草汤起阴血匮竭、阳气衰微之沉疴，逆心气殆绝之危候。如是则气血并调，阴平阳秘，精神乃治。

象思维在脉诊实践中的运用体会

河南中医药大学第一附属医院　郝尧坤

象思维是中医学的实践特质，以直觉体悟为实践要领、以立象尽意为实践目标。脉象是中医象思维的典型体现，体悟式直觉思维、四诊合参是脉诊实践的关键和原则。追本溯源，重视以象思维为特色的中医经典理论学习，对传承和发展中医具有重要现实意义。象思维是中医学的重要思维方法，存在于中医理论和实践的各个领域。本文以脉诊实践为例，简述中医象思维的实践特性和实践要领，以期有利于临床。

一、中医象思维概述

象思维是中华文化的主导思维，是以事物表现于外的形态、形象、征象、象数等为依据，通过想象、类比、推演等广泛联系，探究事物内在本质和事物运动变化规律的思维方法。远古时期，象思维在物候、天象、农业、冶炼，以及医学等领域均有广泛的运用。西周《易经》六十四卦象的出现标志着象思维的成熟。医学领域，先哲通过观察天地、日月、昼夜、四季、川泽湖海、风雨寒暑湿燥等自然现象，以象论医理，推演出中医阴阳五行、脏象、经络、病因病机、治法，以及养生与运气等中医基本理论，奠定了中医学基础。

（一）自然整体是中医象思维的实践特质

《易》、医同源于中华传统文化，其"天人合一"的整体思维对中医学的整体观产生了深远的影响。自然整体特性正是中医学象思维重要的实践特质，即自然状态下对获取的象进行综合与联系。首先，中医所关注的"象"，是不加干预的、事物在自然状态下所呈现的"象"。通常是较大的象，如天地、日月、川泽湖海、四时、四方、寒热水火、升降浮沉等。在捕捉这些"象"的过程中，不干扰、不破坏气化活动的自然状态。其次，在分析"象"的过程中，对其不做控制、分割，不进行层层分解，只在自然整体层面观象、立象，把握事物自然功能状态变化规律。

中医学将人体置于天地万象之中去认识，即人身小宇宙，宇宙小人体。例如对中医基本概念阴阳的认识就是取象于天覆地载、日月盈仄及四时更迭。如《内经》所载"余闻天为阳，地为阴，日为阳，月为阴……天覆地载，万物方生，未出地者，命曰阴处，名曰阴中之阴；则出地者，命曰阴中之阳。阳予之正，阴为之主，故生因春，长因夏，收因秋，藏因冬，失常则天地四塞"（《素问·阴阳离合论》）。"平旦之日中，天之阳，阳中之阳也；日中至黄昏，天之阳，阳中之阴也；合夜至鸡鸣，天之阴，阴中之阴也；鸡鸣至平旦，天之阴，阴中之阳也（《素问·金匮真言论》）"。象思维自然整体特性在中医脏象理论方面体现尤为鲜明。脏象系统立足天地人之间的自然整体关系，纳入五气、五行、五味、五脏、五体、五官、五音、五声、五辨、五志等不同维度，用以阐述人体内部五脏之间的相互资生和相互制约的关系，以及人与环境之间的密切联系，构成开放包容、相互关联的整体系统。例如，"东方生风，风生木，木生酸，酸生肝，肝生筋，筋生心，肝主目。其在天为玄，在人为道，在地为化。化生五味，道生智，玄生神，神在天为风，在地为木，在体为筋，在脏为肝，在色为苍，在音为角，在声为呼，在变动为握，在窍为目，在味为酸，在志为怒。怒伤肝，悲胜怒；风伤筋，燥胜风；酸伤筋，辛胜酸。"（《素问·阴阳应象大论》）。因此，自然整体性是中医象思维的实践特征，立足自然整体便于高效准确地把握临床复杂的"病象"。

（二）直觉体悟是中医象思维的实践要领

直觉体悟是通过"虚"心、"静"神的体证方法，回复到事物最初始状态或清静本真的状态，达到合同大道目的的思维方法。中华文化善于运用直觉体悟探究天地万物运行的规律。禅宗倡导禅定以"明心见性"，儒学追求"格物致知"以明明德，道家崇尚"抱朴守一"以明道之源，可谓殊途同归。通过直觉体悟才可以立足整体，把握宏观，才可以从纷繁复杂的事物中抽象出"大道之象"。老子讲"致虚极，守静笃。万物并作，吾以观复"（《道德经·第十六章》）。虚极静笃，返观内照，心如明镜映照万象。中医在诊疗实践同样注重制心一处，静意凝神，以体察人体气血阴阳之变化，寒热虚实之倾移，表里上下之不同。如《内经》所言"神乎神，耳不闻，目明心开而志先，慧然独悟，口弗能言，俱视独见，适若昏，昭然独明，若风吹云，故曰神"（《素问·八正神明论》）。直觉体悟长于对当下对事物所呈现"纷繁万象"中抽象出整体规律。以植物生长为例，春天阳气升腾草木芬芳。如果我们运用逻辑思维推演分析会得出诸如花木品类、习性、地域分布等知识。当我们放弃对花木个体品类分析，回归自然整体，运用直觉体悟便能发现"春之气"才是草木芬芳的内在规律。正如诗词所说"东风夜放花千树""二月春风似剪刀"。某种意义上讲，感受诗词之意与中医直觉体悟有异曲同工之妙。"仰观宇宙之大，俯察品类之盛"以静心体悟天地四时，是中医人由感悟天地之道渐悟医理的实修课，也是契入象思维的实践要领。

（三）立象尽意是中医象思维的实践目标

文以正名，名以立象，象以尽意。文字是用以言说的工具，名是表达万物的名号，象是法则天地的符号，意是格致万物的体悟。因此，象思维的旨归是立象以尽意。正如王弼《周易略例·明象》云："意以象尽，象以言著。故言者，所以明象，得象而忘言；象者，所以存意，得意而忘象……故立象以尽意，而象可忘也。"由此可见，前贤采用"立象"的策略，把"象"和"意"直接联系起来，将只能"意"会，不能"言"传的玄妙之理和精微之技以"象"来表达。"立象"的目的不在于输出一个明确的概念，而在于通过主体对"象"的内化和意向性改造，心领神会，实现主客体之间"全面彻底相通"。《楞严经》说："如人以手指月示人，彼人因指，当应看月。若复观指，以为月体，此人岂唯亡失月轮，亦亡其指。"换言之，过分执着名象概念就会亡失立象以尽意的本寓所在。若丢弃诸象如名词象、文字象、言说象等符号概念，便可明了象所表达的意。不然真的"指月双亡"。人体气血正常运行的状态被描述为脉象之"胃""神""根""五脏平脉"或"合于四时之脉"等，皆指气血充实滑利的运行状态。当人体气血运行出现外溢、内闭，奔涌、怫郁，数疾、迟缓，充实、虚弱等不同状态时，就会出现浮、沉，滑、涩，数、迟、实、虚等不同的脉象。古人之所以立二十八脉之象，无非是帮助后人明了人体气血在人体运行的各种失衡状态。若执着于脉象概念本身，则亡失以脉象测窥气血的本意。诚如《脉学指南》说："上古诊脉，如浮沉迟数等，名目不多，而病情无遁。后胪列愈伙，指下愈乱，似精反粗，欲明反晦。盖求迹而不明理之过也。"

二、象思维在脉诊实践中的运用

（一）脉象是中医象思维的典型体现

脉诊是中医四诊之一，其重要性不言而喻。由于脉诊难以言说，总有心中了了，指下难明的实践困惑。古人借助象思维的方法，给后世指明了学习脉诊的可行方法。《黄帝内经》对"弦""勾""毛""石""代"等五脏脉的描述即是象思维的典型体现。以肝之弦脉为例，"春胃微弦曰平，弦多胃少曰肝病，但弦无胃曰死"，"平肝脉来，软弱招招，如揭长竿末梢曰肝平。春以胃气为本。病肝脉来，盈实而滑，如循长竿，曰肝病。死肝脉来，急益劲如新张弓弦，曰肝死"（《素问·平人气象论》）。"软弱招招，如揭长竿末梢""盈实而滑，如循长竿""急益劲如新张弓弦"，均是借助寻常可见的物象来比拟肝之弦脉的指下特点。那么，弦象所表之意是什么呢？"春脉者肝也，东方木也，万物之所以始生也，故其气来，软弱轻虚而滑，端直以长，故曰弦"（《素问·玉机真脏论》）。弦脉取象于春天，春天大地复苏，万物生机勃勃，却乍暖时寒。天地之间充满着生发的力量，这股力量不断蓄积并冲破残存寒气的束缚。因此，生理性弦脉就呈现细长流利而略带拘急的气血运行状态；假如弦多胃少，即拘急感超越流利度代表气血运行郁滞；假如但弦无胃，即只有紧张感毫无滑利之感，代表气血痹阻，或久病入脏。书中所述"勾""毛""石""代"等脏脉象，也可依此而解。立象以尽意，为脉学传播、传承提供了非常好的方法。

（二）体悟式直觉思维是脉诊实践的关键

所谓体悟式直觉思维，简单讲就是放弃逻辑推理，虚心静神以进入直觉体悟。中医诊病首先治神，医者身心恬淡，静心体悟患者的各种病象。正所谓"必先治神"，"深居静处，占神往来，闭户塞牖，魂魄不散，专意一神，精气不分，毋闻人声，以收其精，必一其神"（《灵枢·终始》）。又如《素问·脉要精微论》所言"执脉有道，虚静为保"。在脉诊实践中尤其需要保持心虚无他想，身静不言动，即对外不可瞻视不定、轻言谈笑、乱说是非，对内尤忌浮想联翩、先入为主、对号入座等。搭手诊脉之时内心是空灵的，应当摒弃头脑中某某脉的文字概念，让当下真实的、鲜活的脉搏信息通过手指自然地呈现在脑海中，然后再抽象出"浮""沉""迟""数""滑""涩""虚""实"等脉象，即先映象，再取象。清张璐言"诊切之法，心空为宗。得其旨，言下可了；不得其旨，虽遍读五车，转增障碍……除却胸中落索，空空地向己灵上究去。了得浮脉之义，便了得沉脉之义，触类旁通，诸脉皆了无余蕴矣"。张璐所言诚要言不烦，切中肯綮，强调了静心体悟式直觉思维是脉诊实践的关键。

（三）四诊合参是脉诊实践的重要原则

中医脉诊推求病机，终究是判断脏腑虚实、表里寒热、是否有痰湿瘀血诸邪等气血状态。望诊、闻诊、问诊也是推求病机的手段，四诊合参是脉诊实践的重要原则。如《内经》所言"脉之小大、滑涩、浮沉、可以指别，五脏之象，可以类推；五脏相音，可以意识，五色微诊，可以目察。能合色脉可以万全"（《素问·五脏生成论》）。四诊合参不仅可以帮助我们确定病机，也是脉诊入门之捷径。每位病患其四诊病症权重不同，有些患者通过望诊、问诊即可确定病机；有些外证不明显，需要通过脉诊确定病机所在。无论望、闻、问、切哪一诊，我们都放松下来静心体会和感悟不同的病象，如此互相参悟，便可入脉诊之门。例如，患者面赤，口干渴，气高声粗，便干溲赤。显而易见，患者呈现一派实热证象。据证测脉，患者此时的脉当是滑实象。学者虚心静意，恬淡平和，指下自然映象，让其脉搏信息在脑海中反复"曝光存储"，那种滑实有力来盛去衰之象便印刻在脑海中。假如再遇到外证不典型的实热证患者，如果指下能感知到前述滑实有力，来盛去衰的大脑映象。那么，我们依然可以很肯定其病机为内有实热，并依所居脏腑部位不同给予相应的治法。其余脉象也可以通过四诊合参的方法，逐一"曝光存储"，从而实现脉诊的自我觉悟。这就是四诊合参的意义，不仅帮助我们确定病情，更有助于后学不断积累脉诊实践经验，最终实现掌握脉诊的目标。如此诊病，中医临证便是主客体之间充分信息沟通的过程，是鲜活而有生命力的"格致"实践。这便是中医理论与实践的张力和生命力之所在。

　　中华文化所有的学问传承都有各自的源流脉络。"《诗》三百，一言以蔽之，思无邪"。孔圣告诉我们，《诗经》三百篇都是无虚、无邪，全是真情流露，乃诗家之源。后世所有诗篇，其所吟咏的各种诗意情愫在《诗经》中都能找其源头，是诗词之流。同样，中医理论源头就是《黄帝内经》，中医历代明医所言说的医理不出《内经》之外。就脉理而言，后学当需要反复读诵《黄帝内经》相关篇章，并在实践中悉心体认，以探明脉诊象思维的本源。

《伤寒杂病论》太阳寒水证辨析及其对温病学说发展的启示

北京中医药大学东直门医院　曹柏龙

探讨寒邪致病和温邪致病的病机异同，为瘟疫的中医诊治提供新的思路。借助五运六气理论探讨张仲景《伤寒杂病论》太阳寒水证的病因病机，以及温病学说中"温邪上受，首先犯肺，逆传心包"的理论基础。五运六气之太阳寒水证不仅客观存在，而且贯穿于《伤寒杂病论》六经辨证的始终，三阳证和三阴证六经本证的形成演变与其直接相关，六经变证也与其密切相关。伤寒六经传变是符合自然规律的传变过程，太阳寒水证孕育了整部《伤寒杂病论》著作的核心病机，根据此理论可以自然推导出温病学说中"温邪上受，首先犯肺，逆传心包"的理论发展，让伤寒和温病在五运六气理论中实现了新的统一。伤寒病机和温病病机具有共同的理论基础，二者具有共同的象术模型，五运六气理论在瘟疫防治中具有重要的指导意义。

自张仲景的《伤寒杂病论》问世以来，历代医家均运用其辨证思想及方药诊治时疫，但直到明清时期，温病学说才趋于完善。数百年来，有关伤寒与瘟疫不同病机理论的争论一直持续不休。新型冠状病毒在全球范围内此起彼伏，不断变异，有不少学者开始重新梳理相关中医理论，以期为当下及未来之疫情防控提供借鉴。笔者自 2021 年秋参加北京市中医管理局、河南省中医管理局和南阳市中医药事业发展工作委员会联合举办的仲景书院第三期"仲景国医传人"精英班以来，聆听诸多国医大师及全国名老中医药专家专题讲课，耳提面命，发蒙解惑。吾虽不敏，亦有一得，今不揣冒昧，奉献于同道，祈望斧正！

一、《伤寒杂病论》之太阳寒水证

《伤寒杂病论》太阳病提纲曰："太阳之为病，脉浮，头项强痛而恶寒。"一般认为，此处之"太阳"二字，当为六经辨证之"太阳"，居人体之表，与膀胱经密切相关。当外感风寒之邪作用于人体时，"太阳"首当其冲，感其风寒而见"脉浮，头项强痛而恶寒"诸症。而在《黄帝内经》五运六气理论中，"太阳"与"寒水"并举，遇"辰戌之岁"，则"太阳寒水司天，太阴湿土在泉"。顾植山教授认为，在三阴三阳中，"太阳寒水"为开，"太阳寒水"属于"六气"之"终气"，自二十四节气之"大寒"至"春分"，凡六十二日有奇。其上承"太阴湿土""阳明燥金"，下启"厥阴风木""少阳相火"，既包括最寒冷的冬雪之气，又孕育了生发最旺盛的阳春之气，"太阳寒水"同时具有"寒"和"水"的双重属性。因此，其作用于人体体表，遏郁人体升降之阳气，形成"火郁"之病理状态，将不可避免地导致津液消耗受损，造成"脉浮，头项强痛而恶寒""项背强几几""身疼腰疼，骨节烦疼""胸闷"等症状，而其"水"代谢的异常，则直接影响到汗液、尿液、泪液、唾液以及大便的正常与否。此外，《黄帝内经》曰："饮入于胃，游溢精气，上输于脾，脾气散精，上归于肺，通调水道，下输膀胱，水精四布，五经并行。"在人体五脏六腑中，水液代谢最终经过的脏腑是膀胱，与"寒"和"水"代谢联系最直接的也是"膀胱经"。因此，"太阳寒水"与"足太阳膀胱经"就建立起了某种自然而然的联系，这个病因、病机与症状的集合，就是"太阳寒水证"。

二、太阳寒水证贯穿于《伤寒杂病论》六经辨证的始终

在五运六气理论中，"大寒"节气之初运，决定了一年中"六气"的演变规律。在经脉，太阳寒水证不仅是《伤寒杂病论》太阳病篇的核心病机，也贯穿于《伤寒杂病论》六经辨证的始终，以六经病提纲而论，"太阳之为病，脉浮，头项强痛而恶寒""阳明之为病，胃家实是也""少阳之为病，口苦，咽干，目眩也""太阴之为病，腹满而吐，食不下，自利益甚，时腹自痛。若下之，必胸下结硬""少阴之为病，脉微细，但欲寐也""厥阴之为病，消渴，气上撞心，心中疼热，饥而不欲食，食则吐蛔，下之利不止"，以上均是"寒""水"二象叠加的结果，区别只是"寒""水"影响之多少。其阳明证、少阳证，乃津液不足为主，太阴证、少阴证、厥阴证乃脏腑阴中之阳衰微兼水代谢异常。由此可见，太阳之"寒水"，当其作用于哪一个脏腑经络，导致其阴阳失衡、津液代谢异常，就会出现相应脏腑经络的疾病，其本质乃是"寒伤阳"或者"阳火微"导致人体气机升降失常。"寒水"之"寒"遏制厥阴肝木之阳气则阳火被郁而发热，遏制太阴脾阳之气则寒湿困脾而腹泻，遏制少阴心肾之阳气则心肾之阳衰微而脉微细。"寒水"之"水"则影响津液代谢，于太阳之外依次传于阳明、少阳，阳明则症见便干、腹实等，少阳则症见口苦咽干等。

三、六经辨证的形成过程

张仲景的《伤寒杂病论》成书于东汉末年，是在特定历史条件下形成的中医巨著，若是离开当时的自然社会环境则无法形成。同理，当今我们的自然社会环境不同，也会孕育出我们这个时代所特有的、不一样的中医巨著。从哲学的发展过程来说，人类对于自然规律的认识经历过"混沌太极""一阴一阳""二阴二阳""三阴三阳"的不同阶段。《道德经》曰："道生一，一生二，二生三，三生万物。""万物负阴而抱阳，冲气以为和。"张仲景"三阴三阳"六经辨证理论的形成，是在整个汉朝哲学体系构建完成的基础上进行再创新和发展的成果，与五脏六腑对应的十一经脉辨证体系有很大区别。在"厥阴"和"厥阴经"哲学构建尚未完成之前，无法完成六经辨证。"手厥阴"的理论构建，据近年成都老官山汉墓出土的《天回医简》记载，是在汉代文景时期才逐渐完成，目前尚不清楚五运六气理论之"太阳寒水"理论，是否促进了这个过程。老官山《十二脉》经脉数量和马王堆《足臂》《阴阳》的"十一脉"相比，多一条"心主之脉"（手厥阴脉）。张仲景以超于常人之智慧，综合"《素问》《九卷》《八十一难》《阴阳大论》《胎胪药录》"，并平脉辨证，为《伤寒杂病论》合十六卷"。时至今日，有关厥阴藏象学说的机制研究，仍未完全完成。国医大师吕仁和教授在仲景书院第三期"仲景国医传人"精英班授课时号召我们开展"十二脏腑机制研究"。

四、太阳寒水证孕育了整部《伤寒杂病论》

在五运六气理论中，客气运行六步的次序是先三阴，后三阳，具体次序是：一厥阴风木、二少阴君火、三太阴湿土、四少阳相火、五阳明燥金、六太阳寒水。《素问·六微旨大论》曰："上下有位，左右有纪。故少阳之右，阳明治之；阳明之右，太阳治之；太阳之右，厥阴治之；厥阴之右，少阴治之；少阴之右，太阴治之；太阴之右，少阳治之。"张仲景所著《伤寒杂病论》的顺序是太阳－阳明－少阳－太阴－少阴－厥阴。究其缘由，乃天道左旋，地道右旋。人居其中，受其影响。寒邪为那个时代的首当之邪，在那个没有暖气的年代，人体抗御寒邪主要靠"火"，但是用火取暖并不能解决所有问题。太阳寒水司天之气，作用于人体，传变到什么位置，有其客观规律性。天地之气，其运动规律亦有其客观规律性。《易传·说卦传》曰："天地定位，山泽通气，雷风相薄，水火不相射，八卦相错。数往者顺，知来者逆，是故《易》逆数也。"太阳寒水之邪，本质是"寒"和"水"的变化（汗、尿、津液等），在人体中，寒水之邪可化寒，也可化热、化火、化瘀、化燥、化湿、化痰。其寒伤阳证，致汗液代谢失常，经脉不利，以麻黄类方、桂枝类方治疗。陶弘景的《辅行诀》记载桂枝汤又叫"小阳旦汤"，麻黄汤又叫"小青龙"汤，其寓意皆与"左升右降"，即与五运六气旋转之木阳生发之气有关，从本质上来说，气之升降在于寒热之变化，而寒邪是伤寒致病的首要之邪。六经病的本质是太阳"寒"和"水"对三阴（太阴、少阴、厥阴）中阳气的遏制，从而引起汗、尿、津液等发生变化。如果此寒水作用于三阳，仍可从其理。其对应的治疗方法是使用麻黄、桂枝类方驱寒、化湿，其余柴胡类方、承气类方因机立法，其目的皆是"扶阳"，此为仲景取书名"伤寒"之本义，《伤寒杂病论》的完成极大地促进了中医辨治理论的发展。张仲景根据太阳寒水分别作用于六经致病的证候规律演变特点，著成《伤寒杂病论》。没有太阳寒水，就不可能产生《伤寒杂病论》这部著作，也可以说是太阳寒水证孕育了整部《伤寒杂病论》。

五、伤寒和温病在五运六气理论中的统一

在中医表里理论中，阳主外而阴主内，三阳经中足太阳主一身之表，足阳明为里，足少阳为半表半里，其中眼、口腔、咽喉因为具有开合变化，属于半表半里范畴，故"少阳之为病，口苦、咽干、目眩也"。三阴经中手太阴肺因与皮毛相通，又开窍于鼻，而鼻与眼、口腔、咽喉不一样，不具有开合功能，鼻黏膜常年暴露，易感受天地寒热之气，故手太阴名为太阴，实则主表。手少阴心主里，心不（易）受邪，因心包代为受邪。则手少阴主里，手厥阴主半表半里，与三焦同一层次。《素问·五常政大论》曰："赫曦之纪，是谓蕃茂。阴气内化，阳气外荣，炎暑施化，物得以昌……其经手少阴太阳、手厥阴少阳，其藏心肺。"此处言炎火之性，对应的（经络）是手少阴太阳、手厥阴少阳，没有足少阴太阳，也没有足厥阴少阳，也没有足太阴阳明。原因是，火邪趋上，犯心、小肠、心包、三焦四者，心与小肠相表里，心包与三焦相表里，其脏为心与心包，其腑为小肠与三焦，且重点是"经"，即经络。《素问·气交变大论》曰："五运之化太过何如？岐伯曰……岁火太过，炎暑流行，肺金受邪……上临少阴少阳，火燔焫，冰泉涸，物焦槁。"此处言少阴属火，为君火，与相火相通，其性炎热，耗气伤精。

寒邪下受，足首先犯太阳，次传阳明、少阳；温邪上受，首先犯肺，逆传心包。若以太阳寒水之伤寒遏郁阳升之气，治以麻黄、桂枝辈；若以少阴君火之伤温耗损津液，治以银翘散、白虎汤辈，二者顺理成章，并无矛盾之处。由此以往，伤寒、温病之理得以融会贯通矣！

经方合用序贯治疗肥胖型多囊卵巢综合征

中部战区总医院　韩萍

肥胖型多囊卵巢综合征以脾虚失运为本、痰湿阻滞为标，治应强健脾气、化痰祛湿，同时施以调经。本病的辨证论治着眼于方证相应，以傅氏加味补中益气汤为基础，按周期的阴阳消长转化规律，顺应生理节律，序贯合用左归丸、桂枝茯苓丸、寿胎丸和血府逐瘀汤等经方，使脾胃健运，升降有常，水湿得化，阴阳平衡，冲任通调，胞宫藏泄有度，最终达到调经助孕的目的。多囊卵巢综合征（Polycystic ovary syndrome，PCOS）是妇科常见病，以排卵障碍、高雄激素血症、卵巢多囊样改变为特征，常伴有胰岛素抵抗和肥胖。在我国，其发病率为 5.6% 左右，患者多因月经稀发、闭经、不孕、痤疮等就诊。其病因复杂、临床表现多样。虽然近年来西医学从内分泌、代谢、免疫、遗传等方面对其发病机制有了逐步深入的认识，但仍不完全清楚和明确，治疗上仍为对症治疗，包括生活方式干预、降雄激素、调整月经周期、促进生育、调节代谢、预防远期并发症等，其一线治疗药物为短效口服避孕药。多囊卵巢综合征中，肥胖型较常见，占 30% ~ 75%。肥胖型的多囊卵巢综合征胰岛素抵抗、代谢综合征、心血管疾病发生率更高，对女性生殖功能的影响更大，治疗上若长期应用短效口服避孕药，可能会增加静脉血栓、高血压、乳腺癌等发生风险。笔者在临床实践中发现此类患者应用经方合用序贯治疗往往能取得较好疗效，现总结如下。

一、中医对 PCOS 和肥胖的认识

中医无 PCOS 病名，根据其临床表现，归于中医"月经后期""闭经""崩漏""月经过少""不孕"等范畴，其病位主要在肾、肝、脾。肝郁脾虚日久则及肾，导致肾－天癸－冲任－胞宫轴机能失常，形成肝郁气滞、脾虚痰湿、肾虚血瘀的本虚标实之证或兼而有之，其中脾虚痰湿型较为常见。脾虚痰湿壅盛，阻滞冲任则月事不能按期而至，阻滞胞宫则不能摄精成孕，充溢肌肤则体形肥胖。历代医籍中对 PCOS 相关的肥胖、闭经和不孕等已有记载。傅山在《傅青主女科》中提出"湿盛者

多肥胖，肥胖者多气虚，气虚者多痰涎"。此为形有余而气不足，外似健壮，实则内虚。"而肥胖之湿，实非外邪，乃脾土之内病也……内虚则气必衰，气衰则不能行水，而湿停于肠胃之间，不能化精而化涎。夫脾本湿土，又因痰多，愈加其湿。"傅氏认为，肥胖妇女不孕的真正原因是脾土为病，脾气虚弱，脾失健运，水湿内停，难以化成精微而反成痰湿，痰湿壅塞胞宫，导致月经失调、月经稀发或闭经、不孕等诸症，这与肥胖型 PCOS 的月经失调、闭经、不孕和形体肥胖在病因病机、证候方面具有高度的一致性。此外，《医学入门》有言："大概肥人多气弱有湿痰，……"《女科切要》所云："肥人经闭，必是痰湿与脂膜壅塞之故。"《医宗金鉴》道："女子不孕，因体盛痰多，脂膜壅塞胞中而不孕。"《万氏妇人科》有言："痰涎壅滞，血海之波不流，故有过期而经始行，或数月经一行，及为浊、为滞、为经闭、为无子之病。"《证治准绳·女科》曰："肥人脉细，胞有寒，故令少子。""妇人肥盛者多不能孕育，以身中有脂膜闭塞子宫，以致经事不行。"因此，认识到肥胖型 PCOS 以脾虚失运为本、痰湿阻滞为标，治疗上就可用傅山"肥人不孕"的治法，强健脾益气，祛湿化痰。"阳气充足，自能摄精，湿邪散除，自可受种"，终可达调经助孕之目的。

二、加味补中益气汤为主方治疗肥胖型 PCOS

加味补中益气汤是傅山在《傅青主女科》中对"肥人不孕"提出的用方。傅氏非常重视后天脾胃，脾主运化水湿，为生痰之源。若脾气不足，则水湿不化，湿聚成痰困脾，脾困则痰更盛。所以，治脾绝痰源，才能获化痰之功。该方的药物组成为人参 9g，黄芪 9g，柴胡 3g，当归 9g，白术 30g，升麻 1.2g，陈皮 1.5g，茯苓 15g，制半夏 9g。方中用升提脾阳清气之品，化水谷以布散精微于周身，使水湿之邪走下利出。该方用药精妙体现在不用消导化湿之品而能祛湿除浊。人参、黄芪、白术健脾益气，柴胡、升麻升发阳气，脾气升提于上，作云作雨；加上陈皮、半夏、茯苓后，能理气和中，化湿降浊，胃气消降于下，为津为液。此方是在《脾胃论》补中益气汤的基础上加二陈汤，在升提阳气的同时化痰利水。二者结合，补脾胃之气，健运中焦，使阳气旺，湿痰去，自可摄精成孕，种子可期。

运用经方，抓方证是关键。现代经方大家胡希恕认为"方证是辨证的尖端"，一语中的说明了辨方证的重要性，而辨方证的关键又在于抓主证。"有诸形于内，必形于外"，主证是反映整体病机状态的关键证候表现，一般在经典条文中有高度地概括，非常精炼。"病皆与方相应者，乃服之"，抓住经方主证，方证相应，"有是证，用是方"，应手辄效。笔者个人体会加味补中益气汤的主证为体肥痰多、疲乏无力、不喜动、便溏、舌胖大、苔白腻。临床上，PCOS 患者若有此方主证，即可用该方，如有兼证，随证加减。

三、合用经方序贯周期疗法贯穿始终

中医周期疗法是以肾 – 天癸 – 冲任 – 胞宫轴理论为基础，一般将女子月经周期划分为经后期、经间期、经前期、行经期，顺应生理节律，按周期的阴阳消长转化规律，分期给药的治疗方法。临床上，治疗 PCOS 的重要目标之一就是恢复肾 – 天癸 – 冲任 – 胞宫轴的功能，恢复正常月经节律，也为种子打下基础。

治疗 PCOS 患者时应注重顺应阴阳转化规律，在不同的分期合用不同的经方。左归丸出自张机《景岳全书》，由熟地黄、枸杞子、龟板胶、牛膝、山茱萸、山药组成，全方具有补肾阴之效。经后期血海空虚阴血渐生阶段可合左归丸滋阴养血。桂枝茯苓丸出自《金匮要略》，"妇人素有癥病，经断未及三月，而得漏下不止，胎动在脐之上者，为癥痼害……所以血不止者，其癥不去故也，当下其癥，桂枝茯苓丸主之"，桂枝茯苓丸由桂枝、茯苓、牡丹皮、桃仁及芍药组成，典籍中该方为妊娠逐瘀之方，用药精专，有温通之效而无伤胎之虞。今以其温通之力鼓动卵窠卵子得以排出，如此看来，古方今用，其功效也是高度契合的。因此，经间期重阴转阳、阴盛阳动阶段可合桂枝茯苓丸。经前期是阳气渐长渐至重阳阶段，重在补肾助阳，可合经方寿胎丸。寿胎丸是张锡纯《医学衷中参西录》中的方剂，主治滑胎，由菟丝子、桑寄生、川续断、阿胶组成，全方补而不腻，温而不燥，虽为安胎之品，但补肾助阳功效见长。在调经过程中，通过经后期的蓄养，此时妇人阴精逐渐充盈，冲任气血旺盛，达到重阴状态；重阴必阳，出现氤氲状态，而后至经前期，此时以寿胎丸补肾阳有两方面考虑：若摄精受孕成功，则发挥安胎之效；若胎元未结，未成孕育，重阳转阴，月经可如期而至。到了行经期，气血以通为顺，此时因势利导活血调经，可用经方血府逐瘀汤或桃红四物汤。血府逐瘀汤源自《医林改错》，原为"胸中血府血瘀"而设，由桃红四物汤合四逆散加桔梗、牛膝而成。四逆散调达气机，桃红四物汤养血活血，加上牛膝引血下行，桔梗药性升提，升降共相济。全方气血同调，活血与养血同施，可应行经期活血通经之需。如此周而复始，诸方序贯周期治疗数月后，冲任通调，胞宫藏泄有度，形成规律排卵和月经，同时也能为女子摄精受种成孕做准备。

当然，PCOS 治疗中还需要患者做到生活饮食有节，起居有常，适当运动，调整心理。这些方面也是 PCOS 治疗的重要组成部分，对肥胖型 PCOS 减脂减重、形成规律月经及助孕均具有积极的作用。总之，以加味补中益气汤为基础，经方合用序贯治疗肥胖型 PCOS，能使脾胃健运，升降有常，水湿得化，达到标本及阴阳之间平衡状态，月事有常，摄精成孕，且经方药味精炼，方证精细，若精准把握，往往能效如桴鼓。

四、案例举隅

马某，女，24 岁，未婚，2021 年 6 月 22 日初诊。因月经稀发 4 年，停经 2 月余就诊。患者平素月经 45~180 天一行，行经 3~5 天，量少，色淡，无血块，无痛经。末次月经 2019 年 4 月 10 日，4 天干净，量少，色淡，无血块，无痛经。刻下：自觉神倦困乏，懒动嗜睡，晨起咽中有痰，易腹胀，便溏质黏，小便可，白带少。平素喜食甜品和肥甘厚味。否认性生活史。舌淡胖大，苔白腻，脉沉细。查体：身高 160cm，体重 68kg，腹围 89cm，BMI 26.6kg/m²。体胖，发油，面色无华，唇上有毛，颏有痤疮，腹凉柔软。超声提示：子宫内膜厚 0.6cm，双侧卵巢呈多囊样改变。女性激素：FSH6.43IU/L，LH10.37IU/L，E_2 79pg/mL，P0.34ng/mL，PRL19.73ng/mL，T0.64ng/mL。甲状腺功能正常，胰岛素释放试验提示胰岛素抵抗。中医诊断为月经后期，辨证为脾虚痰湿。西医诊断为多囊卵巢综合征（肥胖型），治以健脾化痰、祛湿调经为法，方用加味补中益气汤加桃仁 10g，丹参 10g。

二诊：服药 10 天后月经来潮，现为月经第 2 天，经量少，色暗淡，腹胀减轻。目前患者行经期，宜因势利导，活血通经，给予血府逐瘀汤 5 剂。待月经干净后即经后期，用加味补中益气汤合左归丸加减 14 剂。嘱患者忌食生冷甜腻肥厚之品。

三诊：白带较前稍有增加，神疲乏力有所缓解。大便成形，黏腻减轻。考虑近经间期，在加味补中益气汤的基础上加桂枝 15g，赤芍 15g，桃仁 15g，丹皮 15g，即合用桂枝茯苓丸，以活血通络促卵排出。4 剂，日 1 剂，早、晚 2 次服用。

四诊：基础体温上升 2 日，诸症显减，此时为经前期，宜补肾助阳，加味补中益气汤基础上加菟丝子 30g，川续断 15g，桑寄生 15g，杜仲 15g，即合寿胎丸之意。治疗期间，嘱患者控制饮食，适当运动，监测基础体温。治疗 3 个月，患者体重下降 4kg，基础体温呈双向，月经规律，35 天一行，余症亦无所苦。

按语：本案以加味补中益气汤为主方治疗肥胖型 PCOS，经方序贯周期疗法贯穿始终。抓住加味补中益气汤主证，也就是核心病机和关键症状、体征，即可应用该经方。本案患者体胖、神疲乏力、便溏、咽中有痰、舌胖、苔白腻，符合加味补中益气汤方证，故选用该方。同时，按照月经分期规律，顺应月经周期的阴阳消长转化，合不同功效的经方，进行序贯治疗，最终帮助患者脾健湿去，月事有常，余症全消。

大柴胡汤心系疾病临床应用感悟

河南中医药大学第一附属医院　孙彦琴　朱翠玲　闫奎坡

大柴胡汤为治疗少阳阳明合病的主方，其配伍巧妙，药效卓著，至今仍是临床常用方，其具有和解少阳枢机、内泻阳明腑实热结的功效，是和解与泻下并用的方剂。心系疾病的病机为邪入少阳、枢机不利，伴阳明腑实证，运用大柴胡汤化裁能取得较好疗效，对某些急危重症亦能效如桴鼓。大柴胡汤是依据张仲景《伤寒论》中"太阳病过经十余日，少阳之邪未解，又入阳明"，从而设立的治疗少阳阳明合病的表里双解剂，既能够和解少阳枢机不利，又能内泻阳明腑实热结。临床症见胸胁苦满，心下急，郁郁微烦，心下痞硬，呕不止，或心下满痛，大便干，或下利，舌苔黄腻，脉弦数者，均是应用大柴胡汤的适应证，方与证合，就会取得卓著疗效。另外，方证对应辨治疾病还需要依据临床证候加以调整。笔者非常荣幸跟诊朱翠玲教授学习多年，应用大柴胡汤治疗疾病积累了一定的经验，尤其是对心系疾病合并郁证颇有体会。

一、大柴胡汤的源流及应用

大柴胡汤出自张仲景的《伤寒论》及《金匮要略》，如《伤寒论》103 条曰："太阳病，过经十余日，反二三下之，后四五日，柴胡证仍在者，先与小柴胡汤。呕不止，心下急，郁郁微烦者，为未解也，与大柴胡汤下之，则愈。"太阳病不解传入少阳，缠绵多日，少阳病仍不解者，邪入阳明，腑实热结，演变为少阳与阳明兼病之证。少阳病邪侵入阳明，邪热犯胃，腑气不通，故见"呕不止"和"心下急"（剑突下腹满胀痛）。"郁郁微烦"是少阳枢机不利之象，提示该证以"郁烦"为著。再如《伤寒论》136 条云："伤寒十余日，热结在里，复往来寒热者，与大柴胡汤……"《伤寒论》第 165 条曰："伤寒发热，汗出不解，心中痞硬，呕吐而下利者，大柴胡汤主之。"《金匮要略·腹满寒疝宿食病》曰："按之心下满痛者，此为实也，当下之，宜大柴胡汤。"

二、大柴胡汤方解

大柴胡汤在《伤寒杂病论》中多次出现，是柴胡类方剂的主要方剂之一，其药物组成为柴胡半斤、黄芩三两、芍药三两、半夏半升、生姜五两、枳实四枚、大枣十二枚、大黄二两。煎煮方法为将以上八味药，以水一斗二升，煮取六升，去滓，再煎，温服一升，日三服。主治少阳病未解，邪入阳明经化热之证，临床可见胸胁苦满，心下急，郁郁微烦，心下痞硬，呕不止，或心下满痛，大便干，或协热下利，或发热汗出，舌红，舌苔黄腻，或黄厚燥，脉弦或滑数。该方的功效为和解少阳枢机、内泻阳明腑热，是由小柴胡汤方去掉补益药物人参、甘草，加上祛邪实药物芍药、大黄和枳实组成。方中柴胡为少阳经要药，有散邪透表之效，为君药，黄芩擅清少阳郁热，与柴胡联用，具有和解少阳之功，是为少阳病枢机不利，症见往来寒热、胸胁苦满而立；加用大黄通腑泄热，枳实行气散结，二者配伍，可通腑散结泄热，是为"腑实热结"所致的心下痞满硬痛、大便不畅、呕利不止、郁郁微烦而设；芍药柔肝缓急止痛，配伍枳实调和气血，配大黄治疗腹痛，协同柴胡、黄芩清肝胆郁热，以防木壅克土；半夏化痰降逆，和胃止呕，重用生姜则止呕功效更佳，以治心下痞硬、呕不止之候；大枣健脾和中益气，合用芍药以酸甘化阴，一方面可防热邪入里伤阴之虞，另一方面能缓和大黄、枳实泻下伤阴之弊。全方既可以行肝胆气滞之症，又可荡涤胃肠实热之邪。大柴胡汤不仅未悖少阳禁下的原则，而且可以和解少阳枢机不利，内泻阳明腑实热结，使少阳与阳明合病得解，是为少阳病合"里实热结"为主要病机的病证而设。《医宗金鉴·删补名医方论》曰："柴胡证在，又复在里，故立少阳两解之法。以小柴胡汤加枳实、芍药者，解其外以和其内也；去参、草者，以里不虚也；少加大黄，所以泻结热也；倍生姜者，因呕不止也。"著名经方大家黄煌教授指出大柴胡汤四大证：一是体质证，性格偏内向，情绪易紧张、焦虑，望诊可见四方脸，唇色暗红，肤色偏黑，体格较壮实，颈部粗短，上腹角偏宽；三是主诉证，发热或往来寒热，便秘，尿黄或下痢，或呕吐，或黄疸，或头痛；四是舌脉证，舌苔黄白、干燥，脉滑数或弦而有力。《伤寒杂病论》有关大柴胡汤腹证的描述是"心下急""心下痞硬""按之心下满痛"。这些方证特点使青年中医师及临床初学者能够更快地理解大柴胡汤的应用指征，并更好地应用于临床。经方名家朱翠玲教授亦指出，对于这类具有形体壮实，大腹便便，类似"李逵"之貌者，既有少阳枢机不利之症，又有阳明腑实之征，邪热入里，出现胸胁苦满，口干口苦，呕不止，心下急，郁郁微烦为主症的患者，都可以选用大柴胡汤加减，尤其是对于心系疾病如冠心病、高血压病、心律失常、高脂血症合并郁证者更为适合。

三、经典病案举隅（双心疾病）

王某某，女，于2020年08月21日以"间断性胸闷气短、心悸2月余"就诊。患者于2月余前突然发作胸闷气短，心悸，伴头晕，心烦急躁，乏力，口干口苦，间有后背疼痛，吃饭一般，睡眠尚可，大便偏干，小便调。既往有发现"高血压病"20余年，平素口服非洛地平缓释片，血压控制尚可；发现"干燥综合征"2年，未予重视及正规治疗。体格检查：心前区无隆起，心尖搏动正常，无震颤级心包摩擦感，心浊音界正常，心音正常，各瓣膜听诊区未闻及病理性杂音，双下肢无水肿。心电图示：1. 窦性心律，2. 前侧壁T波低平。中医诊断：1. 胸痹心痛病（阳明腑实，上焦郁热），少阳阳明合病；2. 郁证。西医诊断：1. 冠心病 劳力型心绞痛；2. 焦虑抑郁状态；3. 高血压病2级 很高危组；4. 心律失常；5. 干燥综合征。中医辨证为（少阳阳明合病）阳明腑实，上焦郁热，给予和解少阳，内泄热结。方选大柴胡汤合栀子豉汤加减，给予醋柴胡15g，黄芩10g，清半夏12g，麸炒枳实15g，白芍15g，大黄3g，生龙骨20g，生牡蛎20g，炒栀子15g，淡豆豉10g，葛根20g，麦冬20g，丹参20g，川芎15g，醋郁金15g，甘草6g，5剂，每日1剂，水煎服400mL，早晚分服。二诊：患者胸闷气短、心慌、乏力、头晕、心烦急躁较前明显好转，效不更方，守方续服5剂，每日1剂，水煎服400mL，早晚分服。之后患者诸症基本消失。

按语：笔者认为，胸腹部为少阳经与阳明经所行之处，与之关系极为密切。而少阳经可分为手少阳三焦经和足少阳胆经，《灵枢·经脉》曰："手少阳三焦经，入缺盆，布膻中，散络心包，下膈，遍属三焦。"经文所指手少阳三焦经上入缺盆，至胸中，络于心包，向下行至腹中，布散三焦；又足少阳胆经"合缺盆，以下胸中，贯膈，络肝，属胆"和"其直者，从缺盆下腋，循胸过季胁"，可见足少阳胆经不同分支前后两次经过胸中，与心胸密切相关，故擅长治疗心胸疾病。依据中医基础理论、脏腑表里络属与五行生克制化关系，三焦络于心包，胆络于肝，亦属于表里关系；肝属木，心属火，木生火，母病及子，肝胆经病累及心经病，故临床上常选柴胡类方和解少阳、清泻郁热、内泻实热，以调畅三焦。该患者为中老年女性，基础病为心系疾病合并郁证，平素性格急躁易怒，郁怒易伤及肝胆，肝胆郁久化热，且肝胆五行属木，根据五行乘克理论，木郁易乘及脾胃土，结合患者口干、急躁、脉弦等表现，考虑为少阳病；患者大便干，舌红，苔黄腻，考虑为阳明病，综合辨证属少阳阳明合病。《伤寒论》少阳病提纲第263条曰："少阳之为病，口苦，咽干，目眩也。"《伤寒论》第103条曰："太阳病，过经十余日……柴胡证仍在者，先与小柴胡汤；呕不止，心下急……与大柴胡汤，下之则愈。"故应用大柴胡汤和解少阳枢机、内泻阳明腑热。结合患者心烦急躁、口干口苦，可联合栀子豉汤清解胸膈郁热，清心除烦，《伤寒论》第76条曰："发汗吐下后……心中懊憹，栀子豉汤主之。"国医大师李世懋认为，栀子豉汤病机有二：一是热郁胸膈，郁热扰心而心烦不得眠，剧则反复颠倒，心中懊憹；二是胸膈气滞，而致胸中窒，甚则心中结痛。另配伍龙骨、牡蛎镇静安神。病久入络，瘀阻血脉，血液运行受阻，致气血运行不畅，予丹参、郁金、川芎活血通络，气行则血行，以达行气活血化瘀之功，缓解患者后背疼痛症状；郁而化热，暗耗津液，致津液不足，遂予麦冬、葛根滋阴生津，缓解口干症状。纵观全方，共奏和解少阳，清泄热结，益气养阴，活血化瘀之功。

大柴胡汤是出自汉代张仲景《伤寒杂病论》中的经典名方，主要应用于少阳阳明合病，病属邪郁少阳枢机，阳明腑实热结证。笔者跟随朱翠玲教授临证多年，结合自己临床应用经方的经验，认为大柴胡汤可用于临床各个系统疾病的诊疗，只要准确把握病机，灵活运用中医辨证思维，结合中医基础理论辨病辨证，方证对应，采用大柴胡汤治疗疾病均可效如桴鼓。尤其是近年来，双心疾病发病率日趋增多，严重影响患者的生活质量，只要方机对应，辨证准确，应用柴胡类方均能够取得卓著的疗效。

经方治疗溃疡性结肠炎的临床认识

永靖县中医院　杨青虎

溃疡性结肠炎是临床上比较常见的发生于消化道的自身免疫性疾病，其具体发病原因、发病机制至今仍然不是十分明确，一般将其归为炎症性肠病，中医学将其归于"泄泻"的范涛。此外，"肠癖""休息痢""久泻"等均涉及本病。临床上，随着电子结肠镜的普及以及对溃疡性结肠炎病因、病机、治疗、预防等方面的研究不断深入，加之新药、特效药的不断研发，此病的诊断、鉴别诊断、治疗等均有了质的飞跃。其中，中医药以其经典的中医药传承治疗方法、独特的辨证论治方式、良好的临床效果和大多数患者可以接受的医疗费用，展现出其不可取代的地位和作用。本文从中医学西医学对溃疡性结肠炎的认识，以及其临床表现上的主要特点、诊断和鉴别诊断要点、常见证型及经方的使用、临床预后、治疗分析等方面入手，来全面认识本病，也更深一层次地认识经方治疗"溃疡性结肠炎"的独到之处。

溃疡性结肠炎（ulcerative colitis，UC）又称非特异性溃疡性结肠炎。对于该病的发病机制西医学普遍认为与免疫和遗传因素关系密切，可以认为是一种自身免疫性疾病。本病主要发生在直肠、乙状结肠，很少累及降结肠和全结肠，呈现连续性、非节段性分布，大多局限于黏膜和黏膜下层的浅表溃疡和炎性侵犯，一般不累及结肠肌层，随着病变的进展有时可出现穿孔、脓肿、瘘管、炎性息肉形成、肠腔狭窄等。临床表现主要为腹痛、腹泻、黏液脓血便，如病变累及直肠可有里急后重或排便不尽感。由于有自身免疫反应的存在，在疾病发作期可有发热、心动过速、关节炎、口腔溃疡、虹膜睫状体炎、慢性活动性肝炎等自身免疫性疾病的表现。其主要并发症有中毒性巨结肠、癌变、肠穿孔、瘘管形成、结肠炎性息肉、肠梗阻、肛门周围脓肿等，其诊断主要依赖结肠镜检查和活体组织检查，结肠镜下主要的病变特点为红斑、浅表溃疡、血管纹理减少、易脆、糜烂等，病变间肠黏膜也存在异常改变，与克罗恩病的节段性病变、侵犯全层肠壁、鹅卵石征等表现有着明显的区别。

溃疡性结肠炎属于西医学病名，在中医学中并没有与其完全对应的病名，但这并不能代表古代没有这个疾病，也不能代表中医学并无对这个疾病的认识和研究，相反在我国古代文献如《黄帝内经》《伤寒杂病论》《备急千金要方》《太平惠民和剂局方》《景岳全书》《证治准绳》等均有类似该病的记载，且对其病因病机、辨证、对应的用药有着明确的记录，中医学一般是从最直观的症状来命名疾病的，如患者第一表现为泄泻就命名为泄泻，又根据泄泻的临床特征命名为"肠澼""休息痢""久泻"等，如果患者以腹痛为主要表现就命名为"腹痛"等。受当时医学水平、技术条件的限制，医生只能通过望、闻、问、切等来诊断疾病，通过祖辈的诊疗经验及传承体悟来治疗疾病，其主要根据患者症状的变化来观察疾病的变化，所以有一定的局限性，但在漫长的岁月中也发挥着治病救人、未病先防等不可磨灭的作用。特别是随着科学技术的深入发展，中医学也迎来了长足的发展，依靠电子结肠镜、病理组织学、血液化验等检查手段和中药药理学、基础医学、循证医学等有关学科的帮助，我们对中医学治疗溃疡性结肠炎也有着更直观、更准确的认识，也更有信心用中医药特别是经方来治疗溃疡性结肠炎。

中医学认为，本病的发生与患者长期饮食失节、情志不调、感受外邪、劳倦内伤、先天禀赋异常等因素有关，在发病过程中上述因素所起的作用各有偏重，但普遍认为本虚标实是其致病的根本原因。何为本虚？主要是指脾胃虚弱或者是脾肾虚弱；何为标实？主要是指湿热、瘀血、气滞、痰浊、寒邪等。这些共同造成了本病的不同证型，而不同的证型其发病机理也各不相同，临床常见的证型主要包括大肠湿热证、脾虚湿困证、肠络瘀阻证、肝郁脾虚证、脾肾阳虚证、阴血亏虚证等，概括起来就是在脾胃虚弱、禀赋异常、脾肾虚弱的基础上，因为情志失调、感受外邪、饮食不节、劳倦内伤造成脾胃、脏腑功能失调，气机紊乱，导致湿热内蕴，瘀血阻滞，脉络受损，化为脓血。痰湿停滞则表现为便中夹带黏液，久病则伤及肾之本，造成脾肾阳虚，阴血内伤，寒热错杂，反复发作而迁延不愈。发病早期与脾胃、肠有关，后期涉及肾。所以，本病是以脾胃虚弱为本虚，以湿热蕴结、瘀血阻滞、痰湿停滞为标实的本虚标实之证。

我们主要从以下几个方剂入手来介绍经方治疗本病。其中，最常用的方剂包括葛根芩连汤、白头翁汤、黄芩汤、理中汤、当归芍药散、四逆散等，均是出自《伤寒论》的名方，且一直沿用至今。这些方剂不仅用于溃疡性结肠炎的治疗，而且对很多疑难杂症有着独特的作用，可以说只要对证基本上是有效的。葛根芩连汤由葛根、黄芩、黄连、甘草四味药组成，用于伤寒表证未解，邪陷阳明，治疗以解表清里为主。《伤寒论·辨太阳病脉证并治》曰："太阳病，桂枝证，医反下之，利遂不止。脉促者，表未解也；喘而汗出，葛根黄连黄芩汤主之。"白头翁汤由白头翁、黄柏、黄连、秦皮组成，主治热毒痢疾，症见腹痛，下痢脓血，里急后重，肛门灼热，渴欲饮水，舌红苔黄，脉弦数。《伤寒论·辨厥阴病脉证并治》曰："热利下重者，白头翁汤主之。""下利，欲饮水者，以有热故也，白头翁汤主之。"黄芩汤由黄芩、芍药、炙甘草、大枣组成，用于治疗湿热下痢，症见身热口苦，腹痛下利，或痢疾腹痛有热，舌质红，脉弦数。《伤寒论·辨太阳病脉证并治下》曰："太阳与少阳合病，自下利者，与黄芩汤；若呕者，黄芩加半夏生姜汤主之。"理中汤由干姜、人参、白术、炙甘草组成，主治伤寒太阴病，或厥冷拘急，或感寒霍乱，《金匮要略》又称为人参汤，《伤寒论·辨霍乱病脉证并治》曰："霍乱，头痛，发热，身疼痛，热多欲饮水者，五苓散主之；寒多不用水者，理中丸主之。"当归芍药汤由当归、芍药、川芎、白术、茯苓、泽泻六味药组成，具有活血化瘀止痛、健脾利水消肿的作用。《金匮要略·妇人妊娠病脉证并治第二十》云"妇人怀娠，腹中疠痛"是谓肝血不足，湿困脾土，肝气滞而不疏，脾湿郁而不化，故设当归芍药散调和肝脾，养血利湿。四逆散由柴胡、枳实、芍药、炙甘草组成，用于治疗阳郁厥逆证，症见手足不温，或腹痛，或泄利下重，脉弦；肝脾气郁证，胁肋胀闷，脘腹疼痛，脉弦。《伤寒论·辨少阴病脉证并治》曰："少阴病，四逆，其人或咳，或悸，或小便不利，或腹中痛，或泄利下重者，四逆散主之。"从这几个经方以及相应原文，可以看出针对溃疡性结肠炎常见证型的治疗均有对应的方剂，虽然有些方子对应的是其他疾病比如小便不利、妇人腹痛、厥冷拘急等，但其证型与今日之溃疡性结肠炎极为相似，且如今仍用于该病的治疗。通过临床观察发现经方治疗溃疡性结肠炎确有良效，充分体现了中医学一病多方和多病一方的特点。

相关研究发现，葛根芩连汤中的黄连、黄芩，白头翁汤中的白头翁、黄柏、黄连，黄芩汤中的黄芩具有抗菌、抗炎作用；黄芩汤中的芍药、甘草，四逆散中的芍药、柴胡、甘草，当归芍药汤中的当归、芍药、川芎具有活血改善肠道血供、抗炎、减轻免疫损伤等作用；四逆散中的枳实，葛根芩连汤中的葛根，具有调节胃肠动力、解痉作用；四逆汤中的人参、白术、甘草具有调节免疫、促进溃疡愈合的作用。纵观各方，具有抗菌、抗炎、调节胃肠动力、调节免疫、活血、促进溃疡愈合的作用，虽然侧重点不同，但均有利于溃疡性结肠炎的治疗和预后，有利于溃疡性结肠炎的康复和症状的减轻，并减少其反复发作。除了以上经方，通过历代医家的不断实践与探索，也衍生出了很多治疗溃疡性结肠炎的名方，如参苓白术散用于脾虚证、痛泻要方和逍遥散用于肝郁脾虚证、膈下逐瘀汤用于血瘀证、附子理中汤用于脾肾阳虚证、四神丸用于肾阳虚证等。这些方剂在临床上都有非常不错的作用，仔细研究均可发现经方的影子。现如今，用中医药治疗溃疡性结肠炎，很多医生虽然用方较为复杂，但用药无非是以经方或由经方演变而来的方剂为主，这是因为中医辨证论治及整体观念在一定程度上规范着医生的用药。

综上所述，通过对溃疡性结肠炎在西医学方面的认识以及中医学方面关于其病因、病机、证型和常用方剂的简要分析和描述，我们可以深切地体会到中医学对这一消化道常见疾病从古至今从未停止过探索与研究，特别是随着科学技术的发展，也推动了中医学的蓬勃发展，对于溃疡性结肠炎的研究也更为深入。笔者认为通过西医学与中医学相结合，特别是重视经方对本病的良好治疗作用，我们对溃疡性结肠炎的预防和治疗将会更加得心应手。

《金匮要略》方药在肝癌中的应用进展

河南中医药大学第一附属医院　杨培伟　赵文霞　刘光伟

据 2020 年全球癌症统计数据（GLOBOCAN）估计，肝癌现已成为全球第六大常见癌症，第三大癌症致死原因。而肝细胞癌（hepatocellular carcinoma，HCC）是原发性肝癌的常见病理学类型（75%～85%），发病率和死亡率较高。在我国，HCC 的发病率和死亡率分别位居恶性肿瘤的第四位和第三位，严重危害人民的生命健康。中医学认为，本病可归属于"臌胀""积聚""黄疸""胁痛"等的范畴。中医药防治肝癌的临床应用广泛，并且具有独特的优势和疗效，据有关报道称其可有效改善患者的临床症状，延长患者的生存时间，减少化疗的毒副反应，改善预后。寻找有效的治疗方法仍是目前肝癌临床和基础研究的重点。张仲景所著的《金匮要略》，其中所载的方药对中医药发展具有重要的意义，值得后世学习和推广。本文将着重论述仲景方药中的下瘀血汤、鳖甲煎丸、薯蓣丸、大黄䗪虫丸和桂枝茯苓丸在肝癌治疗中的主要临床应用和医家诊治经验，以期为我们运用仲景方药提供新的临床思路和方法。

一、下瘀血汤

下瘀血汤出自《金匮要略》的产后病篇，原文云："产妇腹痛，法当以枳实芍药散，假令不愈者，此为腹中有干血着脐下，宜下瘀血汤主之。亦主经水不利。"原方由大黄、桃仁、䗪虫 3 味药组成，被历代医家誉为"干血病的治疗专方"。张仲景首创"瘀血"病名，干血病属于瘀血病，但又有所区别，其病情重于一般的瘀血。《医宗金鉴》云："产妇腹痛，属气结血凝者，枳实芍药散以调之。假令服后不愈，此为热灼血干着于脐下而痛，非枳实、芍药之所能治也，宜下瘀血，主之下瘀血汤，攻热下瘀血也。并主经水不通，亦因热灼血干故也。"提示干血病的病机主要是瘀热互结和热灼血干。现代应用下瘀血汤治疗消化系统疾病包括肝癌、胃癌、非酒精性脂肪性肝炎、酒精性肝病、肝纤维化、肝硬化、慢性乙型病毒性肝炎、放射性肠炎、癌性肠梗阻等。

周岱翰教授认为，肝癌的病机和气滞血瘀关系密切，只要在临床使用中应用得当，下瘀血汤是治疗肝癌之首选良方。其在治疗肝癌的同时，常在下瘀血汤的基础上，根据辨证论治的原则加用理气、化湿、健脾、滋阴养血等治法，临床效果显著。王曜等研究显示，下瘀血汤加减治疗原发性肝癌 TACE 术后肝热血瘀证患者，可改善其中医证候，降低血清 MMP-1、MMP-9 水平，改善患者的肝功能和生活质量，减少化疗毒副反应。施荣伟等研究发现，下瘀血汤灌肠联合穴位贴敷能够有效缓解恶性肿瘤患者阿片类药物相关性便秘的临床症状，提高患者的生存质量，且安全性较好。邓哲等研究报道下瘀血汤抗肝癌潜在活性成分为山柰酚、儿茶素、苦杏仁苷、芦荟大黄素、大黄素和大黄酚葡萄糖苷等，可通过 CASP3、ESR1、PPARG、MYC 等多靶点和多途径发挥抗肝癌作用。张浩等研究显示下瘀血汤可以通过剂量依赖性方式抑制 Nusap1 的表达，减缓裸鼠肝癌细胞移植瘤的生长速度，促进移植瘤细胞凋亡，进而发挥抗肝癌作用。

二、鳖甲煎丸

鳖甲煎丸出自《金匮要略·疟病脉证并治第四》，原文云："病疟，以月一日发，当以十五日愈；设不瘥，当月尽解；如其不瘥，当云何？师曰：此结为癥瘕，名曰疟母，急治之，宜鳖甲煎丸。"原方由炙鳖甲、柴胡、黄芩、大黄、鼠妇、蜣螂等23 味中药组成，原是治疗疟母的方剂，这里的"疟"并不是指西医学的"疟疾"，而是指肝硬化或者肝癌。该方具有软坚散结、行气活血和攻补兼施的功效，主要用于治疗肝系疾病，如肝癌、肝硬化、肝纤维化、非酒精性脂肪性肝病、慢性肝炎、肝血管瘤等。

彭涛研究显示鳖甲煎丸具有软坚散结、活血化瘀、养血利水、攻毒抗癌的功效，加减运用商陆、猫人参、壁虎、龙葵等专药，可以明显缩小肝癌患者的瘤体病灶，对肝癌的原发病和并发症均有综合治疗和兼顾的效果。郑康等临床研究报道鳖甲煎丸和艾迪注射液联合肝动脉化疗栓塞治疗中晚期肝癌，能够提升白蛋白，改善肝功能，提高临床治疗的有效率。另有临床研究显示鳖甲煎丸在肝癌的防治上有确切的疗效，可以改善患者黄疸，减轻腹胀、腹痛等症状，增强患者的免疫功能，提高患者生存质量。刘洋等实验研究发现，鳖甲煎丸可能通过 HIF-1α/NF-κB 信号通路调控巨噬细胞极化，减轻缺氧环境下巨噬细胞相关炎症反应损伤，从而延缓肝纤维化的进展。贺松其等报道鳖甲煎丸可通过直接调节 Wnt/β-连环蛋白（β-catenin）信号通路受体及信号分子的表达，调节 FRP、WIF、DKK 等抑制因子的异常表达或调节 NO、COX-2、VEGF 水平抑制 Wnt/β-catenin 信号通路，进而发挥抗肝癌转移作用。陈炜聪等动物实验研究证实鳖甲煎丸可能通过降低二乙基亚硝胺诱导的肝癌前病变模型大鼠肝组织的炎症因子表达，抑制 IL－6/STAT3 通路的激活，进而抑制肝癌癌前病变的发生发展。

三、薯蓣丸

薯蓣丸出自《金匮要略·血痹虚劳病脉证并治第六》，原文云："虚劳诸不足，风气百疾，薯蓣丸主之。"原方由薯蓣、当归、桂枝、干地黄等 21 味药物组成，是治疗虚劳病气血阴阳俱虚，夹有外邪的特色方剂，临床多用于癌症的放化疗中或者术后的治疗。恶性肿瘤症见消瘦、神疲乏力、贫血、食欲不振等，高龄肿瘤患者保守治疗者，以及肺癌、胃癌、乳腺癌、肾癌、肝癌、鼻咽癌等癌因性疲乏。

陶玉等研究显示薯蓣丸可以改善肝癌患者肝动脉化疗栓塞（transcatheter arterial chemoembolization，TACE）术后免疫功能指标 CD3$^+$、CD4$^+$ 和 CD4$^+$/CD8$^+$ 的表达水平，抑制术后肿瘤附近血管的生成。欧阳钦等研究发现薯蓣丸膏方能够改善肝癌恶病质患者的临床症状、体征、肝功能和 TNF－α 等生化指标，提高晚期患者的生存质量及延长生存期。实验研究证实，不同浓度的薯蓣丸不同组分提取物，如石油醚组分、乙酸乙酯组分和氯仿组分均能抑制肝癌 HepG2 细胞增殖和诱导凋亡，而这可能是治疗肝癌恶病质的机制之一。邓哲等实验研究还发现薯蓣丸通过促使肿瘤微环境中 HIF－1α 的失活与 p53 的活化，改善线粒体结构损伤，从而抑制人肝癌裸鼠皮下移植瘤的生长。吴春明等研究以薯蓣丸的血中移行成分为出发点，建立"薯蓣丸"化学成分库和代谢产物库，结合恶病质的病理机制和既往研究成果，预测其血中移行成分的分子靶标，发现薯蓣丸膏剂可以通过多成分、多靶点、多途径的整合调节作用，提高肝癌恶病质患者的临床疗效。

四、大黄䗪虫丸

大黄䗪虫丸，又名大黄蟅虫丸，出自《金匮要略·血痹虚劳病脉证并治第六》，原文云："五劳虚极，羸瘦，腹满，不能饮食，食伤、忧伤、饮伤、房室伤、饥伤、劳伤、经络荣卫气伤，内有干血，肌肤甲错，两目黯黑。缓中补虚，大黄䗪虫丸主之。"原方由熟大黄、水蛭、虻虫、蛴螬等 12 味药物组成，具有活血破瘀、通经消癥、缓中补虚的功效。临床中，常被广泛用于各种肝脏疾病如慢性乙型病毒性肝炎、肝纤维化、肝硬化、肝癌、肝脾肿大等证属瘀血内结的患者，并且在心血管疾病、妇科疾病、肾病等方面也有显著的疗效。

戴朝明等研究发现大黄䗪虫丸联合 TACE 术治疗瘀血阻络型原发性肝癌患者，

可以提高血清 CD4$^+$ 细胞、CD4$^+$/CD8$^+$、CD3$^+$ 细胞等免疫功能指标，降低 ALT、TBIL 等转氨酶水平和 AFP、CA199 等肿瘤指标以及 VEGF、TGF‑β1 和 MMP‑2 水平，提示大黄䗪虫丸联合 TACE 有助于提高免疫力，保护肝功能，降低转移风险，降低化疗不良反应发生，值得在临床中推广。谢美清等研究显示大黄䗪虫丸可以明显延缓肝癌 TACE 介入治疗后患者的肝脏进一步发展成肝纤维化、肝硬化。杨军民等研究报道大黄䗪虫丸联合化疗治疗原发性肝癌能够明显提高临床疗效、患者免疫力及生存率，降低副反应发生率。有实验研究证实大黄䗪虫丸可通过升高 S$_{180}$ 荷瘤小鼠外周血 TNF‑α 含量，降低荷瘤小鼠外周血 IL‑4 含量，诱导荷瘤小鼠体内肿瘤细胞发生凋亡，进而抑制小鼠肿瘤的生长。

五、桂枝茯苓丸

桂枝茯苓丸出自《金匮要略·妇人妊娠病脉证并治第二十》，原文云："妇人宿有癥病，经断未及三月，而得漏下不止，胎动在脐上者，为癥痼害。妊娠六月动者，前三月经水利时，胎也。下血者，后断三月衃也。所以血不止者，其癥不去故也。当下其癥，桂枝茯苓丸主之。"原方由桂枝、茯苓、牡丹皮、赤芍、桃仁 5 味药物组成，具有缓消缓补、祛瘀生新的作用。现代临床中常用于宫颈鳞癌、卵巢癌、子宫内膜异位症、肝纤维化、肝癌等。

王晓报道了 1 例桂枝茯苓丸合安宫牛黄丸治疗晚期肝癌患者，临床效果满意，尚需更多的病例报告以验证。王琪的实验研究显示桂枝茯苓丸可能通过抑制凋亡相关基因 PCNA 和 Survivin 表达，促进 P21$^{waf/cip}$ 表达，对 S$_{180}$ 荷瘤小鼠发挥抑瘤作用，并且桂枝茯苓丸可以增加荷瘤鼠 CD8$^+$T 淋巴细胞表达，使荷瘤鼠 T 淋巴细胞亚群的异常分布接近正常，发挥免疫调节作用。此外，桂枝茯苓丸还能够促进转移抑制基因 nm23H1 的表达，抑制细胞黏附分子 CD4 的表达，降低肿瘤细胞与基质之间的黏附，进而发挥抑制肿瘤转移的作用。

综上所述，《金匮要略》中的方药在诊治肝癌中的辨证思路、选方用药精简缜密，涵盖扶正、补虚、柔肝、养血、化瘀、解毒等诸法。本文通过梳理上述方药在肝癌中的诊治经验和作用机制研究，以期为临床运用《金匮要略》中的方药治疗肝癌提供更为丰富的依据，也为《金匮要略》中的方药的方证结合研究提供了新的思路和方法，体现了中医辨证论治和辨病论证相结合的特色和优势，对推动中医药综合防治肝癌具有积极意义。

浅析甘草泻心汤的临床应用

新密市中医院　王通

河南中医药大学第一附属医院　朱明军

《伤寒论》《金匮要略》中，因证立法，依法处方遣药，开辨证论治之先河，创经方而垂法后世。甘草泻心汤作为其中的经典名方，药物配伍辛开苦降，寒热并用，攻补兼施，经后世医家承古拓新，该方早已突破了治疗痞利之症与狐惑之病的范围。笔者不揣冒昧，试图以经为纲逐字逐句诠释甘草泻心汤的条文，结合自身临证经验，分析了近 10 年来 200 余篇国内期刊有关应用甘草泻心汤的文献报道，总结归纳出甘草泻心汤在临床治疗中具有广泛的应用价值，以期抛砖引玉，提高疗效。

仲景之作中两次提及甘草泻心汤，一者是《伤寒论》第 158 条："伤寒若吐若下后，其人下利日数十行，谷不化，腹中雷鸣，心下痞鞕而满，干呕心烦不得安。医见心下痞，谓病不尽，复下之，其痞益甚。此非结热，但以胃中虚，客气上逆，故使鞕也，甘草泻心汤主之。"再者是《金匮要略·百合狐惑阴阳毒病脉证治第三》："狐惑之为病，状如伤寒，默默欲眠，目不得闭，卧起不安。蚀于喉为惑，蚀于阴为狐，不欲饮食，恶闻食臭，其面目乍赤、乍黑、乍白，蚀于上部则声喝，甘草泻心汤主之。"该两处甘草泻心汤在药味组成、剂量、病因、病机、病位、主治和功效上同中有异。现略陈管见，以资参考。

一、关于两处甘草泻心汤的药味出入

用方首先不仅要搞清楚该方的出处，更要熟悉该方的组成。细心拜读仲景之作不难发现，《伤寒论》中甘草泻心汤有六味药，包括炙甘草，而无人参，但在《金匮要略》中有七味药，包括人参和生甘草，余药物组成、剂量及煎煮方法均同。这种同一方名而药物不同的情况在仲景之作中实属罕见。成无己的《注解伤寒论》中的甘草泻心汤无人参，柯琴的《伤寒来苏集》中提到"中虚而不用人参"的观点，尤在泾的《伤寒贯珠集》中也提到"不用人参之增气，而须甘草之安中也"。笔者认为，该方中当有人参。《伤寒论》中无此药，可能是由于汉代著作多刻于竹简之上，经虫蠹日晒致脱简，后世医家亦有以脱落之文传抄。其理有：一者，参考后世医家著作，《备急千金要方》《外台秘要》治伤寒䘌食，用本方亦有人参；二者，在本方的类方中，生姜泻心汤、半夏泻心汤均治疗脾胃气虚、寒热错杂之痞，而皆有人参，本方治下后脾胃更虚、痞利俱甚之证，则更应加人参以甘温扶正，补脾胃之虚；三者，林亿等在本方后注云："臣亿等谨按：上生姜泻心汤法，本云理中人参黄芩汤，今详泻心汤以疗痞。痞气因发阴而生，是半夏、生姜、甘草泻心三方，皆本于理中也。其方必各有人参，今甘草泻心汤中无者，脱落之也。"此外，仲景于细微处甄选生、炙甘草，前者偏于清热解毒，后者偏于甘温，"健脾胃，固中气之虚羸"，二者分别用于湿热之毒内蕴之狐惑病和脾胃虚弱之痞证甚为合拍。类似的还有生附子与炮附子、干姜与生姜、大黄与酒洗大黄等，为后世医家一物两用而异治以及药物的炮制开了先河。值得一提的是，有学者指出，古人所谓炙甘草，实际上是经过烘烤而干燥的生甘草。原因是甘草多粉质及糖分，为使其不致霉烂虫蛀，则分别锉成段，于火上烘烤或火炕上烘干，贮存于通风处。故古人不言烘而言炙，不言烘甘草而言炙甘草。笔者认为，不论是古人所谓的烘烤干燥的甘草还是今天加蜜炒制的甘草，其性已温，功能已然改变，逐渐形成了代代相传的"生用泻火，炙用温中"说法。随着时代的发展和技术的进步，过分纠结古今甘草炮制的不同，无异于刻舟求剑、胶柱鼓瑟，于临床无益，可仅作参考。

二、《伤寒论》中甘草泻心汤的条文互参

此条文论述的是脾胃气虚痞利俱甚的证治。伤寒或中风，其病在表，本当发其汗，医者误用下法攻里，引表邪内陷致使脾胃之气受损，腐熟运化失司，继而出现"下利日数十行""谷不化""腹中雷鸣"等症状。脾胃不和，升降失常，气机痞塞，则心下痞硬而满。饮食不化，胃气不和，则"干呕心烦不得安"。医者见到下利后心下仍痞硬，误认为胃中残存食积和凝滞之气，内有实邪而"病不尽"，遂再次应用泻下剂，虚以实治继而出现已虚而益虚，心下痞硬症状更加严重。仲景认为出现心下痞硬，不是实热的凝结，而是下后脾胃之气虚弱，消化不良的水谷产生的邪气上逆所致，这是仲景对医者临床中失治误治病例及补偏救弊的原始记录。本方在现代临床上可扩大其应用：消化系统疾病如急慢性胃肠炎、反流性食管炎、胃肠神经官能症、糖尿病胃轻瘫、胃溃疡、十二指肠溃疡、胆囊炎、妊娠恶阻、慢性胰腺炎、肠易激综合征重叠功能性消化不良、胃肠道肿瘤术后肠道菌群失调及放疗、化疗、靶向药物导致的消化道不良反应等属于痞证虚实互见、寒热错杂者，可视兼

夹症状加入其他药物，如痞满甚者加入枳壳、厚朴，反酸者加入海螵蛸、煅瓦楞子，溃疡明显的可加入三七粉、白及粉以祛腐生肌促进溃疡愈合，呕吐加生姜、吴茱萸，泄泻加大干姜量或合白头翁汤，久泻不止者加用赤石脂禹余粮汤，胃下垂可加用柴胡、升麻。另外，此方还可用于循环系统疾病，如有些冠心病心绞痛患者临床表现中无"胸背痛""胸痛彻背、背痛彻心""心悬痛"，而仅仅表现为"心中痞""短气""胸中气塞"等，但满而不痛者，也可从"痞证"考虑辨证使用本方。

三、《金匮要略》中甘草泻心汤的条文互参

该条文论述了狐惑病的证治。何为狐惑病？《释义》中认为，"狐惑乃虫病……虫生暗中，故以狐惑二字为名……"；《论注》中认为，"狐惑虫也……而因病以名之……大抵皆湿热毒所为之病……谓柔害而幽隐如狐性之阴也"；《二注》中认为，"狐惑病，谓虫蚀上下也……盖因湿热久停，蒸腐气血而成瘀浊，于是风化所腐为虫矣"。

综上，处于生产力相对落后的古代社会，人们普遍认为狐惑病是一种致病隐匿的虫毒。笔者认为，在狐惑病的病程中，包含了多系统症状，如可出现类似伤寒的发热症状，沉默欲眠而不得眠，坐卧不安的心神被扰症状，食欲不振、恶闻饮食气味的消化道症状，面色或红或黑或白以及前阴或后阴溃疡的皮肤黏膜异常症状，咽喉被蚀声音嘶哑的五官科症状。由此，不难看出，狐惑病是一种因湿热毒蕴引起的一组临床综合征。

狐惑病症状的多样性决定了甘草泻心汤临床应用的广泛性，具体如下。

（一）"状如伤寒"——呼吸道疾病

湿邪郁遏日久化热，故可见到发热。湿属阴邪，易伤表阳，故可见到恶寒。而李彣在《金匮要略广注》中有注解："狐惑是伤寒遗热所致，故乃状如伤寒也。"还有医者根据该条文指出：该类患者可能出现类似伤寒发热的症状，但这类身热不扬的发热不伴随恶寒、恶风、无汗、体痛，原因是二者病机不同，一者是湿热蕴结，一者是外感风寒。所以，顺理成章地应用甘草泻心汤治疗湿热蕴结所致的发热。

（二）"默默欲眠，目不得闭，卧起不安"——神经系统疾病

有学者认为，"默默欲眠"是由于疾病长期不愈使患者精神萎靡，湿热毒蕴蚀烂眼部出现"目不得闭"，进而导致"卧起不安"的精神障碍。有医者据此条文用此方加减治疗失眠、焦虑症、恐惧症、梦游症等神经系统疾病。此摘录日本的《皇汉医学》载《生生堂治验》一则病例以供参考：某人来见先生，屏人窃语云（小女

年方十六，已许配矣，然有奇疾，其症无所闻也。每夜待家人熟睡后，窃起跳舞，其舞也，俏妙闲雅。天将明，罢而就寝。余间窥之。每夜异曲，从曲之变，而奇也不可名状，日中动止，无异于常，亦不自知其故，告之，则愕然，竟怪而不信。不知是鬼所凭耶，抑狐所惑耶？若他人闻之，则害其婚，是以阴祝祈祷，但无效果。闻先生善治奇疾，幸来诊之。）先生应曰：此证盖有之，所谓狐惑病也。诊之，果然，与甘草泻心汤，不数日，夜舞自止。遂嫁某子。

（三）"不欲饮食，恶闻食臭"——消化系统疾病

有医者据此条文用此方加减治疗湿热阻滞中焦的消化道疾病，病种同上，但病机各异，医者不可不详辨之。

（四）五官系统疾病

1. 口咽疾患

原文提道，"蚀于喉为惑"（笔者认为，"喉"不仅仅局限于喉部，应拓展理解为阳位、头面部、上部）"蚀于上部则声喝"。由此，有医者应用此方加减治疗复发性口腔炎、化脓性扁桃腺炎、口唇扁平苔藓、鼻咽癌放疗术后局部黏膜损伤、急慢性咽炎、音哑等，近代胡希恕、赵锡武、岳美中等医家用此方治疗复发性口腔溃疡的医案亦不胜枚举。

2. 眼部疾患

在甘草泻心汤条文下有"病者脉数……目赤如鸠眼……脓已成也，赤豆当归散主之"，按原文描述，"目赤如鸠眼"为狐惑病的症状之一，严重者会化脓，可以是急性的，也可以是慢性的。故有人用甘草泻心汤合赤豆当归散治疗急性结膜炎（俗称"红眼病"）以及眼睑腺体急性化脓性炎症（俗称"麦粒肿"），也有医家用此方加减治疗以口干、眼干、舌燥为主要临床表现的干燥综合征。

（五）"其面目乍赤乍黑乍白"——皮肤疾患

关于颜面部颜色的变化，江部洋一郎在《经方医学》中有详尽地描述："谓饮停留于心下，心下之饮在胸、膈、心下有热的情况下形成湿热。胃气不和导致守胃机能衰弱，胃气过度上升至面部则'面目乍赤'；携心下之饮一同上升则'乍黑'；相反，被胸、膈、心下之饮阻碍，胃气不得达于颜面则'乍白'"。还有学者认为：赤黑白侧重于目色，它描述了湿热毒蕴蚀烂眼睛的过程。"初得之三四日，目赤如鸠眼；七八日，目四眦黑。若能食者，脓已成也（脓成之后呈乳白色），赤豆当归散主之"，由此赤黑白三色已渐备。以上可供参考。

乍赤——皮肤表面充血、潮红。故有人用此方治疗疹色淡红或鲜红成片的急慢

性湿疹、急慢性荨麻疹、带状疱疹、面部激素依赖性皮炎等。岭南经方名医黄仕沛以及川中名医陈明岭亦用此治疗银屑病（俗称"牛皮癣"）。笔者曾有以此方加入茵陈、栀子、葛花治疗醉酒后恶心、食欲不振的病案，患者告知其纳食完全恢复正常后的意外收获：之前饮酒易脸红症状好转很多，酒量较前大增。细思之，酒性辛热，易酿生湿热，湿热内蕴、困阻脾胃继而出现恶心、食欲不振及饮酒易脸红的症状，谨守病机，有是证，用是方，故取得疗效亦在意料之中。饮酒易脸红是否与"其面目乍赤"存在千丝万缕的联系？医者当见仁见智。

乍黑——可能是皮损后皮肤的色素沉着。有医者以此方加减治疗痤疮，治疗前有些患者用手反复挤抓患处以及治疗后由于角质层受损再生，皆可能出现持久性或凹陷性的色素沉着而表现为皮肤颜色发黑，这与"面目乍黑"相契合。笔者认为，患者皮肤颜色之间的转换是呈渐进性的。因此，该处的"乍"字不应想当然地翻译为"突然""忽然""起初"，或者解释为"有时候"似乎更贴近临床实际。

乍白——可能是皮损后，周围循环不足，表面苍白。有医者以此方加减治疗白癜风，虽不能尽愈该病，但在改善症状，减轻患者痛苦方面确有疗效。

在治疗皮肤黏膜相关性疾病时，黄仕沛认为甘草是甘草泻心汤的主药，原方中此药剂量最大，他用此方，甘草都在30g以上，少则效不佳。现代药理学也认为，甘草有类似于肾上腺皮质激素样作用，可以调节机体免疫机能。甘草的有效成分甘草酸可改善黏膜的病理损伤，促进黏膜屏障功能的修复，黏膜损伤的疾病可考虑重用甘草，如在治疗热毒炽盛脱疽的四妙勇安汤中，甘草用量可达30g。

（六）二阴疾病

原文提道："蚀于阴为狐"（笔者认为，"阴"不仅仅局限于前后二阴，应拓展理解为阴位、腰以下）。临床上如痔疮、肛瘘、前列腺炎、前列腺肥大、生殖疱疹、外阴白斑、外阴湿疹、阴道炎、急性盆腔炎、糖尿病足、痛风性关节炎等均可考虑用此方。

（七）白塞病

该病是一种以复发性口腔溃疡、阴部溃疡和眼色素膜炎为主要临床表现的自身免疫性疾病。用甘草泻心汤治疗本病的报道不少，有人认为本病与狐惑病相似，故提出白塞病为"张仲景综合征"，白塞病应该更名为狐惑病或甘草泻心汤综合征。

四、临床验案举隅

（一）面部皮炎案

靳某，男，71岁，退休职工。

初诊：2021年1月12日，患者患皮肤病数年，每年冬春两季规律出现头面部痒疹，尤其进食鱼虾等发物后症状明显，不治逐渐自愈。今冬，上症复燃，于当地外敷内服中药，效差，至医院皮肤科，外用"复方黄柏液、夫西地酸乳膏、复方克霉唑乳膏"，口服"复方甘草酸苷片、左西替利嗪片、润燥止痒胶囊"，效差，故来诊。刻下症见：面部及手背部可见弥漫性红斑，瘙痒异常，抓痕明显，羞于见人，寝食难安，有淡黄色渗出物，未见脱屑。追问病史，患者平素无明显畏寒畏热倾向，不易汗出，口不苦，不思饮，纳寐差，心烦，舌质淡红，苔黄腻，脉弦数。中医诊断：湿疹（湿热蕴结）。西医诊断：面部皮炎伴感染。中医治则：辛开苦泄，燥湿解毒止痒。方予甘草泻心汤加味。药物组成：甘草30g，干姜15g，黄连15g，党参15g，清半夏15g，黄芩15g，升麻10g，桔梗10g，苦参30g，赤小豆30g，大枣10枚（切）。5剂，自煎，早晚温服，日1剂，嘱其清淡饮食，戒绝酒荤。

二诊：2021年1月17日，患者诉皮肤瘙痒症状消失，皮肤破溃处渗出液减少，创面结痂，舌质淡红，苔黄稍腻，纳寐如常，脉同初诊。药已中的，继守初诊方，黄芩、黄连各减至10g。5剂，医嘱同初诊。

三诊：2021年1月23日，患者面部湿疹结痂脱屑，无不适，皮肤一如常人，予二诊原方继服。嘱其清淡饮食，戒绝酒荤，规律服药以巩固。

随访：电话随访半年，患者湿疹未发，健康无恙。

按语：《金匮要略》治疗狐惑病，除了使用甘草泻心汤作为主方外，还选用了"赤小豆当归散""苦参汤"，以及雄黄等内服或外用。分析其处方功效，一是清热解毒，二是燥湿。由此，不难看出，仲景对狐惑病的病因病机认识亦聚焦于湿热毒蕴。故笔者在该病案的处方中，在甘草泻心汤的基础上加入苦参、赤小豆以增强清热解毒、燥湿止痒之力，亦不悖仲景原意。

以上是笔者对甘草泻心汤的古今方证释义和现代临床各系统应用的概括总结。除此之外，还有医家应用此方加减治疗癌因性疲乏、前列腺癌骨转移、神经衰弱、失眠及调节湿热内蕴体质等。医者只有在临床实践中不断探索、挖掘和提高，才能触类旁通、曲尽其妙，望有益于临床。

齐鲁医派成无己经方流派传承脉络及学术特点浅析

聊城市人民医院　刘贯龙　谷万里

聊城市成无己经方流派是齐鲁医派的重要分支，具有独特的鲁西经方特色。本流派以李克绍先师为第一代传承人，立足经典，融汇内难伤寒；谷越涛教授为第二代传承人，五最思维，承载医术仁心；谷万里教授为第三代传承人，汲诸家所长，以平为期。在成无己经方流派继承和发展的过程中，宗中汇西，守正创新，培养了一大批优秀的中医药人才，形成了独特的学术思想和学术理念。

中医学术流派是指中医学在长期发展过程中形成的具有系统的独特的学术理论和清晰的学术传承脉络，同时具有一定历史影响与公认度的学术流派。齐鲁医派成无己经方流派具有明显的地域医学色彩，起源于医学大家成无己，传承于著名伤寒学家李克绍，发展于第三、四、六批全国老中医药专家学术经验继承工作指导老师谷越涛教授，形成于山东省名中医药专家谷万里教授。在成无己经方流派继承和发展的过程中，宗中汇西，守正创新，培养了一大批优秀的中医药人才，形成了独特的学术思想和学术理念。笔者从流派的形成背景、传承脉络、学术特点三方面阐述如下。

一、流派形成背景

成无己，生于北宋嘉祐八年（公元 1063 年），卒于金正隆元年（公元 1156 年），山东省聊城市茌平区洪官屯镇成庄人，宋金时期伟大的医学家。成无己精于医理，以亚圣之才，祖述圣贤之意，是全文注解《伤寒论》的第一人。其代表著作《注解伤寒论》《伤寒明理论》，以经释论，以论证经，将《黄帝内经》《难经》理论融于一书，伤寒学家李克绍认为，成氏之作持论平允，辨证清晰，在伤寒学术发展史上起到了承前启后的作用，是迄今为止较好的注本之一。2008 年，谷越涛教授与谷万里教授代表聊城市中医药学会在茌平县洪官屯镇成庄为成无己立碑，上刻

"成无己故里"，墓碑后面是谷越涛教授撰写的《成无己故里碑记》。2014 年 "成无己学术研究会" 在聊城市中医药学会成立。2017 年成无己纪念馆在聊城洪屯镇开馆。

山东省地域文化特色鲜明，中医传统源远流长，历代名医辈出，是中医药学术的重要发源地。按照山东省卫生健康委员会制定的《齐鲁医派中医学术流派传承项目实施方案》，齐鲁医派是指发源于山东的传统医学的总称，包括中医流派、学派、文献、历史人物及中医药理论技术等，是相对于其他地域传统医学具有明显山东特色的医学体系。基于以上背景，聊城市成无己经方流派依托山东省卫生健康委员会正式挂牌成立，是齐鲁医派的重要分支，形成了独特的鲁西经方特色。

二、流派传承脉络

（一）第一代传承人：李克绍

立足经典，融汇内难伤寒。李克绍先师强调学习中医，要博览历代古籍，取各家所长，师古而不泥古，去伪存真，注重临床实践。先师自学《黄帝内经》《难经》《伤寒论》《金匮要略》《本草经》等中医典范，由博返约，立足伤寒，著有《伤寒解惑论》《伤寒串讲》《伤寒百问》《伤寒论讲义》等伤寒研究专著，提出六经皆有表证、风寒营卫不可凿分、柴胡证与少阳证有别论等重要学术观点。先生提倡用药精炼，单方小方，便宜专攻，价格便宜，取用方便，疗效可靠，著有《胃肠病漫话》。先生认为，中医诊断有其片面性，治疗也有局限性，应当结合现代技术手段，重视中西医结合，强调专方专治，辨证与辨病相结合；治疗胃肠等慢性疾病，注重饮食、精神调养，防治结合。

（二）第二代传承人：谷越涛

五最思维，承载医术仁心。全国老中医药专家学术经验继承工作指导老师谷越涛教授师从李克绍，临证 50 余年，谨记老师 "读破万卷书，才算学习；胸无半点尘，方可临床" 的教诲，发扬先师善于单方、小方的特点，创立临证 "五最" 思维，即用最少的药味、最小的剂量、最便宜的药物，达到最快、最好的疗效。谷老认为慢性肾脏疾病往往会出现局部水停的情况，这是由于肾气亏虚，全身气化功能失常，津停少气之故，所以善用五苓散加金樱子、沙苑子，以补肾化气利水，以恢复机体气化功能，改善水液代谢。

（三）第三代传承人：谷万里

汲诸家所长，以平为期。山东省名中医谷万里教授幼承家学，业从众师，先后师从谷越涛、祝德军、史载祥、王新陆、丁书文等，深入挖掘成无己学术思想和文化内涵，大力推动成无己经方流派的发展，在全国范围内取得了较大影响。谷万里教授认为，"一源多流、流派纷呈"是中医学术流派形成与传承的基本特征，众多医学流派之间的不断争鸣、渗透与融合，极大地促进了中医学术的发展，使中医学体系得以不断完善。谷万里教授跟随史载祥老师学习期间，有幸亲聆朱良春先生教诲数次，深受章朱学派"病证结合、宗中汇西"理念的影响，临证遣方用药善用虫类药，颇具朱老用药特色；融合丁书文教授的"热毒学说"与王新陆教授的"血浊理论"，用于治疗心脑血管疾病，善用大黄、黄芩、黄柏、丹皮以清热，苍术、茯苓、厚朴、石菖蒲以化浊，水蛭、土鳖虫、地龙、全蝎、蜈蚣以活血。谷万里教授日门诊量百余人，虽涉及临床各科，但所用皆平常之法，平常之药，著有临证验案《以平为期——名中医谷万里临证百案》一书。

三、流派学术特点

（一）治疗外感热病，寒温合一，注重体质从化

外感热病是指感受六淫外邪或疫邪、疠气后，以发热为主要表现的一类疾病，相当于西医学的多种急性感染性和传染性疾病，以冬春两季多见。《黄帝内经》《难经》认为一切外感热病皆属于广义伤寒的范畴，治疗多宗仲景六经辨证通治热病；宋代医家以刘完素为代表，主火论，开寒凉药治疗热病的先河，为伤寒、温病学派纷争之肇始；明清时期，随着温病学派的析出，极大地丰富了外感热病体系。本流派结合鲁西地区人群多痰多湿偏燥的特点，认为外感邪气袭人，病因虽同，不同体质人群表现出的病性不同，因为病邪可随着患病体质的差异、疾病发展阶段的不同，从化出不同的证候属性。强调治疗外感热病应寒温合一，融六经辨证、脏腑辨证、卫气营血辨证、三焦辨证、分期辨证于一炉，结合患病体质的整合思维，用药务求"清透"。风寒袭人，典型的风寒束表证少见，多见于不同体质人群从化出复杂的证候，治疗上常在六经辨证的基础上，兼卫气营血辨证、三焦辨证之法。素体阳盛者，风寒束表，郁而化热，出现"寒包火"的证候，常用麻黄、羌活透表，佐以金银花、黄芩、石膏清热，不可过用辛温之品，激发体内郁热；湿热体质之人受邪后，与素体湿热相感，多选青蒿、石膏、柴胡、黄芩清透胆热，少用或不用黄连、黄柏等苦寒之品，以防苦寒伤胃，引邪入里。风热、温热疫邪袭人，治疗以卫气营血辨证、脏腑辨证、三焦辨证、分期辨证为主，稍佐六经辨证之法，临证选方常用银翘散、清营汤、犀角地黄汤、白虎汤、麻杏石甘汤加减。湿邪中人，更易出现寒化、

热化、燥化的差异；气虚、阳虚者，易袭表伤阳，湿从寒化；阴虚、阳盛者，多化热、化燥；痰湿者，两湿相感，湿邪重浊，病势缠绵。临床上，治疗需辨清病位在何经、何脏、气分、血分，以燥湿化浊、芳香健脾为主，而施以辛凉、辛温、甘温、苦温、苦寒、渗湿之法。

（二）治疗脾胃病变，寒热同治，调燮枢机升降

谷万里教授治疗脾胃病，深受李老的影响，审证精准，善用经方，合用时方，用药味少量灵，强调病证结合，重视脾胃病的饮食调护与精神摄养。同时亦有发挥，认为脾病多虚，偏于阳虚，胃病多实，湿热为主，所以脾胃病变往往虚实寒热错杂。脾胃同居中焦，一升一降，肝胆又主一身气机的升降出入，治疗可将补虚、行气、活血、利湿、消食、清热之法融于一方，组成寒热互调，补虚祛邪的复方，抓住主要矛盾，随症加减，适当组合，虽然看似杂乱，但临床确有实效。选方多用泻心汤类方合乌梅丸方调治寒热虚实错杂之机，小柴胡类方调整脏腑气化功能失常，以利枢机升降。谷万里教授强调在中医精准辨证的同时，也应注重中西结合，吸收西医学的成果，参考胃镜、病理活检等结果。"有形诸内，必形诸外"，这些结果可以看作是中医"望诊"的延伸，也是脾胃病辨证的重要依据。谷万里教授还十分注重调护，认为慢性脾胃病是"三分治，七分养"，日常饮食调护非常重要，直接影响疗效和预后。除了饮食规律、定时定量、温度适宜外，还可根据患者不同的体质给予食疗处方来帮助慢性脾胃病康复，如气虚体质嘱日常多食用黄豆、香菇、大枣、蜂蜜等；阳虚体质日常多食用羊肉、生姜等；湿热体质多食用绿豆、黄瓜、莲子、芹菜等。

（三）治疗心血管疾病，通补兼施，辨证与辨病相结合

全国著名心血管病专家周次清先生结合 50 余年临证经验总结出冠心病"气虚血瘀"的证治规律，将中医的辨证与西医的辨病紧密结合，从全身辨证的阳虚、阴虚、气阴两虚证候着眼，注重局部辨证的气滞、血瘀、痰阻、寒凝，治疗以调和全身阴阳气血正常运行为原则，气滞者选用柴胡疏肝散以疏肝理气，痰阻者选用温胆汤、瓜蒌薤白半夏汤以化痰泄浊，寒凝者以附姜归桂汤温经散寒，血瘀者以血府逐瘀汤活血通脉，气阳虚者选用保元汤合四逆加人参汤以益气温阳，气阴虚者选用生脉散合增液汤以益气养阴。其弟子丁书文教授发扬周老治疗冠心病的辨证思想，将热毒理论引进冠心病的辨证论治。谷越涛教授根据鲁西地区多痰湿、湿热的特点，把热毒理论细化为冠心病的湿热证型，首重舌诊，强调湿热与血瘀常常并见，自制清化宽胸汤以清热化湿、宽胸活血。谷万里教授总结诸师经验，认为随着气候的变

迁、饮食结构的改变、生活节奏的加快，冠心病的病机不能单纯责之于张仲景提出的"阳微阴弦"，虚证是本，而痰浊、痰湿、热毒、血瘀、气滞等"不通"的标实因素是其发病时的主要矛盾，故治疗常常通补兼施，以通为主，以补为通，根据辨证配伍豁痰祛浊、清热解毒、行气化瘀之法。但化痰行瘀、清热解毒之药多伤阳耗气，不可久服，需中病即止，亦可适当配伍补虚之药。谷万里教授宗成无己"心悸之由不越二种，一者气虚，二者停饮"之说，认为心律失常的病机不越虚与实两端，治疗不出通补二法，善用温胆汤以清热豁痰，瓜蒌薤白半夏汤以化痰泄浊，桂枝甘草龙骨牡蛎汤以活血通阳，炙甘草汤以补气养心，归脾汤以气血双补。

慢性心力衰竭，是一种预后较差的泵血功能障碍的结构或功能性疾病，临床主要表现为呼吸困难、疲乏、液体潴留。本流派强调心衰的治疗应当中西合璧、各取所长，在西医确立诊断的基础上结合中医辨证思维。中医认为，心衰为病，病位在心肾，与肺脾等五脏相关；病机为本虚标实，本虚以阳虚、气虚为主，标实乃痰饮、血瘀互患；治疗上继承和完善周老经验方"抗心衰方"以温补心肾阳气、泻肺利水。方中黄芪、附子为君，补益心气、温肾助阳；桂枝辛温散寒以通阳，丹参活血化瘀、止痛安神，桑白皮、葶苈子、地龙均有泻肺平喘之效，白术、党参健运中州、以护脾气，茯苓皮利尿消肿，以上诸药俱为臣药；炒枣仁酸甘化阴，以滋心阴，安心神，共使佐药之职；大枣甘以缓中，甘草调和诸药，为使药。

（四）重视中医治未病与慢病防治，构建络病－微癥积学说

中医"治未病"的学术思想早在《黄帝内经》时期就已明确提出。王琦院士在总结前人对中医体质认识的基础上，提出"中医体质辨识"学说，完善了中医体质学体系，为中医"治未病"思想提供了评估工具，完善了辨治体系。慢病防治是指对心脑血管疾病、糖尿病、慢性阻塞性肺病、恶性肿瘤、骨质疏松等慢性非传染性疾病的高危人群及患病群体的未病先防和既病防变，控制慢性病的发病率，降低致残和过早死亡风险，提高全民健康水平。本流派率先在鲁西地区开设"中医体质辨识门诊"，根据不同体质从情志调摄、饮食调养、起居调摄、运动保健、穴位保健等方面进行相应的中医药保健指导，将中医"治未病"思想、中医体质辨识学说纳入慢病防治体系，10年来已服务10余万人，对"无证可辨"的亚健康人群进行中医药"体质微调"，探索出了"辨体论治－辨病论治"的辨治体系，为中医"治未病"与慢病防治积累了丰富的临床经验。《诸病源候论》认为，癥积是邪气留滞脏腑，渐染生长，聚结成块，触之有形的病证。健康人群的甲状腺结节、乳腺增生、子宫肌瘤、肺结节、动脉硬化斑块、胆囊息肉、鼻息肉、消化道息肉等的检出率逐

年增高，虽然以上疾病是借助现代科技手段，通过微观发现确诊的，大多数情况下"无证可辨"，但依然属于中医"癥积"的范畴——"微癥积"。近年来，吴以岭院士络病研究工作室落户我院，有力地推动了鲁西地区研究络病学理论的思潮。本学派尝试将络病理论融入"辨体论治－辨病论治"体系，构建络病－微癥积学说。微癥积具有络病相同的病机特点，即易滞易瘀、易积成形，治疗原则亦是以通为用，其治疗是在调理全身气血正常运行的整体辨证基础上，注重局部辨证，合以散结通络、逐瘀通络、理气通络、活血通络、祛痰通络、搜风通络、解毒通络、补虚通络等通络八法。

四、结语

齐鲁医派成无己经方流派的形成，为推进中医传承与创新，传承成无己学术思想，挖掘学术流派特色优势，形成成无己经方流派诊疗技术范式及学术特色等方面具有重大意义。下一步，我们将逐步加强与北京、内蒙古、南阳等地合作，举办学术文化交流活动，推动成无己学术文化品牌走向全国；深化培养成无己经方流派人才，著书立说，开设示范门诊，推广流派学术思想。

以气化学说探讨《伤寒论》渴证的生理学基础及临床意义

浙江大学医学院附属第一医院老年科　肖党生

气化学说是中医理论和实践的核心，《伤寒论》以气化学说为核心构建了理论和实践体系。在中西医结合的过程中，气化过程可以等同于体内能量代谢过程，这为探索《伤寒论》中各种证候的生理基础提供了理论依据。渴证是《伤寒论》中的证候之一。渴证形成的病机包括，热能过分推动水液散失（Ⅰ型渴证）；热能不足以推动水液上行（Ⅱ型渴证）。Ⅰ型渴证的治疗原则包括益阴清热，补充水液；Ⅱ型渴证的病机相对复杂，治疗原则包括了利水、温阳、散寒和逐水四种治法。消渴是一种特殊的渴证，其特点是渴感进行性消退，治疗上仅需要少少补充水分即可。对渴证的探讨有利于认识和运用《伤寒论》中缜密的思维模式。

中医理论和实践体系是以气化学说为核心。"饮入于胃，游溢精气，上输于脾，脾气散精，上归于肺，通调水道，下输膀胱。水精四布，五经并行，合于四时五藏阴阳，揆度以为常"，这是《黄帝内经》对气化过程的概述。东汉末年张仲景的《伤寒论》以气化学说为核心建立了融理、法、方、药为一体的理论和实践体系，形成了"扶阳气、存阴液"的治疗理念，指导后世医家的理论探讨和临床实践。近些年来，以能量代谢为核心探讨了阴阳学说、气化学说和六经理论的生理学基础，这就为探讨《伤寒论》中各种证候提供了新的思路。渴证是《伤寒论》中的证候。《伤寒论》中，关于渴证的条文大约有 32 条，其中太阳病篇 21 条，阳明病篇和厥阴病篇各 4 条，少阴病篇 2 条，太阴病篇 1 条，少阳篇中没有关于渴证的条文；《金匮要略》中关于渴证的条文有 20 条，还有与"渴""不渴"鉴别相关的条文。近些年来，对渴证的研究多集中于消渴证。在此将深入探讨《伤寒论》中渴证的生理病理基础和临床意义

一、渴证的形成是体内气化过程出现异常后的表现

气化过程是生命体内核心的生理过程，气机推动生命体内各种生命现象的发展

和演化。根据对《黄帝内经》气化论述的参悟，能量物质（单糖、脂肪酸和氨基酸）的氧化过程可以作为气化过程的生理基础。食物消化成能量物质的过程是"饮入于胃，游溢精气"的过程。能量物质吸收、转运并氧化成水、二氧化碳、尿素、尿酸等终产物并释放热能的过程可以定义为"脾气散精，上归于肺，通调水道，下输膀胱"等过程的生理基础。热能推动水液及代谢终产物的排泄是人体代谢过程的末端环节，即膀胱气化的功能所在，这一环节推动人体内代谢过程顺利进行，是气化过程的原动力。在气机运行和热能的推动下，人体内的水液形成由足部向头部（顺督脉、逆足太阳膀胱经）、由腹面向背面（由阳明经向太阳经方向运行）的运行趋势。与之相反，重力使得水液由头部落向足部。人体内的水液最终运行路径则是气机运行和重力共同作用、相互平衡的结果，从而推动水液输布全身，这是"水精四布，五经并行"的原理。渴证的形成是气化异常后的表现。

"渴，尽也"（《说文解字》），含义是水液的缺乏，渴感是口腔内水液缺乏形成的生理反应。口腔处于人体高位，没有渴感表明口腔水液充足，机体代谢过程所释放的热能能够推动水液上行到高于口腔的位置，机体内气机运行也处于正常状态，不存在缺水现象。热能推动水液上行并通过发汗的方式散失是水液运行的总体趋势，水液和热能之间的比率关系维持正常水液输布和散失。从理论上推测，水液和热能之间存在以下两种失衡情形。

第一种情形，机体释放的热能远远大于蒸腾水液需要的热能，机体内的水液过度丧失，处于高位的口腔出现缺水，形成渴证。此时的渴证是热证伴缺水的表现，可以归入中风证候，即Ⅰ型渴证。从气化通路来看，Ⅰ型渴证的形成在于脾气散精太过，而肺在通调水道过程中强调宣发，使得机体缺水。

第二种情形，机体释放的热能不足以蒸腾水液上行，水液难以上行到口腔部位，导致口腔缺水，形成渴证。此时的渴证是机体内气虚的表现，属于伤寒证候，即Ⅱ型渴证。Ⅱ型渴证是由脾气散精不足，或者膀胱气化失司，水湿停聚，难以上承而成。

二、渴证的治疗原则

渴证的病机决定了渴证的基本治疗原则。Ⅰ型渴证的治疗原则为清解热邪和水液补充，汤剂是最为适宜的剂型；Ⅱ型渴证分为两种情况，即以热能不足主导的渴证和水湿停聚导致的渴证。前一种情形是单纯气虚导致的渴证，需要温阳化气；后一种情形是由于水湿停聚、阻遏阳气所致，治疗需要利水化饮，也可能出现阳气不足和水湿停聚并存的现象，治疗上就需要兼顾温阳化气和利水化饮。

（一） I 型渴证

《伤寒论》太阳病篇中与渴证相关的条文约有 21 条。第 4 条"太阳病，发热而渴，不恶寒者，为温病"，这里的渴证是因热而渴，为 I 型渴证，《伤寒论》未予以相应方剂，而吴鞠通的《温病条辨》用桂枝汤治疗，即利用白芍和甘草的益阴养血功效。从渴证的病机来看，养阴清热的生白芍和生甘草为君药和臣药，桂枝和生姜则是防止清热太过，为佐使药，温药凉服为最佳。

白虎加人参汤是治疗 I 型渴证中的重证。"服桂枝汤，大汗出后，大烦渴不解，脉洪大者，白虎加人参汤主之"（27 条）。这里的"大烦渴"为《伤寒论》中最重的渴证，这种渴证是热邪过度蒸腾水液的结果，采用石膏、知母清热，人参、粳米养阴。第 175 条证候是因为吐下治疗之后导致水液由消化道散失后，机体内缺水、热象明显，伴有烦的表现，也是采用白虎加人参汤治疗。

（二） II 型渴证

II 型渴证是热能不足以推动水液上承于口腔而导致的渴证，病机是水液潴留（脾气散精不足），或者是热能形成不足。第 79 条至 82 条的五苓散证以水湿停聚为主的渴证。水湿过于停聚，阻碍热能上行；去除过多的水液，恢复水热之间的平衡，畅通气机，热能重新推动水液上行和输布，渴证也随之而解。散剂治疗目的在于减少水液摄入。第 79 条提到消渴具有一定的特殊性，将在后文中探讨。第 104 条指出"弱者必渴"，这种弱者为肾阳不足的气虚证导致水液难以上承，即热能生成不足而致渴证。证候中没有水湿停聚，证候的形成同化血通路有关。脾所散的精为水谷之精，需合肾精化血濡养五脏六腑；如果肾精化血能力不足，难以濡养五脏六腑，这将导致脾气散精不足。同时，五脏六腑因阴血不足而失养，化气不足，外在表现为"弱者必渴"的现象，治疗需温补肾阳，处方是 105 条中的四逆汤。

《伤寒论》中第 40 条条文描述的 II 型渴证及演变更为复杂。原文如下："伤寒表不解，心下有水气，干呕发热而欬，或渴，或利，或噎，或小便不利、少腹满，或喘者，小青龙汤主之。"心下有水气的含义涉及心包积液、胸腔积液和腹腔积液这类疾病。此时的渴证既有水液停聚，热能难以推动水液上行，还兼外感寒邪伤及阳气，即热能生成不足。相应的治疗就是温阳散寒，推动水液入太阳经后散布。小青龙汤方中麻黄、细辛、干姜等是典型的温阳散寒之药。出现渴证时不仅要考虑水液难以上承现象，还需要注意上焦水液过分散失现象，故去半夏加瓜蒌根。小青龙汤是温阳化饮发汗方，治疗有效后会出现热能过度携带水液离开机体，可能导致 I 型渴证形成。因此，"服汤已，渴者，此寒去欲解也"，治法是效不更方，"小青龙汤主之"。第 40 条论述中有关于"若微利，去麻黄，加荛花"的评注。从气机运行和新陈代谢模式图来看，正常情况下水液是有由腹面走向背面，由阳明经走向太阳经。"微利"说明"脾气散精"的能力非常微弱，水液停滞的范围已经反向侵及阳明经，应在温阳的同时进行逐水治疗，消除阳明经上的水饮，故而采用荛花逐水。此处去麻黄的原因在于避免同时发汗后水液散失太过。

（三）其他经渴证

阳明病的第 193、203、204、205 和 214 条是关于渴证的条文，其中第 193、204 和 214 条条文是关于 Ⅱ 型渴证的治疗条文，方剂包括五苓散、猪苓汤和茵陈蒿汤。203 条是 Ⅰ 型渴证，用方为白虎加人参汤，而 205 条文则是说明阳明病出现 Ⅰ 型渴证后禁用猪苓汤。

少阴病两条渴证条文，即 283 条和 317 条。283 条描述少阴渴证的病机，即阳气虚衰，水停下焦，这种渴证属于 Ⅱ 型渴证，317 条猪苓汤证是具体的治法和方剂。

三、关于消渴证的探讨

在《伤寒论》中，第 79 条首次提到消渴，第 326 条将消渴作为提纲证。厥阴病篇中的第 374、376 和 377 条提到渴证，第 377 条为渴证的治法，第 374 和 376 为自愈条文，这三条中的渴证应该指消渴。《金匮要略·肺痿肺痈咳嗽上气病脉证治第七》中也提到消渴，《黄帝内经·奇病论》篇指出消渴源于脾瘅，并"治之以兰，除陈气也"。现如今，中医学者将消渴证多等同于糖尿病。通过对《伤寒论》中渴证的深入分析，这一观点值得商榷。

首先，消渴的临床特征。在《伤寒论》中，有不渴、渴、大渴、烦渴等表述，这些表述体现了渴的严重程度，烦渴和大渴是最严重的渴证，所使用的方剂为白虎加人参汤。消渴的渴可以很重，也可以很轻，但不能多饮，也不需要多饮，甚至可以不饮，这是消渴的特点。在第 326 条中，消渴证候同"饥不欲食"并存，此时患者不会多饮或者不能多饮；故第 377 条明确指出："厥阴病，渴欲饮水者，少少与之，愈。"《黄帝内经》对消渴论述如下："此人必数食甘美而多肥也，肥者令人内热，甘者令人中满，故其气上溢，转为消渴。治之以兰，除陈气也。"这句话描述了肥胖患者伴随的腹胀、嗳气等症状。临床观察这类患者可以有饥饿感，却吃不多，且进食后易出现饱腹感。这类患者出现的渴感可以认为是消渴，且有渴不多饮的现象。《黄帝内经》中建议使用芳香化湿和消食类的药物（这里的"兰"应该是佩兰），而不是清热解毒和养阴等药物和方剂。由此推测，《黄帝内经》中消渴也并非单指需要多饮的渴证。

第二，消渴证的病机。在新型代谢模型中，厥阴经的生理基础定义为机体内的抗损伤修复过程，核心是以基因表达为基础的修复过程，这一过程出现异常就会形成厥阴病。在进行抗损伤修复的过程中，过度的气化过程出现平复，而不足的气化过程逐渐增强，各种症状逐渐消退。失衡的水液代谢将逐步平复，渴感逐渐消退。消，尽也（《说文解字》）。由此推测，消渴的含义是渴感的消退，即由渴感向不渴演化的过程，此时只需要补充少量水液即可。这或许是《伤寒论》和《金匮要略》中涉及消渴并未予以重剂清热解毒养阴方剂的原因。再回顾第 79 条的论述："发汗后，但汗出，胃中干。"这里可能伴随 I 型渴证，后又有"小便不利，微热消渴者，五苓散主之"。这里的消渴同样是指渴感逐渐消退，病机是小便不利后的水液停聚，热能推动水液上行而使得口腔渴感消退。由于有水液停聚，此时用五苓散利水就理所当然。厥阴消渴证候在临床治疗和生活实践中并不少见，重体力劳动或者大运动量锻炼后出现渴是典型的消渴，此时不需要也不能多饮，可以频饮。

第三，经典糖尿病的辨证。经典糖尿病是以"多饮、多食、多尿、消瘦"为主要临床表现的疾病，这些症状同厥阴消渴证所具备的饥不欲食表现和少少饮水的治疗原则相违背。具有多饮多食表现的糖尿病更应该辨证为阳明中风证。《伤寒论》第 187 条明确指出："阳明病，若能食，名中风。"多食表明中风明显，热象明确。治疗阳明热证的经典方是第 203 条中的白虎加人参汤。对糖尿病的中医辨证认识仍需要进一步探讨。

四、渴证的鉴别意义

《伤寒论》和《金匮要略》中，渴与不渴的出现成为体内水液散失状态以及有无水湿停聚的鉴别依据。渴形成的原因就是水液散失，发汗、呕吐和热证会促使水液散失导致 I 型渴证。如果机体内存在水湿停滞，上述因素就会推动停滞水液上行，避免渴证形成，《伤寒论》中多以"不渴"来表述并成为体内水湿停聚的依据，治疗以五苓散为主，如第 141 条："反不渴者服文蛤散，若不瘥，与五苓散。"这类鉴别在《伤寒论》和《金匮要略》中多有论述，前面的小青龙汤证中也有这种论述。《伤寒论》中也有与"渴"相关的水湿停聚的鉴别，这种与渴相关的水湿停聚往往伴随有小便不利，或者渴而不欲饮水等症状，如第 160 条中的"人渴而口燥烦，小便不利者"以及《金匮要略·辨痉湿暍病脉证治第二》中对湿家描述："渴欲得饮而不能，则口燥烦也。"

五、总结

总之，《伤寒论》中的渴证是《伤寒论》中的重要组成部分。渴证的出现是机体内气化过程出现异常的结果，是体内水液代谢失衡的具体表现。在治疗上，Ⅰ型渴证采用益阴清热、补充水液等治疗即可；Ⅱ型渴证病机复杂，治疗原则包括了利水、温阳、散寒和逐水四种治法，需要辨证把握。对渴证的深入分析和解读不仅能够了解张仲景思维的缜密性，也能提高中医临床思维、临床辨证能力和临床疗效。

基于麻黄连翘赤小豆汤证浅析丁樱教授治疗儿童肾病的学术思想

河南中医药大学第一附属医院段凤阳　丁樱　韩珊珊

丁樱教授为国医大师，首届全国名中医，第四、六、七批名老中医学术思想继承工作指导老师，国家二级教授，全国教学名师。从事中医儿科肾病临床、教学、科研 50 余年，承古拓新，学验俱丰，尤其在传统温补脾肾、清热利湿基础上提出小儿肾病"风激水浊"病机说，既丰富和充实了小儿肾病的中医辨证论治体系，又具有一定的理论创新和临证实践意义。笔者有幸跟师侍诊，受益匪浅，现对丁樱教授治疗儿童肾病的学术思想进行总结，并将经方麻黄连翘赤小豆汤证论治儿童肾病的经验报道如下，以飨同道。

一、儿童肾病的病因病机阐释

儿童肾病常归属于"水肿"或"尿浊"范畴，该病虽寒热错杂，但无外乎虚实两端。小儿先天禀赋不足，脏腑娇嫩，加之藩篱不固，感受外邪，易致肺失宣发，脾失健运，肾失开阖，三焦气化不利，是为本虚；外感风湿毒邪，风邪犯肺，肺失宣降，水湿困脾，脾失转输，疮毒内犯，损伤肺脾，津液气化失常，则为标实。正如《诸病源候论》云："肿之所生也，皆由风邪寒热毒气……使血涩不通，壅结皆成肿也。"丁樱教授认为，外感风邪，湿热内侵，瘀血凝聚是儿童肾病复发和反复的主要病机。小儿素体本虚，加之长期服用激素等免疫抑制药物，卫气不固，易致外邪侵袭。风为百病之长，凡寒湿燥热之邪皆可依附于风邪侵犯肺卫，从而使肺气失宣，不能通调水道，风水相搏，发为水肿；水湿是贯穿于儿童肾病的主要病理产物，水湿内停容易阻滞气机，外邪不解，入里化热，或久病伤阴，虚热内生，热与湿结，酿生湿热，湿热互结，水道不利，肾病缠绵难愈，正如《济生方》云："年少血热生疮，变为水。"瘀血既是儿童肾病反复发作的病理产物，又是导致其病情加重的致病因素。瘀血可存在于儿童肾病的各个阶段，在疾病初期，外邪侵袭，肺气失宣，致水停血滞；久病气血耗伤，血行不畅，瘀血内生。

二、丁樱教授清源洁流三法

丁樱教授认为，儿童肾病临床多以"浮肿、尿液浑浊且多泡沫"为特点。而小便浑浊、多泡沫多为蛋白尿所致，正如《素问·经脉别论》云："饮入于胃，游溢精气，上输于脾，脾气散精，上归于肺，通调水道，下输膀胱，水精四布，五经并行。"肺为水之上源，主皮毛，风邪犯肺，肺气郁遏，不能通调水道，输布精液，邪气内侵脏腑，外犯肌肤，风水相搏，发为水肿；肺为五脏之华盖，外邪侵袭，首先犯肺，肺因水窒，风由水起，风激水浊，源不清则流不洁，故儿童肾病反复发作多因风邪窒肺、风激水浊所起。风邪遏肺是儿童肾病的重要病机，依据中医寻源求因，治病求本之法，治浊如治污，清其源方能洁其流，丁樱教授总结出疏风散寒洁流、疏风清热洁流、疏风解毒洁流三法。对于外感风寒之邪，水由风起，肺因寒窒者，采用疏风散寒、清源洁流法，在解表散寒的同时，注重温阳利水；对于风邪夹热，肺因热窒者，采用疏风清热、清源洁流法；在病程晚期，风邪夹毒，肺因毒窒者，采用疏风解毒、清源洁流法。

三、麻黄连翘赤小豆汤方义及现代研究佐证

麻黄连翘赤小豆汤出自《伤寒论·辨阳明病脉证并治》。"伤寒瘀热在里，身必黄，麻黄连翘赤小豆汤主之"，意为伤寒热毒之证可致身体黄染，麻黄连翘赤小豆汤主治此症。现代中医学家认为，麻黄连翘赤小豆汤有清热渗湿、宣肺利水、解表散邪之功。方中麻黄发汗解表，宣肺利水，与杏仁、生姜意在辛温宣发，解表散邪；连翘、桑白皮、赤小豆旨在苦寒清热解毒；甘草、大枣甘平和中。各药物组合共奏辛温解表，解热祛湿，散邪利水之效。亓四广通过观察麻黄连翘赤小豆汤对急性肾小球肾炎患儿肾功能及血清炎性因子水平的影响，发现总有效率为 87.1%。杨雪军等研究发现，麻黄连翘赤小豆汤能够明显降低 IgA 肾病大鼠的蛋白尿、血清肌酐、尿素氮，保护肾功能。

四、典型病例

患儿，王某，男，6 岁

初诊：2017 年 9 月 25 日初诊，以"浮肿伴蛋白尿 3 月余，再发伴咳嗽、发热 1 天"为代主诉就诊。患儿 3 月余前无诱因出现全身浮肿，尿中多泡沫，查尿常规提示蛋白 3＋，潜血阴性，24 小时尿蛋白定量 7.8g，血清白蛋白 16.5g/L，胆固醇

10.2mmol/L，肾功能、补体、自身抗体及感染筛查基本正常，诊断为肾病综合征，给予足量泼尼松45mg/d，分次口服，1周后复查尿蛋白阴性，遂激素递减为20mg，隔日1次口服，1天前患儿感冒，自测尿蛋白3＋，眼睑轻度浮肿，偶咳嗽，痰少，色白，发热，小便色黄，量少多泡沫，大便正常。刻下症：发热，微恶风寒，咳嗽咳痰，色白质稀，眼睑及下肢浮肿，小便不利，多泡沫，大便正常，舌尖红，苔薄白，脉浮。体格检查：体温38.2℃，血压99/67mmHg，眼睑及下肢浮肿，咽腔充血，双肺呼吸音粗，心律齐，心音可，未闻及干湿性啰音，移动性浊音阴性。实验室检查：白细胞15.2×10^9/L，C反应蛋白41mg/L；尿蛋白3＋，潜血阴性，24小时尿蛋白定量6.5g；血清白蛋白21g/L，肌酐33mmol/L，胆固醇5.8mmol/L。

西医诊断：1. 肾病综合征，2. 急性上呼吸道感染。

中医诊断：水肿病（肺脾气虚兼风水相搏）。

治法：宣肺散邪，利水消肿。

方药：麻黄连翘赤小豆汤合越婢加术汤。麻黄6g，连翘9g，赤小豆6g，石膏20g，白术10g，车前子10g，桑白皮6g，杏仁5g，桔梗6g，蝉蜕6g，甘草3g，生姜3片，大枣3枚。7剂，一日一剂，一日两次，水煎服。泼尼松原量口服同前。

二诊：患儿体温降至正常，咳嗽明显减轻，浮肿较前消退，咽红，小便黄，多泡沫。上方加浙贝10g，继服3天。

三诊：基本无咳嗽，体温持续正常，浮肿消退，尿常规蛋白1＋，24小时尿蛋白0.8g，肺部感染已清除，舍去原方，给予健脾补肺方扶正祛邪。

按语：本例为激素减量过程中由于肺部感染诱发肾病综合征复发。丁樱教授认为，肾病综合征属于中医学"水肿"范畴，病机为本虚标实、虚实夹杂。患儿素体本虚，长期口服大剂量激素，机体御邪能力减弱，外感风邪，水液停聚，泛溢肌肤发为水肿，外邪入里，气化失常，封藏失司，精微外泄，出现蛋白尿。正如《金匮要略》云："面目肿大……名曰风水。视人之目窠上微肿，如蚕新卧起状……时时咳，按其手足上，陷而不起者。"故急则治其标，以宣肺散邪为主。经验认为丁樱教授认为，一诊应注意外邪侵袭急性期不可盲目进补，为防闭门留寇，疾病难治；二诊外感寒邪入里化热，可加浙贝母清热利咽，清除余邪；三诊病情稳定后及时回归标本兼顾，扶正祛邪，使邪去正安。

侯氏黑散方证分析及史载祥教授
"填窍"理论应用探微

北京市朝阳区中医医院　刘莹莹

中日友好医院　邵明晶　史载祥

侯氏黑散为张仲景《金匮要略》中的名方，明清医家对其"填窍息风"应用探讨颇多。随着科学技术及解剖学的发展，人们对于"空窍"的概念争议颇多，"填窍息风"理论少被提及，侯氏黑散的临床应用也止步不前。史载祥教授对疾病的治疗有独特的见解，临床中善用侯氏黑散及"填窍"理论。

一、"填窍"理论

言"填窍"理论，应先知何为"空窍"。徐灵胎曰"肠腹空虚，则邪易留此，填满空隙，使邪气不能容"，认为肠腑即是空窍；费伯雄言"所谓空窍者，乃指毛窍及腠理而言"；戴谷荪言"须知《内经》所谓空窍，是指无形之气言，非谓肌体之内实有空洞之孔窍""因知中风亦是身中之气，热而上升，则其下必有虚而浅薄之处，是为空窍"。后世医家据此总结出"填窍"理论，并应用于临床。明清以来，"填窍"理论较为盛行，明代袁班提出"侯氏黑散风引汤皆填窍以息风之治也"；喻嘉言发扬了此理论，在《医门法律》中言"仲景所重，原不在此。所重维何？则驱风之中，兼填空窍，为第一义也。空窍一实，庶风出而不复入，其病瘳矣。古方中有侯氏黑散，深得此意"，详细阐述了填窍息风之说。其后，诸多医家以喻氏之言为基础，对"填窍"进行了阐述。叶桂的《叶氏医案存真》言"老年有此，断非攻邪可却。古方侯氏黑散，取乎培实孔窍者缘此"，用"填窍"理论治疗老年病；钱艺于《慎五堂治验录》记载中风案"贼风中于督脉""缓肝息风佐以摄下，各恙渐减，且移于下。风属阳邪，腰下属阴，阴血亏者阳必乘之……虚当补矣，塞其空窍，风波自息"，指出中风病乃风中督脉，其治疗当补虚，塞空窍，则风波息，病乃除。

二、史载祥教授应用侯氏黑散验案

侯氏黑散首载于张仲景的《金匮要略·中风历节病脉证并治第五》，原文曰："治大风，四肢烦重，心中恶寒不足者。《外台》治风癫。"史载祥教授长期精耕临床，学验俱丰，辨证选方，以填窍理论为基础，善用侯氏黑散治疗各种疑难杂症。在此仅列验案两则，论述史老治病经验。

（一）验案一

王某，女，82岁。首诊时间：2017年09月20日。

主诉：肢体活动不利1年余，夜间躁动5天。

现病史：患者1年余前突发脑梗死，经治疗遗留肢体活动不利后遗症，长期卧床。5天前患者出现精神差，白天嗜睡，夜间躁动，喉中痰鸣，急至中日友好医院就诊。查头颅CT示：左侧额、颞、顶叶大片脑梗死软化灶，双侧基底节区、放射冠区、半卵圆中心多发性脑梗死，脑白质变性，脑萎缩。住院予以对症治疗，效不佳，为求进一步诊疗，请史老会诊。刻下症见：神志欠清，反应迟钝，精神差，日间嗜睡，夜间躁动，面色萎黄，四肢无力，伸舌不能配合，脉弦大。

西医诊断：脑梗死。

中医诊断：中风（中脏腑，脉络空虚，卫表不固）。

治法：益气养血，祛风化痰。

方药：侯氏黑散加减。菊花40g，桂枝3g，细辛3g，红参3g，白矾3g，茯苓3g，牡蛎3g，白术10g，防风10g，黄芩5g，当归3g，川芎3g，干姜3g。上药物研末口服，每次3g，日2次。

随访：患者服药3日后顺利出院，家属诉其夜间躁动明显减轻。2017年12月再次随访，家属诉病情未再反复。

按语：《黄帝内经》云，"年四十，而阴气自半也""久卧伤气"。患者年事已高，久病卧床，素体气阴不足，气血大亏，会诊时症见神志欠清，反应迟钝，精神差，面色萎黄，四肢无力。《金匮要略·中风历节病脉证并治第五》言"邪入于府，即不识人；邪入于脏，舌即难言，口吐涎"，辨证为中风之中脏腑。史老施以侯氏黑散，取"塞其空窍，是为良工"之理，息风填窍，填肾益精。方中菊花为君药，清空窍之风邪；红参、当归填补空窍，使"空窍满则内而旧邪不能容，外而新风不复入矣"；心居阳位，"若胸中之阳不治，风必不出"，用桂枝、细辛、干姜补阳；患者痰鸣，予白术、白矾、茯苓培土以化痰。

老年中风患者多肾精不足、脉络空虚、空窍失养，史老治疗此类患者注重填肾益精，善用大补之红参、人参、西洋参、生熟地黄、当归、黄芪、红景天，盖空窍得填，经脉得充，形体得养，则邪不得为害。老年中风患者年高体虚，不耐峻猛之剂，侯氏黑散取药轻清，全方能够补气血、调阴阳，故史老选此方治疗，取得显著疗效。

（二）验案二

张某，女，76岁。首诊时间：2014年06月26日。

主诉：间断胸闷、胸痛16余年，加重10天。

现病史：患者16余年前无明显诱因出现心前区疼痛，含硝酸甘油0.5mg约1分钟后症状缓解，后于中日友好医院就诊，行冠状动脉造影检查后诊为"冠状动脉粥样硬化严重三支病变"，行"冠状动脉搭桥术"，术后胸闷、胸痛症状仍间断出现，多次住院治疗。10天前患者无明显诱因再次出现胸闷、胸痛，含服硝酸甘油片后症状无缓解，持续胸痛，向肩背部放射，意识欠清，张口呼吸，四肢湿冷，心慌，大汗出，急诊至中日友好医院就诊，入院查心肌标志物：cTNI0.46ng/mL；心电图示：V4～V6导联ST段压低、T波倒置。诊断为"非ST段抬高型心肌梗死"，入院后予抗血小板聚集、扩冠、利尿等对症治疗，效不佳，为进一步诊疗，请史老会诊。刻下症见：精神不振，乏力，气短，发作性心前区憋闷、隐痛，咽喉下、胸上部痞塞感，舌紫暗、光红无苔，脉细短，尺弱。

西医诊断：1. 急性非ST段抬高型心肌梗死，2. 心力衰竭。

中医诊断：胸痹（气阴两虚，寒凝血瘀）。

治法：益气养阴，温中逐痹，升陷祛瘀。

方药：人参汤合升陷祛瘀汤加减。红参15g，生白术60g，炙甘草15g，干姜12g，升麻10g，山茱萸30g，知母15g，生黄芪30g，桔梗10g，柴胡10g，三棱12g，莪术15g，益母草15g，生地黄30g，红景天30g，麦冬15g。7剂，水煎服，日1剂，分2次服。

随访：患者服药1周后胸闷、胸痛症状完全缓解，查心肌标志物：cTNI0.05ng/mL，BNP352pg/mL。效不更方，原方红参、生白术、炙甘草、干姜4味均调整至15g，加白蒺藜15g，天花粉60g。继续服药1周，病情稳定，顺利出院。

按语：患者患有冠状动脉粥样硬化性心脏病，冠状动脉支架术后，不稳定性心绞痛，胸闷、胸痛频繁发作，多次住院治疗，效不佳，听闻史老识见宏敏，器宇冲深，常以经方起死回生，故邀史老会诊。史老以为胸痹病机总属阳微阴弦，即胸阳不振、阴邪上乘阳位，史老在治疗胸痹病时，强调补益、升陷，善长用益气、养阴、填精药物治疗，使心窍之气血得补，阴阳平衡，外邪不得上犯。患者久病，正气已耗，症见精神不振，乏力，气短，心前区憋闷、隐痛，咽喉下、胸上部有痞塞感，舌光红无苔，脉细短，尺弱，一派虚象。史老以升陷祛瘀汤加人参汤治疗，红参、生黄芪、生地黄、红景天、知母、麦冬、白术、炙甘草益气养阴升陷；干姜、山茱萸温阳，以此心窍得补；三棱、莪术、益母草活血化瘀，利水，祛实邪。

三、经验探微

解剖学认为脑窍、心窍、胃肠、毛孔等，皆非空窍，故今时医者对侯氏黑散或填窍理论研究较少。史老博闻强识、学贯中西，作为章朱学派继承人，手持"宗中汇西"大旗，中西并用，用药时谨守法度，立足古方，继承了陈继明先生的"补下启中"思想，自创升陷祛瘀汤补益三焦之窍，以补气升阳举陷治疗上焦病，运用通补法治疗中焦病，善用地黄补益下焦病。史老基于"补益填窍"理论，尤善用红参、人参、西洋参、附子、乌头、地黄等药物，以无形之药气，填补人体气血阴阳之亏虚，临床每获良效。

仲景苓桂剂脾肾论治妊娠期
高血压疾病理论探讨

河南中医药大学第一附属医院妇产科　李玲玲

妊娠期高血压疾病（hypertensive disorders of pregnancy，HDP）是妊娠与血压升高并存的一组疾病，发生率5%～20%，包括妊娠期高血压、子痫前期（Preeclampsia，PE）、子痫以及慢性高血压并发子痫前期和妊娠合并慢性高血压，常以水肿、头晕、血压升高及代谢紊乱为主要临床特征，是一个疾病进展的过程，严重影响母婴健康，甚至导致母婴死亡。西医学对于本病的病因尚未完全明确，临床疗效往往不佳。中医并无妊娠高血压的病名，根据其临床症状归属于"子肿""子晕""子痫"范畴，其根本病机在于脏腑虚损，阴血不足。脾主运化，肾主水液，二者协同调节全身水液代谢，脾肾两虚，则导致水湿痰聚发为子肿，阴虚阳亢发为子晕，进一步发展为肝阳上亢，肝风内动发为子痫。中医往往在疾病之初即从脾肾论治，防止疾病进一步发展，这也正是仲景已病防传，治未病思想的重要体现。本文以肠道菌群为基础，以脾肾功能与肠道菌群密不可分为切入点，探讨仲景从脾肾论治妊娠期高血压的病机，以期为防治妊娠期高血压提供新思路。

一、妊娠期高血压的病因病机

妊娠期高血压的病因复杂，目前其发病机制尚未明确，主要学说包括子宫螺旋小动脉重塑不足、炎症免疫过度激活、血管内皮细胞受损、遗传因素及营养缺乏等。近年来，有关研究表明，肠道菌群与本病也密切相关。妊娠期高血压的基本病理变化是全身小血管痉挛，内皮损伤及局部缺血，由此孕妇出现一系列临床症状，如血压升高、蛋白尿、水肿、头晕及心脑肾等重要脏器功能损伤的表现及全身代谢的异常。对于胎儿而言，由于子宫胎盘灌注不足，胎盘功能下降，出现胎儿宫内生长受限，胎儿宫内窘迫，甚者胎死宫内的严重不良妊娠结局。

二、肠道菌群参与人体重要的生理和代谢过程

在正常人的体表和身体内寄居着复杂而繁多的微生物群落，其中最常见的就是肠道菌群，正常微生物群对于人体来说是不可分割的一部分。早在 2003 年，我国微生态学奠基人康白教授就系统地提出了正常微生物群是一个新的人体生理学系统。随着测序技术和代谢组学的不断发展进步，宏基因测序技术结合代谢数据库分析证实，人类肠道菌群几乎携带参与人体所有物质包括碳水化合物、氨基酸、脂类、能量、核苷酸、多糖生物合成与代谢、维生素合成、外源异生物质的生物降解等的基因。近年研究发现，肠道菌群在炎症反应、免疫应答及人体代谢、营养吸收等方面，均发挥着不可缺少的生理作用。肠道菌群存在特有的稳态系统，一旦失去平衡将会诱发机体各种疾病，如心脑血管疾病、高血压病、自身免疫性疾病等。

三、妊娠期高血压与肠道菌群及其代谢产物密切相关

妊娠期高血压作为一种疾病综合征，伴有全身器官功能的损伤及代谢功能的紊乱，与肠道菌群失调有着密切的联系。已有研究表明，肠道菌群与机体血压调节有关，肠道菌群失调可能通过打破免疫耐受，以及增强炎症反应及肠道菌群代谢物如短链脂肪酸、三甲胺（trimethylamine，TMA）和三甲胺 N-氧化物（Trimethylamine N-oxide，TMAO）的紊乱等参与其发病。

妊娠期高血压患者的肠道菌群表现出多样性降低和明显的生态失调，动物实验发现粪菌移植（FMT）成功的小鼠妊娠期血压显著升高，并伴蛋白尿、胚胎吸收增加，胎儿和胎盘重量降低，胎盘组织中出现和 PE 患者一致的总细菌、梭杆菌和炎性细胞因子水平显著增加。PE 患者的肠道微生物群失调，其代谢物短链脂肪酸产生菌和短链脂肪酸类显著减少，这种改变加剧了病理改变和临床症状，而健康孕妇中的肠道微生物菌群具有显著的保护作用，能够促进胎盘床巨噬细胞的自噬和 M_2 极化，从而抑制炎症反应。通过益生菌治疗发现微生物菌种及代谢物的改变，表明 PE 患者肠道微生物群的改变参与了妊娠期高血压的发病。

肠道中含有大量的淋巴细胞，肠道菌群可以调节 T 细胞的分化，形成自身免疫系统，主要体现在辅助性 T 细胞（Th）和调节性 T 细胞（Treg）的调节。T 淋巴细胞在人类子宫内膜的上皮和基质中同样发挥特殊作用。Th1/Th2 和 Th17/TTreg 的平衡有助于建立妊娠有利环境，一旦失衡则致滋养细胞免疫损伤加重，侵袭能力下降，在人类和先兆子痫动物模型中，均发现 Th1/Th2/Th17/Treg 失衡，导致全身和胎盘补体过度激活和适应性 T 细胞耐受性受损。

综上所述，肠道菌群失调影响妊娠高血压疾病的假说主要有：肠道菌群及其代谢物参与妊娠期高血压的发展，肠道菌群的失衡诱发炎性细胞因子改变引起妊娠期血压升高，通过影响免疫平衡诱发妊娠期高血压的发生。

四、从脾肾论治妊娠期高血压的理论依据

妊娠高血压根据疾病不同阶段的临床表现，归属于中医"子肿""子晕""子痫"范畴，其主要病机在于脏腑虚损，阴血不足。

《素问·经脉别论》曰："饮入于胃，游溢精气，上输于脾。脾气散精，上归于肺，通调水道，下输膀胱。"可见脾在水液代谢过程中起着重要作用，并与肺肾相关。脾气素弱，或思虑过度，或过食生冷，脾阳受损，运化失职，水湿停滞，溢于四肢肌肤，发为水肿。孕后阴血养胎，精血不足，肝失濡养，脾虚肝旺，发为子晕；肝阳上亢，肝风内动，遂发为子痫。

肾藏命门之火，能气化津液，对脾胃功能有推动作用，如《素问·水热穴论》曰："肾者，胃之关也，关门不利，故聚水而从其类也。"素体肾虚，孕后阴血下聚养胎，影响肾阳布散，不能化气行水，水湿泛溢肌肤、四肢而为子肿；孕后血聚养胎，阴血亏虚，肝失所养，肝阳上亢，发为子晕；血不荣筋，则肝风内动；精不养神，则心火偏亢，风火相扇，遂发子痫。

在妊娠期高血压的发展过程中，脾肾发挥着重要的作用，脾肾功能正常则水液运行通畅，脾肾功能受损，则发为水肿、头晕等，在疾病早期阶段及时从脾肾论治，防止进一步发展是本病治疗的关键。

五、仲景从脾肾论治妊娠高血压

《伤寒杂病论》中关于高血压论治的方药有很多，本文仅从五苓散和苓桂术甘汤两个经典方剂入手，对仲景从脾肾论治本病的理论进行论述。

《金匮要略·妇人妊娠病脉证并治第二十》有"妊娠有水气，身重，小便不利"的论述，而五苓散是张仲景利水渗湿、温阳化气的代表方，方中重用泽泻为君，直达肾与膀胱，利水渗湿，臣以茯苓、猪苓之淡渗，增强君药利水渗湿之力，佐以白术，茯苓健脾以运化水湿。《素问·灵兰秘典论》言："膀胱者，州都之官，津液藏焉，气化则能出矣。"膀胱的气化有赖于阳气的蒸腾，故又佐以桂枝温阳化气以助利水，诸药相伍，共奏淡渗利湿、健脾助运、温阳化气之功。

另一经典方剂为苓桂术甘汤，《金匮要略·痰饮咳嗽病脉证并治第十二》曰："心下有痰饮，胸胁支满，目眩，苓桂术甘汤主之。"方由茯苓、桂枝、白术、甘草

四味药物组成，具有温阳化气、健脾利水的功效。方中茯苓为君药益脾助阳，淡渗利湿；桂枝为臣药温阳化气，调和阴阳；白术补脾胃，燥湿邪，与桂枝共为臣药，桂枝又以其甘温化阳之力助茯苓、白术发挥运化湿邪，健脾补胃的作用，甘草为使，调和诸药，使以上三药温顺平和，相生相益。全方共奏温阳化气，健脾利水之功。

现代实验药理研究发现，五苓散具有利尿、降压、调节代谢、保护肾脏、止泻等药理作用，临床应用日益广泛，适用于妊娠期高血压、糖尿病、肾病综合征等疾病，并根据网络药理学研究发现五苓散通过抑制炎症反应、增强机体代谢等方面发挥作用，并且二者研究结果相吻合。刘维维、姜德友等研究发现，苓桂术甘汤所适应的疾病分布于临床各科，但常见于循环系统如高血压、心功能不全等；消化系统如慢性胃炎、胃溃疡；泌尿系统如肾功能不全、肾病综合征；代谢性疾病如肥胖等。现代研究发现，祛湿药在调节肠道菌群方面具有重要作用，其中淡渗利湿药则以促进益生菌作用为主。药物分析显示，泽泻醇提取物、茯苓多糖及其衍生物、猪苓多糖均能增加拟杆菌、乳杆菌、双歧杆菌等有益菌的丰度，参与调节肠道菌群的生态平衡，"茯苓 – 泽泻"干预可以增加厚壁菌门、毛螺菌科、克里斯滕森菌科等丰度，降低疣微菌门、阿克曼菌科以及阿克曼菌属的丰度，恢复肠道菌群稳态；白术能够提高肠道拟杆菌属、另支菌属优势菌的丰度，另有研究表明麸炒白术中内酯类和多糖组分升高，能够调节双歧杆菌、乳杆菌、肠球菌及大肠杆菌等菌群。桂皮醛是桂枝的主要成分，谢坤铭研究发现桂皮醛可通过稳定兔肠道中的韦荣氏球菌科、考拉杆菌属、消化球菌科，调节 M1/M2 巨噬细胞极化，恢复兔 KOA 模型肠道菌群接近正常状态。徐鹏程等发现甘草水提物能够显著影响小鼠肠道菌群的构成，如厚壁菌门、拟杆菌门、变形菌门及软膜菌门，并且部分菌群的变化与甘草剂量之间表现出良好的相关性。临床观察发现，加味茵陈五苓散能够调节脂代谢，通过减少肠杆菌、葡萄球菌，增加拟杆菌、双歧杆菌和乳酸杆菌，苓桂术甘汤能够上调拟杆菌属和下调毛螺菌属的相对丰度，改善肠道菌群的紊乱状态，恢复肠道微生态平衡。

根据目前临床及实验研究可见经方从脾肾论治能够影响肠道菌群的生物多样性，调节肠道微生态平衡，从而调节机体代谢紊乱，达到治疗目的。

六、肠道菌群与脾肾理论的关系

中医脾肾功能与肠道菌群密切相关，《类经·藏象类》云："脾主运化，胃司受纳，通主水谷。"《素问·经脉别论》曰："饮入于胃，游溢精气，上输于脾，脾气散精，上归于肺，通调水道，下输膀胱，水精四布，五经并行。"脾主运化是指对营养物质的消化、吸收、转化散精、输布，从西医学角度来讲，不仅与胰腺、肝脏等功能相关，还具有肠道菌群的吸收营养、保持肠道稳态的功能，发挥维持人体系统生理平衡的作用。研究发现，脾虚大鼠模型肠道菌群多样性明显降低，给予健脾中药干预后，增加了肠道微生物的多样性，显著改善肠道微生物异常状态，提示脾主运化的功能可以维持肠道微生物稳态，二者密切相关。

《灵枢·决气》曰："两神相搏，合而成形，常先身生，是谓精。"《素问·六节藏象论》云："肾者，主蛰，封藏之本，精之处也。"《素问·上古天真论》曰："肾者主水，受五脏六腑之精而藏之。"肾所藏之精，既包括先天之精，又包括后天之精，先天之精禀受于父母，是生命的本原；后天之精充实于后天，具有推动人体生长发育，促进人体生殖机能，防御外邪入侵的作用。研究发现，人类肠道菌群的形成始于胚胎期，在母体的妊娠阶段即开始逐步形成，后期经产道分娩、母乳喂养、皮肤接触等途径丰富和完善。婴儿期是肠道菌群建立的关键时期，是肠道菌群定植和建立的初级阶段，肠道菌群的改变或异常均会引发多种疾病。随着年龄的增长，肠道菌群在功能上逐渐复杂，并且越来越接近成人模式，最终呈现为较稳定的肠道菌群。由此可见，肠道菌群与肾精均源于先天，与人体的生长发育及疾病的发生紧密相关，后天逐渐形成，功能日益完善，最终维持人体正常生理功能。

肠道菌群与脾肾功能密切相关，故基于肠道菌群探讨经方从脾肾论治妊娠期高血压的机理具有一定的可行性。

七、展望

妊娠期高血压是一种严重影响母婴健康的疾病，临床表现涉及全身，仲景理论从脾肾论治，利水渗湿，温阳化气，往往能取得较好的临床疗效。根据近年研究得知，肠道菌群同样是一个整体的生理系统，且与全身各个组织器官密切相关，具有自身稳态，维持着人体的正常机能，一旦出现肠道菌群失调，往往会影响整体生理功能，这与中医整体观思想有不谋而合之处。中医学认为，人体是一个整体，局部的病变往往会导致整体的功能失调，其治疗重在阴平阳秘，以平为期，以达到人体的一个平衡状态。因此，随着肠道菌群研究的进一步深入，或许中医辨证论治可以与识别特有菌群相结合，明确疾病发病机制，制定个体化治疗方案，从而达到更好的临床疗效。肠道菌群的深入研究，也可以为中医的现代化提供新的理论支持。

苓桂术甘汤内科应用进展

河南中医药大学第一附属医院　齐瑞丽

苓桂术甘汤主要由茯苓、桂枝、白术、炙甘草组成，首见于张仲景的《伤寒论》，是"病痰饮者，当以温药和之"的代表方剂，历代医家对其研究颇多，本文就其在内科心血管系统、消化系统、神经系统、呼吸系统、生殖泌尿系统等的临床应用及实验研究做一综述。

苓桂术甘汤源自汉代张仲景所著的《伤寒论》，方中茯苓补益中气，泻利水邪，桂枝温经通阳，降逆痰湿，二药相伍温阳化气，利水消饮，养心气而宁神；白术补气健脾，燥湿利水，合茯苓补脾以利水邪；甘草助桂枝扶心阳以消阴翳，合白术祛湿邪、健脾气。诸药合用，温而不燥，攻而不剧。究其病机，其适用于中阳不足、气不化水、聚湿成饮的痰饮病，乃治疗痰饮病的基础方剂。而痰饮致病广泛，变化多端，因此苓桂术甘汤在临床亦应用广泛。

一、心血管系统运用

大量文献研究显示，苓桂术甘汤在心血管系统方面的应用最为广泛，并且疗效卓越。证属脾肾阳虚，痰湿阻滞，水气凌心的风湿性心脏病、低氧性肺动脉高压、冠心病心绞痛、慢性心力衰竭等心血管疾病，运用本方辨证加减，效果显著。朱玙璠等对比苓桂术甘汤联合西药与单纯西药治疗老年慢性心力衰竭的治疗效果和左室射血分数改善情况，结果发现苓桂术甘汤联合西药在治疗总有效率、心脏射血分数、左室舒张末期内径、左室射血分数、心脏指数、左室收缩末期内径等方面显著优于西药组（P < 0.05），认为苓桂术甘汤治疗老年慢性心衰效果较好，安全性高，LVEF 改善显著，值得推广应用。刘洋研究苓桂术甘汤联合福辛普利对伴有肺动脉高压的慢性肺源性心脏病（chronic pulmonary heart disease，CPHD）患者右心室肥厚、血清 N 端 B 型利钠肽原、内皮素的影响，发现苓桂术甘汤联合福辛普利可显著缓解 CPHD 患者的临床症状，改善肺功能，降低肺动脉压力，抑制右心室重构。李志超等认为加味苓桂术甘汤联合中医限食疗法治疗慢性稳定型心绞痛，不仅可以有

效减轻患者的体质量，降低血压、血脂指标水平，还可改善其躯体活动受限程度、心绞痛稳定状态、心绞痛发作情况、治疗满意程度等。

葛瑞瑞等发现苓桂术甘汤的抗心肌纤维化作用可能与抑制胶原蛋白合成以及 α – SMA 和 FN 的表达作用有关。赵陆璐发现苓桂术甘汤通过调控 LR4/Myd88 通路可以改善心功能与心室重构，减少心肌细胞损伤，降低血清 TNF – α 和 IL – 6 水平，升高 IL – 10 水平，下调心脏组织 TLR4、Myd88、NF – κB 等的表达水平。李白雪等认为苓桂术甘汤通过调节 NF – κB 介导的炎症信号通路改善肺动脉高压合并右心衰大鼠的心功能和病理组织改变，降低神经内分泌因子水平。

二、消化系统运用

林博等发现苓桂术甘汤在提高老年功能型消化不良患者（脾胃气虚型）临床疗效方面作用显著，不仅能改善患者的生活质量，还能降低患者血清胃蛋白酶原、胃泌素以及血流变学指标，发现观察组患者的一氧化氮、内皮素 – 1、内毒素水平低于对照组，差异具有统计学意义（$P < 0.05$）。何水连等对比苓桂术甘汤联合前列地尔（观察组）与单药前列地尔（对照组）对肝硬化伴腹水患者血清肝纤维化标志物水平、肝功能的影响，发现观察组患者的体质量、腹围、腹水深度低于对照组，观察组患者的透明质酸、层粘连蛋白、Ⅲ型前胶原、Ⅳ型胶原蛋白、谷草转氨酶、谷丙转氨酶、血清总胆红素等水平低于对照组，表明苓桂术甘汤联合前列地尔治疗肝硬化腹水安全有效，能明显降低患者血管损伤因子水平，改善肝功能及纤维化状态，促进腹水的消退。

赵兴旺等发现苓桂术甘汤能降低非酒精性脂肪肝大鼠体重，改善肝脏指数及 Lee 指数，升高肝组织 AdipoR – 2、PPARα 表达水平，减轻肝脏脂肪变性。张琼发现加味苓桂术甘汤可能通过抑制坏死和细胞凋亡信号通路减轻非酒精性脂肪肝病细胞（Non alcoholic fatty liver disease cells，NAFLD）内脂肪沉积，减轻非酒精性脂肪性肝炎，从而对 NAFLD 发挥治疗作用。翟梦婷等发现苓桂术甘汤通过调节肠道通透性、降低肠道炎症反应来改善急性心肌梗死后大鼠肠黏膜屏障的损伤。

三、神经系统应用

《伤寒论》云："伤寒，若吐若下后……起则头眩……茯苓桂枝白术甘草汤主之。"《金匮要略·痰饮咳嗽病脉证并治》篇亦云："心下有痰饮……目眩者，苓桂术甘汤主之。"大量临床研究均表明苓桂术甘汤治疗眩晕效果显著，尤其在辨证为脾肾阳虚型、痰浊中阻型、痰饮型等患者中效果明显。王德刚等观察苓桂术甘汤加泽泻治疗椎动脉型颈椎病痰饮上泛型眩晕的临床疗效，治疗组口服苓桂术甘汤复方 14 天，对照组口服丹七软胶囊 14 天，结果发现治疗后治疗组 VAS 评分、FS-CSA 评分低于对照组，治疗后治疗组的总有效率高于对照组。王胜男等发现加味苓桂术甘汤联合敏使朗（试验组）在梅尼埃病（Meniere's disease，MD）痰饮型眩晕治疗中的有效率高于单用敏使朗（对照组）（82.50%，33/40），试验组治疗后的眩晕、耳鸣、听力症状评分均低于对照组，且 T 淋巴细胞亚群（CD3、CD4、CD8）以及 IgG、IgA、C3 均优于对照组，组间差异有统计学意义（$P < 0.05$）。

曹政华等基于网络药理学研究发现苓桂术甘汤治疗眩晕病通过核心靶点——白细胞介素 -6、RAC-α 丝氨酸/苏氨酸蛋白激酶、肿瘤坏死因子、血管内皮生长因子 A 等参与白细胞介素 -17 信号通路、HIF-1 信号通路、p53 信号通路的调控，可能与调控中枢神经炎症，保护及重塑脑神经和调节脑组织有关。王紫薇等认为苓桂术甘汤对阿尔茨海默病体外血脑屏障损伤具有修复作用，其机制可能与抑制炎症因子和 MMP-2、MMP-9 表达，促进骨架蛋白表达并调节转运蛋白平衡相关。

四、呼吸系统应用

肺为娇脏，邪袭肺卫，肺气郁滞，脾失健运，肺虚脾弱，津液不归布化，痰湿内生，而肺又为贮痰之器，痰气胶着，是以呼吸系统疾病多以咳嗽、咳痰、喘息、胸闷、呼吸困难等症状常见。《腹证奇览》曰："心下有痰饮水气……或胸闷气急、呼吸短促等，为本方证。"因此，在病症结合、辨证论治的中医理论指导下，苓桂术甘汤肺脾同治是治疗呼吸系统疾病的常用有效方法。王明福教授认为，临床上很多年老体弱的慢性咳喘难治患者，有脾肺气虚、寒饮内停之证，其中阳气不足之痰饮是最主要病机，应用加味苓桂术甘汤加减治疗呼吸疑难病，效果良好。温旭等发现西医疗法基础上应用苓桂术甘汤联合温阳通络法针灸明显优于单用西医疗法，且第一秒用力呼气量、最大呼气峰值流速、第一秒用力呼气量占用力肺活量比水平明显改善，IL-8、IL-17、TNF-α 水平明显降低。

张圆等发现苓桂术甘汤合葶苈大枣泻肺汤保留灌肠可能通过缓解肺压力，抑制和减少炎性介质的生成和渗出，减轻炎性反应、组织损伤，提高抗氧化作用以及提高机体免疫能力，对甲醛致大鼠急性肺水肿发挥治疗作用。

五、泌尿及生殖系统应用

建晓珂对治疗组采用苓桂术甘汤合真武汤配合贝那普利治疗，对照组单纯采用贝那普利治疗来探讨苓桂术甘汤合真武汤治疗慢性肾小球肾炎的临床疗效，结果发现治疗组总有效率优于对照组，24 小时尿蛋白定量、尿素氮、肌酐均较对照组降低，血浆白蛋白较对照组升高，差异有统计学意义（P < 0.05）。

泌尿及生殖系统病变的病位多在肾与胞宫，病因之一可能与肾阳（元阳）不足、脏腑气化及肾主水功能下降导致温煦乏力，痰饮内生有关，在西医学上与下丘脑 - 垂体 - 卵巢轴及肾素 - 血管紧张素 - 醛固酮系统关系密切。当前，有研究发现苓桂术甘汤对体内激素水平有一定影响，可以推知痰饮的形成与激素水平紊乱密切相关，因此进一步研究苓桂术甘汤、痰饮与激素水平的关系，可能为中西医结合治疗开辟新的道路。另外，高俊丽等研究发现麻黄附子细辛汤合苓桂术甘汤加菟丝子、水蛭可有效延缓糖尿病肾病大鼠的病程进展，可能与其改善糖尿病肾病大鼠的血脂及尿蛋白水平，保护足细胞形态及功能，从而减轻肾脏病理损伤程度密切相关。

六、其他

苓桂术甘汤不仅可用于上述心血管系统、消化系统、神经系统等的疾病，临床有很多医家亦用其治疗胸/腹腔积液、抑郁症、变态反应性疾病等，病机契合者，多可以达到异病同治的效果。袁逸帆等发现苓桂术甘汤加减内服联合消水贴外敷治疗肺癌合并胸腔积液疗效满意，能有效减少胸腔积液，改善患者的临床症状。马星月等发现苓桂术甘汤能够通过"多成分、多靶点、多通路"治疗抑郁症，改善抑郁小鼠海马内神经元损伤，缓解抑郁样行为。汪园园发现苓桂术甘汤联合热量限摄可以明显改善湿疹大鼠皮损评分及湿疹皮肤肿胀程度，可能与通过调节机免疫平衡或改善其肠道免疫状态相关。

七、小结与展望

综上所述，苓桂术甘汤是药简效彰的经典名方，在临床治疗中发挥着不可替代的作用，所治病种涉及全身多个系统，凡符合中阳不足、气不化水、聚湿成饮等病机者均可应用，体现了中医"异病同治、治病求本"的思想。随着科学技术的发展，实验研究及现代药理亦证明其具有改善缺血再灌注损伤、抗炎、提高免疫、调节代谢等功效，但对其具体作用机制及靶点不甚明了，未有在中医理论指导下，根据组方药物的剂型、药味、剂量、用药途径（如口服、外敷、腹腔灌注）等开展的综合研究。近年的临床研究多以单中心小样本为主，缺乏新医疗背景下的大数据支持，因此期待更多有质量的大型研究，为我国古方的传承创新开辟道路，更好地服务人类健康。

浅析《难经》理论对《伤寒论》
经方治法的影响

江西中医药大学　刘庚鑫

本文为《难经》与《伤寒论》理论相关性研究，从治法角度探讨《伤寒论》经方运用中的《难经》思想脉络。文章研究认为《伤寒论》经方治法理论受到《难经》的影响，张仲景在临床实践中继承并发挥了《难经》理论，体现在汗下法的应用、调和营卫法、补母泻子法、泻南补北法四个方面。本文的研究可体现伤寒学研究中的《难经》理论价值，为临床提供参考，为经方应用拓展思路。

中医治法是依照临床辨证形成的指导药物配伍和方剂使用的依据，不同的治法体现方剂不同的功能。《伤寒论》被称为"方书之祖"，全书集理法方药于一体，经方治法灵活丰富是其中一大特色，如后世《医学心悟》中所提出的治疗"八法"在《伤寒论》中皆有广泛应用。

《难经》又称《八十一难》，是成书于西汉末至东汉前中期的医学典籍，其探微索隐，质难八十一条，内容包括脉学、经络、脏腑、腧穴、疾病、针法等各方面，佐翼《黄帝内经》，完善了中医学理论体系，论述了独具特色的诊断理论和治疗法则。《伤寒论》序中言："撰用《素问》《九卷》《八十一难》……并《平脉辨证》。"可知对《黄帝内经》《难经》等医学经典的参考是仲景医学理论的重要来源。

天下之事，溯其源则流长，李克绍先生提出现代研究《伤寒论》，正确理解张仲景的主导思想必须与《黄帝内经》《难经》《神农本草经》相结合，将《伤寒论》的理论体系和思想根源与《黄帝内经》《难经》统一起来。因此，分析《难经》理论对《伤寒论》的实际影响，对研究仲景辨证体系与经方运用法则等学术思想具有重要价值。笔者通过对《难经》理论和《伤寒论》经方治法的对比研究，旁参古今相关文献，认为张仲景在经方汗下法、调和营卫法、补母泻子法、泻南补北法等治法上参考了《难经》的理论。

一、伤寒病汗、下治法的应用

（一）《素问·热论》中的汗、下法

汗法与下法均为《伤寒论》中的治疗大法，在疾病治疗"八法"中占首要地位。对于汗、下法的应用，在《黄帝内经》中有较详备的论述，如《素问·阴阳应象大论》提出"其在皮者，汗而发之""中满者，泻之于内""其下者，引而竭之"的应用原则。至于伤寒病的治疗，《素问·热论》中提出了三阴三阳经络受病的症状表现，对于治疗仅言"治之各通其脏脉，病日衰已矣，其未满三日者可汗而已，其满三者，可泄而已"，其意思是通过对伤寒病位、症状和疾病发展日数的判断为依据，而应用发汗或者攻下的治疗方法。本篇中不曾概括出伤寒病汗、下治法的应用病机，尚不能对《伤寒论》中辨证立法、方依法施的论治原则产生指导性影响。

（二）《难经》从阴阳角度说明伤寒病汗、下法应用病机

首次从阴阳病机立论，认识伤寒病汗、下法应用的是《难经·五十八难》，文曰："伤寒有汗之而死，下之而愈者，有下之而死，汗之而愈者，何也？然，阳虚阴盛，汗之而愈，下之即死；阳盛阴虚，汗之而死，下之而愈。"从问句可看出在当时，对伤寒病汗、下法的应用病机还不能明确，仅遵《素问》伤寒病程日数而使用汗、下法误治甚多，因此《难经》即本于伤寒病辨证与治法的联系，提出汗、下法的应用纲领与禁忌证。

滑寿说本难阴阳实代表里，盛虚代指正气，"表病里和，汗之可也，而反下之，表邪不除，里气复夺矣；里病表和，下之可也，而反汗之，里邪不退，表气复夺矣，所以然者，汗能亡阳，下能损阴也"，后世如叶霖、徐灵胎等皆持滑氏之说。成无己对本句从寒热角度认识，认为外感寒邪伤及表阳为阳虚阴盛，阳邪乘虚入腑而出现里热证则为阳盛阴虚，与滑寿的观点可相互参照。本段汗、下法使用纲领在《伤寒例》中被仲景全部引用，并继而提出"桂枝下咽，阳盛即毙；承气入胃，阴盛已亡"的经方使用禁忌，以此为线索可一窥《难经》对《伤寒论》汗、下治法及经方应用的指导。

（三）对经方汗法应用病机及禁忌的指导

汗法是张仲景治疗六经病表证的主要治法，《伤寒论》中有辛温发汗的麻黄汤、解肌发表的桂枝汤、发散风寒兼清里热的大青龙汤、温阳助表发汗的麻黄附子细辛汤等。当寒侵与正气相搏于表而出现表证表脉时，此时当用汗法助阳散寒解表，此为《伤寒论》汗法之应用大法。如太阳篇第 42 条"太阳病，外证未解，脉浮弱者，

当以汗解，宜桂枝汤"，第 51 条"脉浮者，病在表，可发汗，宜麻黄汤"，病人伤于寒邪，表阳被遏而出现"阳虚阴盛，表病里和"的病机时，使用桂枝汤、麻黄汤等发散表邪为正治。

《伤寒论》汗法的禁忌证亦遵循《难经》理论，如李培生指出《伤寒论·辨不可发汗病脉证并治》篇"诸脉得数动微弱者，不可发汗，发汗则大便难，腹中干"一句禁用汗法的原因是数动微弱之脉主"阳盛阴虚之病"，此本阴液不足，若误用汗法更劫伤阴液，则会出现便难腹干等亡阴之证。

《伤寒论》中论述汗法禁忌的条文有 26 条，简言之，有"阴虚咽燥者""淋家""疮家气血亏虚者""衄家阴血不足""太阳温病""病入少阳""阳明里热""误下致里虚""中焦虚寒者"等 9 种禁汗证。《素问·阴阳别论》言"阳加于阴谓之汗"，汗液是在人体阳气和阴液的共同作用下生成的，汗法的应用取决于阳气和阴液的盛衰。因此，《伤寒论》中本于"阳盛阴虚，汗之则死"的汗法禁忌，见阴血虚、阴虚热扰、温邪、阳明里热等阴虚或燥热为患时，强调禁用发汗徒伤表阳，更增里燥，勿犯虚虚实实之戒。

（四）对经方下法应用病机及禁忌的指导

《伤寒论》下法应用针对"里实"的病机，以驱逐邪气为主。根据邪气性质的不同，攻下的经方又有多种，如治热实结胸的大陷胸汤、治寒实结胸的三物白散、治悬饮证的十枣汤、治蓄血证的桃核承气汤和抵当汤、治脾约证的麻子仁丸、治阳明腑实证的承气剂等。

"阳盛阴虚，里病表和"的病机是张仲景应用下法的重要根据。如第 215 条"阳明病，谵语，有潮热，反不能食者，胃中必有燥屎五六枚也，若能食者，但硬耳，宜大承气汤下之"，本条冠以阳明，燥实里结之病机可知，本条燥屎结在胃中，腑气不通，燥热伤阴，而见谵语、潮热、不能食等症，当急用下法，邪热通腑，张卿子引赵嗣真言"所以用承气酸苦之寒剂，下之则阳邪消，寒之则真阴长，使邪去正安则愈"是也。阳明病提纲为"胃家实"，病势偏重于里，阳明的病机是燥热内结，阴液亏虚为主的实证，因此阳明病虽有汗、清、温等治法，但用下法攻逐热实、保存阴液是其主要的治疗大法。当伤寒病出现阳盛阴虚，里病表和的里实病机时，无论所处的病理阶段，俱有应用下法的机会。如第 320 条"少阴病，得之二三日，口燥咽干者，急下之"，当少阴病出现热邪亢盛，燥实伤津，阳盛阴虚的病机时，当急用大承气汤攻下存津液。

《伤寒论》下法亦遵循《难经》所提出"阳虚阴盛，下之则死"的禁忌，即表证未解，表病里和之时，误用下法则损伤正气，出现邪气内陷的变证。如第 44 条 "太阳病，外证为解，不可下也，下之为逆"，第 48 条 "若太阳证不罢者，不可下，下之为逆"，刘渡舟先生指出表证未解先解表，表里同病时先解表、后攻里是六经证治的重要治疗原则，若早用或误用下法，里气一伤则表邪内陷，病情势必趋向复杂。《伤寒论》中还谆谆告诫了下法的其他禁忌，即 "阳明腑实未成者""病机趋上者""脾胃虚寒者""阴血亏虚者""阳气虚衰者""已经攻下后者"均当慎用或禁用下法，概因下药多寒凉峻利，过用则损伤脾胃正气，当以祛邪不伤正为法，而非久服之剂，仲景苦心强调，亦遵 "无实实虚虚，损不足而益有余" 之先贤言也。

二、调和营卫法

（一）《难经》"调和营卫" 理论的提出

《难经·十四难》提出 "损其心者，调其荣卫" 的治法，即心系受损时可以通过调和荣卫之法来治疗，"调和营卫" 治法的提出加强了中医营卫理论与临床的联系，对《伤寒论》经方的配伍及运用具有重要指导意义。

从营卫与心的生理关系来看，《灵枢·邪客》曰："营气者，泌其津液，注之于脉，化以为血。"唐容川谓 "心之能事，又主生血"，可见水谷精微化生之营气注于脉中变成血液的过程是由心功能主导的，营血又在心气的推动下于血脉中循环运行。《灵枢·营卫生会》载："营在脉中，卫在脉外，营周不休……如环无端。"吕广言："心者，营卫之本也。"营气行于脉中，卫气相随行于脉外，运行全身，充养脏腑，"心主血脉" 的功能是荣卫运行的基础，荣卫又可充养心之气血。刘继生等认为心脏无论是心阳、心气虚，还是心阴、心血之损，均可导致营卫运行失常，而营卫运行失常，又能加重心脏之损，因此《难经》提出调和营卫来恢复心的生理功能，完善了心系疾病的治疗方法。

（二）《伤寒论》"调和营卫" 法的运用与发展

张仲景在临证中补充了 "调和营卫" 法的方剂，扩大了 "调和营卫" 的治疗范围。在《伤寒论》中，"调和营卫" 法既用于治疗营卫失调为病机的太阳表证、汗证，也用于治疗心之阴阳虚衰而致的烦躁、心悸、脉结代等心系病证。

1. "调和营卫" 法治疗太阳表证

太阳主肤表而统荣卫，古有 "风伤卫，寒伤荣" 之说，风寒等外邪中于肤表后所引起的荣和卫的病理反应叫作太阳病，因而 "调和营卫" 法是仲景治疗太阳表证的重要治法。

《伤寒论》中明确指出营卫不和的病机有 3 条，主要是营卫失调、卫强营弱的太阳中风表虚证与太阳汗证，应用的经方为桂枝汤。太阳篇言："太阳病，发热汗出者，此为荣弱卫强；故使汗出，欲救邪风者，宜桂枝汤。"此为太阳中风证，风中于卫，两阳相合，故发热，风行开泄，血脉不宁，而汗出，卫阳强则不能密，营阴弱则不能藏即是荣弱卫强，当用桂枝、生姜辛散卫分风邪，芍药、大枣益阴和营，甘草调和阴阳，攘外安内，药后啜粥则谷气内充，正气抵邪而成汗，后使荣卫调和，表邪可解。

《伤寒论》中应用桂枝汤调和营卫的另一种情况就是太阳汗证，正常情况下，营卫携行于肤表，卫气的顾护与荣气的滋养功能和调，则卫气不亢，营阴不泄，若二者失调，则会出现病理性汗出证。如第 54 条曰："病常自汗出者，此为荣气和。荣气和者，外不谐，以卫气不共荣气谐和故尔……复发其汗，荣卫和则愈，宜桂枝汤。"第 55 条曰："病人藏无他病，时发热、自汗出而不愈者，此卫气不和也，先其时发汗则愈，宜桂枝汤。"此两条论述了营、卫分别导致病理性汗出的两种情况，无热而常自汗是营气本足，卫气不固，发热时汗自出者是营气不足，阴不制阳，皆当用桂枝汤调和营卫。

2. "调和营卫"法治疗心之阴阳亏损证

仲景运用《难经》"损其心者，调其荣卫"法治疗心阳不足的病证，其代表经方为桂枝甘草汤。《伤寒论》第 64 条言"发汗过多，其人又手自冒心，心下悸，欲得按者，桂枝甘草汤主之"，本方证为外感病发汗太过，导致卫气衰弱失于固守，心阳随汗液外泄而导致的阳虚心悸证。本方用桂枝汤去芍药、生姜、大枣，以辛温的桂枝与甘平的甘草配伍，辛甘化阳，甘草补中气而生卫阳，桂枝入心经而振奋心阳，又顿服取其峻功，则卫固汗止，心阳得复。

对于营阴虚衰，生化不足乃至阴损及阳的心系受损病证，仲景的主治经方为小建中汤、炙甘草汤等。小建中汤治疗"伤寒二三日，心中悸而烦者"，本证为心之气血素虚者，复感外邪，而出现"心悸""心烦"等症状。《医宗金鉴》言小建中汤为"补营卫兼缓中急"，主用甘药补益心脾之源生气血，倍加芍药滋营血，兼用桂、姜安外，心之气血得充，则悸、烦可止，于"调和营卫"法中偏向培护营阴及中气是本方的特点。

若心系受损疾病比小建中汤证的程度更重的，《伤寒论》中以炙甘草汤治疗。《伤寒论》第 177 条言"伤寒，脉结代，心动悸，炙甘草汤主之"，本证心之气血阴阳俱虚，尤在泾言"此又扩建中之制，为阴阳并调之法如此"。柯琴言本方"生地为君，麦冬为臣，炙甘草为佐，大剂以峻补真阴，开来学滋阴之一路也，反以甘草名方者，藉其载药入心，补离中之虚以安神明耳"，可知本方治疗心病以滋营补血为主，辅以补益中气、温通血脉之法，使气血得充，君主有权，血脉通行则脉象可复。柯雪帆先生提出，现代临床中多用本方治疗冠心病、病毒性心肌炎等引起的心律失常，也用于冠心病心绞痛及慢性心衰而见阴阳两虚证者，可证实炙甘草汤的临证应用中"损其心者，调其荣卫"的治法依据。

三、补母泻子法

（一）《难经》"补母泻子法"的提出及针法应用

"虚则补之，实则泻之"是《黄帝内经》《难经》中对于虚、实证的治疗原则，在此基础上《难经·六十九难》立足五行相生理论提出了"虚则补其母，实则泻其子"的特色补泻方法。《难经经释》言："母，生我之经，如肝虚则补肾经也，母气实，则生之益力。子，我生之经，如肝实则泻心经也，子气衰，则食其母益甚。"即某脏（经）虚证可以补其母脏、母经或母穴的方法，母气实则生子，某脏（经）虚证可以泻其子脏、子经或者子穴，则母气有生而不能实，补母泻子法可调节人体脏腑盛衰，恢复五行平衡状态，使人体疾病得以治愈。

《难经》中补母泻子的治法主要应用于针灸配穴中。《难经·七十九难》云："迎而夺之者，泻其子也；随而济之者，补其母也。假令心病，泻手心主俞，是谓迎而夺之者也；补手心主井，是谓随而济之者也。"本论是《难经》以心病为例，说明补母泻子法的针灸运用，后世称之为"子母迎随补泻法"，心病泻手厥阴心包经，是其代心受邪，心属火，实则泻子土，于心包经为输穴大陵，是从前迎之而夺；虚则补母，木为火之母，属井穴中冲，是从后随之而济，补泻此二穴可调节心气之虚实状态。丁锦言："此章言针刺经穴补泻之大法，而亦可推之于用药也。"后世诸多方药的配伍多宗于补母泻子的治法，如《太平惠民和剂局方》认为参苓白术散为"培土生金法"，《慎斋遗书》认为百合固金汤为"金水相生法"等。

（二）"补母泻子法"对《伤寒论》经方及针法运用的影响

《伤寒论》是首先将补母泻子法应用于临床的医书，体现在针刺和方药两个方面。

第308条言"少阴病，下利，便脓血者，可刺"，柯琴解释本条曰："便脓血，亦是热入血室所致，刺期门以泻之。病在少阴而刺厥阴，实则泻其子也。"柯氏认为坎阳不足，不能发热于上，仅发热于腰以下之阴位，此为伏阳屈伏之火，当用苦温发之，配以平补收涩，火炎于上则生戊土，土得其令则水中火体亦得位，下利腹痛便血可止。热伤营血，肝为血室，故用针法当刺肝之募穴期门，使热有所泻，肾经病刺肝经穴，为实则泻其子之意。

经方中，李今庸认为麦门冬汤的运用以"虚则补其母"为依据。麦门冬汤证曰"火逆上气，咽喉不利，止逆下气者，麦门冬汤主之"，胃气为肺之母气，当出现肺胃津伤，虚火上炎的病理变化时，当补益胃之气阴以救肺。《千金方衍义》云本方"麦门冬数倍为君，人参、甘草、粳米以滋肺母，使水谷之精皆得以上注于肺，自然沃泽无虞"，脾胃得补，精气上归于肺，肺津得充则虚火自灭，此虚则补其母，培土生金是也。

经方泻心汤以清胃而治心下痞证，体现"实则泻其子"法的运用。《伤寒论》第 154 条"心下痞，按之濡，其脉关上浮者，大黄黄连泻心汤主之"，唐宗海言"方名泻心，实则泻胃，胃气下泄，则心火有所消导"，喻昌亦有"此泻脾胃之湿热，非泻心也"的论断。此外，第 207 条"阳明病，不吐不下，心烦者，可与调胃承气汤"，本证心烦不因吐下，是胃家实热上扰心神所致，因此用调胃承气汤清泄胃中燥热，柯琴言本条"是胃火乘心，从前来者为实邪，调其胃而心自和，此实则泻子之法"。

四、泻南补北法

（一）《难经》"泻南补北"治疗思想分析

泻南补北法又称泻心火、补肾水治法，在《难经》中首次提出，用来治疗木实金虚的病证。《难经·七十五难》曰："经言，东方实，西方虚；泻南方，补北方，何谓也？然：金、木、水、火、土，当更相平。东方木也，西方金也。木欲实，金当平之……东方肝也，则知肝实；西方肺也，则知肺虚。泻南方火，补北方水。南方火，火者，木之子也；北方水，水者，木之母也。水胜火。子能令母实，母能令子虚，故泻火补水，欲令金不得平木也。经曰：不能治其虚，何问其余，此之谓也。"

以泻火补水之法治疗木实金虚之病，不符合"补母泻子"的虚实治疗方法，故而有本篇质难。原因是《难经》作者认为五行是整体的、相互影响的，人体五行通过生克制化的联系保持动态平衡，因此当出现"东方实，西方虚"这种病理状态时，单纯以母子补泻来泻木补金不能恢复人体五行平衡，于是针对这种情况《难经》提出了"泻南补北"的治法。王安道的《医经溯洄集》言："余平生佩服此训，所益甚多。且如难经此篇，其言周备纯正，足以为万世法，后人纷纷之论，其可凭乎？夫实则泻之，虚则补之，此常道也。实则泻其子，虚则补其母，亦常道也，人皆知之。今肝实肺虚，乃不泻肝而泻心，此则人亦知之，至于不补肺补脾，而补肾，此则人不能知，惟越人知之耳。"王安道认为，本段"母能令子虚"一句是后世混淆之源，提出本句是言治法，而"子能令母实"是言病因。心火有余，不食母气，导致肝实，心肝俱盛，则肺金重虚，因此产生木实金虚的病理状态。《难经》治疗强调"水胜火"，补水则益金而治火，泻火则虚木而扶金，王安道曰"虽泻火补水并言，然其要又在于补水耳……今补水而泻火，火退则木气削，又金不受克而制木，东方不实矣。金气得平，又土不受克而生金，西方不虚矣"，此说符合《难经》本义。

七十五难强调"不能治其虚，问其何余"正因本病言病机偏重"东方实"，而治疗偏重"西方虚"而言。后文"欲令金不得平木也"一句，王氏认为"不"字为衍，难免千虑一失，孙一奎所说尤为明确，"所谓金不得平木，不得径自以金平木，必泻火补水从旁治之，使木金之气自然相平耳"，正遵循《难经》五行整体观的本旨，后世认同孙氏者甚多。

综上所述，可知《难经》的"泻南补北法"本于五行整体观，以泻心火、补肾水为具体治法，以调节肝实肺虚的病理状态为治疗目标，恢复人体五行整体平衡是其最终治疗目的与根本的治疗思想。

（二）"泻南补北"法对经方及后世方药应用的影响

仲景于临床实践中拓展了《难经》"泻南补北法"的应用范畴，经方黄连阿胶汤证的治疗本于"泻南补北"的治法。《伤寒论》第303条曰："少阴病，得之二三日，心中烦，不得卧，黄连阿胶汤主之。"少阴为阴阳之本，俱水火之脏，心肾相交则水火既济。本条为肾阴虚不能上交于心而致心火亢盛之证，因此用芩连以折心火，鸡子黄、阿胶以补肾阴，芍药敛阴而除烦，心肾之气复归于平衡，则烦躁、失眠可止。张瑞秋等认为黄连阿胶汤虽非治肝实肺虚证，但其泻心火补肾水，调节人体阴阳五行平衡的治疗法则与《难经》一致，属于"异病同治"的范畴。

自《伤寒论》起，后世广泛将泻南补北的治法用于治疗心火偏亢、肾阴不足、阳盛阴虚而引起的疾病。如朱丹溪立"泻南补北"为治痿大法，创立虎潜丸、大补阴丸等方清心滋肾，兼顾"脾伤"与"肺热"；叶天士的《温热论》提出"舌黑而干者，津枯火炽，急急泻南补北"，即温病到火盛伤津，津液枯涸的危重期当速用滋肾救阴，清心泻火法治疗。

现代临证中广泛应用"泻南补北法"指导针灸、方药治疗干燥综合征、重症肌无力、中风偏瘫、抑郁症、失眠等复杂临床病症皆有取得较好疗效的报道。《素问》曰："谨守病机，各司其属。""泻南补北法"是本于中医五行整体辨证的特色治法，因此临床各科病证以肾阴不足、心火偏亢为病理表现的，都具备应用泻南补北治法的机会。

五、结语

综上所言，可知《难经》是《伤寒论》经方治法理论的重要来源。论经方之理，达经方之用，必须重视《黄帝内经》《难经》等医经思想对《伤寒论》六经辨证体系和经方治疗法则的影响，认识张仲景去粗取精地传承这些医经理论的过程。本文通过对经方治法与《难经》理论的相关性研究，希冀可对经方之取法正本清源，为经方之传用厘清脉络，有助于中医学的发展。

四妙勇安汤治疗糖尿病足病的研究进展

北京中医药大学　蔡祎　刘建平

作为糖尿病的严重并发症之一，糖尿病足病可导致残疾和死亡，严重威胁了患者的健康和生命。目前中医药应用于糖尿病足病的治疗效果逐渐成为临床研究的热点，四妙勇安汤是治疗糖尿病足病的中医经典方剂，临床疗效显著。故本文从四妙勇安汤治疗糖尿病足病的机制与临床效果等方面对近年来的研究进展进行综述，为临床上应用四妙勇安汤治疗糖尿病足病提供参考依据。

糖尿病足病是糖尿病常见的慢性并发症之一，表现为足部皮肤的感染、脓肿、溃烂或组织的破坏与缺血，常易伴有周围动脉病变或下肢神经病变。全球至少有4000万～6000万的糖尿病患者患有糖尿病足病或其他下肢并发症，糖尿病足病严重时需截肢，使患者致残甚至死亡，对生活质量造成了严重影响。此外，糖尿病足病所带来的较高的治疗费用，也为患者带来了沉重的经济负担。糖尿病足病属于中医学"脱疽"的范畴，中医药在糖尿病足病的治疗与康复中具有独特的优势，《中国糖尿病足防治指南（2019 版）》也推荐中医药参与到糖尿病足病的治疗过程中。作为治疗"脱疽"的中医经典方剂，四妙勇安汤是被指南推荐的用于治疗糖尿病足病的药物之一。目前，关于四妙勇安汤治疗糖尿病足病的研究逐渐增多，有文献研究显示，在治疗糖尿病足病时使用频次最高的经方即为四妙勇安汤，故本文就近年来四妙勇安汤应用于糖尿病足病治疗中的研究进展进行总结。

一、四妙勇安汤概述

四妙勇安汤首见于《华佗神医秘传》，而后被收载于清代医家鲍相敖所著的《验方新编》中。其由金银花（三两）、玄参（三两）、当归（二两）、甘草（一两）四味药组成，临床常应用于周围血管病变、糖尿病足病、痛风性关节炎等疾病的治疗中。现代研究发现，四妙勇安汤水煎液主要含有哈巴俄苷、京尼平苷、当药苷、马钱苷、哈巴苷等环烯醚萜类成分；含有金丝桃苷、甘草苷、异甘草苷、甘草素、异甘草素、木犀草素、木犀草苷、槲皮素等黄酮类成分；含有安格洛苷 C、类叶升麻苷、阿魏酸等苯丙素类成分；含有肉桂酸、原儿茶酸、咖啡酸、绿原酸、异绿原酸 C 等有机酸类成分；含有甘草酸、甘草次酸等三萜类成分；以及豆甾醇、胡萝卜苷、三十一烷醇和生物碱类等成分，为发挥抗炎、抗氧化应激、抗凝、改善血液流变学、抑制血栓形成等药理作用提供了物质基础。

二、四妙勇安汤应用于糖尿病足病的临床研究

本研究对四妙勇安汤治疗糖尿病足病的临床研究进行了检索，检索数据库包括中国知网、万方、维普、PubMed 及 The Cochrane Library，检索时间为从各数据库建库至 2022 年 8 月 24 日。中文检索词包括四妙勇安汤、糖尿病足病与糖尿病足溃疡，英文检索词包括 Simiao Yong'andecoction 与 diabetic foot ulcer。依照纳入排除标准对检索到的文献进行筛选，纳入标准包括：①研究类型为临床研究，包括随机对照试验、准实验设计、队列研究、病例对照研究、病例系列、病例报告，不对发表语言进行限定；②受试者为符合诊断标准的糖尿病足病患者，不限年龄、性别与病程；③治疗组的干预措施为单用四妙勇安汤，或四妙勇安汤联合常规治疗，或四妙勇安汤联合其他治疗；对照组的干预措施包括常规治疗，或其他治疗；④对结局指标不作限制，包括但不限于有效率、血液流变学指标、炎性因子指标等。排除重复发表或者数据不完整的文献。

基于所检索到的临床研究，发现四妙勇安汤对糖尿病足病患者改善下肢循环与神经功能、缓解症状与疼痛、促进创面愈合等具有潜在益处。陈啸等将 82 例糖尿病足病患者随机分为对照组和治疗组，其中对照组采用常规治疗（包括控制血糖、清理创面、抗感染、改善下肢血运及抗血小板聚集），观察组在常规治疗的基础上服用四妙勇安汤，干预 2 个月后发现观察组的总有效率（92.68%）显著高于对照组（73.17%），观察组对创面面积、上皮组织覆盖率、上皮组织覆盖面积、疼痛程度的改善显著优于对照组，观察组患者的血清碱性成纤维细胞生长因子、表皮生长因子和血管内皮生长因子的水平显著高于对照组，血清 C 反应蛋白和肿瘤坏死因子 – α 水平显著低于对照组，说明相对于常规治疗，结合四妙勇安汤更有助于促进糖尿病足溃疡患者的创面愈合和血管新生，并有助于减轻炎症反应。傅强等将 70 例低危糖尿病足患者分为 2 组，对照组采用常规治疗，治疗组在常规治疗的基础上加用四妙勇安汤，干预 4 周后发现治疗组对成纤维细胞生长因子、血管内皮生长因子、全血黏度、纤维蛋白原、血管内径及神经传导速度的改善明显优于对照组，说明四妙勇安汤结合常规治疗有助于改善低危糖尿病足病患者的下肢血液循环及神经传导功能。赵玉慧通过随机对照试验发现在常规治疗的基础上服用四妙勇安汤联合补阳还

五汤加减治疗，可以显著改善糖尿病足病患者的踝肱指数，这与何治中等人的随机对照试验的结果一致。徐福荣的随机试验发现，采用四妙勇安汤联合中药熏洗（艾叶100g、红花30g、木瓜60g、当归50g、大黄30g、制乳香30g）治疗可显著减轻糖尿病足病患者的临床症状，降低患者的不适度。崔乾青等将70例糖尿病足病患者随机分为西药组和联合组，其中西药组采用马来酸桂哌齐特注射液治疗，联合组在马来酸桂哌齐特注射液的基础上加用四妙勇安汤治疗，干预4周后发现联合组患者的治疗有效率显著高于西药组，对踝肱指数的改善也明显优于西药组，联合组6个月后复发率（3.57%）也明显低于西药组（20.59%），说明联合治疗更有助于改善患者的下肢循环，降低复发率。张亮的随机对照试验发现，相较于常规治疗，在此基础上加用四妙勇安汤联合桃红四物汤可更显著的改善糖尿病足病患者的下肢血流动力学指标，包括下肢动脉血流峰时速度、血流量和管径。包小燕将110例糖尿病足病患者随机分为2组，对照组给予前列地尔、硫辛酸治疗，观察组在此基础上加用四妙勇安汤合四藤一仙汤同时进行口服和创面外敷治疗，干预4周后发现，观察组对患者的皮肤瘙痒、干而无汗、动脉搏动减弱或消失、口渴、大便干及小便黄等症状的减轻，对足背动脉血流速度、踝臂血压指数及腓总神经传导速度的提高，对白介素-6、肿瘤坏死因子-α和晚期糖基化终末产物等炎性因子水平的降低均显著低于对照组。吴芳等的随机对照试验发现，与服用辛伐他汀相比，使用四妙勇安汤进行内服外洗治疗14天后，0级糖尿病足病患者的腓神经传导速度显著加快，下肢动脉彩超各项指标也可显著改善。

三、四妙勇安汤治疗糖尿病足病的机理

中医学认为"久病必瘀""久病必虚"，作为糖尿病后期的严重并发症之一，糖尿病足病在发病过程中以虚为本，多以阴虚、气虚、血虚为主，以热、瘀、毒邪为标，属于本虚标实、虚实夹杂之证。糖尿病足病常因气阴两虚，血运不畅，脉络瘀阻而见下肢的疼痛、麻木、发凉、干燥、趺阳脉弱等；常因热盛肉腐，溃破成脓，瘀血阻络，而见皮肤溃破、流脓。糖尿病足病的病机多为湿热毒盛、热毒伤阴、气血两虚、血脉瘀阻。四妙勇安汤中的金银花为君药，主清热解毒；玄参为臣药，主清热凉血、泻火滋阴；当归为佐药，主活血养血、化瘀止痛；甘草为使药，主清热解毒又调和诸药。四药相伍，玄参可助金银花行解毒之效，当归又可合玄参增养血之功，四药共奏清热解毒、活血止痛之用。

现代研究发现，血清碱性成纤维细胞生长因子和血管内皮生长因子在创面愈合的过程中起到关键作用，可促进细胞的修复及再生，促进形成新生血管，促进上皮

组织和肉芽组织的增生。四妙勇安汤治疗糖尿病足病的机制之一，可能是促进了血清碱性成纤维细胞生长因子和血管内皮生长因子的释放，从而有助于创面的愈合。此外，有大量细胞炎症因子会在创面感染过程中释放，若机体持续处于炎症状态，则会对创面的愈合造成延迟。四妙勇安汤有助于降低血清 C 反应蛋白和肿瘤坏死因子 - α 的水平，从而抑制炎症反应，促进创面的愈合。

四、小结与展望

目前，四妙勇安汤被广泛应用于糖尿病足病的治疗中，常联合常规治疗，或联合其他中药制剂进行口服或外敷等，有助于改善糖尿病足病患者的症状，降低疼痛程度，促进创面的愈合，增强下肢血液循环功能和神经传导功能，降低炎症，临床疗效显著。然而，目前四妙勇安汤治疗糖尿病足病的临床研究多为单中心小样本随机对照试验，多数在试验设计上可能存在偏倚风险，如盲法的不完善、意向性分析的缺失等，可能会对证据的质量造成影响。今后的临床随机对照试验应对方法进行严谨的设计，并依照 CONSORT 声明，对试验结果进行规范的报告，以推进真实世界研究的透明化，保障结果的可重复性与科学性。此外，目前领域中对四妙勇安汤治疗糖尿病足病的机制的研究相对较少，今后可开展更多的相关药理学研究和基础研究，为临床研究提供更多的参考。

李平教授运用经方治疗肾病水肿的经验

北京市第一中西医结合医院　张蕊

北京市和平里医院　文玉敏

中日友好医院　李平

本文重点介绍李平教授运用经方治疗肾病水肿的经验。根据李平教授"以肾为根，以脾为本，以肝为枢，从肝脾肾论治慢性肾脏病"的理念，介绍宣肺利水、健脾固肾利水、温阳利水、和解利水、活血利水、清热利水、行气利水、气阴双补利水法治疗肾病水肿的临床体会。李平教授认为水肿的病位在肝、脾、肾三脏，脾肾两虚、肺失宣降、肝气郁滞、三焦水道不利、膀胱气化失常是关键病机，其中脾肾两虚为病机之根本，临床治疗时要考虑肝、脾、肾以及气、血、水的关系，治疗以宣肺利水、健脾补肾、益气养阴、疏肝理气、温阳、活血、清热为主，并在辨证论治的基础上，重视病证结合，对症用药，对症选用半枝莲、半边莲、茵陈等清热解毒药物以增加乙肝肾炎的临床疗效；黄芪配伍水蛭、地龙等活血化瘀之品，治疗肾病水肿合并低蛋白血症，存在血栓风险者；肾病水肿存在少阴阳气虚者选用制附子配伍干姜，以及雷公藤制剂，使用受限时选用鬼箭羽、穿山龙、积雪草等增强降尿蛋白作用。除此之外李平教授强调科学合理膳食，药食结合，劳逸结合，综合治疗，方可延缓疾病进展。

肾病水肿是指因各种原发性、继发性肾病引起的皮肤、皮下组织或组织间隙过量的液体潴留。根据原因一般分为两类：一是肾小球滤过率下降，而肾小管对水钠重吸收尚好，从而导致水钠滞留，此时常伴全身毛细血管通透性增加，因此组织间隙中水液滞留，此种情况多见于肾小球肾炎；二是，由于大量蛋白尿导致血浆蛋白过低所致。针对水肿，西医学采用病因治疗联合利尿剂，但费用昂贵，有一定的局限性。中医学认为本病属"水肿"范畴，因感受外邪，饮食失调，或劳倦过度等，使肺失宣降通调，脾失健运，肾失开阖，膀胱气化失常，导致体内水液潴留，泛滥肌肤，以头面、眼睑、四肢、腹背，甚至全身浮肿为临床特征的一类病证。中医药在治疗水肿方面具有明显的特色和优势，李平教授师从我国著名中医肾病泰斗时振声教授，结合 40 年治疗慢性肾脏病临证工作，在治疗肾病水肿方面积累了丰富的诊疗经验，现将笔者跟师的体会总结如下。

一、辨证论治

发汗、利小便、攻下逐水是历代医家治疗各类水肿的纲领，李平教授主张"以肾为根，以脾为本，以肝为枢，从肝脾肾论治慢性肾脏病"，并总结出肾病水肿的治疗八法，具体辨证论治如下。

（一）宣肺利水法

《黄帝内经》中的"开鬼门"即是宣肺利水法，通过宣肺发汗而达到利水的目的。《丹溪心法》亦云："水气在表，可汗。"《金匮要略·水气病脉证治第十四》提出："诸有水者，腰以下肿，当利小便；腰以上肿，当发汗乃愈。"皆说明用宣肺发汗之法能治疗水肿。因肺为水之上源，经过宣肺发汗，疏浚水之上源，使肌腠开发，毛窍宣通，水道通调，水从小便去，故名之曰宣肺利水。李平教授将此法多用于急性肾炎初期或慢性肾炎急性发作期，常用代表方剂有麻桂五皮饮、越婢五皮饮加减。

（二）健脾固肾利水法

《丹溪心法》云："水肿因脾虚不能制水，水渍妄行，当以参术补脾，使脾气得实，则自健运，自能升降运动其枢机，则水自行，非五苓、神佑之行水也，宜补中行湿而利小便，切不可下。"李平教授认为肾病水肿的发病机制以脾肾气虚为根本，脾主运化，肾主水液，脾肾气虚，水湿内停而为肿，故水肿治疗以健脾固肾利水法。临床上多用于慢性肾脏病引起的水肿，常用的方剂有参苓白术散、参芪五子衍宗丸等，临证中常大剂量使用茯苓皮 30～45 克，增强利尿和减少尿蛋白的作用。

（三）温阳利水法

肾阳不足，命门火衰，是酿成水肿的重要原因。肾阳为一身阳气之根，肾中阳气不足，气化不行，则聚水为肿。正如《景岳全书》云："水肿证以精血皆化为水，多属虚败，治以温脾补肾，此正法也。"李平教授在温补肾阳的同时，常配合使用淡渗利水之品，使水湿由小便而解，代表方剂有真武汤合五苓散加减、金匮肾气丸、济生肾气丸等。

（四）和解利水法

肝主疏泄，喜条达，肝气调达则水液输布代谢正常，三焦水道通畅。李平教授认为肝为调节水液代谢之枢机，疏肝可调节水液代谢，故提出和解利水法，代表方剂为小柴胡汤加味。临床常与健脾补肾方药合用治疗慢性肾脏病、慢性肾功能衰竭等，不论是否寒热往来，均可使用本方加减治疗。

（五）活血利水法

水能病血，血能病水。《金匮要略》云："血不利则为水。"李平教授认为行气活血，有利于调节水液代谢，故常用当归芍药散加味。对于肾性高血压者，亦有较好的降压效果。

（六）清热利水法

《素问·阴阳应象大论》云："热胜则肿。"说明热是产生肿胀的原因之一。故李平教授在临床上，对于辨证为热毒炽盛者常用清热利水法，代表方剂为五味消毒饮的加味。特别是肾病综合征大量使用激素的病人，常常有热毒炽盛的表现，用本方可以清热解毒，减轻激素的副作用，对合并痤疮感染、丹毒、腹膜炎者均可用之。

（七）行气利水法

《诸病源候论·水肿病诸候》云："三焦不泻，经脉闭塞，故水气溢于皮肤而令肿也。"说明气机不畅，为水肿加重的原因。对于肾病水肿，辨证为三焦气化不利、气滞水停者，皆可选用大橘皮汤，若存在明显的气滞气郁者，选用导水茯苓汤，效果更佳。

（八）气阴双补利水法

肾为先天之本，脾为后天之本、气血生化之源，二者相互滋养，相互影响。李平教授认为慢性肾脏病迁延不愈，以脾肾亏虚最为多见，临床常表现为水肿，中医辨证属气阴两虚者，既有脾虚、气虚表现，又有肾阴不足征象者常选用参芪地黄汤加味。

二、病证结合，对症用药

李平教授在治疗肾病水肿时重视病证结合，在辨证论治的同时，强调根据原发病的特点综合论治。比如高血压肾损害导致的水肿、蛋白尿，选用当归芍药散加味，以益气活血利水，同时控制血压。乙肝病毒相关性肾炎导致的水肿，可配伍黄芩、白花蛇舌草、半边莲、半枝莲、茵陈等清热解毒药提高疗效。现代药理研究表明，清热解毒中药对乙肝病毒复制有抑制作用。肾病综合征患者服用激素后出现血糖升高、激素撤减困难，加生地黄、黄连、金樱子、芡实等可以加强降糖、降尿蛋白之效。肾性水肿，低蛋白血症患者往往血液黏稠度高，有下肢血栓的风险，李平教授在大剂量使用黄芪的同时，加用水蛭、地龙等活血化瘀之品。对于肾病水肿，畏寒肢冷，大便稀溏者，李平教授认为属少阴阳气虚者，可加用麻黄附子细辛汤，方中应用制附片加干姜，以温阳补肾。因雷公藤及其制剂对于低蛋白血症患者使用受限，可配伍鬼箭羽、穿山龙、积雪草等降尿蛋白。

三、药食结合，综合治疗

肾病水肿合并低蛋白血症者，在辨证论治基础上可结合食疗方－－鲤鱼汤。制法：鲤鱼250g，去头和内脏，用纱布包取黄芪、黄精、茯苓、猪苓、当归、赤小豆、砂仁、薏苡仁等健脾利湿，活血利水中药放入鱼腹中，可放入少许葱姜，不放盐，煮沸后文火炖30～45分钟，至肉烂汤白，可吃鱼喝汤。每周2～3次，适用于肾病综合征水肿患者，可提高血浆白蛋白，对于减轻蛋白尿有一定疗效，但高尿酸血症患者慎用，痛风患者忌用。高尿酸血症者减少鱼、虾、蟹、菌菇、肉汤、动物内脏、牛羊肉等高嘌呤食物；水肿患者应低盐或无盐饮食；肾功能衰竭者，应低盐低脂优质低蛋白饮食，每天蛋白质摄入量在0.8～1.0g／（kg·d）。李平教授强调中医中药是全方位，多靶点的治疗，重视科学合理膳食，劳逸结合，方可延缓疾病进展。

玉屏风散合苍耳子散加减治腺样体肥大

宁夏医科大学中医学院　赵菡　王彤　刘航

腺样体肥大高发于 12 岁以下的儿童，近年来其发病率呈明显上升趋势。其临床症状主要有鼻塞、流涕、睡眠时鼻鼾伴张口呼吸，部分患儿还可伴有听力下降、刺激性阵咳、消化不良、注意力不集中等。长期鼻塞和张口呼吸可引起儿童的面骨发育障碍，出现腺样体面容，严重时还可导致儿童阻塞性睡眠呼吸暂停低通气综合征，影响神经系统、心血管系统、内分泌系统等多系统功能，引起多种不良并发症。目前，西医的主要治疗方式为手术切除，但存在麻醉风险、拔管困难、术后出血及鼻咽狭窄、腭咽闭合不全等术后恢复不良和高复发的问题，对肥胖患儿尤为明显。药物治疗主要有糖皮质激素类的喷鼻剂和口服白三烯受体拮抗剂，存在停药后症状易复发，长期使用会出现鼻部干燥出血以及远期的肝功能损害、神经异常等不良反应。因此，患儿家长会主动寻求中医药治疗。中医古籍中并没有"腺样体肥大"这个病名，但有和该病的临床表现特征极为相似的症状描述，如在《灵枢·忧恚无言》中记载的"颃颡者，分气之所泄……故人之鼻洞涕出不收者，颃颡不开，分气失也"。而在《类经·二十一卷·四十五》中则描述为"颃颡，即颈中之喉颡。当咽喉之上，悬雍之后……颡前有窍，息通于鼻……"《诸病源候论·咽喉心胸病诸候》中有关于鼻鼾的描述："鼾眠者，眠里喉咽间有声。"据此认为，腺样体肥大的中医论治可参照"痰核""鼻窒""鼾眠""颃颡不开症"等相关论述来进行中医辨证施治。

导师崔瑞琴教授从事儿科临床与教学二十余年，在小儿肺系、脾系、肾系病症的治疗中积累了较丰富的临床经验。本文仅就腺样体肥大的中医论治经验分享如下。

一、抓住核心病机制定治疗总则

崔瑞琴教授提出，小儿腺样体肥大的核心病机是气虚血瘀。总结多年临证经验可知，腺样体肥大的发病绝非一时一次感染可成。肥大的淋巴组织是痰瘀互结的结果，非一日之功也。久病，必气虚，气虚则血行迟滞而留瘀，久而成瘀；津不输布而成痰，痰瘀互结而成癥瘕肿块，其治必当重补气以助血行津布。气充既可助瘀滞消散，又可固皮毛门户不受邪侵，标本兼治。因此，总结出益气活血、化瘀通窍的治法。《景岳全书》曾云："病之所生，不离气乎，而医之治病也，亦不离气乎。"《灵枢·本神》提出："肺藏气，气舍魄，肺气虚，则鼻塞不利……"鼻咽为"肺之窍""肺之门户"，外邪侵袭时必首当其冲受累。临床上见到的腺样体肥大患儿多有汗多、易外感、舌质淡、病程长的特点，此皆属于气虚证的特征。

随着我国经济的高速发展，居民的物质生活水平不断提高，在日常生活中儿童对于肥甘厚腻及反季、异地的蔬菜及水果的摄入量也在上升，这些都是加重小儿脾胃运化负担的重要影响因素，而小儿在生理上本就为稚阴稚阳之体，脏腑娇嫩，肺脾常虚，易受外邪侵扰；肺气虚则卫外不固、邪气易入，宣降失司则津液易聚；脾气虚则运化不行，津聚成痰，上阻气道，致咽喉不利。邪气阻滞日久耗伤正气，气虚血瘀痰滞鼻咽而为病。《诸病源候论·咽喉心胸病诸候》记载："鼾眠者，眠里喉咽间有声也。人喉咙，气上下也，气血若调虽寤寐不妨宣扬，气有不和则冲击咽喉而作声也……气血沉厚，迫隘喉间，涩而不利亦作声。"意思就是鼾症的发生是由于气血不畅，阻于咽喉，塞滞鼻窍而发病，此乃瘀为病。

总而言之，小儿腺样体肥大的病机关键是肺脾气虚、痰瘀凝滞于鼻窍；病理性质属本虚标实，虚实夹杂。治疗必须标本兼顾，扶正与祛邪并行，始终贯彻益气活血、化瘀祛痰通窍的总治则，意在气行则血行，气行则津生，健脾可消生痰之源，益肺可抵御邪气，脾肺双补则正气实而邪气自消，痰瘀乃化，顽颃自开。

二、辨病为纲，辨证为目，纲举目张拟新方

导师针对肺脾气虚、痰瘀凝滞鼻窍的核心病机，总结出益气活瘀、化痰通窍的总治则，以玉屏风散合苍耳子散为基础方加减而成"通窍方"。方药组成：黄芪、炒白术、防风、茯苓、三棱、莪术、浙贝母、炒苍耳子、辛夷、白芷、薄荷、夏枯草。

《究原方》中记载"玉屏风散，治腠理不密，易于感冒。防风一两，黄芪（蜜炙）、白术各二两。㕮咀，每服三钱，水盏半，枣一枚，煎七分，食后热服"。方中黄芪味甘，性温，归脾、肺经。《本草求真》言"黄芪，入肺补气，入表实卫，为补气诸药之最……"，既能补中气以益肺气，更善实卫气而固表御邪。炒白术味甘、苦，性温，归脾、胃经，合黄芪配伍同用可增强健脾益气之功，同时还能燥湿利水。《本草求真》言"白术……既能燥湿实脾，复能缓脾生津，且其性最温，服则能以健食消谷，为脾脏补气第一要药也"。防风味辛、甘，性微温，归膀胱、肝、脾经，

可益卫固表，少量应用可以防肺气耗散并祛风邪。

苍耳子散最早记载于《济生方》："辛夷仁半两，苍耳子（炒）二钱半，香白芷一两，薄荷叶半钱，上并晒干，为细末，每服二钱，用葱茶清，食后调服。"该方具有疏风止痛、宣通鼻窍之功。方中苍耳子味辛苦，性温，有小毒，归肺经，其性温和疏达，味辛可散风邪，善通鼻窍，为治鼻渊、鼻鼽等鼻科病之良药；白芷味辛，性温，归肺、胃、大肠经，可宣利肺气，升阳明清气，善止痛通鼻窍；辛夷味辛，性温，芳香通窍，归肺、胃经，其性上达，可外散风寒且内升清气；薄荷叶味辛，性凉，归肺、肝经，善清利头目、疏散上焦风热。

此二方合用意在扶正祛邪，标本同治。加用茯苓与白术配伍，意在加强健脾渗泄水湿之力，使湿无所聚，痰无由生；浙贝母味苦性寒，归肺、心经，可清肺化痰散结。用三棱合莪术意在破血化瘀，祛有形之顽邪。腺样体肥大的病程长，久病入络多留瘀，故用化湿、祛痰、散结、活瘀合力之配伍，力除痰瘀互结之顽邪。《灵枢·经脉》云："肝足厥阴之脉……挟胃属肝络胆，上贯膈，布胁肋，循喉咙之后，上入颃颡。"可见腺样体居于肝经循行之所。夏枯草味辛、苦，性寒，归肝、胆经，可清肝火、散结消瘀。全方扶正祛邪，标本兼顾，既辨病又辨证，病证结合，且所用之药偏于辛甘平和，非常适于小儿的稚嫩体质。现代药理研究表明，玉屏风散的主要成分为多糖、皂苷、黄酮类、挥发油、色原酮类化合物等，具有调节机体免疫功能、抗菌、抗病毒、抗变态反应等作用，而苍耳子散同样具有抗炎、抗菌、抗病毒、抗过敏、调节免疫及抑制肺炎球菌、白喉杆菌等多种微生物的作用，两方联用能有效改善患儿临床症状、缩小肥大的腺样体体积，还能增强患儿的自身免疫功能，避免重复外感进而减少复发频度，值得临床应用推广。

三、验案举隅

刘某某，男，6岁，2022年5月13日初诊。主因"夜眠打鼾伴张口呼吸2年余，加重伴鼻塞流涕1周"来诊。患儿确诊腺样体肥大2年余，夜夜打鼾（平躺时明显）伴张口呼吸，时有憋醒症状，夜卧不安，乏力。虽经多方诊治，但疗效不满意。耳鼻喉科建议手术治疗，家长拒绝。1周前患儿于受凉后出现鼻塞，流清涕，夜眠张口呼吸，打鼾加重，鼾声大，每夜有憋醒，夜卧不安，转侧不宁；胃纳欠佳，明显自汗，大便成形，1次/日；舌淡红苔白，脉细小数。专科检查：腭扁桃体Ⅱ度肿大，咽不红，鼻黏膜肿胀，分泌物增多。电子纤维鼻咽镜显示：1. 变应性鼻炎；2. 腺样体肥大，堵塞后鼻孔约4/5。

西医诊断：腺样体肥大。

中医诊断：鼾眠。

方药：通窍方加减治疗。黄芪 12g，炒白术 12g，防风 6g，茯苓 12g，三棱 5g，莪术 5g，浙贝母 12g，炒苍耳子 6g，白芷 15g，辛夷 6g，薄荷 6g，夏枯草 12g，陈皮 10g，麸炒苍术 10g，厚朴 12g，细辛 3g，炒僵蚕 10g，葛根 5g，生石膏 15g，生山楂 10g（方中的中药颗粒剂统一采购于广东一方制药有限公司）。3 剂，两日 1 剂，开水冲服，每次 100mL，3 次/日。

2022 年 5 月 20 日二诊：患儿鼻塞明显好转，仍有少量清涕，夜眠鼾声较前减弱，仍有张口呼吸，但在服药期间没有出现憋醒，且睡眠改善，自汗减轻，胃纳可，二便调；舌质淡红，苔薄白，脉细。查体：腭扁桃体 I 度肿大，咽不红，鼻黏膜肿胀较前明显减轻，分泌物较少。处方：在首诊方基础上加钩藤 10g，醋鳖甲 10g，蝉蜕 12g。3 剂，用法同前。

2022 年 6 月 3 日三诊：患儿自诉已经没有明显的鼻塞感觉，无流涕，家长观察到患儿偶有打鼾，鼾声弱，无憋醒，仍有张口呼吸，自汗轻微，纳可，二便调。查体：腭扁桃体 I 度肿大，咽不红，鼻黏膜无明显肿胀，未见鼻分泌物。鼻咽侧位片示：A/N 约为 0.63，考虑腺样体轻度肥大。处方：守上方不变。6 剂，两日 1 剂，开水冲服。

随访 1 个月，患儿在使用闭口贴后未见张口呼吸，无憋醒，打鼾基本消失，无其他不适症状。

四、小结

治疗小儿腺样体肥大当重在抓核心病机，宜提倡辨病与辨证并重，扶正与祛邪同用。治理痰瘀互结之顽疾不忘顾护肺脾之正气，培土生金以绝痰瘀之源。标本同治方能降低手术率，减少复发频次。

《伤寒杂病论》与《小儿药证直诀》的用药特色比较探析

广州中医药大学第一附属医院儿科　齐卉

　　《伤寒杂病论》以开创性的六经辨证思想奠定了中医临床基础，被后世誉为"方书之祖""群方之冠"，其中的经方因理论依据明确、组方严谨简洁、临床疗效卓著可靠，一直沿用至今，在内、外、妇、儿各科中都有广泛的应用，影响深远。《小儿药证直诀》是我国现存最早的儿科学专著，该书是由宋人阎孝忠整理太医丞钱乙的有关儿科之医论、医案、医方经验而成，钱乙精通《伤寒杂病论》《黄帝内经》《难经》，对《脉经》《诸病源候论》《备急千金要方》《外台秘要》《颅囟经》等有关小儿方面的著作研究颇深，其理法方药与学术思想宗仲景之意，斟酌通变，多有创新，并独具一格。正如清代纪昀等人评价钱乙学术时所说："小儿经方，千古罕见，自乙始别为专门，而其书亦为幼科之鼻祖。"本文试从理论、思想、方药组成等方面比较两书用药规律的异同，探讨《伤寒杂病论》对中医儿科学发展的深远影响。

一、理论完善，尊古创新

　　据《伤寒论·自序》所言，张仲景撰写《伤寒杂病论》时，参考或引用了《黄帝内经》《九卷》《阴阳大论》《黄帝八十一难》《胎胪药录》，多为基础理论性著作，涵盖范围广。《伤寒杂病论》通过对六经病的脉证辨治，描述疾病过程中正邪相争的趋势，体现了以六经辨证为核心，以阴阳表里虚实寒热等八纲为纲，与脏腑经络辨证密切相关的辨证体系。

　　《小儿药证直诀》全书共三卷，上卷论脉证，中卷为医案，下卷为方论。钱乙沿袭《伤寒杂病论》法度，其上卷在以脉证为核心的基础上，结合了小儿"脉微难见""持脉惊啼"的特点，突出相关证候的描述，并按照小儿常见的病症进行分类论治。同时，在《颅囟经》小儿"纯阳"的理论基础上，钱乙提出小儿"脏腑柔弱""易虚易实""易寒易热"（原序）的生理特点，并在《黄帝内经》五行学说及脏腑分证理论的基础上，创立了一套以五脏虚实寒热为纲领、五脏补泻为施治规范的辨证论治大法。他认为，五脏各有其所主之证，同时有虚实寒热之别，如"脾主困。实则困睡，身热，饮水；虚则吐泻，生风"。此外，钱乙注意到小儿疾病传变之快而疾的特点，在此理论基础上尤重视脏腑生克规律，秉承了张仲景《金匮要略》"见肝之病，知肝传脾，当先实脾"的学术观点，虚证相生而传，实证相克而传，以研判疾病的转归和预后。

二、顾护脾胃的中心思想

张仲景虽并未明确提出顾护脾胃的学术思想，但《伤寒杂病论》整个辨证系统所展现的思维方式，都将保护脾胃的功能作为诊治疾病的基本前提而贯穿全文，遵循《素问·平人气象论》中"人无胃气曰逆，逆者死"的原则。如《伤寒论》第270条："伤寒三日，三阳为尽，三阴当受邪；其人反能食而不呕，此为三阴不受邪也。"正说明脾胃功能健旺，则病邪不从三阳病向三阴病传变。

《伤寒论》条文中阳明、太阴病篇提及各种脾胃病证，如阳明病提纲"胃家实"，包含了脾、胃、大小肠等消化系统疾病；太阴病提纲"腹满而吐，食不下，自利益甚，时腹自痛"，阐述脾虚和水湿的关系，脾阳充实、清阳得升、浊阴得降，则能驱逐肠中腐败秽浊之邪外泄。此外，张仲景不仅在煎服法中予"啜热粥"以助汗源兼温养脾胃之气，大黄黄连泻心汤中"麻沸汤渍而不煎"以防过用苦寒之品而伤阳败胃，其用药架构也多与顾护脾胃相关。在《伤寒论》的112个方子中，涉及脾胃疾病的方剂多达61个，其中使用次数最多的5味中药依次为炙甘草、大枣、干姜、生姜和人参，而含有这5味中药的一味或多味的方子共有82个，占比高达73.2%，最具代表性的就是由人参、炙甘草、大枣、生姜或（和）干姜组成的参草枣姜架构，皆为日常食用之品，其来源广泛、性质平和，顾护脾胃。

钱氏承仲景《金匮要略》"脾旺四季不受邪"之说，演化成"脾胃虚衰……诸邪遂生"的学术理念，并首次提出"脾主困"的病理病机特点。《小儿药证直诀》上篇共81条中所述小儿脾胃病诸多病证包含42条，如积是由"乳食不消，伏在腹中……脾胃不能传化水谷"，腹胀因"脾胃虚，气攻作也"，夜啼是"脾脏冷而痛所致"等。脾失健运则脾之升降、运化、燥湿、阴阳等方面难以协调，即可导致亚健康，甚至疾病状态，而出现"脾主困"的病理现象。脾若实，则主要表现为"困阻"，系病理产物如水湿、痰饮、食积等阻碍气机，而致气机失畅，如《素问·太阴阳明论》所言"四肢不得禀水谷气"，精微物质无法布达以濡养全身，从而出现四肢困重欲睡、肌肉乏力、口渴饮水的症状；脾若虚，主要表现为"困乏"，脾气不足或受损，不仅影响到本脏生理机能，往往波及其他脏腑受累，主要表现为胃肠道、免疫、精神情志等方面的症状，出现神疲、少气懒言、面色萎黄、不思饮食、消瘦等。中篇所载医案 23 则，近半数从脾论治，与调理脾胃有关。下篇所载方剂中调补脾胃的有 48 首，尤其重视中焦气机的调畅，如治疗腹痛泻痢的益黄散以陈皮、青皮、丁香理气健脾，异功散以四君子汤为底方加上陈皮、生姜、大枣运脾行气，白术散为四君子汤加葛根与芳香化湿以醒脾顺气的藿香、木香而成，可治疗小儿频作不止的呕吐、泄泻。

在剂型上，钱乙在仲景启发下，多用丸、散、膏、丹，以面粉、米饭、枣肉等作为赋形剂养胃，并常在方后注明陈米汤、米饮汤下或用乳汁汤下等养胃气之品，且多注明食后服用，如三黄丸、二圣圆丸等，充分考虑小儿对药物的接受性，弥补小儿口服中药汤剂困难的不足，并提出了"忌冷食、早食""慎口""不可令饥""频与乳食"等观点。

三、用药之平实精专

《伤寒论》共载方剂 112 首，平均每方用药数 4.81 味，《金匮要略》的 201 方中平均每方 4.60 味。《伤寒杂病论》中 7 味以下的药方占 90%，每方用药数最多仅 14 味，最少 1 味，组方配伍简洁严谨，"加一味嫌多，减一味嫌少"，不需要或仅需要少量相须相佐药物。后世根据中医基本原则对书中原方进行加减化裁，斟酌变通，推之子方 400 多首。

《小儿药证直诀》共载方剂 124 首，其中由 1~6 味药组成的 95 首，占其总数的 76.7%，这在当时宋代平均每方用药 10.89 味，方剂发展趋势由少到多的大环境下，显得尤为突出。钱乙组方力求药味少而精专，沿用仲景的制方法度和原则思路，体现了钱氏儿科用药立方严谨、简约精练、药效针对性强的特点，便于分析与总结方剂的治疗效果并控制及制定其质量标准。

据统计，现代儿科临床用药平均每方用药 13.18 味，以含 12、14 味药为多见，与经方相比有所增加，或与中药质量及中医医师为适应患儿个体化需要调整用药方案有关。现也有研究表明，用中药数量和小儿药物不良反应及耐药性呈正相关，故不少医家提出应在保证疗效的前提下选择更精简的组方。

四、方药组成

《伤寒杂病论》中的部分经方被钱乙沿用并有所创新。《伤寒杂病论》在三阳病篇、痰饮咳嗽病篇和肺痿肺痈咳嗽上气病篇中有所提及，钱乙则根据小儿生理特点总结并补充小儿咳嗽的常用方，如伤风之麻黄汤、肺热之甘桔汤与泻白散、咳嗽痰盛之葶苈丸、久嗽亡津液之阿胶散等。将《伤寒论》中麻黄汤的桂枝替换成肉桂，则化为钱乙治疗小儿伤风发热、无汗咳喘的麻黄汤，其在解太阳风寒表实的基础上减弱发汗之力，使之散寒而不至过汗，温通而不至伤气，余诸药比例相同、仅剂量倍减。葶苈大枣泻肺汤化裁出葶苈丸（圆），用蒸陈枣肉和捣为丸，是取大枣甘缓健脾以避免牵牛子、葶苈子之峻猛，亦体现了钱乙力求柔润的学术思想。另如由大黄黄连泻心汤化裁而成的三黄丸，两者药物组成一致而三黄丸重用黄芩，用量为方中其他药的五倍，并改汤剂为"面糊丸，绿豆大或麻子大"，以丸缓之，意在清三焦实热，而非攻下，以治疗小儿诸热，且丸中有面粉，可避免苦寒伤胃。泻不伤正，力戒峻攻，中病即止，钱乙结合小儿"易寒易热"的生理特点，尤注重避免药效之峻烈。

《伤寒杂病论》中治疗少阴咽痛、肺痈的桔梗汤，被钱乙应用于治疗小儿肺热、手掐眉目鼻面，巧妙化裁成甘桔汤，其药物组成一致，唯独剂量不同。甘桔汤中的桔梗较桔梗汤中用量更大，不仅增加利咽行气的作用，以其辛味升散之性引药上行至咽喉，且加大散结作用，帮助肺与咽喉中的痰痈排出。钱乙灵活思辨，常通过调整剂量或药物变换以精准突出功效，另如调中丸、温中丸，组方之四味药与《金匮要略》理中丸方同，在姜、草的运用上，调中丸视患儿脾胃中寒程度不同而甘草用量减半，温中丸用姜汁而不用干姜使其补虚温中、蒸腾阳气、运化水谷的功能发挥得恰到好处。《金匮要略》中肾气丸去桂附而成地黄丸，"干地黄"改为"熟地黄"，改以"酒"送服为"温水"送服，将偏于温肾阳、化肾气的作用重心转为补益肾之阴精，贴合小儿"阴常不足，无须益火"的生理特点。

五、结语

医圣张仲景确立的辨证论治法度与"勤求古训，博采众方"之旨影响着历代医家，在奠定儿科大业方面，钱乙沿袭仲景法度，在仲景的学术基础和组方原则上，结合小儿的生理、病理特点，对小儿辨证论治大法进行了精辟论述，沿用至今，均对后世中医儿科学的发展做出了巨大贡献。近年来，经方在儿科的应用范围有了较大的拓宽，若要使经方在儿科临床中进一步完备、灵活、广泛地应用，值得深究仲景与钱乙的学术思想、组方规律和临床经验，以适应临床万变之病情，提高卓越之疗效。

从《伤寒杂病论》探讨汗法的宜忌因素

北京中医药大学　赵京博　周珍　王庆国

汗法为八法之首，临床应用极其广泛，外感表证以及诸多内伤杂病皆可应用汗法治疗。针对同样适合汗法的病证，运用同样的汗剂，疗效却可千差万别，原因在于对汗法宜忌因素的把握存在差异。汗法宜忌因素首见于《灵枢》，《伤寒杂病论》对其大加发展，重视多个层面汗法宜忌因素的运用，不仅避免了汗法的滥用，而且使汗法发挥了预期的疗效。本文即基于《伤寒杂病论》中的汗法资料，具体总结各个层面的汗法宜忌因素，从而顺其所宜、避其所忌，以期在临床上更加精准地使用汗法，使汗法达到预期的临床疗效。

汗法，即通过开泄腠理，调畅营卫，宣发肺气，以促进发汗，使在表的邪气随汗而解的一种治疗方法。然而，针对同样适合应用汗法的病机，应用同样对证的发汗方剂，实际疗效却可千差万别，甚至产生完全相反的疗效。如《伤寒论》之太阳中风证，在服用桂枝汤后，或取"遍身漐漐，微似有汗"之佳效，或致"如水流漓，病必不除"之迁延，或成"大烦渴不解，脉洪大"之白虎汤证……为何同样的汗法，会产生如此大之差别？笔者认为，尤为重要的一个原因，即在于医生或患者对汗法宜忌因素的把握存在差异。如《史记·扁鹊仓公列传》训诫道："衣食不能适，三不治也。"《伤寒例》亦言："服药不如方法，纵意违师，不须治之。"因此，汗法的疗效不仅受病机与方药相应程度的影响，更受多种汗法宜忌因素的影响。若应用得当，则不仅能取得预期的汗法疗效，使邪从外解，汗出而愈，还能防病传变、截断病势；如若应用不当，不但无法以汗法却病愈疾，反易造成多种变证。

汗法的宜忌因素，是指在使用汗法时，有利或不利于汗法达到预期疗效的影响因素。其中，有利于汗法达到预期疗效的因素，为汗法的所宜因素，相反则为汗法的所忌因素。有关汗法宜忌因素的记载，首见于《灵枢·寿夭刚柔》，原文云"药熨……汗出以巾拭身，亦三十遍而止。起步内中，无见风"，可见《黄帝内经》时期已有使用汗法宜"以巾拭身""无见风"的观念，已开始重视汗法宜忌因素对汗法疗效的影响。然而，由于《黄帝内经》并非临床专著，汗法资料并不充足，故其对汗法宜忌因素的记载内容单一，记述零散，实用价值比较有限。

《伤寒杂病论》是我国第一部理法方药完备、理论联系实际的临床著作，记载了丰富的汗法资料。同时，《伤寒杂病论》对汗法宜忌因素的记载与运用，更可谓是洋洋大观，价值颇高。正是其对汗法宜忌因素重视到了细致入微的程度，故仲景在应用汗法时，每能取得"汗出愈""一服汗出病瘥，停后服，不必尽剂"的绝佳疗效。通过对《伤寒论》及《金匮要略》全文的梳理，可知《伤寒杂病论》重视的汗法宜忌因素主要涵盖护理、时间节律、体质、病势四个方面，而这些宜忌因素往往会对汗法的疗效产生极大乃至决定性的影响。因此，本文即对《伤寒杂病论》中的汗法宜忌因素进行具体总结，以期通过对汗法宜忌因素的重视，保证汗法更加精准地达到预期疗效。

一、从护理层面探讨汗法的宜忌因素

中医护理的内容主要包括病情观察、生活起居护理、情志护理、饮食护理、用药护理等，这些护理措施的恰当与否，直接影响疾病的预后。《伤寒杂病论》中与汗法相关的护理主要有生活起居护理、饮食护理、用药护理三类，而这些护理因素的得当与否、或宜或忌直接关系到汗法的实际疗效。

（一）从生活起居护理探讨汗法的宜忌因素

在《伤寒杂病论》的生活起居护理中，与汗法最密切的护理方法即"温覆"法。温覆，即盖被保暖，温覆一个时辰左右，既可防止汗出后复感风寒而加重病情，又可保证汗出绵长而不断，达到"微似汗"的预期效果，使邪从汗解。若在使用汗法后，不能提供温覆的条件，则极易重感风寒，或使表证仍在而不去（《伤寒论》第45条），或"发汗不彻、不足"，导致病情转属阳明（《伤寒论》第48条），继续传变。因此，"温覆"的护理因素对汗法存在重要影响，在使用汗法之后，宜为患者提供温暖舒适、厚衣厚被的护理条件，而忌薄衣凉衣、薄被凉被、见风见寒等护理条件。

（二）从饮食护理探讨汗法的宜忌因素

在《伤寒杂病论》的汗法方剂之后，共有10处提到"余如桂枝法将息""将息如前法（即桂枝法）"，而桂枝汤将息法中尤其重要的一点即为饮食护理。因此，可以桂枝汤的饮食护理法作为典范，提炼出汗法之饮食宜忌。通过梳理，可知桂枝汤之饮食宜忌主要体现在两点："啜热稀粥一升""禁生冷、黏滑、肉面、五辛、酒酪、臭恶等物"。因此，在使用汗法之后，宜尽快服用适量热粥、稀粥辅助发汗驱邪。据李士懋先生的研究，啜热稀粥法共有三个功效：一能助发汗之力，二能防止汗出不彻，三能益胃气而顾护正气。当然，若所用汗剂是麻黄汤、葛根汤之强汗剂，则不需啜热稀粥帮助发汗，以防造成汗出太过。相反地，在使用汗法之后，忌食用生冷、黏滑、肉面、五辛、酒酪、臭恶之物。其中，生冷之品易损伤胃气、妨害阳气，与汗法助阳升阳之原则相悖，故忌之；酒酪、黏滑、肉面之品碍胃助湿，阻碍人体气机，影响发汗且易致疾病遗留及反复，故忌之，正如《素问·热论》所言"病热少愈，食肉则复，多食则遗，此其禁也"；五辛之品则助阳生热，易致大汗淋漓，驱邪不尽，徒耗正气，故忌之；臭恶指食物之气味腐败、污秽，食后会损伤人体脾胃，不利发汗驱邪，故忌之。总之，在使用汗法之后，宜食用热稀粥，而忌食用生冷、黏滑、肉面等不利于发汗的食物。

（三）从用药护理探讨汗法的宜忌因素

《伤寒杂病论》是一部非常重视用药护理的著作，仲景对用药的方法、温度、服药频次可谓是具体而微，甚至达到了一方一护理的细致程度，其中与汗法最相关的用药护理为"温服"法及"连服"法。"温服"与"连服"法均属于辅汗法，目的在于辅助机体在使用汗法后，达到预期的汗出表解的功效，从而避免因发汗不畅、不彻而留邪或生他变。综观《伤寒杂病论》整部书，共计有 19 个发汗方剂，而"温服"法共出现 18 次，"连服"法共出现 10 次，可知此两种用药护理对汗法的重要性及必要性。因此，在使用汗法之时，宜提供"温服""连服"的用药护理条件，而忌在"凉服""断服"的用药护理条件下使用汗法。

综上，在使用汗法之时，需要特别重视护理之宜忌因素对汗法的影响。一方面为患者提供所宜之护理因素，从而辅助发汗，却病愈疾；另一方面避免所忌之护理因素，以防为求速愈而滥用汗法，不但不易却病，反易酿生其他变证。

二、从时间节律层面探讨汗法的宜忌因素

《素问·阴阳别论》云："阳加于阴谓之汗。"张锡纯亦言："人身之有汗，如天地之有雨。天地阴阳和而后雨，人身亦阴阳和而后作汗。"由此可知，汗出的机理即阳气加于阴液，其中阳气对汗法的疗效起着决定性的作用，而人体阳气的盛衰与时间节律的关系非常密切，其中尤与年节律和昼夜节律最为密切，故使用汗法时必须要考虑年节律及昼夜节律的影响。《伤寒论》明确记载了年节律及昼夜节律与汗法使用宜忌的关系，现具体分述于下。

（一）从年节律探讨汗法的宜忌因素

《素问·厥论》篇云"春夏阳气多而阴气少，秋冬则阴气盛而阳气衰"，说明年节律中阳气是由春而生，夏季最盛，秋天渐衰，冬天最弱；阴气则由秋天开始渐生，冬季最盛，春天减弱，夏季最弱。基于阴阳年节律，《伤寒论·辨可发汗病脉证并治第十六》讲到"大法，春夏宜发汗"，仲景于此创造性地提出春夏二季宜于使用汗法，提示春夏能够将汗法发挥到最佳效果。相对而言，仲景的言外之意则是"大法，秋冬不宜发汗"，汗法在秋冬二季难以发挥最佳效果。因此，春夏二季为汗法所宜之天时因素，秋冬二季则为汗法所忌之天时因素。笔者认为，这一原则主要适用于病程较长的慢性病，而非病势急迫的急性病。因此，《金匮要略》所论杂病之溢饮病、风水病、风湿病等需发汗的慢性疾病，均宜在春夏阳气隆盛之时，借天地之利以发汗治疗，而不宜在秋冬阳气衰弱之际，逆阴阳之理而滥用汗法。换言之，若以上当用汗法治疗的慢性疾病在阳气休囚、阴气旺盛之秋冬治疗效果不佳，可暂时培补正气、休养生息，待来年春夏二季，利于发汗之时，借助天地阳气生旺之大势，可冀一汗而解。

（二）从昼夜节律探讨汗法的宜忌因素

《素问·金匮真言论》篇言："平旦至日中，天之阳，阳中之阳也；日中至黄昏，天之阳，阳中之阴也；合夜至鸡鸣，天之阴，阴中之阴也；鸡鸣至平旦，天之阴，阴中之阳也。故人亦应之。"因此，人体之阳气，在平旦、日中两个时间段最为隆盛，在黄昏、合夜这两个时间段最为虚衰。仲景先师基于阴阳昼夜节律，主张"太阳病欲解时，从巳至未上"，巳午未三个时辰便是《素问》中所言"平旦至日中"这个时间段。一天之中，巳午未三个时辰太阳当空，普照中天，是阳气最展发、最旺盛的时候，也是阳气主开的时候。仲景先师于此处虽未直言巳午未三个时辰宜用汗法，但"太阳病欲解时，从巳至未上"显然已包含了巳午未三时是治愈太阳病的最佳时机，而治疗太阳病的最佳方法，非汗法莫属。故而，笔者认为，仲景先师于此处已暗含"巳午未三时，宜发汗"的含义。因此，对于伤寒、中风等病在太阳经，需以汗法治疗的急性疾病，宜在阳气最旺盛、太阳主令而开的巳午未三时进行发汗，此时病情最易作解。故巳午未三时为汗法所宜之天时因素，相对而言亥子丑三时则为汗法所忌之天时因素。

当然，从临床实际而言，伤寒、中风等急性病一旦发作，必须马上用汗法进行治疗，不可必待至巳午未三个时辰方用汗法治疗。正如《伤寒论·伤寒例》所言："凡作汤药，不可避晨夜，觉病须臾，即宜便治，不等早晚，则易愈矣。"同时，仲景用桂枝汤法的"一日一夜服，周时观之"的案例亦是临床中使用汗法不拘时辰的证明。因此，仲景先师虽然主张已午未三时是使用汗法的最佳时机，但并未否定其他时辰可以使用汗法，只有结合这两种态度看待仲景先师对汗法的使用原则，才能不仅善借天时而顺势施治，且能符合临床实际，不至于贻误治疗。

三、从体质层面探讨汗法的宜忌因素

体质是个体生命过程中，在先天遗传和后天获得的基础上表现出的形态结构、生理机能和心理状态方面综合的、相对稳定的特质。因不同体质的个体存在明显的生理差异，故虽患同样的疾病，却可展现出不尽相同的临床表现。因此，同样是太阳中风证，若是不辨体质之宜忌，施以同样的汗法及汗剂，必将产生截然不同的临床效果。如桂枝汤治疗平和体质患者之太阳中风证，效若桴鼓，但若投予中焦湿热患者（酒客）之太阳中风证，不但无法奏效，反会导致呕吐的变证，如《伤寒论》第17条之记载，便是明证："若酒客病，不可与桂枝汤，得之则呕，以酒客不喜甘故也。"综观《伤寒论》及《金匮要略》关于不同体质人群发汗后及禁汗体质的记载，可知湿热体质、肾虚体质、血虚体质、阴虚体质、淋家体质、疮家体质、衄家体质、汗家体质等八种体质，均不宜直接使用汗法，否则不但表邪难解，反易导致便血、发痉、直视不眴等诸多变证。因此，当不属于以上体质的人群需要发汗之时，宜直接使用汗法；而当属于以上体质的人群需要发汗时，则忌直接使用汗法，而宜使用兼顾体质宜忌的发汗法，如后世医家提出的养血发汗法、滋阴发汗法、清热化湿发汗法等，从而调和病情与体质之间的矛盾，以期达到理想的汗法效果。

四、从病势层面探讨汗法的宜忌因素

运用汗法治疗疾病时，还需考虑病势层面的宜忌因素。如《伤寒论》第54条记载"病人脏无他病，时发热，自汗出，而不愈者，此卫气不和也，先其时发汗则愈，宜桂枝汤"，针对此类病势多变的周期性发热疾病，仲景强调必须在发热之前"先其时发汗"，方能取得理想的疗效。何以故？正是因为仲景深明此类疾病必须考虑病势因素之宜忌对汗法应用的影响。当其未发作之时，"阴未并阳，阳未并阴，因而调之，真气得安，邪气乃亡"，故乘其病势之宜而应用汗法，是故一汗而愈。当其已发之时，则"病之发也，如火之热，如风雨不可当也"，故避其病势之忌而暂停治疗。由此可知，病势因素之宜忌对汗法的疗效存在重要影响，故临床应用汗法治疗此类周期性发热的疾病之时，当避其病势之盛，乘其病势之衰，方能达到理想的汗法疗效，正如《灵枢·逆顺》所言"方其盛也，勿敢毁伤，刺其已衰，事必大昌"。

五、总结

通过对《伤寒杂病论》汗法宜忌因素的总结，我们已经掌握了影响汗法疗效的主要宜忌因素，这些宜忌因素对汗法的实际疗效存在重要影响，其影响力有时甚至会超过方药本身。因此，当我们在临床上应用汗法时，除考虑方药是否与病情相应外，更需重点考虑这些影响汗法疗效的宜忌因素。同时，尽可能地做到顺其所宜，避其所忌。只有如此，方能达到预期的汗法疗效，从而在临床上更加精准地使用汗法。

论《伤寒杂病论·序》仲景思想的时代共鸣

河南中医药大学　谢新月

河南中医药大学第一附属医院　任献青　马丙祥　周荣易

中医药在抗击新型冠状病毒感染疫情中发挥着重要作用，《伤寒杂病论》被反复提及，其中的经典名方被广泛用于临床救治，展现出中医药强韧的生命力。《伤寒杂病论·序》作为医圣张仲景的肺腑之言，描绘了生命至上、尊重科学的中医药抗疫精神；悲天悯人、德育为先的医学家精神；博及医源、以古为新的传承创新精神；普及医理、养身安命的中医药科学精神。这些思想内核与"生命至上、举国同心、舍生忘死、尊重科学、命运与共"的伟大抗疫精神遥相呼应，形成时代共鸣，展现出中医药思想的传承及与时俱进的特色，激励着中医药事业的发展。

中医学是中华民族的伟大创造，是中国古代科学的瑰宝，为中华民族繁衍生息做出了巨大贡献，对世界文明进步产生了积极影响。近年来，随着党和国家的高度重视，中医药事业发展迎来了新的春天。在全球新型冠状病毒感染疫情大流行之际，我国慢性病发病率总体呈上升趋势的状态下，为有效应对多种健康挑战，更好地满足人民群众的健康需求，迫切需要加快推进中医药事业发展进程，更好发挥其在健康中国建设中的独特优势。在新型冠状病毒感染疫情防控中，中医药展现出了在疗效及安全性上的巨大优势，得到了高度认可，并与诸多抗疫元素共同铸就了"生命至上、举国同心、舍生忘死、尊重科学、命运与共"的伟大抗疫精神，彰显了新时代的价值导向，是新时代中国精神的生动体现与重要组成部分。《伤寒杂病论》作为中医四大经典之一，在本次抗疫中其辨治法则、方药、后期调护思想被广泛用于救治一线，经典著作与时代同行，闪烁着时代的光芒。《伤寒杂病论·序》记载了仲景撰书的背景、途径、目的，是仲景思想在精神层面的直接体现，尤其是其"余宗族素多，向余二百。建安纪年以来，犹未十稔，其死亡者，三分有二，伤寒十居其七。感往昔之沦丧，伤横夭之莫救……思过半矣"的论述，与当前的抗疫背景及抗疫精神高度吻合。《伤寒杂病论·序》作为医圣的肺腑之言，站在人文甚至哲学的高度，蕴藏着丰富的精神内涵，与伟大的抗疫精神有诸多共鸣之处，展现了仲景思想与时代气息相闻的特色，彰显出中医药传承不息的强大生命力。河南省作为仲景故里，充分利用好河南省"仲景故里"这一特色名片，深入挖掘、研究、阐释、转化仲景学术思想及其精神内涵，是传承发展中医药事业极其有意义的分内之事，本文尝试探讨《伤寒杂病论·序》中仲景思想的精神内涵，寻找其与当今抗疫特殊背景下的时代共鸣之处，挖掘仲景思想的时代价值，为传承创新发展中医药事业，提升中医药文化软实力建言献策。

一、仲景思想的渊源

医学既是科学，又充满人文精神，不同时代的文化、哲学背景必然会影响学术思想。《伤寒杂病论》成书于汉代动乱时期，这一时期哲学思想昌盛，诸子百家百花齐放，百家争鸣。这些哲学、社会学思想对仲景学术著作的形成及其六经辨证之法、三阴三阳之纲领、明辨精简之施治方略具有重要影响，也影响其学术思想的最终形成。《伤寒杂病论·序》通篇七百余字，详细介绍了著书的背景及目的，医圣仲景正是在这一特殊的背景下，勤求古训，博采众方，遍览古书而著经典，展现出医圣尊重生命、以人为本、传承创新、尊重科学的著书理念，把人民群众的生命安全和身体健康放在第一位。同时，在序中多次描述行医之道和对当时一些不正现象的批判，展现出德育为先的义利观、为君为亲的忠孝观、爱人达人的兼爱观、行医实践上朴素的唯物观、格物致知的认识观、恬淡虚无的养生观。概括而论，《伤寒杂病论》成书及思想受古代哲学思维的影响，《伤寒杂病论·序》作为医圣的肺腑之言，形成了以生命至上和大医精诚为代表的仲景思想精髓，与"生命至上、举国同心、舍生忘死、尊重科学、命运与共"的伟大抗疫精神遥相呼应。

二、仲景思想的时代内涵

（一）生命至上、尊重科学的中医药抗疫精神

道家的"贵生说"以气化的自然观为基础，将阴阳二气作为万物生成的肇基，提出重生轻物的中心思想。《素问·宝命全形论》将道家贵生思想援入医学，在处理人与自然关系中谓："天覆地载，万物悉备，莫贵于人。"仲景则将论题由人与天、地的自然关系移至身与名的社会关系，拷问人命的伦理，于序中，仲景以"皮""毛"关系类比"身"与"名"关系，谓："皮之不存，毛将安附焉？"时医不谙此理，"但竞逐荣势，企踵权豪，孜孜汲汲，惟名利是务，崇饰其末，忽弃其

本，华其外而悴其内"，以至于"卒然遭邪风之气，婴非常之疾，患及祸至，而方震栗"。仲景认为人的生命才是内在的根本，其价值远在荣名、利益和权势之上。而仲景的生命观又不能简单地用道家"贵生说"来囊括，他还糅合了儒家的生命价值观，即在有限的物质生命过程中，追求生命的超越，实现生命的价值。简言之，不仅停留在肉体生命层面，还追求精神生命的延伸。在瘟疫肆虐，"犹未十稔，其死亡者，三分有二"的背景下，仲景并未安身保命，讲求个人生命长度的延续，而是怀有医者仁心的"入世"立场，悯生命，哀横夭，躬身践履为民诊治，以医活人，并将致病的四时之气、时行之气写入伤寒例，诊治之法、方、药具体陈列在余篇，传于后世，展现出生命至上的悲天悯人思想。而在疾病的诊疗中，又为我们指出，若患病之人"降志屈节，钦望巫祝"，则会"告穷归天，束手受败"，将健康的希望寄托于鬼神，无异于将疾病拖向更险恶的境地。正如《素问·五脏别论》所言："拘于鬼神者，不可与言至德，恶于针石者，不可与言至巧。病不许治者，病必不治，治之无功矣。"再者，"短期未知决诊，九候曾无仿佛；明堂阙庭，尽不见察，所谓窥管而已"。仲景认为轻率的诊疗过程不能把握疾病的全貌，随意开处方药，这是对执业的亵渎、对生命的不尊。"观其脉证，知犯何逆，随证治之"是仲景提出的辨证论治总则，观其脉证即观象，以望闻问切为纳象之法，将自然、社会、人体整体功能的动态之象作为输入信息；知犯何逆，即切准病机关键，分析症状、证候、病机、疾病的动态演绎过程；随证治之，即根据关键病机采用针对性的方药，有是证，用是方。这个过程类似一个公式围绕中医学的"象"进行层层推导，过程极其严谨。同时，以个人独特的"象"作为起始点展开论治，一人一方，也是个体化、精准化治疗的一种体现，与现代精准医学的观念不谋而合。这与当下的中医生不顾个人安危主动请缨抗疫一线，中医药专家通过调研发布诊疗指南，国家不计成本地以生命至上保障人民身体健康的场景形成从个人到家国层面的时代共鸣，与生命至上、举国同心、尊重科学的伟大抗疫精神形成强烈共鸣。

（二）悲天悯人、德育为先的医学家精神

儒道互补奠定了仲景思想的医学人文根基。"仁"是儒家文化的核心，《论语·颜渊》载："樊迟问仁，子曰：爱人。"由是可知，"爱人"是"仁"的内涵所在、儒家文化的精髓。仲景在序中对"竞逐荣势，企踵权豪"的轻视医学者表示愤慨，言其"进不能爱人知人，退不能爱身知己"，可以看出"爱人"应是仲景对自身、医者提出的价值准则。道家倡导不以物累、见素抱朴、少思寡欲的道法自然观以及重生轻物的生命观，丰富了儒家仁学的内涵。老子在《道德经》中指出："故失道

而后德，失德而后仁，失仁而后义，失义而后礼。"意为没有循道而行，便会依次失德、失仁、失义，导致礼崩乐坏，人文之光黯淡。仲景在序言中毫不掩饰地批判"不留神医药"的居世之士、"驰竞浮华"的趋世之士以及"始终顺旧"、诊察不详的彼时之医，其内在的缘由也正是"爱人"的仁爱之心与高尚的道德品质。"感往昔之沦丧，伤横夭之莫救"，当泛爱之人受疾厄所困时，仲景"爱人"之心转化为"悯人"之情，继而以诚敬之业服务万民，彰显中医药人的大医精诚之美。

夫为医者，当德术兼修，二者之中，唯以德行为先，方能于术的求索中精勉不倦，故仲景于《伤寒杂病论·序》中，重在强调为医之操守与准则，而对于其术的论述，不过片语只言。由是可看出，仲景在德术的辩证关系中，将德与术在目的性和规律性上统一起来。夫业医者，从"至诚恻怛之心"出发，以德行做向导，探求医理，精良医术，解病人之疾苦，战时行之疫乱，唯精唯一。从中亦可窥见，仲景著书不单在于将医学遗于后人，更在于以德育人，而这一点往往被后人忽视，诵读《伤寒杂病论》，不言其序者，比比皆是。将医学作为"兼善之道"以爱人、悯人、育人，在更深层次上是一种家国天下情。《伤寒杂病论·序》言，"上以疗君亲之疾，下以救贫贱之厄，中以保身长全，以养其生"，以天心、公心、仁心三个维度，现仁术之精粹。在近三年的抗疫斗争中，悲天悯人、以德为先的医家精神及现实案例不胜枚举，有太多为守护人民健康舍小家顾大家的白衣天使，更有以至精之医术、至纯之医德奔赴一线为守护人民健康献出伟大生命的苍生大医，他们均具有医圣"感往昔之沦丧，伤横夭之莫救"救济苍生的悲天悯人心态，也有"上以疗君亲之疾，下以救贫贱之厄"不顾个人安危的至诚恻怛之心。医圣仲景悲天悯人、德育为先的医学家精神与当前舍生忘死、命运与共的伟大抗议精神形成跨时代的共振。

（三）博极医源、以古为新的传承创新精神

《汉书·艺文志》作为汉代官方史籍，在"方技略"部分计分医经七家、经方十一家、房中八家、神仙十家，可见当时所存之医书尚多。而如序中所言，时医"不念思求经旨，以演其所知；各承家技，始终顺旧"。仲景为改变这一现状"勤求古训，博采众方"，撰《伤寒杂病论》时，以《素问》《九卷》《八十一难》《阴阳大论》《胎胪药录》作依托，博极医源。据训诂学考证，后两部著作《阴阳大论》和《胎胪药录》已亡佚，而借其书名可推论，《阴阳大论》应为论述阴阳学说的医经，《胎胪药录》为方药著作，与《神农本草经》类似，属《汉书·艺文志》中经方家范畴，即仲景医学源头共涉及四部医经、一部经方。但是否由于仲景限于当时竹简著书的不便，为节省篇幅，未列全参照书籍也不无可能。而后曰"并平脉辨

证，为《伤寒杂病论》合十六卷"，"平脉辨证"是治学方法，"《伤寒杂病论》合十六卷"则是仲景在前人基础上的创新之作。从《汉书·艺文志》对于医籍的分类方法可以看出，汉朝以前，医经与经方的界限可谓泾渭分明，而仲景则以六经病为纲领，将理法方药一线贯穿，融"医经"与"医方"为一体。正如方有执在《伤寒论条辨·跋》中书："昔人论医，谓前乎仲景，有法无方；后乎仲景，有方无法；方法具备，惟仲景此书。"在疾病辨证中，以六经辨证统摄诸病，开辟汤液治病的先河与规范。仲景将不同发病形式的伤寒与杂病共糅一书之中，以六经病条文作纲领，旨在强调辨证论治之法，即在六经上求根本，不在诸证上求枝叶。在遵从前贤医理医法的基础上，以古为新，不断推动医学发展。仲景遵循国学哲理，汇总"岐黄"等先贤的经验积淀，集其大成，在一书中完备理、法、方、药，并在这四个层面上另有创新发挥，是汉末传承创新精神的医学实践者。同时，也正是因为仲景的传承创新，才奠定了今日中医学的基本面貌。在当前中医药抗疫中，博极医源、以古为新的传承创新精神得到一脉相承。在此次抗疫中，《伤寒杂病论》的防疫理论、辨证思想、经典方药得到充分应用并根据疫情变化不断进行调整，传医圣之薪火，据势而变更。

（四）普及医理、养身安命的中医药科学精神

《伤寒杂病论·序》云："夫天布五行，以运万类，人禀五常，以有五藏；经络府俞，阴阳会通。"这句话是仲景对于中医学理论体系的高度概括，虽寥寥数语，但涵盖了阴阳、五行学说、气一元论的哲学思辩模式，人与自然、人体自身的整体观念以及脏腑、经络的生理病理基础。《素问·生气通天论》曰："夫自古通天者，生之本，本于阴阳……五脏十二节，皆通乎天气。其生五，其气三。"阴阳化天之六气，六气化地之五行，五行是化育和支配万事万物气的运动变化规律。人禀天地阴阳之气，则有五脏六腑之用及十二经脉表里阴阳之相使相成。中医学天、地、人相参的整体观念，使其至今仍具有先进性，但也难免陷入"玄冥幽微，变化难极"的困境，因此仲景言"自非才高识妙，岂能探其理致哉！"仲景将其所探之理载于书中，曰："虽未能尽愈诸病，庶可以见病知源。若能寻余所集，思过半矣。"诚然，医学并非一家之学，而是天下的学问，这种普及医理的科学精神仍回荡着时代的余音。"上以疗君亲之疾，下以救贫贱之厄，中以保身长全，以养其生"，可见仲景普及医理的最终目的在于养身安命，而其实现路径分为养生、预防以及治疗。《素问·四气调神大论》曰："夫病已成而后药之，乱已成而后治之，譬犹渴而穿井，斗而铸锥，不亦晚乎。"不治已病治未病是最积极的治疗措施，而养生又是最

积极的预防措施。仲景的医学思想在养生与预防方面也体现弥多，如在"未病先防"方面，《金匮要略》提出，"若五脏元真通畅，人即安和""若人能养慎，不令邪风干忤经络"，分别强调内存正气与外避邪气的养慎原则；在既病防变方面，《伤寒论·伤寒例》云"凡人有疾，不时即治，隐忍冀差，以成痼疾"，体现出病宜早治、防微杜渐的治疗意识；在防治结合方面，《伤寒杂病论》第 18 条"喘家，作桂枝汤，加厚朴杏子佳"，对于素有喘证之人，虽其喘证未因外感诱发，也应在治疗太阳中风病的同时加入降气平喘的厚朴、杏子以作预防，为中医学的重要特色。

三、仲景思想的新时代意蕴

《伤寒杂病论》是在"余宗族素多，向余二百。建安纪年以来，犹未十稔，其死亡者，三分有二，伤寒十居其七。感往昔之沦丧，伤横夭之莫救……思过半矣"背景下诞生的。两千余年后的 2020 年冬春之际，新冠疫情肆虐，与之有类似的时代背景。在党中央的领导下，面对疫情防控，习近平总书记亲自指挥、部署，并指出："各级党委和政府及有关部门要把人民群众生命安全和身体健康放在第一位。"人民英雄张伯礼院士言："国有危难时，医生即战士，宁负自己，不负人民。"新时代中医人秉持忧国之忧、急民之急的初心，人民至上的信念，继承弘扬生命至上和大医精诚为代表的仲景思想精髓，仲景思想跨越时空，表现形式可能不一，但精神内核依然延续。中医自诞生至今，走过了先秦时期的萌芽、秦汉时期的繁荣、金元时期的门类壮大、明清时期的综合汇通及近现代的继承发展五大时期。尽管在中医发展过程中受到西医学及数次废除中医浪潮的冲击，但至今仍能屹立不倒并迎来发展黄金期，其根本原因在于中医在历史的发展过程中始终保持着自身源于仲景的以生命至上和大医精诚为代表的精神内核的永续传承，始终以有别于西医学的中医学模式参与疾病的救治，服务于人民健康。《伤寒杂病论·序》作为仲景的肺腑之言，是医圣留给后人的警示和财富，通篇虽仅七百余字，但高度凝练了医圣对医道的参悟、对生命的关怀、对时弊的针砭、对医德的传承、对抗疫的决绝。时至今日，庚子大疫，中西医携手并进，维系人民的生命健康。新冠病毒在西医学上是未知的，然中医从宏观入手，以常达变，合用历久弥新的整体辨证，以古人实践总结的普遍规律，把握新型冠状病毒感染与其他疫病的共性，全方位参与疫情治疗工作中并显示出巨大优势。目前多项研究表明，中医药参与新冠防治的疗效优势、直接证据以及作用机制。现代研究表明，中医药防控新型冠状病毒感染疫情具有抑制病毒 RNA 复制和转录、影响病毒正常生物学功能、干扰 SARS - CoV - 2 与宿主细胞的结合、减弱病毒感染后的细胞因子风暴、免疫力下降和凝血异常等作用，用国际通用的现代语言及科学体系讲清楚、说明白"中医药科学故事"。在疫情防控中，有太多为守护人民健康舍小家顾大家的白衣天使，更有以至精之医术、至纯之医德奔赴一线为守护人民健康献出伟大生命的苍生大医，他们均具有医圣"感往昔之沦丧，伤横夭之莫救"救济苍生的悲天悯人心态，也有"上以疗君亲之疾，下以救贫贱之厄"，不顾个人安危的至诚恻怛之心。《伤寒杂病论·序》中生命至上和大医精诚为代表的仲景思想精髓与"生命至上、举国同心、舍生忘死、尊重科学、命运与共"的伟大抗疫精神遥相呼应，形成时代共鸣，激励着中医药事业的发展。跨越两千年的中医药思想与现代时代精神不谋而合，充分展现出中医药的传承特色及真理本质，精神传承不断，中医药事业不息。

麻黄类方在皮肤病辨证治疗中的应用浅析

河南中医药大学　李萌月　耿菁珂　刘学伟

麻黄汤是辛温解表的代表方，麻黄类方是以麻黄汤的组方为基础，对其组成方药、剂量等加减化裁而成，其中包括麻黄汤、桂枝麻黄各半汤、麻黄杏仁甘草石膏汤、麻黄连翘赤小豆汤、麻黄细辛附子汤、葛根汤、射干麻黄汤、大青龙汤等二十七首方剂。麻黄类方在临床广泛应用于治疗各类皮肤病，并能取得确切疗效。

一、麻黄方的溯源

麻黄汤首载于《伤寒论》，为治疗伤寒表实证的经典方。《伤寒论》中麻黄汤涉及条文众多，其中有 9 条明确论述了麻黄汤的应用，分别是 35 条、36 条、37 条、46 条、51 条、52 条、55 条、232 条、235 条，其中 8 条都提到"脉浮"，4 条提到"无汗"，3 条提到"喘"，2 条提到"发热"。"脉浮"常提示患者表证未解，"无汗"则应从发汗之源头和发汗通路两方面去考虑，或营阴不足、化汗乏源，或腠理致密、玄府闭塞，又考虑到麻黄性味辛温，所以麻黄汤证之无汗提示的应为腠理致密、玄府闭塞。"喘"则提示患者肺气宣降失常。总结分析可得出结论，麻黄汤适用于正气不虚、腠理致密并且病位在表之患者。有 9 条原文论述了麻黄汤的禁例，分别是 49 条、50 条、83 条、84 条、85 条、86 条、87 条、88 条、89 条，提示了津液耗伤、气血不足、营阴亏损及阳气虚弱的患者不可使用麻黄汤。麻黄汤全方用药精简，配伍巧妙，对于剂量的把控，将原方剂量中的"两"换算成现代剂量"g"，有以下几种不同见解，以一两为例，分别可换算成 15.6g、14g、13.8g、7g、3g 等不同剂量。在现代的临床应用中，剂量的选择应临证进行调整。麻黄汤是发汗解表、宣降肺气的名方，临床广泛应用于各种皮肤病的风寒表实证，麻黄类方则是在麻黄汤的基础上，对药味、剂量及用法等方面进行调整而得到的一组方剂，该组方剂可辨证应用于皮肤病的不同阶段及证型。对于出现恶寒（风）、发热、鼻塞流涕、咽喉红肿、无汗或少汗等表证的皮肤病，均可以应用麻黄类方来辨证治疗。

二、麻黄类方治疗皮肤病的理论基础

（一）宣降肺气，通调腠理

《素问·痿论》有云"肺主身之皮毛"；又有《灵枢·决气》云"上焦开发，宣发五味，熏肤，充身，泽毛"；《素问·经脉别论》云"肺朝百脉，输精于皮毛"。肺脏属上焦，肺之精气宣发可润泽皮毛、肌肤，顾护周身之皮肤腠理。肺主气并可通调水道，若肺脏宣降功能失调，水与精气不能布散体表，无以充泽皮毛肌肤，皮肤失于濡养，则会发为皮肤病，如皮肤干燥症、湿疹等；肺气不得宣畅，无法正常通调水道，水道不通，津液不调，可发为水肿，水湿在体内不化也可继发各种皮肤疾病。皮毛位于体表，与外部环境直接接触，亦是外邪入侵机体的第一道防线。若皮毛卫外功能失调，肌腠不能抵御外邪，邪气入侵后内舍于肺，则会导致肺脏功能失调，肺失于宣降则会出现咳嗽、感冒、哮喘等一系列肺系疾病。肺与皮毛是互相影响、互相作用的关系，肺脏的功能失调可反映于皮肤肌表。以结节性红斑为例，该病病因复杂，其中最常见且目前已明确的病因包括原发性肺结核，临床中结节性红斑患者若反复起皮疹，则应当考虑患者是否患有肺部结核，可以通过相应的辅助检查确定患者是否患有肺结核，一旦确诊，治疗方案则应从肺结核入手，肺结核治愈则皮损自消。皮肤病也常会伴有肺脏的病变，以硬皮病为例，大部分硬皮病患者在皮肤发生大范围病变的同时，会出现肺脏受累的现象，可出现间质性肺病、肺动脉高压等病变。此外，许多皮肤病发病的前驱症状都表现为上呼吸道感染的症状，比如银屑病的患者往往容易在感冒后发病。麻黄汤中麻黄为其君药，主入肺经，在历代医家的论述中里麻黄均被认为是走表之要药，可宣达肺气、通泄腠理，并可开肺以行气，使营卫之气正常运行，从而驱散邪气，通过麻黄宣发肺气的作用，卫气得以宣畅，从而保证了皮肤可正常抵御外邪。麻黄可以起到宣肺平喘的作用，麻黄类方可通过恢复肺宣发肃将的功能，使气机条畅。麻黄汤类方在肺系疾病中应用相当广泛，临床用于治疗感冒、咳嗽、哮喘、小儿肺炎喘嗽、肺胀等肺系疾病有显著疗效，麻黄类方可恢复肺的正常生理功能，而肺脏生理功能的恢复也会进一步促使皮肤生理功能的正常运行。

（二）发汗透表，驱邪外出

《素问·阴阳应象大论》有云："其有邪者，渍形以为汗；其在皮者，汗而发之。"邪气在皮毛尚未深入时，应用汤药使肌肤发汗来发散邪气。皮肤病的病位属表，分析其病因、病机，多以营卫失和、气血津液不通、脏腑生理功能失调为主。

汗法有调和营卫、开通玄府之功。《伤寒论》第 23 条原文直接点明了皮肤瘙痒的原因是"不能得小汗出"，邪气郁阻于肌肤，玄府闭塞不通，汗欲出而无出路，故皮肤瘙痒，张仲景提出此证治疗时不可使汗出淋漓，大汗淋漓则会耗阴伤正，治当微微发汗，宣发毛孔，使邪气随小汗出，故营卫调和，气血通畅，邪气随汗而出。然而，《伤寒论》第 85 条原文又提出"疮家"不可发汗的观点，这里与前面提出皮肤病要发汗的观点并不矛盾，此处不可发汗属于汗法在皮肤病应用中的禁忌，疮家指的是疮疡病史迁延日久之人，这种患者体内阴血被长期耗损，此时应用汗法则为逆，阴血津液会被进一步耗损，导致疾病更加难以愈合。在应用"汗法"治疗皮肤病时，要遵守"微汗"的原则，此处的"微汗"所指代的也并非药力，而是指服用相应方剂后患者发汗的程度。恰当的"微汗"是指患者服药后鼓舞在内之阳气缓缓蒸腾，遍身微微汗出，使得营卫和畅，使邪气随之而解，切不可大汗淋漓，此乃为误。麻黄类方中大多药味辛温，可开泄腠理，解表发汗，驱邪外出，气血津液得以通畅调和。麻黄作为麻黄类方的主药，更是有明确的发汗作用，正如《神农本草经》所云："主中风、伤寒头痛，温疟。发表出汗，去邪热气。"此外，麻黄有"轻清上扬"之功，对于皮毛腠理受到外邪而闭合以致肺卫郁闭之皮肤病，麻黄可以通过将"玄府"打开，使汗液顺利排出，给邪气以出路。因此，临床正确应用麻黄类方发汗可有效治疗皮肤病。

（三）调和营卫，宣通玄府

《灵枢·邪客》云："营气者，泌其津液，注之于脉，化以为血，以荣四末，内注五藏六府，以应刻数焉。卫气者，出其悍气之慓疾，而先行于四末分肉皮肤之间不休者也。"营气在血脉之中运行，流注于脏腑之间，有滋养肌肉皮肤的作用；卫气在皮肤肌腠之间运行，可温煦肌肤，调摄体温，控制玄府之开合。因此，皮肤的正常生理功能有赖于卫气的温煦及营气的濡养功能。皮肤位于人体最表浅的位置，皮肤为卫气固卫及营气荣养的场所，外邪侵袭人体，首先就会侵犯皮肤，营卫失和，从而发为皮肤病。通常，调和营卫之方首先被提及的就是桂枝汤，但营卫失和并不单是桂枝汤证之病机，太阳病表证的病机均与营卫相关，如麻黄汤证病机属营实卫虚，大青龙汤证病机属营卫俱强。外感邪气如风、寒、湿等邪气侵袭机体，易导致卫阳郁闭不展，邪气郁阻而无法排泄于体外，反映于皮肤可出现身痒、风团、红斑、起疹等症状，麻黄类方可发散表邪，卫阳得展，使营卫的流注和运行恢复正常，营卫通畅，邪气有出路，使皮肤得以恢复正常。

三、麻黄类方方证解析及应用举隅

麻黄类方在临床上可广泛应用于急慢性荨麻疹、银屑病、急慢性湿疹、痤疮、黄褐斑、白癜风、带状疱疹、皮肤瘙痒症、各类皮炎、扁平疣等皮肤病，下文主要介绍在皮肤病中应用较为广泛的几个麻黄类方，并从其方证病机、方义、治法特点、辨证应用等方面进行探讨。

（一）麻黄汤

麻黄汤是麻黄类方的母方，在《伤寒论》中许多条文都提及该方，在前文麻黄汤的溯源中笔者已详细说明。麻黄汤原方是由麻黄、桂枝、炙甘草和杏仁组成，其中麻黄性味辛温，可发汗散寒，宣肺平喘，为君药；桂枝辛温，更增麻黄解表发汗之功，为臣药；杏仁苦温，更添解表平喘之用，为佐药；炙甘草味甘，补益之余更能调和诸药，为使药。麻黄汤在皮肤科应用广泛，对于出现恶寒、发热、无汗等症状的皮肤病均可应用，总结分析可得知麻黄汤的辨证要点：患者往往秋冬时节发病，或在风寒感冒后发病（或加重），皮损颜色不鲜，无汗，伴有发热恶寒、鼻塞流涕、咳嗽、咽部肿痛等症状，症状往往遇寒加重。以红皮病型银屑病为例，患者由于全身大部分皮肤及汗腺的功能失常，导致汗液无法排出，常会出现身热恶寒、红斑、水肿等症状，此时若仅投以清热解毒之品，往往疗效不佳，临床曾遇一红皮患者高烧达40℃，投以清热解毒凉血之品及布洛芬等西药口服，都无法使体温下降，投以麻黄汤加减，2剂后体温立降，效如桴鼓，症状明显好转。陈金兰教授善用麻黄汤合升降散加减治疗慢性荨麻疹，临证可取得较为满意的疗效。此外，临床亦有报道指出，麻黄汤合玉屏风散治疗寒冷性荨麻疹疗效卓越，统计录入的46例患者治疗均有效。

（二）桂枝麻黄各半汤

桂枝麻黄各半汤出自《伤寒论》第28条："以其不能得小汗出，身必痒。"该条原文论述了身痒之病机，应用桂枝麻黄各半汤可得小汗出，使邪气透发于外，身痒乃解。该方是由桂枝、芍药、生姜、甘草、麻黄、大枣、杏仁组成，是分别取麻、桂两方剂量的1/3所得，其中麻黄、桂枝辛散，芍药酸收，生姜、桂枝合用以调卫，大枣、芍药合用以和营，麻黄、杏仁宣肺解表，邪随汗出，又有芍药、炙甘草酸甘化阴以滋汗源，诸药合用，达到发汗驱邪之功，而无过汗、伤正之弊。桂枝麻黄各半汤可发汗以驱邪，促进机体营卫调和，应用桂枝麻黄各半汤治疗的皮肤病，邪气不甚有欲出之势，或为轻度的寒邪郁阻在表，但营卫之气已虚，无以得汗出以透邪出表，用麻黄汤恐大汗出后伤正，用桂枝汤则恐发汗太弱不得汗出，邪气无以外泄，将麻桂合剂则可小发其汗，既可将在表之寒邪祛除，又可调和营卫而不伤正气。在皮肤科的临床应用中，桂枝麻黄各半汤多应用于瘙痒症状明显的过敏性疾病，如急慢性湿疹、荨麻疹、皮肤瘙痒症等。临床应用桂枝麻黄各半汤时要紧抓其辨证要点，其辨证关键在于出现风寒表证，患者皮损一般颜色淡红或红，体型不壮，有恶寒或恶风，口中和，可发热或不发热，微有汗出但汗出不畅，或不汗出，脉象浮。若"口中不和"即口中有异常感觉，如出现口干则说明病邪已入阳明经，此时可加用葛根、石膏等药物，或可改用葛根汤或麻杏石甘汤以清阳明邪热。

近代经方家胡希恕先生在应用桂枝麻黄各半汤治疗外有寒邪、身痒疹出之皮肤病时，常以荆防取代麻黄，但当皮疹急性发作、瘙痒症状较为剧烈时，仍当以应用麻黄疗效更佳。有报道将此方与西药盐酸左西替利嗪治疗寒冷性荨麻疹的疗效进行比较，发现两者疗效无明显差异，但从用药安全性与后期疾病的复发率来综合比较，应用桂枝麻黄各半汤治疗要优于西药。

（三）麻黄连翘赤小豆汤

麻黄连翘赤小豆汤出《伤寒论》第 262 条："伤寒瘀热在里，身必黄，麻黄连翘赤小豆汤主之。"此条文论述了太阳表证未解、阳明湿热蕴结发黄的证治，外有表邪郁闭，营卫不得畅通，见恶寒、无汗、身痒、脉浮等表证，内有湿热蕴结于阳明经，见小便不利、心烦、舌红苔黄等里证。该方药物组成包括麻黄、连翘、杏仁、赤小豆、大枣、桑白皮、生姜、炙甘草。其中麻黄、杏仁均可开泻腠理，发解表邪，宣降肺气，并可发汗利水以去湿热；连翘、桑白皮、赤小豆可清利阳明湿热，活血散结；生姜、大枣、炙甘草可调中和胃。诸药合用，可表里并调，驱太阳、阳明两经邪气外出机体，使气血流畅，营卫调和，疾病向愈。麻黄连翘赤小豆汤证的病机可概括为外有风寒表证，内有湿热。该方所治疗的皮肤病患者大多属湿热体质，或疾病迁延日久，邪气入里，化生湿热，外感风寒邪气，束于肌表，引动内伏之湿热，发于皮肤，出现身痒、皮疹、发黄等症状。该方的辨证要点包括：患者往往体质较强，正气不虚，皮损分布于头面及上半身的情况较多，皮损颜色一般较红，瘙痒程度较剧烈，皮损局部红肿灼热，遇热症状加重，遇寒减轻。此外，该方所治疗的患者往往皮脂腺分泌较为旺盛，头面部出油较多。

有报道指出，临床上应用麻黄连翘赤小豆汤加减治疗风湿热型及血热内扰型的儿童荨麻疹可取得良好疗效。张发荣教授临床擅用麻黄连翘赤小豆汤加减治疗痤疮，张教授认为痤疮病人往往病程缠绵反复，所以通常外证较轻，湿热里证较重，治疗当以清热除湿为主，疏散表邪为辅，麻黄连翘赤小豆汤有表里双解之功，可使内外和调，营卫通畅，皮疹消散。姜良铎教授认为，湿疹的病机关键可概括为"燥湿不和"，即湿邪郁滞，化热伤阴生燥，治疗上应将祛湿与滋阴结合，选方常以麻黄连翘赤小豆汤为底。

（四）麻黄细辛附子汤

麻黄细辛附子汤出自《伤寒论》第 301 条："少阴病，始得之，反发热，脉沉者，麻黄细辛附子汤主之。"该条原文论述了少阴病兼表证的证治，少阴属里，少阴病初期多属肾阳虚衰，临床表现应为里虚寒证，不应出现发热症状，今见发热，可得知有外邪束表，卫气郁闭于肌表。麻黄细辛附子汤方药简便，仅由方名之中的三味中药组成，其中麻黄主表，辛温散寒解表，驱除在表之风寒；附子为大热之品，可温肾助阳，驱除在里之寒邪；细辛既可辛散解表，又能入少阴经以温经散寒。麻黄与附子合用，即能发汗解表以散表邪，又能扶正温阳以祛里寒；麻黄与细辛合用，可加强发汗解表退热之功；附子与细辛合用，可促进温肾阳散里寒之用。三药合用，共奏温经解表之功。该方的辨证要点在于既要出现恶寒、发热、无汗等表证，又出现精神不振、倦怠、脉沉、四肢不温、舌苔白滑等里证，病机为少阴阳衰，寒饮内停，兼有太阳表实，风寒外束。麻黄细辛附子汤所治疗的皮肤病多属阴证，皮损颜色多不鲜，可呈现淡白、淡紫或暗紫，皮损局部无灼热，大多属难治性疾病，以难治性痤疮为例，其皮损局部质地较硬，颜色较暗，有丘疹、脓疱疹、结节、囊肿等多形性皮损，局部溃脓难出或不溃脓，脓液往往较为清稀，痤疮消退后往往遗留色素沉着及瘢痕。

有报道应用麻黄细辛附子汤加味联合火针疗法治疗一例难治性痤疮，治疗一月后，痤疮基本消退，留有部分色素沉着。临床有医者应用麻黄细辛附子汤加减治疗急性荨麻疹，患者在气温骤降后出现红白色风团，伴有瘙痒，自觉发热，手足触之冰凉，大便日一行，但偶有便溏，观其舌脉可见舌质暗淡，苔白润，脉沉细，根据其临床表现及舌脉可推断该患者为阳虚感寒而得荨麻疹，方用麻黄细辛附子汤加以健脾疏风止痒之剂，服药 3 剂后疹退痒消，手足冰凉症状也有所改善。黄蜀教授认为脓疱型银屑病大多是因为寻常型银屑病治疗不当，久病不愈，耗损阳气，阳虚内寒，虚阳外越，黄师在临证治疗脓疱型银屑病时以潜阳与温散为治疗原则，以潜阳封髓丹合麻黄细辛附子汤作为底方，根据病患不同病情进行适当加减，收效良好。

（五）麻黄杏仁甘草石膏汤

麻黄杏仁甘草石膏汤出自《伤寒论》第 63 条："发汗后，不可更行桂枝汤。汗出而喘，无大热者，可与麻黄杏仁甘草石膏汤方。"《伤寒论》第 162 条："下后，不可更行桂枝汤，若汗出而喘，无大热者，可与麻黄杏子甘草石膏汤。"以上两条原文分别论述了太阳病应用汗法、下法之后，出现喘逆、发热、汗出等邪热蕴结于肺的症状，此时不可再用桂枝汤，而应选用麻黄杏仁甘草石膏汤治疗。麻黄杏仁甘草石膏汤是由麻黄、杏仁、炙甘草、石膏组成，其中麻黄可解表散寒，宣降肺气；石膏清热泻火，入肺经可清解肺中壅热；杏仁入肺经，与麻黄合用加强定喘之功；炙甘草可补益调中扶正，并调和诸药。诸药相伍，共奏泻肺平喘之功。原文中采用了倒装手法，汗下后，出现"汗出而喘"的症状，提示肺中有热邪壅阻，肺气宣降失调，"无大热"中的"热"指的是表证之发热，提示在表之热轻，但"汗出而喘"又揭示了肺经热势壅盛，所以此时不可再应用解表发汗之桂枝汤，而麻杏石甘汤中，石膏用量是麻黄的二倍，使整张方剂性味偏寒，恰好可以用于治疗在表之风寒微、在里之肺热盛之证。该方证为太阳、阳明合病，临床应用于皮肤病要紧抓以下辨证要点：皮损颜色鲜红，皮疹分布一般较为密集，瘙痒程度较剧烈，口干口渴，发热汗出，舌红，苔黄，脉象不虚。

临床有报道以加味麻黄杏仁甘草石膏汤治疗肺经风热型痤疮患者，15 天后统计治疗总有效率为91.67%，疗效确切。临床学者通过统计录入 57 例风热血虚型慢性湿疹患者，分为两组分别内服加味麻杏石甘汤与地氯雷他定，此外两组患者同时外用皮炎洗剂、黄芩油膏，统计第 4 周时实验组及对照组患者痊愈、显效、有效及无效情况，结果发现麻杏石甘汤治疗慢性湿疹疗效明显优于地氯雷他定。孔繁学应用四物汤合麻黄杏仁甘草石膏汤加味治疗一例寻常型银屑病，辨证分析该患者外有风热在表，内有阴虚血燥，予四物汤合麻黄杏仁甘草石膏汤加减外散风热、内和营血，口服 12 剂后，皮疹颜色变为浅红，瘙痒程度有所减轻，原方略调，18 剂后，皮疹大部分消退，2 个月后皮疹完全消退。

（六）葛根汤

葛根汤出自《伤寒论》第 31 条："太阳病，项背强几几，无汗恶风，葛根汤主之。"《伤寒论》第 32 条："太阳与阳明合病者，必自下利，葛根汤主之。"以上两个条原文分别论述了葛根汤应用的两组证候，其共同病机均在于风寒侵袭，外束肌表，卫阳郁闭，营阴阻滞，第 31 条兼有太阳经气不利，第 32 条兼有大肠传导功能失常。葛根汤由麻黄、葛根、桂枝、芍药、生姜、大枣、炙甘草七味药物组成。葛根为君药，可解肌发表，并可升津而濡养筋脉；麻黄、生姜为臣，可开泻腠理，解肌祛风；桂枝、芍药、炙甘草、大枣共为佐使，可调和营卫，益胃和中。葛根汤临床应用时要紧抓"无汗"这一辨证要点,适用于该方的皮肤病患者往往体格强壮,虽久病不愈,但正气不虚,肌肉壮实,腠理致密,一般这类患者平素就不易出汗,皮色较暗,体温较高。

岳仁宋教授应用葛根汤合异功散加减治疗一例闭合性痤疮,服药一周后皮疹质变软且无新发,症状有所好转,原方加减继服9日,无新发且原皮疹颜色明显变淡,症状明显改善。赵乾龙治疗一例青年男性痤疮,该患者辨证诊断为外有风寒、内有瘀热型粉刺,予葛根汤加减2剂,小汗出后遍身轻松,皮疹疼痛明显减轻,继续服用2剂,皮疹减小,颜色变淡,后续继续以葛根汤随症加减治疗,一个月后痤疮基本消失,体质亦有明显改善。临床学者以葛根汤煎剂内服配合外洗,联合注射人胎盘组织液针治疗局限性硬皮病,共治疗28例,治疗4个疗程后仅4例无效,有效率高达86%。

四、小结

皮肤病病位在表,其发病与肺卫不和、玄府闭塞、汗出不畅、营卫不和等密切相关,然而临床治疗皮肤病时往往投以大剂清热凉血之品,关于应用麻黄类方治疗皮肤病的相关报道较少,世人多认为麻黄辛温化燥,实际上麻黄类方可治疗多种皮肤病,若可以根据病情准确辨证施以麻黄类方治疗皮肤病,可有效提高临床疗效。本文仅列举了较常见的几个麻黄类方,除此之外,还有多个麻黄类方可用于治疗皮肤病,临证应灵活施用。

基于仲景治法指导下的浊毒防治观
在慢性复发型溃疡性结肠炎的应用

河南中医药大学　常苗

河南中医药大学第一附属医院　韩捷

溃疡性结肠炎（ulcerative colitis，UC）是一种与遗传因素有关，具体病因尚不明确的难治性自身免疫性疾病，其病程长，迁延难愈，容易反复，中医归为"痢疾""泄泻"等疾病范畴，其基本病因病机为脾虚湿滞，在中医的研究进展中，其发病机制与浊毒理论相关这一观点越来越被认可。张仲景在《伤寒杂病论》中对浊毒的治疗有详尽的阐述，韩捷教授在长期的临床实践中，认同浊毒的理论思想，在仲景浊毒防治观的指导下，提出慢性复发型溃疡性结肠炎与浊毒有相关性，并创立了自己针对慢性复发型溃疡性结肠炎的理、法、方、药，疗效显著，现分述如下。

一、慢性复发型溃疡性结肠炎与"浊毒"的相关性

慢性复发型溃疡性结肠炎的主要诊断标准，参照《炎症性肠病诊断与治疗的共识意见》2018年北京制定的UC诊断标准：已排除初发型和暴发型及并发症，已排除其他相鉴别疾病，慢性复发型指临床缓解期再次出现症状的临床类型。李佃贵教授提出的浊毒理论认为"湿为浊之渐，浊为湿之极"，浊毒不仅是致病因素，更是病理产物。浊毒产生的病因病机多为素体脾胃虚弱，运化无力，又情志失调，肝疏泄失常，气机运行不畅，更致脾胃健运失司，和降失度，水谷运化不及，水湿内停，阻滞气机，郁而成浊，日久成毒，进而浊毒积聚肠腑，侵袭肠道脂膜血络，这与慢性复发型溃疡性结肠炎的中医病因病机不谋而合。慢性复发型溃疡性结肠炎已非初感急发，正气有余，仍能有力抗邪，复发型溃结其发病机制为脾胃已虚，本有湿邪，外邪再侵，正虚邪盛，无力抗邪，湿邪深伏，积久成浊，再侵脂膜血络，而致症状再现。浊毒理论更加强调了慢性复发型溃疡性结肠炎与脾虚湿浊的关系，久病脾虚失运，湿邪积滞，湿久成浊，浊极成毒，病邪深伏，难以除根，病势缠绵，病程较

长，不时复发，故本病治疗需始终贯穿化浊解毒这一治法，并兼顾健脾祛湿，疏肝解郁，顾护正气。

二、基于仲景"浊毒"防治观创立的各种治法

（一）伤寒清法——清热化浊解毒

《伤寒论》中涉及清法的条文众多，治法亦不少，仲景八法中清法的立法依据是《素问·五常政大论》的"治温以清、治热以寒"和《素问·至真要大论》的"热者寒之，温者清之"。针对慢性复发型溃疡性结肠炎热邪久侵、湿邪难解的部位，总结其治法有清肠止泻法、清宣郁热（清热除烦）法、清热泄痞法。

1. 清肠止泻法

此法为临床治疗溃疡性结肠炎复发初期，虽是复发，但热邪较重，复发初期溃疡性结肠炎多为湿热蕴结大肠阶段，清除肠道湿热为首要治法，故常采用清肠止泻法。韩捷教授临床常采用三白散或断下渗湿汤，三白散药物组成：白术15g，白芍10g，茯苓10g，泽泻10g，姜厚朴10g，黄连8g，干姜8g，乌梅5g；断下渗湿汤药物组成：麸炒苍术10g，黄柏10g，炒山楂15g，地榆20g，金银花12g，茯苓15g，猪苓12g，醋郁金12g，槐花15g。治疗此证，这两个方子均多用清热药物与利湿药物，使蕴热既清，湿从小便去，起到较好地清利肠道湿热之效，热祛湿清则泻痢得止。

2. 清宣郁热法

此法主要用于溃疡性结肠炎慢性复发合并焦虑抑郁情绪且平素急躁易怒者，溃疡性结肠炎乃七种情志疾病之一，发病与情志有关，又往往影响情志状态，而无论是焦虑、抑郁或发怒等情志状态，均会影响患者气机的正常运行，气机不畅，肝气犯脾，脾气进一步衰弱，郁热进一步加重，疾病缠绵难愈，愈郁结，炎症反应愈强，便脓血愈严重，形成恶性循环。故此时不仅要清除肠道湿热，还应清宣郁热，即清热除烦。韩捷教授临床擅长合方和合药治疗，采用四合汤治疗，为四个古方合成，即半夏泻心汤、封髓丹、桂枝加龙骨牡蛎汤、栀子豉汤，药物组成为：丹参10g，檀香3g，砂仁6g，醋灵脂12g，炒蒲黄10g，高良姜5g，醋香附10g，百合15g，合欢皮15g，乌梅6g，旋覆花9g，煅赭石15g，煨木香10g，广藿香15g，黄连9g，制吴茱萸3g。四方合用，既清热，又畅情志、舒心性、祛抑郁，可谓一方多用，统筹兼顾。

3. 清热泄瘀法

此法用于溃疡性结肠炎慢性复发合并消化性糜烂或溃疡的患者，这是患者情绪不佳导致气机不畅进一步加重的后果，气机运行失常影响了机体正常的血液运行，使瘀血内生，与浊毒互结，停滞于胃肠道，损伤胃肠部的脂膜血络，而至糜烂甚至溃疡的形成。目前这种情况越来越常见，可合用荔香二陈汤，药物组成为：煨木香10g，广藿香10g，醋香附15g，炙黄芪15g，盐荔枝核9g，清半夏9g，青皮3g，陈皮3g，茯苓9g，麸炒山药9g，甘草5g，白芍9g，炒栀子5g，制吴茱萸3g，黄连3g。行气药与活血药、清热药合用，气行而血行，血行则无瘀，瘀消则浊无以结，行气降浊，热祛瘀消。

（二）伤寒下法——通腑泄浊解毒

《素问·阴阳应象大论》曰："其下者，引而竭之，中满者，泻之于内。"为下法奠定了理论基础。攻下的根本目的在于引邪从下走，推陈致新，使机体达到新的平衡状态，是临床治疗的重要手段，在仲景攻下思想的指导下对久患溃疡性结肠炎的患者提出狭义的通腑泄浊解毒法，旨在使浊毒之邪有出处，从大便而走，驱邪于外，机体内部得安。慢性复发型溃疡性结肠炎，脾虚气滞，夹有湿邪血瘀，腑气不通，大便虽仍稀，反而艰涩难解，排出不畅，里急后重感较为明显，此时宜采用"通因通用"之法，给浊毒之邪以出路，邪去正安。比如，韩捷教授灌肠使用的通克方，药物组成为：麸炒枳壳20g，大腹皮20g，槟榔20g，乌梅炭20g，侧柏炭20g，炒白芍20g，醋延胡索20g，络石藤20g，北刘寄奴20g。对此类患者颇有疗效，并已申请国家发明专利。

（三）伤寒消法——祛痰涤浊解毒

《素问·至真要大论》中有"结者散之""坚者消之"，《黄帝内经》中的"其实者，散而消之""血实宜决之"等论述，是消法的理论基础和立法原则。任应秋指出："就其实而言，凡病邪之所结，有所积滞，有所停留，有所郁结，无论其为在脏、在腑、在气、在经、在络、在膜原，用种种方法使之消散于无形，皆为消法，或名为消导，亦即导引行散的意思。"脾胃属土，邪尚脾土，故用"土郁夺之"的理论，夺者，取也，使其改变原来的郁结状态，韩捷教授临证惯用"善夺汤"，药物组成为：茯苓30g，盐车前子9g，白术9g，北柴胡3g，半夏3g，白芍15g，陈皮1g。舒郁兼补正，使结可解，可散，何必开鬼门，洁净府，始谓土郁夺之哉。

（四）伤寒补法——健脾化浊解毒

《素问·三部九候论》中的"虚则补之"，《素问·阴阳应象大论》中的"形不足者，温之以气；精不足者，补之以味"，以及《素问·至真要大论》中的"损者益之"，为伤寒中补法的理论渊源。根据浊毒多本脾虚，与湿结、郁热的致病特点，多采用平补、调补、清补的方法。溃疡性结肠炎复发时脾胃已虚，健运失司，前邪未去，浊毒再生。韩捷教授多采用山前汤，药物组成为：麸炒山药20g，山药20g，炒山楂10g，盐车前子10g。合当归芍药散加减，当归芍药散功能健脾疏肝，温通气血，加上功专健脾渗利的山前汤，脾得健运，和降有常，气血通畅，浊毒既去，则诸症自愈。

（五）伤寒攻法——攻毒散浊解毒

虫类药是中药的一个重要组成部分。仲景对疾病的辨治论治，清晰准确，随证施用这些虫类药效如浮鼓，体现了"以毒攻毒""有故无损"的学术思想。韩捷教授在仲景攻毒法思想的启发下，巧妙地将地龙、水蛭等虫类药物的运用融入络病学说理论中，创制通络汤，药物组成为：葛根15g，黄芩15g，黄连10g，当归20g，元胡20g，水蛭10g，地龙15g，络石藤30g，鸡血藤30g，鹿茸3g。来以毒攻毒，活血通络，打散积聚之病邪，使浊毒流动起来，或排出体外，或归于清气，最终达到散浊解毒之效。

三、总结

溃疡性结肠炎的复发，与湿邪宿根未除，正气衰弱，浊毒再生有密切关系，我们应重视浊毒这一致病因素，在整个病程中要重视浊毒的预防与治疗。在仲景治法的指导下，辨证论治，时刻不忘化浊解毒，不拘泥于一方一法，使邪气去有出路，恢复各脏腑的正常生理功能。脾胃为后天之本，水谷生化之源，要重视脾胃在抗邪中的作用，达到"正气存内，邪不可干"。在本疾病的治疗中，要重视恢复脾胃运化功能，去除湿邪，预防湿邪蕴热化浊成毒。在病情稳定时，要进一步重视补益脾气，预防湿邪浊毒再生，损伤机体。另一方面，要重视精神情志的调护，适度运动，保持情绪稳定，勿太过忧思抑郁，保持乐观积极的人生态度，只有注重多方面的调护，才能达到阴阳平和，邪气得去，机体得安。

探究乌梅丸的"平衡法"思想

辽宁中医药大学　方少博　谷松

　　乌梅丸是张仲景在《伤寒论》中厥阴病治疗中多用的经方，其主治蛔厥与久利，还能够治疗多种疾病，在疑难杂症中的应用尤为广泛。本文通过"平衡法"思想来进一步探析乌梅丸的证治规律。阴阳平衡本就是《伤寒论》的重要治疗思想，亦符合太极阴阳相和之道，《老子》云："万物负阴而抱阳，冲气以为和。"阴阳的动态平衡是宇宙万物的基本规律，故中医继承和发展了这种思想。因此本文主要从乌梅丸证的病机、乌梅丸的中药组成和剂量、煎服法等方面进行更加深刻的探究，以便开阔我们对其新的认识及思路，以进一步提高临床治疗疾病的效果。

　　乌梅丸证在《伤寒论》中属厥阴病，且仅仅只有第338条一条文提到，用于治疗蛔虫病和久利病。但是乌梅丸方的功效不止于此，其在临床上的应用特别广泛，而"平衡法"思想是通过探究乌梅丸如何使人体气血阴阳达到动态的平衡状态，正如《素问·生气通天论》曰："阴平阳秘，精神乃治。"

一、窥探原文病机

　　《伤寒论》原文第338条："伤寒脉微而厥，至七八日肤冷，其人躁无暂安时者，此为藏厥，非蛔厥也。蛔厥者，其人当吐蛔。今病者静，而复时烦者，此为藏寒，蛔上入其膈，故烦，须臾复止，得食而呕，又烦者，蛔闻食臭出，其人常自吐蛔。蛔厥者，乌梅丸主之。又主久利。"

　　乌梅丸的主要病机是上热下寒，蛔虫内扰，然其最根本的病机简而言之就是"风"。在《说文解字》中记载："风，八风也。东方曰明庶风，东南曰清明风，南方曰景风，西南曰凉风，西方曰阊阖风，西北曰不周风，北方曰广莫风，东北曰融风。风动虫生。故虫八日而化。从虫凡声。凡风之属皆从风。"惊蛰又称"启蛰"，即气温回暖，春雷始鸣，惊醒地下蛰伏的虫类动物。在《月令七十二候集》记载："二月节万物出乎震，震为雷，故曰惊蛰，是蛰虫惊而出走矣。"正如《素问·四气调神大论》言："春三月，此谓发陈，天地俱生，万物以荣。"厥阴风木，万物苏醒应气而生，蛔虫亦然。

二、取象类比中药

乌梅结于初春，成熟于初夏。故乌梅之体，能吸寒水之邪，能制约相火。蛔虫病，风病也。正如《素问·宝命全形论》言："人以天地之气生，四时之法成。"病邪亦如此，蛔虫乘人体正气虚弱之时，扰乱气血阴阳的平衡，使少阳不升，邪气郁阻，寒热错杂。乌梅禀厥阴之气，开风木之郁。在《本草纲目》中："细辛叶似小葵，柔茎细根，直而色紫，味极辛。"细辛颜色紫，紫为赤黑相合；赤为心脏之色，黑为肾脏之色，心与肾皆为少阴。本草细辛一枝直上，无弯曲之态，体细而柔劲，似之少阴经象，又是水火之体，味极辛烈，凡阴寒之气依于体内者皆能拖曳而出。细辛属少阴经，而在乌梅丸中启阴气，枢转厥阴之邪使之人体达到阴阳平衡。

徐洄溪曰："苦属火性，皆热者，常理也。黄连至苦而反至寒，则得火之味与水之性，故能除水火相乱之病。"《素问·生气通天论》曰"阳气者，静则神藏，躁则消亡"；又曰"阳气者，精则养神，柔则养筋"；又曰"开阖不得，寒气从之"。可见，阳气能贯百骸达四末。厥阴病乃人体阴阳失衡，寒热错杂，即寒湿内生，蛔虫妄动，虚火上升。因此，乌梅丸中的附子能温一身之真阳，正如刘潜江云："附子能益火之源，以消阴翳。"在徐氏《药对》中记载黄柏在立冬生，能使阴中之阳和。所以黄柏为体阳而用阴，故在乌梅丸中能降浊阴之气使人体气机平衡。

蜀椒在四月结实，其体禀阳乘火德，能化湿土燥金之邪，使肺金得降，气火不升。夫静者，固寒邪也。时烦得食即呕，非火邪也。痛，亦为固寒也。在乌梅丸方中寒与火交战于中土，人体阴阳平衡被破坏，气逆而上行。故用蜀椒扶火以制金，使相火之气下伏。干姜在仲夏生，其性辛温，交湿令之气，所以在乌梅丸中燥脾湿，温肝阳。当归发芽于仲春，开花于仲秋，其功始于肝，终于肺。始于肝终于肺，其物应升而反降者，则以体者其性。当归质体滑润，能润肠活血补血。气为阳，血为阴，阳不胜阴，则寒邪藏匿于气分；阴不胜阳，则热藏匿于血分，故治疗寒邪要兼顾血分之热。因此，当归在乌梅丸中能开血分之郁之阳气。

李东垣曰："气之薄者，桂枝也。"气薄则发泄，桂枝上行而发表。刘潜江言："亲下者，趋阴也，以消阴翳而发阳光；亲上者，归阳也，以达阳壅而行阴化。"运用象思维的角度分析，桂枝赤色条理纵横犹如经脉，故桂枝在乌梅丸中能利关节、温经通脉。凡本草之阴者，喜高燥而恶卑湿；凡本草之阳者，恶明爽而喜阴翳。人参背阴向阳而生山谷，是其体阴，乃偏生于树下而不喜风日，是为阴中之阳。人参在体为阴而用阳，其在乌梅丸能疗主腹中冷痛，养五脏之元气。《神农本草经》中将蜜分为石蜜和木蜜，只不过因蜜的结聚位置不同而已。仲景诸法，有和蜜入药，化蜜入药，化药入蜜。其功能分别是缓其毒、和其燥、治其急。蜜质浆稠，具有遇隙而下之性。从象思维的角度分析，其象脾，四旁上下皆无所着，故在乌梅丸中不仅能补脾生津，而且能缓急燥药之性。

三、划分方剂法度

乌梅丸是治疗寒热错杂的一个方剂，不仅仅能治疗厥阴病。从方剂的化裁角度分析，乌梅丸分别由交泰丸、麻黄附子细辛汤、大建中汤、四逆汤、参附汤、当归四逆汤、干姜黄芩黄连人参汤等多种方剂加减而成，保持人体的阴阳平衡。《伤寒论》第 326 条："厥阴之为病，消渴，气上撞心，心中疼热，饥而不欲食，食则吐蛔。下之，利不止。"厥阴病的病变脏腑在肝，厥阴风木，木寄相火，然而其根本原因是木为水火之中气，水不足则虚火上炎，木虚则少火不生，阳虚则寒水生。

厥阴病乃阳虚大衰之阶段，正如《伤寒论》第 337 条："凡厥者，阴阳气不相顺接；厥者，手足逆冷者是也。"阳气大虚而导致的邪气痹阻经脉，不通则痛，不荣则通。故用乌梅丸调整人体阴阳平衡。病邪在中，则气化运行不畅，中焦寒湿壅滞，故用大建中汤温脾胃，驱寒燥湿。病在上，则水火不济，心阳不能温寒水，肾水不能救虚火；或是肾水不能滋养心阴，命门之火不能通达心阳，故用交泰丸使水火既济，天地交泰，通彻上下平衡；又以干姜黄芩黄连人参汤清虚火，降浊阴，祛浮散之邪。病邪在下，阳郁而虚，故用麻黄附子细辛汤枢转厥阴之邪；以当归四逆汤调畅气机，通达郁阳；用四逆汤和参附汤固本培元，助命门之火。因此，乌梅丸清上温下，安蛔止痛，能使机体上下平衡，气血运行顺畅。

根据中药的四气五味浅析乌梅丸的方药配伍平衡关系。在乌梅丸方中酸味药是乌梅，辛味药分辨是蜀椒、干姜、炮附子、细辛、桂枝；苦味药是黄连和黄檗；甘味药分别是白蜜、当归和人参。厥阴病本质是肝脏虚，正如《金匮要略·脏腑经络先后病脉证》曰："夫治未病者，见肝之病，知肝传脾，当先实脾。四季脾旺不受邪，即勿补之。中工不晓相传，见肝之病，不解实脾，惟治肝也。夫肝之病，补用酸，助用焦苦，益用甘味之药调之。"吴鞠通在《温病条辨·卷三》言："酸苦辛甘复法，酸甘化阴，辛苦通降，又辛甘为阳，酸苦为阴。"所以虫得酸药则静，苦味药则下，辛味药则伏。

四、浅析剂量术数

乌梅三百枚，细辛六两，干姜十两，黄连十六两，当归四两，附子（炮，去皮）六两，蜀椒（出汗）四两，桂枝（去皮）六两，人参六两，黄檗六两。

运用象数思维并结合河图洛书的术数思想分析乌梅丸的方药剂量，乌梅三百枚，取其木数之意，天三生木，地八成之，厥阴病本质上是木虚而导致的寒热错杂，重用乌梅剂量补肝木之体，滋养肝阴，助少阴君火；细辛、炮附子、桂枝、黄柏、人参六两取其水数之象，天一生水，地六成之，滋水涵木，使少火之气生，壮火之气降，则人体气机平衡畅通；干姜十两取其土数，取其十居中土之意，干姜主在温脾阳，脾宜升则健，肝脾上升，气机升发，则生化有源，阳气畅达；黄连十六两，取其木之成数；意在使少阴之火生，木火刑金，龙虎回环，将浊阴之邪，使机体左右气机平衡；当归与蜀椒各四两，取其金之数，地三生金，天九成之，补肝血，降少阳相火，使气机升降平衡。药味总共十味，从圆运动的思想分析，十取中土之意，使中轴运转平衡，则四维之气才能旋转而动，人体阴阳才能平衡。

五、揣度服法之意

上十味，异捣筛，合治之。以苦酒渍乌梅一宿，去核，蒸之五斗米下，饭熟捣成泥，和药令相得，内臼中，与蜜杵二千下，丸如梧桐子大，先食饮服十丸，日三服，稍加至二十丸。禁生冷、滑物、臭食等。

运用象数思维的角度浅析乌梅丸的煎服法。十味药和十丸中的"十"与五斗米中的"五"在河图洛书中代表土。在《伤寒论》第184条："阳明居中，主土也，万物所归，无所复传。"在圆运动思想中，土代表中轴之气，其余四脏代表四维之气，中轴动则四维相旋转，即气机运行畅达，使人体阴阳平衡。捣筛取意为坤主土，地势坤，君子以厚德载物。苦酒泡浸乌梅，取其酸收之性，合白蜜的甘，酸甘化阴，又能安蛔，又能止利；去核，核相对肉为阳，肉属阴。在《素问·阴阳应象大论》中记载："清阳发腠理，浊阴走五脏；清阳实四肢，浊阴归六腑。"蜜杵二千和二十丸中的"二"在河图洛书中代表火数，离卦为火，以火补土，使中气与四脏之气维持相对平衡。

六、小结

乌梅丸为厥阴病之主方，主治厥阴寒热错杂之证及蛔厥。通过"平衡法"思想探究乌梅丸的证治规律。主要从新的角度分析乌梅丸证的病机，运用象思维分析其方药，根据河图的理数思维简述其剂量与煎服法。一阴一阳之谓道，阴阳平衡是中医辨证治疗疾病的出发点与落脚点。正如《伤寒论》第58条："凡病，若发汗、若吐、若下、若亡血、亡津液，阴阳自和者，必自愈。"阴平阳秘，命曰平人，阴阳平和是人体理想状态下的动态平衡，也是中医辨证与辨病的核心理论。所以医者的平衡观中医思维尤为重要，不论是对疾病的辨证论治，还是用药的治疗法度，都具有重要的临床指导意义。

《伤寒论》中角药的组方特点和应用特色

河南中医药大学第二附属医院　蒋艳玲

河南中医药大学第一附属医院　孙宏新

初步探讨《伤寒论》中 3 味药方（角药）的组方特点和应用特色，并列举典型医案予以佐证，为进一步传承与创新角药提供一定的理论基础与应用范式。

角药，也称"3 味方"，由三味中药组成，属于最基本的复杂辨证组合，是在中医基础理论指导下，遵循辨证论治原则，将符合七情关系的 3 味中药组合使用的配伍形式。角药不是简单的药物堆积，而是介于中药与方剂之间的初始配伍形式，可更好地发挥协同增效、增效减毒等作用，其理论滥觞于《黄帝内经》七方中小方之概念，始见于仲景所著《伤寒论》，后世医家基于三才理论多有创见，现就伤寒论中 3 味方（角药）的应用特点归纳如下。

一、角药的组合形式

角药的主要表现形式是由 3 味药组成的方剂，或作为方剂主要部分的核心配伍，其功效与方剂整体功效相一致，在方中起主导作用，多由后人总结得出。如苓甘五味姜辛汤、小青龙汤等方中的干姜、细辛、五味子配伍；小柴胡汤中柴胡、黄芩、半夏等核心药物；防己椒目葶苈大黄丸中的大黄、防己、椒目角药等。据统计，在《伤寒论》所载的 112 首方剂中，有 17 首是由三味药组成，占所有方剂的 15.2%；在《金匮要略》所载的 205 首方剂中，有 34 首是由三味药组成，占所有方剂的 16.6%。

限于篇幅，本文仅讨论《伤寒论》中涉及 3 味药物组方的方剂特点。

二、角药的组方特点

角药主要指由 3 味药组成的方剂，《伤寒论》中包括有麻黄细辛附子汤、茵陈蒿汤、四逆汤、（小）调胃承气汤、栀子生姜豉汤、栀子甘草豉汤、小陷胸汤、桃花汤等。

根据药物的性味、归经以及功效的相须、相使、相畏、相杀等组方特点，形成此类组方。3 味药相互协作、制约，形成了特定的功能单元，体现了君臣佐使的中医组方特色。

三、《伤寒论》中角药例解

（一）麻黄细辛附子汤

麻黄附子细辛汤是治疗太阳、少阴两感证的效方，见于《伤寒论》第 301 条：少阴病，始得之，反发热，脉沉者，麻黄附子细辛汤主之。

《汤头歌诀》记载："麻黄附子细辛汤，发表温经两法彰；若非表里相兼治，少阴发热曷能康。"因为太阳、少阴两感证的基本病机为心肾阳虚，复感寒邪，表里同病，故用麻黄发表散寒，附子温肾强心，细辛搜剔、温散深入少阴之寒邪。方中药仅 3 味，但配伍严谨。方中附子振奋肾中阳气，使外侵寒邪无立足之地；细辛气味辛温雄烈，直入少阴，托邪外透而发于肌表；麻黄散寒解表，将处于肌表的寒邪发散于体外。诸药合用，自里而外，可使寒邪随汗而出，肾经之阳气外达，则发热诸症尽解。临床症见少阴里虚之脉沉、神疲、体虚，伴发热、恶寒、身痛等症，临证适用于素体阳虚及体弱的老幼患者，多能收到良好的效果。

典型病例（自诊医案）

患者陈某，女，36 岁。接触流感者 2 日后，出现头晕，乏力，畏寒怕冷，咽痛，伴见口干，自汗出，轻咳；舌质红，苔薄白，脉沉细。查咽部暗红色，扁桃体不大。自服双黄连口服液等咽痛加重。接诊后考虑到患者原有病毒性心肌炎病史，体质较差，辨证属心肾阳虚，复感寒邪兼有阴伤。治疗以麻黄附子细辛汤加味。药物：炙麻黄 9g，附子 9g，细辛 3g，桔梗 12g，生甘草 30g，牛蒡子 10g，玄参 9g，浮小麦 30g，霜桑叶 10g，生姜 6 片。患者晚 8 时服药，晚 10 时咽痛明显减轻，夜间未再出汗，晨 2 时病已去大半，早上 7 时服二煎，诸症若失，唯轻度咳嗽，以三拗汤合止嗽散 2 剂收功。

（二）四逆汤

四逆汤由附子、干姜、炙甘草 3 味中药组成。分别涉及《伤寒论》10 个条文和《金匮要略》2 个条文，即伤寒论第 29、91、92、225、323、314、353、354、372、377、388、389 条，以及《金匮要略》17.14、17.36 两条。如《伤寒论》第 29 条：伤寒脉浮，自汗出，小便数，心烦，微恶寒，脚挛急，反与桂枝，欲攻其表，此误也，得之便厥。咽中干，烦躁，吐逆者，作甘草干姜汤与之，以复其阳。若厥愈足温者，更作芍药甘草汤与之，其脚即伸。若胃气不和谵语者，少与调胃承气汤。若重发汗，复加烧针者，四逆汤主之。第91条：伤寒，医下之，续得下利，清谷不止，身疼痛者，急当救里。后身疼痛，清便自调者，急当救表。救里宜四逆汤，救表宜桂枝汤。第92条：病发热头痛，脉反沉，若不差，身体疼痛，当救其里，四逆汤方。第225条：脉浮而迟，表热里寒，下利清谷者，四逆汤主之。第323条：少阴病，脉沉者，急温之，宜四逆汤。

四逆汤属于救逆方药，具温中祛寒，回阳救逆之功，用于阳虚欲脱，冷汗自出，四肢厥逆，下利清谷，脉微欲绝的阳虚寒厥证。阳衰不能温煦周身四末，故恶寒蜷卧，四肢厥冷，而冷过肘膝；阳虚不能鼓动血行，故脉微细。《素问·生气通天论》曰："阳气者，精则养神，柔则养筋。"心阳衰微，神失所养，则神衰欲寐；肾阳衰微，火不暖土，则腹痛吐利。此阳衰寒盛之证，非纯阳大辛大热之品，不足以破阴寒，回阳气，救厥逆。方中生附子大辛大热，温壮肾阳，祛寒救逆为君；干姜辛热，温里祛寒，以加强附子回阳之效为臣；炙甘草甘温，益气和中，并缓解附、姜燥烈之性为佐、使。三味药物配合，具有回阳救逆之功。综观本方，药简力专，大辛大热，使阳复厥回，四逆自温，故名"四逆汤"。

其引申方通脉四逆汤证除"少阴四逆"外，更有"身反不恶寒，其人面色赤，或腹痛，或干呕，或咽痛，或利止，脉不出"等，是阴盛格阳、真阳欲脱之危象，所以在四逆汤的基础上重用姜、附，冀能阳回脉复，故方后注明"分温再服，其脉即出者愈"。若吐下都止，汗出而厥，四肢拘急不解，脉微欲绝者，是真阴真阳大虚欲脱之危象，加苦寒之胆汁，既防寒邪拒药，又引虚阳复归于阴中，亦是反佐之妙用。

白通汤即四逆汤去甘草，减少干姜用量，再加葱白而成。见于《伤寒论》第315条：少阴病，下利，脉微者，与白通汤；利不止、厥逆无脉、干哕烦者，白通加猪胆汁汤主之。服汤脉暴出者死，微续者生。主治阴寒盛于下焦，急需通阳破阴，以防阴盛格阳，所以用辛温通阳之葱白，合姜、附以通阳复脉。葱白味辛，性温，归肺、胃经，具有发汗解表、散寒通阳的功效，《伤寒论》中的白通汤和白通加猪胆汁汤二方使用了葱白，取其辛温走窜，宣通上下，使格拒之势得解，上浮之阳得回。主治外感风寒、阴寒内盛、格阳于外、脉微、厥逆等。

典型医案（少阴伤寒案）

唐叟，年逾古稀。冬月感寒，头痛发热，鼻流清涕。自服羚翘解毒丸六九，自觉精神甚疲，而且手足发凉。其子恳求余诊，切诊未久，即侧头欲睡，握其手，凉而不温。切其脉不浮而反沉，视其舌淡嫩而白。余曰：此少阴伤寒，肾阳已虚，如再进凉药，恐生巨测，法当急温，以回肾阳，与四逆汤，服一剂，精神转佳。再剂。足手转温而愈。

（三）茵陈蒿汤

茵陈蒿汤由大黄、茵陈、栀子3味药组成，具有清热利湿，疏肝利胆退黄的作用。《伤寒论》用其治疗瘀热发黄，《金匮要略》以其治疗谷疸。《伤寒论》第236条：阳明病，发热，汗出者，此为热越，不能发黄也。但头汗出，身无汗，剂颈而还，小便不利，渴引水浆者，此为瘀热在里，身必发黄，茵陈蒿汤主之。第260条：伤寒七八日，身黄如橘子色，小便不利，腹微满者，茵陈蒿汤主之。《金匮要略·黄疸》篇第13条：谷疸之为病，寒热不食，食即头眩，心胸不安，久久发黄为谷疸，茵陈蒿汤主之。其中，大黄泄热行瘀，通腑利胆退黄；茵陈清热利湿，疏肝利胆退黄；栀子清泄三焦而利小便。三药配伍，主治湿热蕴结，熏蒸肝胆，兼有腑气壅滞之湿热发黄，临床症见身目黄如橘子色，渴欲饮水，小便不利而尿色深黄，腹微满，脉滑数。

其附方栀子柏皮汤，由栀子、黄柏、甘草组成。茵陈蒿汤与栀子柏皮汤均主治阳黄，其证均因湿热内蕴所致。其中，茵陈蒿汤以茵陈配栀子、大黄，清热利湿并重，故用于湿热俱盛之黄疸；栀子柏皮汤以栀子伍黄柏，以清热为主，故适用于湿热黄疸属热重于湿者。

典型医案（姜春华医案）

康某，男，32岁，患者于1周前即感中脘胀满不适，发热曾至38.5℃，服西药4天后热退，巩膜及皮肤出现黄疸，经某医院检查：谷丙转氨酶300U/L，黄疸指数80U。西医诊断为黄疸型肝炎，现住院治疗。刻下症见不思饮食，泛泛欲吐，小便色深似浓茶，大便3日未解；舌红苔黄，脉弦数。证属湿热俱重型黄疸，投茵陈蒿汤及栀子柏皮汤加味。予以生大黄18g，山栀15g，田基黄15g，黄柏9g，木通9g，川黄连6g，茵陈蒿30g，鲜茅根30g。7剂，服1剂后，大便即通，小便亦利。

治疗1周后，遍身黄疸大减，胸闷烦恶亦舒。查：谷丙转氨酶70U/L，黄疸指数40U。减大黄，加重健脾利湿药物。继续服药14剂后，黄疸全退，黄疸指数为10U，谷丙转氨酶下降至30U/L，食欲增加，于住院3周后出院。

（四）桃花汤

桃花汤由赤石脂、干姜、粳米3味中药组成。见于《伤寒论》第306条：少阴病，下利便脓血者，桃花汤主之。《伤寒论》第307条：少阴病，二、三日至四、五日，腹痛，小便不利，下脓血者，桃花汤主之。

本方具温中涩肠止泻之效，治久痢，属于脾肾阳气衰微所致。方中赤石脂涩肠固脱为君；干姜温中祛寒为臣；粳米养胃和中为佐使，助赤石脂、干姜以厚肠胃。诸药合用，共奏温中涩肠之效。

典型医案（唐祖宣治吐血医案）

刘某某，男，65 岁，1981 年 4 月 11 日初诊。夙有胃溃疡病，常觉胃中嘈杂吐酸，腹痛隐隐，饱重饥轻，大便溏薄，又喜饮酒，五日前饮酒后胃痛突然发作，呕吐鲜血约 500mL。经输液抢救后大吐血止，变为阵发性吐血，每次 10mL～15mL，色淡，面色苍白，精神萎靡，胃中觉冷，不欲饮食，腹痛绵绵，泄泻清稀，日四五行，舌淡苔白，脉沉弱无力。证属中焦虚寒，统摄无权，治宜温阳健脾，益气止血。予以赤石脂 30g，黄芪 30g，干姜 15g，粳米 60g，党参 20g。服 2 剂后，吐血、腹痛减轻，5 剂后吐血止，上方加白术 15g，半夏 12g。10 剂后吐泻止，继以益气健脾之剂调治而愈。

按语：中阳虚衰，血失统摄之吐血症，临床常见精神萎靡，呕恶，吐血色淡，胸腹凉，得暖则舒，大便溏薄；舌淡苔白，脉沉迟无力。上消化道出血证属此者投用本方，每能获效。干姜以 10g～15g 为宜，呕甚加半夏，正虚加人参。

（五）小陷胸汤

小陷胸汤由黄连、半夏、瓜蒌实组成，见于《伤寒论》第 138 条：小结胸病，正在心下，按之则痛，脉浮滑者，小陷胸汤主之。

此条所述的小结胸证，与大结胸相比，小结胸部位较小，仅位于心下一点，邪结程度亦较轻，按之才痛，病位较浅而脉浮，阻膈不甚而脉滑，病轻故药亦轻，以小陷胸汤主之。

方中黄连解热，半夏祛水，瓜蒌实大量使用，有解凝缓下之功，后人改为瓜蒌仁为误。实者，果实也，为现用之全瓜蒌。临床咳喘患者可用此方宽胸祛痰，但必须用于热证，而且全瓜蒌用量应大，可用至 45g 左右（便溏者慎用）。

门纯德老师记述：大陷胸汤证候比较重，它是用于不仅胸部，连胃脘部、腹部都有憋胀疼痛的证候。小陷胸汤所治就是胸的中下部、胃脘以上这个部位的憋胀难受，欲吐又不吐。我反复强调，不要画蛇添足，如在小陷胸汤中加厚朴等药，则起不了小陷胸汤的作用。"文革"时期曾治一女性患者母某，在大同某医院住院，一天半夜十二点左右，请我去医院看病。当时患者仰卧着，一天没有进食，脉搏细弱得几乎无法触及，患者用双手抓搔胸口，难受得很。我当时用的就是小陷胸汤：瓜蒌五钱，黄连二钱，半夏三钱。服药后两小时，诸症消失。

典型医案（伤寒发黄医案）

工部郎中郑君患伤寒，胸腹满，面色黄如金。诸翰林医官议论不定，皆曰：胸满可下，然脉浮虚。召孙至曰：诸公虽疑，不用下药，郑之福也，下之必死。某有一二服药，服之必愈。遂下小陷胸汤，寻利，其病良愈。明日，面色改白，语曰：孙尚药乃孙真人后身耶。或问曰：伤寒至于发黄，病亦甚矣，小陷胸汤何效速也？瑞曰：湿热甚者，则发黄，内热已甚，复被火者，亦发黄也！邪风被火热，两阳相熏灼，其身必发黄。此太阳表与少阳经所传者，正在心下，故胸满。结之浅也，是为小结胸，且脉浮，阳脉也。虚阳在上，不可下，宜小陷胸汤和之。黄连、栝楼苦寒而泄热散结，半夏辛温，又以之结而燥湿理逆。病虽甚而结之浅，故以缓轻之剂除之。

（六）调胃承气汤

调胃承气汤的组成为大黄、炙甘草、芒硝3味。《伤寒论》见多条，如第29、70、94、105、123、207、245、248、249等。第207条：阳明病，不吐不下，心烦者，可与调胃承气汤。第245条：太阳病三日，发汗不解，蒸蒸发热者，属胃也，调胃承气汤主之。伤寒吐后，腹胀满者，与调胃承气汤。主治胃肠燥热，兼有食滞，出汗后怕热，烦热者。调胃承气汤治疗腹满，但用手按肚腹部不会疼痛，说明胃气不和，燥热初结，形成的便秘并不严重。症状有烦躁、蒸蒸发热、腹满、谵语等阳明实证。调胃承气汤属于通下轻剂。

典型医案（罗谦甫医案）

李某长子，19岁。四月病伤寒九日，医作阴证治之，与附子理中丸数服，其证增剧。更医又作阳证，议论差互，不敢服药，决疑于罗。坐有数人，罗不欲直言其证，但细为分解，使自度之。凡阳证者，身须大热而手足不厥，卧则坦然，起则有力，不恶寒，反恶热，不呕不泻，渴而饮水，烦躁不得卧，能食而多语，其脉浮而数者，阳证也。凡阴证者，身不热而手足厥冷，恶寒蜷卧，恶闻人声，或自引衣盖，不烦渴，不饮食，小便自利，大便反快，其脉沉细而迟者，阴也。今诊其脉沉数，得六七至，夜叫呼不绝，全不睡，又喜饮冷冰水，阳证悉具。三日不见大便，宜急下。乃以：酒煨大黄18g，炙甘草6g，芒硝15g，煎服。至夕，下数行，燥屎二十余块，是夜大汗出。明日又往视之，身凉脉静矣。

（七）小承气汤

小承气汤的组成为大黄、厚朴、枳实。见于《伤寒论》第247条：太阳病，若吐若下、若发汗后，微烦，小便数，大便因硬者，与小承气汤和之愈。第213条：阳明病，其人多汗，以津液外出，胃中燥，大便必硬，硬则谵语，小承气汤主之，若服谵语止者，更莫复服。

主治：①胃肠燥热劫迫津液从小便出，导致大肠便秘，小便反多。胃肠燥热导致热结于内，上扰于心，所以烦躁。②阳明热盛，逼迫津液外出，导致汗出而津液受损，从而造成胃肠干燥而便秘。

注意事项：小承气汤治疗肠胃积滞，腹部胀满怕按，大便便秘。小承气汤泻下通便的能力比调胃承气汤强，但腹部怕按。

典型医案一则

岳某，男，21岁，学生。腹痛泄泻40余日。一日多则五六次，少则两三行。便前腹痛，便后痛减，嗳腐纳呆，饮食稍多则痛泄加剧。校医先后予以诺氟沙星、庆大霉素、理中丸、人参健脾丸，服之不效。病历日久，神疲形瘦，面黄少华，自谓已成痼疾，遂萌辍学之念。其舅为余乡人，今日导引来诊。视其舌，淡红苔黄。诊其脉，沉滑有力。触其腹，腹胀如鼓、脐左右拒压。

观其脉症，知为伤食泄泻。体虽虚，证则实，所谓大实呈羸状是也。当攻下以治，攻即扶正，泻实补也。若以形瘦神疲予以温补，恐难有愈期矣。拟小承气汤：大黄10g，枳实10g，厚朴6g。一剂，药后大便黏秽四五次，痛泄遂止。嘱服参苓白术散半月，并须调其饮食，适其寒温，以护脾胃。

（八）栀子豉汤类

栀子豉汤类，见于《伤寒论》第76条：发汗吐下后，虚烦不得眠，若剧者，必反复颠倒，心中懊憹，栀子豉汤主之；若少气者，栀子甘草豉汤主之；若呕者，栀子生姜豉汤主之。第77条：发汗若下之，而烦热，胸中窒者，栀子豉汤主之。第78条：伤寒五六日，大下之后，身热不去，心中结痛者，未欲解也，栀子豉汤主之。

汗吐下之后，有形实邪已去，无形邪热内扰胸膈，患者出现虚烦。此"虚"非正气虚，乃指无形实邪所致。虚烦证候以烦为主，且因烦而失眠。懊憹，是自觉心中烦乱而有无可奈何之状，无法形容之苦。甚者，必睡卧不宁，烦扰莫名。此为汗吐下后，余热未尽，留扰胸膈，故用栀子豉汤，以清热除烦；若兼胸中少气，则加甘草以益气和中；若兼呕吐，则加生姜以降逆止呕。如出现热郁气滞所致胸中窒塞不舒之感，称为"胸中窒"；如因热郁气滞，影响血行不畅，则出现"胸中结痛"，此虽与心烦懊憹有轻重之别，病机均为邪热内扰胸膈，故均用栀子豉汤清宣郁热。

典型医案二则

案例一 袁某，男，24岁。患伤寒恶寒，发热，头痛，无汗，予麻黄汤一剂，不增减药味，服后汗出即瘥。历大半日许，患者即感心烦，渐渐增剧，自言心中似有万虑纠缠，意难摒弃，有时闷乱不堪，神若无主，辗转床褥，不得安眠，其妻仓皇，恐生恶变，乃复迎余，同往诊视。见其神情急躁，面容怫郁。脉微浮带数，两寸尤显，舌尖红，苔白，身无寒热，以手按其胸腹，柔软而无所苦，询其病情，曰，心乱如麻，言难表述。余曰无妨，此余热扰乱心神之候。乃书栀子豉汤一剂：栀子9g，淡豆豉9g。先煎栀子，后纳豆豉。一服烦稍安，再服病若失。

案例二（俞长荣医案） 郑某，胃脘疼痛，医治之，痛不减，反增大便秘结，胸中满闷不舒，懊烦欲呕，辗转难卧，食少神疲，历七八日。适我下乡防疫初返，过其门，遂邀诊视。按其脉沉弦而滑，验其舌黄腻而浊，检其方多桂附、香砂之属。此本系宿食为用，初只需消导之品，或可获愈，今迁延多日，酿成"夹食致虚"，补之固不可，下之亦不宜。乃针对"心中懊烦""欲呕"二症，投以栀子生姜豉汤：栀子9g，生姜9g，香豉15g，分温作二服，若一服吐，便止后服。病家问价值，我说：一角左右足矣。病家云，前方每剂均一元以上，尚未奏效，今用一角之药，何足为力？请先生增药。我笑答云：姑试试，或有效。若无效再议未迟。病家半信半疑而去。服后，并无呕吐，且觉胸舒痛减，遂尽剂。翌日，病家来谢，称服药尽剂后，诸症均瘥，昨夜安然入睡，今晨大便已下，并能进食少许。

四、结语

角药，作为3味药小方，是历代医家临床常用的组方形式之一，与对药一样，具有紧扣病机、功效专一、药简力宏、疗效确切等特点，始见于《伤寒杂病论》，为后世传承与创新角药提供了理论基础与应用范式。

后世医家基于三才理论，结合个人经验，先后创出生脉饮、丹参饮、玉屏风散、缩泉丸、三子养亲汤、消瘰丸、牵正散、增液汤等传世名方。现代国医大师周仲瑛、孙光荣、李士懋，以及名老中医毛德西、朱培庭、丁书文等分别在不同领域对角药的配伍应用均有创新，取得了较好的治疗效果。田代华编著的《实用中医三味药方》更是收集3味药方2719首，可谓集大成者。

因此，立足《伤寒论》研究角药理论及其配伍应用，有助于溯本求源，为深入理解与掌握角药相关知识奠定了基础，正如近代名医秦伯未在《谦斋医学讲稿》中所言"这种药物的配伍，主要是前人经验的积累，有根据，有理论，不是随便凑合的。通过适当配伍，能加强药物的效能，扩大治疗的范围，值得我们重视"。故而，积极研究角药小方，有助于深入了解中医药理论和方剂配伍特点，能够极大地提升临床诊治水平与疗效。

基于"诸病黄家，但利其小便"论治胆汁淤积性黄疸

河南中医药大学第一附属医院　王晓鸽

　　胆汁淤积性黄疸的特点是胆汁排泌障碍，胆汁不能通过肠道途径代谢，多通过肾脏途径进行排泄，其病理表现上普遍存在胆管水肿及水液代谢失调，因此湿邪为胆汁淤积性黄疸发病的关键病理基础，而湿邪无出路则是发黄的中心环节。"诸病黄家，但利其小便"不仅是通过"利小便"法使湿从小便去，更是恢复膀胱气化功能的体现，辨证治疗以恢复膀胱气化功能，使得小便通利，邪有出路，对胆汁淤积性黄疸的中医药治疗具有非常重要的指导意义。

　　胆汁淤积性黄疸是由各种原因导致的胆汁排泌障碍，可由肝细胞或胆管上皮细胞的胆汁分泌障碍或胆管梗阻所致，临床上可表现为乏力、黄疸、皮肤瘙痒、尿色加深、粪色变浅等。西医学对胆汁淤积性黄疸的治疗主要停留在去除病因及对症处理阶段，但因其病因复杂、涉及病种繁多，给临床诊治造成了较大困扰。胆汁淤积性黄疸属中医"黄疸"的范畴，古代医家对黄疸的病因病机及治则方药都有着深刻的认识，其中张仲景的《金匮要略·黄疸病脉证治》言"诸病黄家，但利其小便"便是对黄疸治法的经典阐述，历代医家多认为此条原文指出了黄疸病的治疗原则，提出利小便是黄疸治疗的常法。而现代部分医者认为，仲景治疗黄疸有泻下、解表、清化、温化、逐瘀、利尿等十一种方法，利小便法仅为众多治法中的一种，不应当将其冠于治黄诸法之首。笔者对采用利小便法治疗黄疸的运用机理进行探讨，以明确其在胆汁淤积性黄疸治疗中的重要地位，对中医治疗胆汁淤积性黄疸提供思路。

一、"湿邪"是其主要病理因素

　　关于黄疸病因的论述首见于《黄帝内经》，《素问·六元正纪大论》曰：湿热相搏，争于左之上，民病黄疸而为胕肿。该句指出湿热是黄疸的主要病理因素。《伤寒论》第 259 条：伤寒发汗已，身目为黄，所以然者，以寒湿在里不解故也，以为

不可下也，于寒湿中求之。该条文指出寒湿也是黄疸的主要病理因素。张锡纯指出：内伤黄疸……乃脾土伤湿（不必有热）而累及胆及小肠也。湿邪可以从外而感，也可以由内而生，因湿邪困阻脾胃，使脾胃运化失常，影响肝胆疏泄，胆汁不能按常道流行，外溢肌肤，下注膀胱，从而出现黄疸。这些均指出湿邪在黄疸发生中的重要作用，故仲景在《金匮要略·黄疸病脉证治第十五》中强调：黄家所得，从湿得之。

西医学研究表明，胆汁淤积性黄疸根据发生淤积部位的不同可分为肝内胆汁淤积和肝外胆汁淤积两大类，其中肝内胆汁淤积以病毒性肝炎、药物性肝损伤、酒精及非酒精性脂肪性肝炎、自身免疫性肝病等引起的肝炎、肝硬化最多见，而肝外胆汁淤积性黄疸则以胆道结石和肝胆胰系统恶性肿瘤居多。肝内胆汁淤积性黄疸病理机制为毛细胆管微绒毛减少、变平、水肿、管腔扩张，高尔基复合体空泡形成等病变，引起分泌功能障碍，减少了水分向毛细胆管的渗入，胆汁浓缩而流量减少，引起胆道内的淤积现象及胆栓形成。肝外胆汁淤积性黄疸病理表现为肝小叶中央区淤胆，小胆管增生伴中性粒细胞浸润，汇管区水肿伴有纤维增生。说明胆汁淤积性黄疸在病理表现上普遍存在胆管水肿及水液代谢失调，其共同病理性质改变的特点与《金匮要略·黄疸病脉证治第十五》中"黄家所得，从湿得之"不谋而合。因此，湿邪为胆汁淤积性黄疸最主要病理因素，故后世有"无湿不作疸"之说。

二、肝脾不调是其病机关键

《素问·阴阳应象大论》曰：中央生湿，湿生土，土生甘，甘生脾，脾生肉……其在天为湿，在地为土，在体为肉，在脏为脾，在色为黄。该句指出了脾脏的生理特点，脾主运化水湿，在五色中为黄色。《伤寒明理论·发黄》曰：大抵黄家属太阴，太阴者脾之经也，脾者，土。黄，土色也，脾经为湿热蒸之，则色见于外，必发身黄。可知脾为太阴湿土，主运化水湿，脾虚则水湿不得蒸化，滞留于内，阻碍脏腑气机运行，迫使脾之本色外露，因而发黄。

张锡纯在《医学衷中参西录》中指出：盖人身之气化由中焦而升降，脾土受湿，升降不能自如以敷布其气化，而肝胆之气化遂因之湮瘀（黄坤载谓肝胆之升降由于脾胃，确有至理），胆囊所藏之汁亦因之湮瘀而蓄极妄行，不注于小肠以化食，转溢于血中而周身发黄。是以仲景治内伤黄疸之方，均是胆脾兼顾。该句提示黄疸的产生除因脾虚外还与肝脏功能的失调密切相关。肝主疏泄，一是能促进脾胃的运化，二是能促进胆汁的分泌。肝气调达，可以使脾胃能够运化正常，气血生化有源，气有源，肝才有源疏泄，血有源，肝才有血可藏。肝失疏泄，会影响脾的运化功能，导致水湿内停，胆汁泛溢引起黄疸。仲景云：见肝之病，知肝传脾，当先实脾，四季脾旺不受邪。且张景岳又有"调脾胃即所以安五脏"之说，可知肝失疏泄可影响脾胃运化引起黄疸，脾虚可以影响肝胆疏泄引起黄疸，二者互为因果，密不可分，故肝脾失调是黄疸发生的重要病机。

西医学研究证实胆汁淤积性黄疸大都是由肝胆病变造成的，但患者往往合并有纳差、乏力、腹胀、恶心、呕吐等消化道症状，与中医学"肝脾不调"的理论是相通的。脾脏是人体最大的淋巴器官，它与肝脏通过门静脉相连，二者关系密切。实验研究表明，脾脏巨噬细胞在肝脏枯否细胞吞噬能力下降的时候能发挥清除胆红素等内毒素的作用，而脾脏切除后机体对内毒素廓清能力下降，组织内毒素过量滞留，对于诱发机体炎症反应及器官功能损害可能具有促进作用。从组织病理学角度揭示了肝与脾在黄疸发生中的密切联系，印证了肝脾失调是黄疸发生的关键病机。因此，临床治疗中不能单纯将其当作"肝病"或者"脾病"，需将肝脾二脏作为一个统一的整体去治疗，肝脾同调。

三、"利小便法"是恢复膀胱气化功能的体现

《伤寒论》中涉及太阳病发黄的条文共有 18 条，其中有 13 条均有小便不利，而《金匮要略·黄疸病脉证治第十五》所论黄疸除女劳疸之外均有小便不利，前文提到黄疸的发生主要与湿有关，湿性重浊，当以下行为顺，若小便通利，则湿邪自有出路，正如《金匮要略》中所强调的"小便自利者，不能发黄"。当小便不利时，湿无出路则必致湿停水泛，胆汁泛溢肌肤而发黄，因此小便不利是引起发黄的关键环节，故《金匮要略·黄疸病脉证治第十五》中指出"诸病黄家，但利其小便"。清代沈明宗云：诸病黄家，乃胃中湿热酿成，而湿性下流，当从下驱为顺，故但利小便，而为常法。后世医家据此提出：治黄必治湿，治湿不利小便，非其治也。但对"诸病黄家，但利其小便"的理解需注意不可犯管窥之弊，单纯地认为是应用利尿渗湿药物来利小便。《金匮要略·黄疸病脉证治第十五》云：……小便不通阴被其寒，热流膀胱，身体尽黄。黄疸的发生与膀胱的气化功能密切相关，膀胱气化功能表现为贮存和排泄尿液，形成汗液，化生精气，膀胱失于气化，则影响小便通利和汗液排泄，引起湿邪留滞而发黄。因此，小便通利和汗液正常排泄均为膀胱气化功能的体现，故《伤寒论》第 236 条指出：阳明病，发热汗出者，此为热越，不能发黄也。汗液排泄正常，则湿有出路，便不会发生黄疸，因此利小便法实则为恢复膀胱气化功能的治法，而麻黄连翘赤小豆汤通过发汗退黄的治法也是利小便治法的一种体现。又《丹溪心法·疸三十七》有言：诸疸口淡，怔忡，耳鸣，脚软，微寒

发热，小便白浊，此为虚证，治宜四君子汤合八味丸，不可过用凉剂，强通小便，恐肾水枯竭。此条中黄疸为脾肾俱虚，膀胱气化无源所致，当用补肾健脾药物使得膀胱气化有源，小便自利，因此健脾补肾也是"利小便"法的一种体现，而不是强通小便。因此，利小便法当根据患者整体情况所致膀胱气化的功能状态，辨证采用或淡渗，或温化，或清热，或活血化瘀，或发汗，或补益等治疗手段恢复膀胱气化功能，使小便通利，邪有出路。

胆汁淤积性黄疸以直接胆红素升高为主，直接胆红素为水溶性，大部分通胆道入肠，随粪便排出，也能被肾小球滤过，从尿中排出。而胆汁淤积性黄疸是各种原因引起的肝内/外胆汁淤积，胆汁不能通过肠道途径代谢，故表现为大便颜色变浅，多数通过肾脏途径进行排泄。因此，通过胆汁淤积性黄疸的病理特点，结合胆红素的代谢途径可知，"利小便法"通过恢复膀胱气化功能，使直接胆红素从尿液或者汗液排出，减少其在血液中的浓度，从而达到"退黄"的目的。综上，说明"诸病黄家，但利其小便"是仲景根据"黄家所得从湿得之"的病因提出来的，作为"常法"无疑是正确的。

第二篇

临证实录篇

史载祥教授经方加减治疗痿躄验案

北京丰盛中医骨伤专科医院　刘妙

中日友好医院　史载祥

痿躄的病因复杂多样，临床多表现为肢体筋脉迟缓且软弱无力，或麻木不仁，步履维艰，甚则肢体瘫痪，卧床不起，渐致肌肉萎缩。其病因、病机复杂，史载祥教授认为当责之于"肺热叶焦""大气下陷"，治当以清肺润燥，升阳举陷。本文介绍史载祥教授应用炙甘草汤合升陷祛瘀汤、清燥救肺汤治疗痿躄验案一例，以飨读者。

"痿躄"，是"痿"和"躄"的合称。"痿"是指肢体筋脉迟缓无力，"躄"是指下肢痿软。因本证多发于下肢，故常统称为"痿躄"。临床主要表现为肢体筋脉迟缓且软弱无力，或麻木不仁，步履维艰，甚则肢体瘫痪，卧床不起，渐致肌肉萎缩。其病因复杂多样，凡风、寒、湿、热、痰、瘀皆可引起本病的发生。史载祥教授应用经方加减治疗一例痿躄患者，疗效较好，陈述于后，以飨读者。

验案一则

痿躄

李某，男，71岁。初诊日期：2021年8月30日。

主诉：间断胸闷10年，加重3月。

初诊：患者10年前无明显诱因出现胸闷，以夜间平卧位明显，偶有活动后发作，休息3~5分钟后症状逐渐缓解，就诊于阜外医院，行"冠脉搭桥术"，术后症状缓解，规律遵循冠心病二级预防治疗，仍间断憋气发作，3个月前患者无明显诱因出现胸闷、憋气加重，伴下肢无力，就诊于航天中心医院。查生化：尿素氮9.6mmol/L，肌酐141.4μmol/L，葡萄糖12.4mmol/L；心脏超声示：射血分数41%，左室节段性室壁运动异常，左心扩大，左室收缩功能、舒张功能减低（Ⅱ级）；颈部血管超声：右颈动脉重度狭窄或闭塞，双侧椎动脉V4段狭窄，基底动脉中段狭窄，建议行冠脉 CTA 或冠脉造影检查。患者肾功能不全，因担心造影剂引起肾功能恶化，拒绝检查，查心肌核素检查提示左室心肌下壁、间隔壁、前壁及心尖放射性分布中重度稀疏，提示左室心肌多发中重度血流灌注不良，建议行冠脉造影检查，患者拒绝，遂求诊于史载祥教授。就诊时，患者由家属推轮椅入室，精神欠佳，少气懒言，家属代诉症状：胸闷，气短，站立不稳，走路时颤动，卧起后明显，下肢无力，步履维艰，大便难解，服用乳果糖 3 日 1 行；舌嫩色暗，苔薄，脉沉细微如游丝。刻下血压：右侧 141/96mmHg，左侧 152/90mmHg，2021 年 6 月 24 日糖化血红蛋白 9.7%。现使用药物：地高辛 0.25mg 每天一次，螺内酯 10mg 隔日一次，氯吡格雷 25mg 每天一次，曲美他嗪 35mg 早晚各一次，诺和锐 3024－26IU 早晚各一次，恩格列净 10mg 每天一次。

既往史：高血压病史（3 级 极高危）20 余年；冠心病史 10 年余，慢性心功能不全 III 级（NYHA 分级），心脏搭桥术后 10 年；糖尿病史 30 余年，血糖控制不佳，空腹血糖波动在 9~11mmol/L，餐后血糖波动在 14~17mmol/L，脑梗死病史 20 年；发现肾功能不全 5 个月。

诊断：1. 痿躄；2. 胸痹（阴阳两虚，气陷血瘀证）。

治法：清肺润燥，阴阳并补，升阳举陷，活血化瘀。

处方：炙甘草汤合升陷祛瘀汤、清燥救肺汤。阿胶 10g，火麻仁 15g，麦冬 15g，炙甘草 10g，生地 30g，桂枝 15g，大枣 10g，西洋参 15g，生黄芪 60g，升麻 10g，柴胡 10g，桔梗 15g，三棱 15g，莪术 15g，山萸肉 15g，知母 15g，北沙参 30g，生石膏 60g，7 剂，每日 1 剂，水煎服，分 2 次服。

二诊：2021 年 9 月 10 日，患者由家人搀扶入诊室，精神好转，自述病情，胸闷、气短症状好转，下肢无力症状显著减轻，走路震颤症状消失，肢凉，夜间舌干，无口苦，大便仍干；舌嫩红，苔白，脉沉细微。再拟上方调整火麻仁 30g、炙甘草 15g、生地黄 100g，加菖蒲 15g、大贝母 15g、炙桑白皮 15g、杏仁 10g，加黄酒 100mL 泡煎。

三诊：2021 年 9 月 17 日，胸闷、下肢无力、头晕症状好转，自觉言语"有底气"，大便难解较前改善，舌脉同前。效不更方，上方加减。

四诊：2021 年 10 月 8 日，胸闷症状较前进一步好转，每日可自行步行 1000~3000 米，血压平稳；2021 年 12 月 10 日电话随访，诉复查心脏超声检查示：射血分数 43%，左室收缩功能、舒张功能减低（I 级）；血肌酐 58.6μmol/L，eGFR 118.36mL/min，糖化血红蛋白 7.1%，胰岛素用量减至 12－12IU 早晚各一次。

按语：患者有冠心病、糖尿病病史多年，以胸闷、气短为主诉，辨证为气陷血瘀、阳微阴弦，治当升陷复脉。除此之外，患者还有下肢无力、步履维艰的临床表现，严重影响生活质量，此当属中医"痿躄"的范畴。"痿躄"，是"痿"和"躄"的合称。"痿"是指肢体筋脉迟缓无力，"躄"是指下肢痿软，因本证多发于下肢，故常统称为"痿躄"。中医痿证的含义有广、狭义之分，《黄帝内经》所记载的痿病概念属广义，其含义涵盖了人体脏腑、肢节、官窍等一切组织的萎弱失用；而今之痿病多属狭义概念，仅指肢体痿弱之症，即古之痿躄，类似于西医多表现为运动功能障碍的疾病。

痿躄的病机，历代医家多责之于"肺热叶焦""大气下陷"。《素问·痿论》明言："肺者，脏之长也，为心之盖也，有所失亡，所求不得，则发肺鸣，鸣则肺热叶焦，故曰：五脏因肺热叶焦，发为痿躄，此之谓也。""肺主身之皮毛……故肺热叶焦，则皮毛虚弱，急薄，着则生痿躄也。"此言集中说明肺热叶焦乃为痿躄发病的关键因素，即热邪犯肺，肺金积热，灼伤肺津，耗伤肺气，使水之上源不足，宣发肃降失司，气血、津液及水谷精微不能输布，则脏腑筋脉、肌肉骨骼失于濡养，发生痿躄。后世医家多宗《黄帝内经》理论，强调肺热叶焦在痿证发病中的重要性，如《金匮要略·肺痿肺痈咳嗽上气病脉证治第七》言："问曰：热在上焦者，因咳为肺痿。肺痿之病，从何得之？师曰：或从汗出，或从呕吐，或从消渴，小便利数，或从便难，又被快药下利，重亡津液，故得之。"论肺痿的病因为汗、吐、下后津伤阴虚，内热灼肺，而引起"热在上焦"。张子和《儒门事亲》载："大抵痿之为病……总因肺受火热，叶焦之故。"刘完素《素问玄机原病式》言："肺金本燥，燥之为病，血液衰少，不能荣养百骸故也。"而至明清时期，张锡纯"大气下陷"理论的提出，使从肺脏论治痿证的理论得到进一步完善。《医学衷中参西录》载："痿证之大旨，当分为三端……以致血脉闭塞，而其原因，实由于胸中大气虚损。"宗气统摄营卫、脏腑、经络，环流不息，是各脏腑发挥作用的力量之源，宗四肢百骸的充养，而宗气的产生与肺脏的关系最为密切，肺气亏虚、肺阴不足，则宗气乏源，五脏六腑、肌肉筋脉失养，终致痿证。结合本案患者，罹患消渴病30余年，气阴两伤为基础，又长期"被快药下利"，服用乳果糖等通便药物，使津液重伤，肺热叶焦，筋肉失养，故成痿躄。

关于痿证的论治，《金匮要略·肺痿肺痈咳嗽上气病脉证治第七》附方载："《外台》炙甘草汤，治肺痿涎唾多，心中温温液液者。"论虚热肺痿气阴两伤，当治以炙甘草汤，取其既可生津润燥，又可益气养阴。其大队滋阴药中稍佐辛温之品，取其阳生阴长之意。清代叶天士在《临证指南医案·卷七·痿》论："……从金匮肺热叶焦，则生痿论。治以下方：玉竹，大沙参，地骨皮，麦冬，桑叶，苦百合，甜杏仁。"即以清上热养肺阴的甘寒之品为主，甘以润久伤之阴，寒以清上焦之热。

　　史载祥教授亦认为，肺热津伤所致的痿躄，当治以养阴生津，清热润肺，肺水之上源充足，宣降恢复，气血津液及水谷精微方能输布于四肢百骸、脏腑筋脉。同时，益气升陷，宗气充足以充养四肢百骸，以助恢复脏腑、肌肉筋脉之功能。本案患者糖尿病病史30余年，长期气阴两耗，加之"快药"常规使用，至"重亡津液"而发"肺痿"，故以炙甘草汤、清燥救肺汤合升陷祛瘀汤，以滋阴清热，益气生津，升阳举陷。二诊复加火麻仁、生地黄、杏仁、桑白皮等以增加宣肺理气，养阴生津之功。若阴损及阳出现"上虚不能制下"之证，则治以甘草干姜汤。患者服药后除胸闷气短大减外，下肢无力、走路不稳亦显著改善，可步行1000余米。近日随访，步行稳健，每日可步行3000余米。方中虽未用补肾强筋健骨之药，却有强筋健骨之效，治痿躄当从清肺润燥，升阳举陷论治，此案即为明证。

胡玉荃从肝为病之首辨治产后风中综合征

河南中医药大学　王炎炎

产后风中综合征以肢体关节、肌肉酸、麻、重、痛等症状为主症，常与情志异常、自汗、盗汗等多症并见，但实验室及影像学检查无阳性的客观指标，与风湿、类风湿疾病有别。胡玉荃教授提出，此病在气血两伤，邪气入侵，阴精损伤的病机变化基础上出现诸多症状聚一身的症候群，产时耗气伤血，产后气血皆损、阴阳俱虚，尚未恢复气血阴阳平衡之际，邪气乘虚而入。妇人以血为先天，肝藏血，主疏泄，肝血不足或肝失疏泄产生病理变化，故肝为此病之首。同时，邪气侵袭是导致本病发病的另一主要因素，故重视预防保健，采用益气、养血、滋阴、补肾辨证治肝，并在六十余年的临床经验中总结出效方——"产后济生除忧汤"，屡获良效。

妊娠、分娩是女性特有的生理阶段，在此阶段会发生多种与分娩或产褥有关的疾病。其中女性在产褥期及流产后，出现一个或多个肢体关节、肌肉酸、麻、重、痛等症状，但实验室及影像学检查无阳性的客观指标，与风湿、类风湿疾病有别，称为产后身痛，又有"产后风"之称。陈延之在《小品方》描述道"产后中柔风，举体疼痛，自汗出"，提出本病以周身疼痛为主症，临床中常与情志异常、自汗、盗汗等多症并见。

胡玉荃教授是河南省知名妇科专家、第四批全国老中医药专家学术经验继承工作指导老师。胡玉荃教授在六十余年的临床实践诊疗中，认为此病不仅限于产后身痛的范围，而是在气血两伤，邪气入侵，阴精损伤的病机变化基础上出现诸多症状聚一身的症候群。其在产后身痛的病因病机及治疗的基础上传承创新，并在一定程度上补充了产后身痛的理论基础，提出"产后风中综合征"的病名。总结出行之有效的"产后济生除忧汤"，治疗效果确切，屡获良效，现将胡玉荃教授经验总结如下。

产后风中综合征临床上可见患者肢体关节、肌肉酸、麻、重、痛，畏寒，着衣厚于常人，局部皮肤凉、痛、麻木，常自觉有风穿肌肤骨缝之中，自汗，盗汗，乏力，易感冒，心悸，纳差，失眠多梦，大便干，情绪低落，哭闹无常，甚至抑郁、轻生。以上诸症的发病部位与皮、肉、筋、骨、脉、络、心、脑有关，肉眼所见汗出，着厚衣，但局部均无异常发现，各项检查指标属正常范围。西医多将其归到自主神经功能紊乱、神经官能症、产后抑郁症等范畴。现代临床研究表明，中医药治疗产后病的近期及远期疗效确切，具有安全性。胡玉荃教授认为，对于以上诸多症状均发生于产褥期及流产后，病名虽多、繁复，但是不能将其恰当地归于一个病名之下。因此，胡玉荃教授依据60余年的临床治疗经验，依据医理，将其命名为产后风中综合征。

一、从"肝为病之首"认识产后风中综合征的病因病机

"肝藏血，女子以血为本"，气血是女性生理病理的基础，气血充盛、流通是生理活动的物质基础。尤其是在妊娠、分娩之际，气血处在相对不平衡的状态，易受邪气侵扰。气血不通则壅滞，气机失常；气血不足则不能濡养脏腑、肌肉、孔窍，不荣则身痛，临证还可见卫表不固、营阴不足之汗出、乏力等症。

"肝体阴而用阳"，是指肝脏的本体及功能活动。肝经为厥阴，为阴中之少阳，《灵枢·寿夭刚柔》云"在内者，五脏属阴"，且肝藏有形之阴血。"阳化气，阴成形"，肝主疏泄、升发，调畅气血津液运行为主，故肝用为阳。若肝的疏泄功能减退或肝的升发太过，则可出现肝气郁结或肝气上逆的病理表现，临床可见情志异常、易怒、胸胁或两乳胀痛等症。肝的疏泄功能正常，气机方能调畅，气血和调，经络通利，脏腑、肌肉、孔窍等才能发挥正常的生理功能。

"诸风掉眩皆属于肝"，肝为风脏，风气通于肝，多见以动为特征的证候。又肾为水脏，主藏精，木需水的涵养，精化为血，肝所藏之血生化有源，血能养肝，若水不涵木，精虚血少，血不养肝则血虚而生风，临证可见头晕、肢体颤动或蠕动等。

"肝者，将军之官，谋虑出焉"，肝在调节人体精神情志的作用中占主导地位。情志活动不仅是属于心主神明的生理功能，也与肝主疏泄密切相关。正常的情志活动，均与气血的正常运行有关。反之，情志异常亦干扰气血运行。《素问·举痛论》云"百病生于气"，在反复情志异常的作用下，肝气郁结或升泄太过均会产生病理变化，而产后风中综合征患者常伴有情志异常。疾病发展到一定阶段时，情志对于病情的缓解或加重起到至关重要的作用。诸多产后症候群均由肝血不足或肝失疏泄所生，故肝为此病之首。

二、从益气、养血、滋阴、补肾辨证治肝

《诸病源候论·产后中柔风候》卷四十三云："柔风者四肢不收……由阴阳俱

虚，风邪乘之……产则血气皆损，故阴阳俱虚，未得平复，而风邪乘之故也。"巢元方提示产后疼痛的病因病机主要由于产时耗气伤血，产后血气皆损，阴阳俱虚，尚未恢复气血阴阳平衡之际，邪气乘虚而入而致。胡玉荃教授熟读医典，精通医理，治病求本，谨守病机，根据产后风中综合征的病因病机及症候群，提出在治疗产后风中综合征时应以养血、治肝、益气、滋阴、补肾为主以治肝，同时注意斟酌其宜，不求速胜。

《难经·二十二难》有云："气主煦之，血主濡之。"气时刻推动、温煦着人体的生理活动，护卫肌表，抵御外邪，固摄体内津液。血是构成和维持人体生命活动的基本物质之一，胡玉荃教授在治疗中始终注重顾护精血，以求血发挥正常的生理功能，营养滋润脏腑、皮肉筋骨，使血脉和利，精力充沛，情志调畅。血足则肝有所藏，正常蓄溢，制约肝阳上亢，使肝主疏泄，冲和调达。其次，气为血之帅，气能生血、行血、摄血。故在临证选方用药中，胡玉荃教授常选用党参、丹参、生地黄、熟地黄、阿胶、黄芪等使气血化生以治肝。

肝体阴而用阳，同时注重滋养阴液，以利阴液的顾护或阴虚内热的消除，使肝之阴阳平衡。在选用生熟地黄的基础上，配伍浮小麦、五味子、煅龙骨、煅牡蛎、石决明、珍珠母等滋阴，潜阳，止汗，使营卫充，腠理开阖正常。

肝肾同源，肝藏血，肾藏精，精血相互滋生、转化，血的化生赖于肾中精气的气化。生熟地黄、狗脊、杜仲、牛膝益肾，同时狗脊、杜仲温阳缓解风冷之感，牛膝配伍木瓜主治下肢凉、痛。

胡玉荃教授从"诸风掉眩皆属于肝"考虑，肝为风脏，妙用藤类药物，《本草便读》云："凡藤蔓之属，皆可通经入络。"其次，产后风中综合征患者多为产后气血脏腑亏虚，病程多久，邪气留伏较深，藤类药物擅走形、通利关节而达四肢，使积滞得散，经络得通，还可作为引经药，使药物直达病所，增强疗效。

选用忍冬藤、络石藤、鸡血藤、丝瓜络等驱邪疏络通腠理，并配伍伸筋草、威灵仙祛风止痛。

"肝者，将军之官，谋虑出焉"，肝藏魂，魂以血为主要物质基础，肝藏血，故肝藏魂。若肝血不足，心血亏虚，则魂不守舍，可见烦躁、难眠、情志异常，胡玉荃教授在临床用药中加入酸枣仁、青葙子、合欢皮、夜交藤等益心养肝、平抑肝阳、养血安神、活血解郁。

三、慎用温热发散药，保健调护不可少，熏蒸发汗不可取

产后风中综合征本应益养气血为本，注意保健养护，胡玉荃教授提醒医者定要

慎用大温大热发散药，临证实践多见汗出更甚身更痛，着衣再厚而凉更重。使用大温大热发散药后反而加重阴液耗损，使阴津血枯，肝血损伤，上扰神明，情绪失控，症状反复加重。此外，胡玉荃教授在临床诊疗中认识到，产后熏蒸发汗是大忌。产后熏蒸使用大量除风温阳，利湿通络药物，且需乘热熏蒸、洗浴于患部，患者大量汗出，片刻缓解，但腠理大开，大伤津液精血，而邪可再次中伤。治疗产后风中综合征要重视其产后"多虚多瘀"的特点，时刻顾护精血。

同时，注重患者的保健，对患者针对性地提出保健和调护建议，宣传保健的必要性，而不是把治疗和保健割裂开来，轻视保健的预防意义。胡玉荃教授提出，此病气血双失是病因之一，但贼风再侵才发病，广泛涉及皮肉筋骨、脉络心脑，棘手难愈，故需重视对患者的宣教，讲清道理，做好患者及家属的心理工作，耐心治疗，取得患者的积极配合。

四、验案一则

产后风中综合征

李某，女，33 岁。2021 年 3 月 22 日初诊。

主诉：产后关节疼痛 1 年。

初诊：14 岁初潮，平素月经规律，末次月经：2021 年 3 月 4 日，量可，色暗，4 天净。1 年前顺产后受凉，出现肘关节、膝关节、趾指关节发凉、酸沉、疼痛，稍活动则汗出，夜间盗汗，产后 28 天于月子中心熏蒸、发汗 2 天，症状加重，曾于他处口服温散类中药，效不佳。现畏寒，身着厚衣，纳可，眠差，大便干，小便可。

中医诊断：产后风中综合征（气血亏虚，风寒阻络证）。

西医诊断：产后病。

治法：益气养血，滋阴潜阳，通络止痛。

处方：产后济生除忧方加减。党参 10g，黄芪 15g，生地黄 30g，熟地黄 30g，防己 6g，忍冬藤 15g，阿胶珠 10g，丹参 15g，丝瓜络 10g，络石藤 15g，杜仲 12g，鸡血藤 30g，珍珠母 30g，五味子 10g，浮小麦 30g，狗脊 15g，生牡蛎 30g，煅牡蛎 30g，甘草 6g，14 剂，每日 1 剂，水煎服，分 2 次服。

二诊：2021 年 4 月 21 日，上药已服完，上述症状均有好转。继服上药巩固治疗。

按语：《傅青主女科》指出妇人产后多虚、多瘀。妇人产后气血俱虚，邪气乘虚而入，虚邪贼风停滞于筋脉、关节，筋脉骨节失于濡养，挛缩而疼痛，"不荣则痛,不通则痛"。患者产后肢节关节酸、麻、冷、痛为气血不荣之象。胡玉荃教授紧抓产后病人的特点,扶正祛邪,以党参、黄芪益气健脾扶助亏损之正气,"正气存内,邪不可干";生地黄、熟地黄、阿胶珠滋阴养血,荣养筋脉骨节;肾主骨,居于下焦,肾中阳气不足,温煦失职,则形寒肢冷,故加入杜仲、狗脊温补肾阳;忍冬藤、丝瓜络、络石藤、防己、鸡血藤、丹参祛风活血通络止痛;煅牡蛎、生牡蛎潜阳养心安神;浮小麦、五味子敛阴止汗;甘草调和诸药。

纵观全方以滋养气血为主,少佐温补肾阳之品寓少火生气之意,气血充,阳气足则邪气自出,气血得阳气资助则得以温养周身,筋脉、骨节得养,则身痛、酸、麻、身凉自除。胡玉荃教授紧抓本虚病因,治病求本,辅以驱邪通络,并少佐温阳之品,使既补之气血得以活动而温养周身四末,标本兼治,故患者用药后效果显著。

吴鸿教授运用五积散经验探析

河南中医药大学　吴林柯　闫京京　吴鸿

五积散具有发表温里之功，吴鸿教授在临床基于方证辨证理论，结合患者体质，运用五积散辨治寒湿性疾病，每获良效。临床凡见其人为"土豆"体型，精神欠佳、恶寒无汗、舌淡、脉弱等证属寒湿兼阳气亏虚者，均可使用五积散加减应用。本文结合三则验案，介绍吴鸿教授应用五积散的临床经验如下。

五积散见于宋代的《太平惠民和剂局方》，其方剂组成为白芷、川芎、甘草、茯苓、当归、肉桂、芍药、半夏各三两，陈皮、枳壳、麻黄各六两，苍术二十四两、干姜四两、桔梗十二两、厚朴四两。该方以辛温散邪为中心，主治寒、食、气、血、痰五种病邪的郁积，因此以五积散命名。吴鸿教授结合自己多年运用经方的经验，临床使用五积散辨治寒湿内盛兼阳气亏虚疾病，疗效显著。

一、寒湿相关的病因病机

《灵枢·百病始生》所言"积之所生，得寒乃生，厥乃成积"。现代人多不注重保护体内阳气，过食生冷、误用寒凉等日久导致人体阳气不足，水湿不化，或生痰浊，进一步伤阳必致寒湿内生，浊气不降，清气不升。故吴鸿教授认为寒为五积之始，五积形成亦以寒为中心。寒湿是五积散证的主要因素，最易损伤人体阳气。若寒湿影响四肢关节，则易出现腰痛、肢体疼痛或麻木等痹证；若影响冲任，则妇人易出现月经不调、白带多、下肢肿等症状；若湿邪困阻脾胃，则易出现胃肠虚冷、肠鸣、顽固性恶心、纳差等；若外感太阳表邪合并太阴寒湿痰阴者，易患空调病、夏天胃肠型感冒等；若其人体质壮实、不爱出汗，同时寒湿水饮为患，易患痤疮、黑斑、咳嗽、咳喘、肥胖等疾病。

二、五积散的适应证

《太平惠民和剂局方》中描述五积散："调中顺气、除风冷、化痰饮。治脾胃宿冷，腹胁胀痛，胸膈停痰，呕逆恶心，或外感风寒，内伤生冷，心腹痞闷，头目昏痛，肩背拘急，肢体怠惰，寒热往来，饮食不进，及妇人血气不调，心腹撮痛，经候不调，或闭不通，并宜服之。"由此，我们可知五积散关于寒、食、气、血、痰五种病邪的郁积均可治疗。后世医家汪昂论述五积散为"解表、温中、除湿之剂，去痰、消痞、调经之方，一方统治多病，惟活法者变而通之"，说明本方为阴阳表里通用之剂，使用范围广泛。吴鸿教授认为，本方可看作由以下几方加减化裁而来，即平胃散祛湿、健胃、除胀满、消食积；二陈汤祛湿化痰，专主内伤生冷；四物汤去地黄，可治血中受寒；葛根汤祛除表寒之邪。吴师临床用之亦可验证其既祛湿利水又温中，开郁顺气，为祛寒湿之效方，故认为本方专主散寒祛湿之功，一方可治多病。

吴鸿教授根据五积散的方证特点与所治疾患的体质特征，认为五积散证临床以身热无汗、胸腹胀满、便稀、苔白腻、脉沉迟为辨证要点，其多见"土豆"体型，即以胸腹部圆润突出为特征，偏胖或壮实，面色黄暗，精神倦怠，皮肤多干燥粗糙；身体困重，恶寒不易出汗；腹壁脂肪较厚但柔软。吴鸿教授在临床运用五积散辨治寒湿兼阳气亏虚疾患，不论胸痹、心悸、眩晕、咳嗽、便秘、腰痛、虚劳、鼻炎、痤疮、肥胖、带下、痛经、卵巢囊肿等病，皆获良效。

三、验案三则

（一）眩晕

张某，男，30岁。187cm/128kg。初诊：2022年3月3日。

主诉：发现血压高2年，间断头晕1周。

初诊：患者2年前，在家自测血压165/105mmHg，未有不适，未治疗。1周前患者无明显诱因出现头晕，休息后缓解，后头晕间断发作，今来就诊，刻下症：间断头晕，口干，无口苦，纳可，嗜睡，打鼾，夜尿多，3~5次/晚，大便可；舌暗，胖大，苔厚腻，舌下脉络充盈瘀暗，脉沉弦细数。测血压171/119mmHg。

诊断：眩晕（太阳太阴证）。

处方：五积散加减。麻黄8g，苍术20g，白芷10g，当归10g，白芍10g，川芎10g，桔梗10g，桂枝15g，茯苓15g，枳壳15g，厚朴15g，半夏15g，陈皮15g，干姜10g，生姜10g，甘草10g，黑顺片10g，细辛10g，生石膏10g，黄芩10g，7剂，每日1剂，水煎服（浓煎），分2次服。

二诊：2022年3月10日，服上药后，患者头晕、嗜睡症状改善，家人诉其鼾声降低，夜尿频改善，夜尿1~2次/晚，大便稍稀，2~3次/日；舌紫暗，苔腻，脉沉弦。血压：182/132mmHg。再拟上方，麻黄18g，苍术40g。7剂，每日1剂，水煎服（浓煎），分2次服。电话回访得知，患者现未再出现头晕症状，血压控制良好，嘱继续服药，加强疗效。

按语：患者形体肥胖，寒湿水饮困阻阳气，阳气被遏，易出现嗜睡、精神不振等症状；寒湿水饮上犯到咽喉则多痰、眠时多打鼾，至头则眩晕；平素夜尿多，且舌暗，胖大，苔厚腻，此乃一派寒凝湿阻之象，故选用五积散散寒祛湿。患者嗜睡，精神不振，故本方加用附子、细辛有麻黄细辛附子汤之意，两方合用共奏温经散寒、振奋阳气之功。患者口干、舌苔厚腻，故使用生石膏、黄芩制约诸药温燥之性，清其里热。诸药合用，散寒除湿通络，血压得降，眩晕好转。

（二）胸痹心痛

郝某，女，58岁。160cm/72.8kg。初诊：2021年5月6日。

主诉：间断胸痛、胸闷3年，加重1周。

初诊：患者3年前无明显诱因出现胸痛、胸闷，于当地医院就诊，诊断为急性心肌梗死，行"经皮冠状动脉介入术"，于左前降支置入支架1枚，术后规律服用阿司匹林、可定、倍他乐克等药物，病情稳定。1周前患者受寒后胸痛、胸闷再发加重，今至我处就诊。刻下症：间断胸痛、胸闷，后背痛，全身有力，皮肤色暗，面部红血丝，怕冷怕热，多汗，纳食一般，腹胀，晚饭后易反酸，无口干苦，右胁部隐痛不适，眠可，大便前干后稀，不成形，1~2次/日，小便正常；舌淡胖，有齿痕，苔滑腻，舌下络脉瘀暗，脉弦涩，右脉沉弱。

诊断：胸痹心痛（太阳太阴证）。

处方：五积散加减。麻黄8g，苍术20g，白芷10g，当归10g，白芍10g，川芎10g，桔梗10g，桂枝15g，茯苓15g，枳壳15g，厚朴15g，半夏15g，陈皮15g，干姜10g，生姜10g，甘草10g，栀子10g，连翘20g，15剂，每日1剂，水冲服，分2次服。嘱患者保暖、调整饮食结构。

二诊：2021年5月30日，服上药后，患者胸背痛、胸闷症状基本消失，多汗减轻，大便不成形症状改善，服药后体重减轻，自觉呼气时鼻中发热；舌淡胖，有齿痕，苔薄白，舌下络脉瘀暗，脉弦数。守上方，苍术30g，麻黄12g，15剂，每日1剂，水冲服，分2次服。电话回访得知，患者精神状态良好，自觉全身有力，皮肤变白亮，面部红血丝减少。

按语：患者胸痛、背痛，其形体肥胖，为"土豆"体型，素嗜肥腻，大便不成形，前干后稀，舌淡胖，有齿痕，苔滑腻，为痰浊内生，中阳阻滞；又由外寒引发，阳气损耗，痰浊不化，血脉瘀阻；胸痛、背痛，此乃寒湿水饮流注此处，阻碍气血流通功能，正如《医门法律·中寒门》所述："胸痹心痛，然总因阳虚，故阴得乘之。"此由于心阳虚衰，寒湿郁积体内，痹阻胸阳，凝滞心脉所致，治以五积散温散寒湿，助阳通脉。

（三）便秘

马某，女，26 岁。158cm/75kg。初诊：2021 年 7 月 15 日。

主诉：大便黏腻不尽 2 周。

初诊：患者近 2 周大便黏腻不爽，难解，不成形，为求调理，遂至我处就诊。刻下症：大便黏腻不爽，难解，不成形，眠差，易惊醒，晨起稍口干口苦，纳可，月经紊乱，推迟，淋漓不尽；舌淡胖，苔腻，舌下络脉充盈，脉沉弦细。

诊断：便秘（太阳太阴证）。

处方：五积散加减。麻黄 8g，苍术 20g，白芷 10g，当归 10g，白芍 10g，川芎 10g，桔梗 10g，桂枝 15g，茯苓 15g，枳壳 15g，厚朴 15g，半夏 15g，陈皮 15g，干姜 10g，生姜 10g，甘草 10g，黄芩 10g，栀子 10g，15 剂，每日 1 剂，水冲服，分 2 次服。

二诊：2021 年 8 月 26 日，服上药后，患者大便黏腻稍好转，睡眠改善，体重稍减轻。现仍入睡困难，晨起咽痛。舌淡暗，胖大，苔润，舌下络脉充盈瘀暗，脉弦数。守上方，白芍改为炒白芍，加连翘 30g，15 剂，每日 1 剂，水冲服，分 2 次服。回访后得知患者大便黏腻症状改善，睡眠好转，精神状态佳，月经改善。嘱继续调理，巩固疗效。

按语：湿性黏滞易阻滞气机，寒性收引拘急。患者来诊时大便黏腻不爽，不成形，诊断为寒湿便秘，此乃寒湿郁积体内之象；观其舌淡胖，苔腻，舌下络脉充盈，脉沉弦细，故辨证属太阳太阴合病，选用五积散散寒祛湿，温补阳气。正如《古今医鉴》云："五积散治寒邪卒中，直入阴经等症。"故五积散用治伤寒之阴证效佳。二诊时，因患者睡眠仍欠佳，咽喉肿痛，故加入连翘清心泻火，解散上焦之热。诸药合用，寒湿得化，便秘自消。

四、小结

吴鸿教授认为，五积散证的主要病理因素为寒湿，患者工作繁忙、压力大、饮食不节，日积月累终致寒湿内生，其病机特点为寒湿内盛兼阳气亏虚。五积散证多以身热无汗、胸腹胀满、便稀、苔白腻、脉沉迟为辨证要点，临证多见"土豆"体型，面色黄暗，精神倦怠，身体困重，恶寒不易出汗，腹壁脂肪较厚但柔软。需注意，五积散证属寒湿疾患，凡素体阴虚或湿热为患者，不宜使用本方。临床运用五积散时，需全面掌握患者的体质特征，从而准确辨证，方能取得良效。

吴鸿教授运用越婢加术汤的临证体悟

河南中医药大学　彭超杰　胡蒙惠　吴林柯

越婢加术汤是《金匮要略》中记载的经典方。吴鸿教授以方证相应指导临床辨证选方，应用此方治疗水热内蕴所致的多种疾病屡获良效，并将越婢加术汤归属于治疗太阳太阴阳明合病证方，总结其方证为易汗出，口干渴，浮肿，四肢或乏力酸困或疼痛，小便利或不利。本研究发现，以方证相应的思想指导临床应用此方，不必拘于一病，可扩大越婢加术汤的临床应用范围。

一、越婢加术汤的方证基础

越婢加术汤由越婢汤加白术而成，是治疗水肿性疾病的经典方，其方证如《金匮要略·水气病脉证治》记载："里水者，一身面目黄肿，其脉沉，小便不利，故令病水。假令小便自利，此亡津液，故令渴也，越婢加术汤主之。"因此，总结越婢加术汤方证为水肿、口渴、小便不利等。《神农本草经》中对白术的记载为："术，味苦，温。主风寒湿痹，死肌，痉，疸。止汗，除热，消食……"吴鸿教授汲取各代医家的经验，博采众长，加以自身临证体会，认为越婢汤加用白术可助中焦运化之力，增强祛湿之效，并且白术既可利小便又可固涩小便，故小便利或不利均可用之。结合临床常见症状，总结越婢加术汤在越婢汤方证基础上兼见多汗、口渴、四肢乏力等热甚伤津症状，适用于外见表证，内有水饮，兼见多汗、口渴甚等热象之证。此外，四肢乏力不欲举或关节肿胀疼痛亦是越婢加术汤临床常见症。

二、临床经验

临证治疗的关键是辨具体方证，吴鸿教授临证从方证出发，不拘于病，根据患者的症状特点及病机，辨证选方，总结出临床应用越婢加术汤可调治水热内蕴兼有表证之眩晕、心悸、胸闷、水肿、乏力、痹症等多种疾病，并总结越婢加术汤的方证为发热、汗出、头痛、浮肿等表证；兼见大汗、口干渴、烦热等热证；以及身体沉重倦怠、四肢困重、麻木不欲举、小便利或不利等水饮内停之证。而方证对应，还包括证-方-药-量-效的一一对应，应用越婢加术汤常随证化裁。如临床见纳差、便溏、浮肿甚则加量白术；舌苔厚腻、表证明显者用苍术；内热甚者加大石膏用量；关节痛甚或阳虚者加附子。此外，合方的选择更是灵活，水肿甚兼见小便不利者合以五苓散、湿热甚合四妙散、眩晕常合泽泻汤、胸闷者合茯苓杏仁甘草汤或橘枳姜汤、胸中烦热者加栀子豉汤等。以方证相应为指导思想，辨证严谨，精准选方，屡治屡效，正是体现"有是证用是方""观其脉证，知犯何逆，随证治之"之道。

三、案例举隅

（一）胸痹

杨某，女，64岁。

初诊：患者诉1年余前体力劳动后出现胸前区疼痛，于当地医院就诊，查心电图ST段压低，测血压发现血压升高，诊断为：不稳定型心绞痛；高血压3级（很高危）。于当地医院住院治疗后好转出院，规律口服酒石酸美托洛尔、阿司匹林肠溶片、阿托伐他汀钙片、硝苯地平缓释片、厄贝沙坦氢氯噻嗪片，效果不佳。自觉胸闷不适，血压控制欠佳，头晕间断发作。近一周胸前区疼痛发作频繁，伴胸闷气短，反复发作，深受其扰。为求进一步调治，于2022年2月13日来我处就诊。BP146/92mmHg，HR84次/分，症见胸闷，自觉胸中似有物堵塞，活动后加重；头晕，双下肢乏力，不能久行，口干，渴欲饮水，夜间尤甚；纳欠佳，眠差，入睡困难，夜间易汗出，夜尿频多，起夜4~5次/晚，大便正常。舌淡胖，苔腻，脉弦细。

诊断：胸痹（太阳太阴阳明合病）。

处方：越婢加术汤合橘枳姜汤。麻黄12g，生石膏45g，生姜15g，大枣20g，麸炒苍术30g，陈皮30g，麸炒枳壳15g，煅牡蛎30g，甘草10g，6剂，每日1剂，水冲服，分2次服。

二诊：2022年2月24日，复诊时症见：精神状态转好，服药后胸闷、夜尿频明显改善，头晕、乏力亦有减轻，现二便调。舌淡胖，舌体有裂纹，脉弦细。守一诊方，6剂，继调之。1周后回访：胸闷、头晕、周身乏力均较前明显减轻，纳眠可，二便调。

按语：本案患者症见易汗出、口渴、下肢乏力，不能久行，均对应越婢加术汤所主之症。水饮停聚、湿热内蕴，迫津外泄，腠理开而汗大出；汗大泄则津液虚脱，口渴欲饮；阴液不足不能濡养下肢，则见下肢乏力；水气输布异常，停聚于胸中发为胸闷；苔腻，脉弦细为水热内蕴之征。故方用越婢加术汤以清热利水，另合橘枳实姜汤，以开胸气，散水行气，缓解胸闷气短等症，方证对应，选方精准，诸症得解。

（二）眩晕

李某，女，58岁。

初诊：患者自诉2周余前无明显诱因出现头晕，1~2天发作1次，伴周身乏力、四肢倦怠，卧床休息可缓解。既往有脑梗死病史10余年，口服阿司匹林肠溶片、柏子养心丸、瓜蒌通痹丸、天星中风胶囊等药；高血压病史10余年，规律口服缬沙坦胶囊，血压控制欠佳，收缩压可达150~160mmHg。患者1周以来头晕、头痛频繁发作，影响日常工作及睡眠，遂于2022年3月5日至我处就诊调理。症见：1周前眩晕加重，发作频繁，每天可发作2~3次，面目浮肿，腰部及双下肢酸痛困重，呈进行性加重，休息后未见明显好转，严重时视物旋转，不能站立，如坐舟船。伴见头痛，胸闷气短，烦躁不安，神疲乏力，体倦懒言，自觉记忆力减退，纳差不欲食，夜间口干口苦，口渴多饮。大便稀溏，入睡困难。舌红苔厚腻，脉弦。

诊断：眩晕（太阳太阴阳明合病）。

处方：越婢加术汤合泽泻汤。麻黄12g，生石膏45g，生姜15g，大枣20g，麸炒苍术30g，白术20g，泽泻50g，甘草10g，川芎30g。7剂，每日1剂，水煎服（浓煎），分2次服。

二诊：2022年3月11日，电话随访：患者自诉头痛、头晕、乏力、纳眠均明显改善，面目水肿消退，精神状态佳。

按语：喻昌认为越婢汤："风热之阳，水寒之阴，凡不和于中土者，悉得用之……"越婢加术汤在越婢汤基础上加白术四两，增强中焦运化之力，使水湿自祛。本案患者因久病伤及正气，故见纳差、不欲饮食、神疲乏力、体倦懒言等中焦纳运失常所致之症，兼见面目浮肿、腰部及双下肢酸痛困重、口渴多饮、夜间口干口苦、大便稀溏等太阳阳明合病之症，故以越婢加术汤助中焦运化，祛一身内外之水。患者诉头晕如坐舟船，故合以泽泻汤，苍术、白术并用则利水行饮，使风邪从皮毛而散，水湿从小便而利。二者配合，固本清源，外散内利，表里通畅，获此捷效，7剂即愈。

（三）虚劳

赵某，女，45岁。

初诊：患者自诉1年余前出现乏力、头晕，发现血压升高，自行口服硝苯地平缓释片，血压控制欠佳。未予系统诊疗，日久症状加重，近半月来自觉周身乏力，少气懒言，伴心慌，头昏蒙，身体沉重，四肢倦怠，劳累后加重。病情反复发作，深受其扰，为求系统诊治，于2022年2月19日至我处就诊。现症见：全身困重乏力，下肢尤甚，面淡，神疲，手足不温，头部昏蒙，似有戴帽感，自觉心中烦热，偶有心慌，易汗出，晨起明显。伴口渴喜饮，纳谷不馨，夜寐差，夜尿频数，大便溏。舌暗红，舌体胖大边有齿痕，苔中厚腻，脉弦滑。

诊断：虚劳（太阳太阴阳明合病）。

处方：越婢加术汤。生石膏36g，麻黄12g，生姜15g，大枣20g，麸炒苍术30g，泽泻50g，甘草10g。6剂，水冲服，每日1剂，分2次服。

二诊：2022年2月26日，服药后乏力困重感明显减轻，心慌、出汗亦有改善，眠可。舌淡胖，苔腻，脉弦。后续继调一月余。

三诊：2022年4月3日，服药后精神状态佳，心情愉悦，自觉身体轻松有力。心慌、自觉心中烦热、头部昏蒙均有明显改善，夜尿频数，大便不成形已完全好转。

按语：尾台氏引《外台秘要》的越婢加术汤"肉极，热则身体津脱，腠理开，汗大泄，厉风气，下焦足弱"，对本句话有以下解释："……肉极云者，肉变色，多汗，体重倦怠，四肢不欲举，不欲饮食，食则咳，咳则右肋下疼，阴阴引肩背，不得移动，名曰厉风。"本案患者自觉身体沉重，乏力倦怠，四肢不欲举，均与越婢加术汤所主之症十分贴切。舌暗红胖大，苔中厚腻，脉弦滑为水热内阻之征。而越婢加术汤所主下焦脚弱，其病机是水湿充斥表里，经脉之气不得畅行，不能温煦濡养下焦筋脉，而致足弱。故用越婢加术汤方散表里之水邪，合泽泻汤，主"心下有支饮，其人苦冒眩"治其头部昏蒙，增强利水除湿之功。泽泻主风寒湿痹，凡挟水气之疾，皆能除之。诸药合用水气消散，气血调畅则精足神全，身体轻松，表和里通，诸症得除。

四、总结

越婢加术汤是《金匮要略》中治疗水饮病的经典方，吴鸿教授临证注重方证相应，临床应用越婢加术汤不拘于一病，认为越婢加术汤适用于水热内蕴兼见表证所致诸病，另结合临床常见症总结其方证为易汗出，口干渴，面目或全身浮肿，身体沉重倦怠，四肢关节乏力酸困或疼痛，小便利或不利，舌体多胖大，色红，脉多沉或弦。在此辨证基础上仍需进一步细辨其兼证主次，合理加减化裁，疗效显著。

二仙汤剂量比例问题及临床应用

长治市第二人民医院　米贺芝

山西省中西医结合医院　张英栋

二仙汤在临床中对于更年期高血压、更年期综合征、妇女绝经前后诸症疗效确切。本文一方面基于文献研究提出，药物在方中剂量及比例发生变化，其所发挥的作用则大不相同，而二仙汤在不同出处下剂量、比例均不相同；另一方面针对二仙汤临床运用、服法、配伍等方面提出创新。广汗法认为，二仙汤能提高基础代谢率，对于高血压阴阳两虚型或阳虚型、更年期综合征肝肾阴虚型，通过调整方药比例可以达到显著疗效；服法上采用"将息法"的服药模式；常配伍仙鹤草30g组成"三仙汤"扶正敛汗、补益肾阳，配伍坎坤坎方案联合服用，水火共济，阴阳平衡。

二仙汤出自《中医中药临床实验汇编》，善温肾阳、补肾阴、泻肾火、调冲任。笔者查阅文献，发现其出处众多，剂量比例各不相同，然中医临床遣方用药的严谨性最直接体现于剂量及其比例。因此，我们必须以时代背景为参考，对不同剂量比例下的疗效的侧重进行细节考量。本文以二仙汤一方为例，对药物的剂量、比例问题进行初步探索，着重论述了广汗法的临床遣方用药经验，并以实例测之。

一、药物剂量及其比例分析

中医临床遣方用药，剂量及其比例至关重要，在辨证准确的基础上，病重药轻则不足以胜任攻邪之能，药重病轻则有伤正中毒之嫌，剂量及比例不仅涉及功效强弱，更甚者比例不同，其所治病证相差千里。

（一）剂量

以几味中药为例。

附子，《名医别录》中记载："主治脚疼冷弱，腰脊风寒，心腹冷痛。"临床发现，附子在30～100g时有回阳救逆之功；在15～30g时功效为散寒止痛；在3～15g有补火助阳之效。大黄，小剂量时可止泻，大剂量则可致泻。红花，小剂量可和血，大剂量则破血。方药之量，当重则重，当轻则轻，剂量不同，功效亦不同。

（二）比例

《伤寒论》中统计，药物相同、剂量比不同的方剂共7组，包括桂枝汤与桂枝加桂汤、桂枝加芍药汤，桂枝去芍药加附子汤与桂枝附子汤，桂麻各半汤与桂二麻一汤，抵当汤与抵当丸，半夏泻心汤与甘草泻心汤，四逆汤与通脉四逆汤，小承气汤与厚朴三物汤。在桂枝汤与桂枝加桂汤、桂枝加芍药汤的对比中，桂枝汤桂：芍为3：3，桂枝加桂汤为5：3，桂枝加芍药汤为3：6。配比不同，桂枝之效则由桂枝汤中调和营卫，变为桂枝加桂汤之平冲降逆，治奔豚之症；而芍药之效则由桂枝汤中和营通络，变为桂枝加芍药汤之治太阴病腹满时痛。在小承气汤与厚朴三物汤的对比中，小承气汤方药剂量之比为4：2：3，厚朴三物汤中剂量之比则为4：8：5。小承气汤以大黄为君，大黄倍于厚朴，主治阳明病之腹满燥实之症，功能泻热通便、消痞除满；而厚朴三物汤以厚朴为君，厚朴倍于大黄，以行气为主，主治因气滞所致痛而闭者。

以上可知，虽然方名相同，但剂量及用药比例已然发生变化，"方"既然变了，所治之"证"自然随之变化。中医临床遣方用药的严谨性最直接体现于剂量及其比例问题，一味中药在方中剂量不同，或是药物比例发生变化，方剂所发挥的作用则大不相同，即使理、法、方均正确，剂量不明亦不能取效。所以，我们在对经方的研习过程中，一定要重视原方用药之用量、比例，并要知其所以然，这样中医传承之路才能愈走愈正。

二、二仙汤方药比例的研究

二仙汤出自《中医中药临床实验汇编》，由仙茅、淫羊藿、巴戟天、当归、知母、黄柏6味药组成，是张伯讷教授五十年代针对更年期高血压及更年期综合征患者见肾精不足、相火偏旺型证候创立的方剂，现代临床亦多应用于妇女绝经前后诸症，如围绝经期综合征、绝经期高血压、闭经等。其临床表现为头眩，耳鸣，腰膝酸软，双下肢发凉，全身怕冷明显，少寐多梦，时有烘热，舌质淡，脉沉细，女性或伴有月经量、质、周期的改变。

笔者查阅大量文献，发现二仙汤的出处有许多，剂量、比例各不相同，具体如下所示：

1. 出自《中药方剂研究与应用大全》：淫羊藿、仙茅、巴戟天、当归、黄柏、知母各9g。主治高血压病由冲任不调引起者，单纯型精神分裂症患者，症见头昏、头痛、心烦、自汗、筋惕肉瞤、阵发性颜面潮红等。

2. 出自《妇产科学》：淫羊藿、仙茅、巴戟天、当归各 9g，黄柏、知母各 4.5g。主治肾阴、肾阳不足而虚火上炎之更年期综合征、高血压、肾炎、尿路感染、闭经等，功效为温肾阳，补肾阴。

3. 出自《医方新解》：淫羊藿、仙茅各 12g，巴戟天、当归各 9g，黄柏、知母各 6g。主治更年期高血压、更年期综合征，以及闭经、更年期精神分裂症、慢性肾小球肾炎和肾盂肾炎等疾患，对肾虚火旺型诸证疗效较好。

4. 出自《中医方剂临床手册》：淫羊藿、仙茅各 15g，巴戟天、当归、黄柏、知母各 9g。主治妇女绝经前后诸证、围绝经期综合征、骨质疏松症、卵巢早衰、慢性肾小球肾炎等病症。症见头目昏眩，胸闷心烦，少寐多梦，烘热汗出，焦虑抑郁，腰酸膝软，舌红，脉沉细弦。功能补肾泻火，调理冲任。

通过以上文献可知，二仙汤在临床中，不同出处下剂量各不相同，具体在不同剂量比例的使用下，各医家实际临床有效率能达到多少我们不得而知，而不同方药比例在治疗疾病上的侧重亦需要我们通过大量的研究进行论证。长期临床实践表明，中医治疗思路的传承不是依靠医生的好恶，更多的是疗效使然。刘河间曾言"……此一时，彼一时，奈五运六气有所更，世态居民有所变，天以常火，人以常动"，若医家随意变换，则易导致临床疗效的不可重复性，使中医失之于"中"。广汗法通过研究文献与临床实际相结合，在二仙汤的方药剂量比例上提出自己的创新并且疗效确切，具体见下文。

三、二仙汤的临床应用

（一）方药研究

《中国药典》中记载："仙茅辛热，功能补肾阳，强筋骨，祛寒湿。"《神农本草经》记载："淫羊藿，主阴痿绝伤，茎中痛，利小便，益气力，强志；巴戟天补五劳，益精；黄柏治五脏肠胃中结气热。"《名医别录》中："巴戟天，强筋骨，安五藏，增志益气；知母治消渴，热中，除邪气，肢体浮肿。补不足，益气；当归主温中止痛，除客血内塞，中风，汗不出，湿痹，中恶，客虚冷，补五脏，生肌肉。"

现代药理研究表明，二仙汤有免疫调节作用，通过调节下丘脑–垂体–卵巢内分泌轴，来降压，改善卵巢功能。其主要组成中，仙茅、仙灵、巴戟天对内分泌系统都有影响，仙茅主含的化学成分有三萜皂苷、仙茅素，有抗炎、增强机体免疫及雄性激素样作用，能改善性功能，促进成熟精子数量增多；淫羊藿含有淫羊苷、木兰碱、去氧甲基淫羊藿甙等，亦有类似雄激素样的作用，可促进精液分泌，提高性功能，所含淫羊藿苷能使血压下降，尤其以舒张压下降明显，其机制主要是扩张外周血管，降低外周阻力，抑制心肌收缩力；巴戟天含有甲基异茜草素、大黄甲、水晶兰苷等，可增加大鼠垂体、卵巢和子宫的重量。

（二）广汗法运用经验

二仙汤中仙茅性燥烈，为补肾阳之峻剂，其补命火、壮肾阳、暖腰膝、除寒湿功效明显，但仙茅是小毒之品，只可暂用，不可久服；淫羊藿温燥之性较强，擅补肾阳，其成分淫羊藿苷可以起到类似雌激素的作用，能降血脂、降血压、降低胆固醇，其成分淫羊藿总黄酮能调节下丘脑 - 垂体 - 性腺轴钙调蛋白（calmodulin，CaM）的基因表达，且临床未见淫羊藿不良反应的相关报道，未见明显毒副作用。故广汗法临床采用淫羊藿为君药，功能为补肝肾、强腰膝、助阳益精；仙茅、巴戟天共为臣药，助君药温肾壮阳、强骨益精；知母、黄柏共为佐药，滋阴泻火，佐君药协调肝肾，有金水相生、阴中求阳之意；阴阳亏虚，久必及血，当归入肝经，补血活血，通经活络，调理冲任，为使药。广汗法用方二仙汤中仙茅、巴戟天与知母、黄柏的比例为 1∶1，通过君药单加量调整剂量、比例，改变该方走向，组方为淫羊藿15g，仙茅、黄柏各12g，当归9g，巴戟天、知母各6g。全方集寒热补泻于一体，平补肾中阴阳，调理冲任，使得补而不燥，寒而不滞，阴阳调而虚火消，临床运用表明其临床疗效显著。

该方一般为日三次，饭前服用。但针对病情严重或阳气衰微的患者，亦采用"将息法"的服药模式。将息法出自《伤寒论》桂枝汤方后注，将，为前进；息，为停息。将息，即是围绕目标行进与停止的意思，指治疗过程中及时地加量与减量，通过"将息法"来控制剂量，依据病情变化加减，可发挥最大药效。

四、验案二则

（一）高血压

薛某，男，31岁，2021年4月21日首诊。

主诉：发现血压升高8月余，加重5天。

初诊：患者于2020年10月偶然发现血压升高，测量值140/110mmHg，无头晕、头痛，未予重视。患者5天前无明显诱因突然出现眼睑浮肿，尿中有泡沫，频次正常，测量血压为175/120mmHg，时有后头痛，为求进一步诊治收住山西省中西医结合医院广汗法病房。患者自发病以来，怕热明显，双下肢凉，后背、头部汗出偏多，精神可，纳眠可，大便日1～2次，偏黏，小便有浮沫，舌淡红、苔少偏腻，脉沉。入院后测血压180/130mmHg。

既往史：既往体健。

客观指标：肥胖，体重88kg，BMI 28.4，腹围98cm。

化验结果：甘油三酯4.2mmol/L↑，尿酸474.7μmol/L↑，尿微量白蛋白491.4mg/L↑，余指标正常。

中医诊断：头痛（脾肾阳虚夹湿证）。

西医诊断：高血压。

处方：坎坤坎、二仙汤合用续命汤。方药1：百合70g，知母30g，茯苓60g，鸡内金18g，大黄3g，黄连9g，每日2剂，水煎服，早午晚饭前及临睡前服。

方药2：仙茅12g，淫羊藿15g，知母6g，黄柏12g，巴戟天6g，当归9g，仙鹤草30g，每日1剂，水煎服，早午晚饭前服。

方药2：麻黄9g，桂枝9g，沙参9g，当归9g，石膏9g，干姜9g，甘草9g，川芎3g，杏仁6g，每日1剂，水煎服，上午饭后服用，观察血压变化。

2021年4月27日出院。患者眼睑浮肿完全好转，睡眠好，精神可，饮食可控，大便日2次，偏稀，小便偏黄，浮沫消失，全身温热无汗，怕热减轻，下肢凉。腰围减2cm，体重减1kg，测血压130/86mmHg，复查血生化、尿常规：甘油三酯1.67mmol/L，尿酸394.3μmol/L，尿微量白蛋白69mg/L↑，患者满意出院。

出院带药：三仙汤，日三次，一次一袋。告知患者一定要遵医嘱饮食，严格按照广汗代谢饮食法。

按语：该患者身高体壮，过食肥甘厚腻，致脾胃运化功能受损，水湿不化上犯于头，则出现头痛，血压升高；脾虚气血不运、不能濡养全身，则出现形体肥胖，肢凉怕冷；脾气不升，浊气不能下行，入里化热，则出现怕热，汗出偏多；脾阳久虚不能充养肾阳，肾主水液，脾主运化，津液的吸收、输布失去脾肾阳气的推动则出现眼睑水肿、尿中有泡沫，联系舌脉辨证支持"脾肾阳虚夹湿"。广汗法临床应用发现，对于高血压阴阳两虚型或阳虚型，二仙汤运用疗效更为确切。广汗法认为，汗、热与代谢是有直接关系的，出汗过多会带走机体热量，而控汗可帮助提升基础体温，阳气内蒸而不骤泄，从而提高基础代谢率，故对于汗多的病人，广汗法常在二仙汤基础上进行药物加减。仙鹤草"收敛"之效突出，小剂量收敛止血，中剂量补虚生津、复脉止，大剂量涩肠止痢、解毒止痛，善治精神不振，四肢无力，疲劳怠惰，或重劳动之乏。故常配伍仙鹤草30g，组方"三仙汤"扶正敛汗、补益肾阳；二仙汤属"火"，对于临床火热阴虚之证明显的患者，为防温燥伤津，常配伍坎坤坎方案联合服用，来达到水火共济，平衡阴阳。

（二）更年期综合征

刘某，女，46岁，2020年11月17日首诊。

主诉：失眠半年，加重伴腹胀三天。

初诊：患者半年前出现失眠，入睡困难，眠浅易醒，怕热，常烘热汗出，额头、后背汗出较多，白日精神疲乏，偏头痛、头晕，汗出见风后加剧，受月经来潮影响较大，经期、经时头痛剧烈，自行口服"复方羊角颗粒"可缓解，停药后复发。平素月经周期22日，经期5~6日，近半年来月经周期延迟为40余日，经期延长为10日，经量偏少、色正常，无血块，有小腹坠胀感，目前距上次月经来潮已两月。三天前因外出受凉后出现失眠加重，伴腹胀，恶心，无呕吐，自行口服"五味子颗粒"后效果不佳，今为求进一步系统诊治，就诊于山西省中西医结合医院广汗法门诊。刻下症见白日精神疲乏，纳差，小便正常，大便两日一次、偏干，头痛，头晕，失眠，烦躁易怒，烘热汗出，月经两月未至，腹胀，恶心，腰膝无力。舌质红，苔薄黄燥，脉沉略数。

既往史：既往体健。

客观指标：体重60kg，BMI 24.34。

中医诊断：不寐（肝肾阴虚证）。

西医诊断：更年期综合征。

处方：饭前给予二仙汤。淫羊藿15g，仙茅12g，知母6g，黄柏12g，巴戟天6g，当归9g，10剂，每日1剂，水煎服，早午晚饭前服。

饭后给予栀子豉汤。生栀子10g，淡豆豉10g，10剂，每日1剂，水煎服，早午晚饭后服。

二诊：2020年11月25日，复诊：患者述服药后睡眠、精神均明显好转，有效睡眠达6小时，无头痛头晕，烘热减轻，汗出减少，腹胀减轻，仍怕热，不想吃饭，大便两日一次，不干。舌质红，苔薄黄，脉沉略数。

处方：饭前给予二仙汤。淫羊藿15g，仙茅12g，知母6g，黄柏12g，巴戟天6g，当归9g，7剂，每日1剂，水煎服，早午晚饭前服。

上午饭后给予清暑益气汤。党参2g，甘草1g，黄芪3g，当归2g，麦门冬2g，五味子2g，青皮1g，陈皮1g，焦神曲1g，葛根1g，苍术1g，生白术1g，升麻1g，黄柏1g，泽泻1g，3剂，每日1剂，水煎服，早午晚饭后服。

下午饭后给予栀子豉汤。生栀子10g，淡豆豉10g，3剂，每日1剂，水煎服，中午晚饭后一次一袋。

三诊：2020 年 12 月 2 日，患者睡眠、精神好转，无头痛、头晕发作，汗出量较前减少，但上半身仍明显，烘热减轻，烦躁消失，腹胀、恶心消失，仍不想吃饭，大便两日一次，体重减轻五斤，BMI 23.32，月经已至，无不适症状。舌质红，苔薄黄，脉沉略数。

处方：饭前给予二仙汤。淫羊藿 15g，仙茅 12g，知母 6g，黄柏 12g，巴戟天 6g，当归 9g，10 剂，每日 1 剂，水煎服，早午晚饭前服。

饭后给予柴胡加龙骨牡蛎汤。柴胡 24g，龙骨 9g，黄芩 9g，生姜 9g，礞石 9g，沙参 9g，桂枝 9g，牡蛎 9g，茯苓 9g，半夏 7g，大黄 12g，大枣 7g，5 剂，每日 1 剂，水煎服，早晚饭后分服。嘱调整上下穿衣比例，控制出汗，具体方药如下。

四诊：2020 年 12 月 16 日，患者入睡困难消失，中途醒来时间缩短，醒后很快继续睡着，精神好转，无头痛，烘热减轻，汗出减少，大便 1 天 1 次。舌质红，苔薄黄，脉沉。效不更方，上方继续，予以二仙汤 7 剂，巩固疗效。

按语：广汗法临床运用二仙汤治疗更年期综合征、妇女绝经前后诸症多有明显疗效。一方面，围绝经期妇女及老年人群多有肝肾不足为基础，易生他病；另一方面，随着年龄的增大，基础代谢率逐渐降低，纳强运弱，代谢产物堆积，导致更年期综合征的发生，二仙汤善补命门之火，能有效提高基础代谢率，扶阳则阴霾自散，壮火则邪气自除。

五、结语

一家有一家的仲景，各人有各人的伤寒，但如果不注重方剂使用的细节，不重视剂量及其比例关系，则会使后来的学者多走弯路，导致成熟的经验无法重复，临床则多陷入无用的争论及摇摆的疗效中去。时势背景下，我们仍需明确方药使用的最恰当比例，才能医药同步、得心应手。本文重点论述了广汗法在临床运用"二仙汤"的成熟经验，关于剂量及比例问题做了初步探讨，但针对不同疾病，二仙汤的药物比例该如何调整本文尚未阐明，下一步将进行深入研究，欢迎与同道进行学术交流。

孙宏新教授运用商陆治疗免疫性
血小板减少症的临床举隅

河南中医药大学　王映骄

河南中医药大学第一附属医院　孙宏新

商陆是民间使用的传统中医药，具有抗肿瘤、抗炎、泻下、利尿、祛痰平喘、抗病毒、增强免疫力与保护造血功能等作用，常被用于治疗多种疑难杂症。免疫性血小板减少性紫癜与人体自身免疫力以及血小板的生成密切相关。商陆的主要化学活性成分中，商陆皂苷辛、商陆多糖、商陆素可通过促进脾细胞、T淋巴细胞、B淋巴细胞以及造血干细胞的增殖分化来调节免疫功能、保护造血功能，商陆皂苷甲通过抑制水通道蛋白、肾素以及血管紧张素Ⅱ－1型受体的表达而达到利尿的作用，从而减轻免疫性血小板减少症西医治疗的毒副作用。孙宏新教授运用多年临床经验，在临床上另辟蹊径，将商陆应用于免疫性血小板减少症的治疗中常获良效。

免疫性血小板减少症是一种获得性自身免疫性疾病，也称免疫性血小板减少性紫癜，以广泛皮肤黏膜、内脏出血等为临床特征，亦可为恶性肿瘤的并发症。其发病机制主要为血小板自身抗原免疫失耐受，体液及细胞免疫如T细胞、B细胞和巨噬细胞等异常活化，共同介导的血小板破坏以及血小板在巨核细胞中产生不足。目前，其西医治疗方案主要是采用糖皮质激素、丙种球蛋白、脾切除以及输注血小板、给予促血小板生长因子等治疗，但是停止治疗后病情易反复发作，副作用明显。孙宏新教授认为，西药的毒副作用大，中医治疗免疫性血小板减少症具有明显优势。中医学善于从整体观念辨证论治，并且中药中的有效活性成分通过多靶点、多途径、多效应以及机制互补、增效减毒的优点在治疗疾病上独有千古。中医学并无"免疫性血小板减少症"的病名，根据其临床症状与表现大致可归为"血证""虚劳""葡萄疫""衄血"等范畴。中医学认为，免疫性血小板减少性紫癜的病因多与饮食、七情、劳倦、内伤等有关，病机大致可归结为火毒熏蒸迫血妄行、脾不统血和气虚不能摄血导致的血不循常道，溢出脉外。

一、商陆的来源、性味、功效

中药商陆是垂序商陆的干燥根，性味苦，寒，有毒，归脾与膀胱经，具有通二便、泄水、散结等功效，可治水肿胀满、脚气、喉痹、痈肿及恶疮等疾病。商陆的命名最早记载于《神农本草经》："商陆，味辛，平。主水胀疝瘕痹，熨除痈肿，杀鬼精物。"《广雅》曰："常蓼，马尾，商陆也。"《名医别录》："酸，有毒，疗胸中邪气，水肿，痿痹，腹满洪直，疏五脏，散水气。"《本草纲目》："苦，寒。其性下行，专于行水，与大戟、甘遂盖异性而同功。"

二、商陆的现代药理学研究

现代研究发现，商陆的化学成分主要包括三萜皂苷类、黄酮类、酚酸类、甾醇类以及多糖类等，具有抗炎、祛痰平喘、利尿、抗菌抗病毒、增强免疫力、抗肿瘤等作用。商陆临床应用于血小板减少性紫癜、肝硬化腹水、消化道出血、急慢性肾炎、肾病水肿、银屑病、慢性气管炎等，外敷可治疗便秘。现代药理学研究表明，商陆的化学成分商陆皂苷辛、商陆多糖、商陆素等可通过促进脾细胞、T淋巴细胞、B淋巴细胞以及造血祖细胞的增殖分化来调节免疫功能和保护造血功能，商陆皂苷甲通过抑制水通道蛋白、肾素以及血管紧张素Ⅱ-1型受体的表达而达到利尿作用，从而减缓免疫性血小板减少症患者长期使用激素，水钠潴留造成的水肿。

三、验案一则

免疫性血小板减少症

侯某，女，65岁，2021年6月20日首诊。

主诉：血小板低下半月余。

初诊：6月初患者因眩晕、乏力就诊，查血小板78×10^9/L。7月3日复查血小板：30×10^9/L。间断予以中药治疗。7月6日于郑州市人民医院血液科住院治疗，考虑为免疫性血小板减少，配合口服达那唑，效果一般。刻下症见：体力尚可，偶发紫癜，纳差，眠可，二便正常；舌质红，胖大，苔白稍腻，脉沉滑。

中医诊断：紫癜病（脾虚痰湿证）。

西医诊断：免疫性血小板减少症。

治法：健脾祛湿，止血生血，补气活血。

处方：当归补血汤合商陆化裁。黄芪 90g，炒当归 90g，醋商陆 9g，党参 15g，清半夏 30g，鸡血藤 30g，炒鱼鳔 50g，穿山龙 30g，半枝莲 30g，甘草 9g，紫苏梗 12g，炒麦芽 12g，14 剂，每日 1 剂，水煎服，分 2 次服。

二诊：2021 年 11 月 8 日，近 4 月来口服升血小板胶囊、咖啡酸片，2021 年 11 月 4 日查血小板：70×10^9/L。大便偶有鲜血（痔疮病史），日行 5～6 次；舌红，苔黄，脉沉弦。予以黄芪 120g，炒当归 30g，醋商陆 6g，党参 15g，清半夏 15g，鸡血藤 60g，炒鱼鳔 30g，穿山龙 30g，甘草 9g，紫苏梗 12g，炒麦芽 12g，白花蛇舌草 30g，粳米 9g，炙淫羊藿 30g，仙鹤草 60g，煅瓦楞子 15g，姜炭 9g，14 剂，每日 1 剂，水煎服，分 2 次服。

三诊：2021 年 11 月 22 日，体力尚可，诉咽痒、轻咳，有黄白痰，纳食可，睡眠一般，大便日行 1～2 次，未见鲜血。2021 年 11 月 14 日查血小板：135×10^9/L。守前方，加桔梗 9g，半枝莲 60g，14 剂，每日 1 剂，水煎服，分 2 次服。

四诊：2021 年 12 月 16 日，体力尚可，诉咽痒、轻咳，有黄白痰，雾化后减轻，纳食可，睡眠一般，大便日行 1～2 次。2021 年 12 月 16 日查血小板：144×10^9/L。守上方续服 14 剂，未发紫癜。

按语：孙宏新教授认为，临床常见的免疫性血小板减少症患者多从气血、脾气亏虚辨证论治。本例患者为老年女性，平素纳差，而脾主运化，患者纳食少，水谷之精微不能濡养全身，气血亏虚，脾失健运，久而生痰湿，以致患者眩晕、乏力，发为本病。患者舌质红，胖大，苔白稍腻，脉沉滑，辨证为脾虚痰湿证。治疗原则以补血生血、健脾祛湿为主。孙宏新教授以当归补血汤合商陆加减，取方中黄芪、党参补气益气，当归、鸡血藤化瘀补血，商陆、炒鱼鳔止血生血，同时，商陆、穿山龙又可祛湿逐水，紫苏梗理气宽中，炒麦芽健脾和胃之意。患者二诊诉便血，根据患者舌象，去半枝莲，加入白花蛇舌草、粳米凉血止血，仙鹤草、炙淫羊藿、煅瓦楞子、姜炭收敛止血。患者三诊时守方服药诉未再便血，咳嗽伴有黄痰，对症加入桔梗、半枝莲清热利咽化痰，四诊守方服药未再发紫癜，体力较前明显好转，且血小板计数已由诊前 30×10^9/L 升至 144×10^9/L。孙宏新教授运用商陆与诸药合用，意在止血生血、补气活血、健脾祛湿，且临床疗效显著。

四、总结

商陆的主要化学成分商陆皂苷、商陆多糖、商陆素等可通过促进脾细胞产生 IL-2、IL-3、IL-4、IL-6、IFN-γ，以及 CSF 等以促进 T 淋巴细胞、B 淋巴细胞、造血祖细胞（CFU-E）的增殖与分化，调节免疫和增强造血功能；商陆皂苷甲又可利尿，通过此机制达到治疗免疫性血小板减少症的作用。孙宏新教授取其止血生血、攻逐水饮之意，刻苦求证，探究中药商陆在免疫性血小板减少症中的用药经验，常获奇效。

朱翠玲经方辨治急危重症验案两则

河南中医药大学第一附属医院　张雪妍

本文通过整理朱翠玲教授辨治快速性心律失常伴休克、心脏术后引流液持续不减的两则验案，总结其运用经方辨治急危重症的经验，为同道在临床诊疗中行参考。

一、验案二则

（一）快速性心律失常伴休克

刘某，女性，71岁，2022年3月30日初诊。

初诊：患者因"肝硬化失代偿期、原发性肝癌介入术后"于消化科治疗，1天前突然出现心慌，胸闷，气短乏力，恶心欲吐，心电监护示：BP（50～70）／（30～35）mmHg，心率135～145次/分，继而出现休克、意识丧失而紧急抢救，生命体征平稳后，急请朱师会诊。刻下症见神志清，精神差，形体消瘦，面色晦暗，心慌，胸闷，气短乏力，口干；舌质淡红，苔薄白，脉促，二便尚可。辅助检查：心电图示心房颤动伴快速心室率，侧壁T波异常；动态心电图示窦性心律＋异位心律（心室率65～180次/分，平均心率116次/分），无休止房性心动过速，间断性ST段改变（见于侧壁）；心脏彩超示二、三尖瓣及主动脉瓣少量反流，左心室功能正常低限值。

中医诊断：心悸（心阳不振，气阴两虚）。

治法：宜振奋心阳，益气养阴，复脉定悸。

处方：桂枝甘草龙骨牡蛎汤合生脉散加减。桂枝12g，龙骨30g，牡蛎30g，人参10g，麦冬30g，醋五味子12g，黄芪40g，丹参10g，白芍10g，炒牛蒡子10g，麸炒枳壳12g，甘松10g，炒山楂20g，甘草6g。2剂，每日1剂，急煎服，分2次服。

二诊：2022年4月1日，患者精神好转，诉心慌、胸闷缓解，气短乏力，汗出肢冷，口干，二便尚可。查：BP 110/69mmHg，心率128次/分；舌质淡红，苔薄白，脉促。守原方3剂，日一剂，水煎服，早晚温服。

三诊：2022年4月5日，患者诉心慌、胸闷减轻，时头晕，气短乏力，心烦，纳眠差，四肢发冷，二便正常。查：BP 105/65mmHg，心率 110 次/分；舌质淡红，苔薄，脉细数。证属心阳不足，治宜温补心阳，安神定悸。予桂枝甘草龙骨牡蛎汤加减。桂枝 12g，龙骨 30g，牡蛎 30g，黄芪 40g，丹参 10g，白芍 10g，炒葶苈子 10g，麸炒枳壳 12g，炒山楂 20g，甘松 10g，蝉蜕 8g，炒僵蚕 10g，炒酸枣仁 30g，甘草 6g。3 剂，每日一剂，水煎服，早晚温服。

四诊：2022 年 4 月 9 日，患者面有喜色，诉心慌、胸闷明显减轻，近三日血压平稳，心率平均约 100 次/分，心烦，口干口苦基本消失，纳眠可，舌淡红，苔薄白，脉细数。守上方继服 7 剂，每日 1 剂，水煎服，早晚温服。

经治疗，患者好转出院，复查心电图示：窦性心律伴房性早搏，心率 66 次/分，侧壁 ST-T 段异常。

按语：朱师指出，患者为老年女性，阳气衰弱，且素有痼疾，加之病情冗长，多虚终致心阳不振，《素问·生气通天论》"阳气者，精则养神"，阳气不足，神失所养，浮越于外则见心悸。初诊时患者病情危急，有正衰阳脱之兆，当急用桂枝甘草龙骨牡蛎汤合生脉散振奋心阳，益气养阴，复脉定悸；加黄芪补气固表，加丹参活血安神，合白芍补血敛阴，两药相伍，一静一动，阴阳相配，加葶苈子利水平喘，加枳壳、甘松理气止痛，加山楂行气散瘀。三诊之时，患者以心慌、间断头晕、气短乏力、四肢发冷为主要表现，证属心阳不足，此时阴津渐复，当以温补心阳为主，故以原方去生脉散之人参、麦冬、五味子，加蝉蜕、炒僵蚕息风止痉，加酸枣仁养心安神。本案朱师根据患者刻下症状，辨证论治，随法选方，遂得速效。

（二）心脏术后引流液持续不减

宋某，男性，73 岁，2022 年 6 月 18 日初诊。

初诊：患者因"心脏术后纵隔引流管持续引流浑浊液体 2 月余"于门诊就诊，患者家属代诉患者于 2022 年 4 月 17 日在某医院行 Bentall（主动脉瓣生物瓣膜）+ 冠脉旁路移植 + 二尖瓣成形手术，术后纵隔引流管持续引流出液体，量 120 ~ 150mL，引流液颜色呈黄白色，后带引流管于 2022 年 5 月 24 日出院，院外自行于当地医院更换胸瓶，引流液未见减少，日 120 ~ 150mL，颜色呈黄白色，后多次于西医院住院治疗无效，为寻求中医治疗至我院门诊就诊。刻下症见卧床嗜睡，少神，心慌，乏力，纳差，食欲减退，口干苦，眠差易醒，平素急躁易怒，大便干结。查：BP 110/68mmHg，心率 96 次/分，律齐，各瓣膜听诊区未闻及病理性杂音；舌质红，苔黄腻，脉弦数。辅助检查：心脏彩超示主动脉瓣换瓣术及升主动脉人工血管术后，三尖瓣少量返流，左室舒张功能减低，心包积液；心电图示完全性右束支阻滞。

中医诊断：心悸（邪热留扰胸膈，少阳枢机不利）。

治法：宜和解少阳，逐饮泄热，安神定悸。

处方：柴胡加龙骨牡蛎汤加减。柴胡 15g，黄芩 10g，半夏 10g，人参 6g，龙骨 30g，牡蛎 30g，桂枝 12g，茯苓 20g，白术 15g，生姜 3 片，大枣 5 枚，丹参 20g，炒酸枣仁 20g，炒栀子 10g，盐车前子 20g，山楂 20g，砂仁 5g，甘草 6g，大黄 3g。3 剂，每日 1 剂，水煎服，分 2 次服。

二诊：2022 年 6 月 22 日，坐轮椅可自诉病情，精神好转，心慌缓解，四肢乏力，引流量较前减少，日约 100mL，颜色呈浅黄色，食欲增加，眠改善，二便可。查：BP 109/66mmHg，心率 90 次/分；舌质淡红，苔黄腻，脉弦数。守上方加三七粉 3g，炒葶苈子 15g，黄芪 20g。5 剂，每日 1 剂，水煎服，早晚温服。

三诊：2022 年 6 月 28 日，神志清，精神可，心慌好转，手脚乏力，引流量减少，日约 75mL，颜色呈浅黄色，纳眠可，二便正常，口稍渴。查：BP 105/65mmHg，心率 90 次/分，舌质淡红，苔黄腻，脉弦数。守上方 7 剂，每日 1 剂，水煎服，早晚温服。

四诊：2022 年 7 月 6 日，神志清，精神可，心慌好转，手抖，引流量减少，日约 50mL，颜色呈微黄色，纳眠可，二便正常。查：BP 107/64mmHg，心率 87 次/分；舌质淡红，苔黄腻，脉弦数。守上方 14 剂，每日 1 剂，水煎服，早晚温服。

半月后电话随访，患者家属欣喜告知，患者现已能自行下地，引流量服药期间日逐渐减少，现仅见少量淡黄色引流液渗出，欲近日于当地医院拔出引流管。

按语：此案朱师整体审查，四诊合参，指出患者虽嗜睡少神，乏力，纳差，看似虚证，实则真实假虚证。患者因术后引流液持续不减，曾多次入院治疗无效，病程久，病情反复，且家属代诉病情时言辞急迫，可知患者也常因此事时常焦虑抑郁。情志不畅，气机升降不利，加之饮停胸膈，邪无从出，气与饮相结，郁而化热，可见心慌，急躁易怒，纳眠差，大便干结诸症。治以柴胡加龙骨牡蛎汤和解少阳，逐饮泄热，安神定悸。在原方基础上加白术、甘草既成苓桂术甘汤，取其温阳化饮，健脾利湿之效，主治心下之水饮；又成桂枝甘草龙骨牡蛎汤，取其温补心阳，安神定悸之效，主治患者心脏术后之心阳不足；《金匮要略·脏腑经络先后病脉证第一》有言"见肝之病，知肝传脾，当先实脾"，故加山楂、砂仁健脾和胃；加丹参活血止痛，清心除烦，养血安神；加酸枣仁，养心安神，更添原方安神之功；加栀子、车前子清热利湿。方证相应，病情解除，取得满意疗效。

二、小结

　　急危重症在现代诊疗中，由于西医治疗有效迅速，中医在其中的作用常常被忽视，但运用中医经方治疗急危重症往往能收获意想不到的疗效。朱翠玲教授在多年临床工作中，研经方，拜名医，辨病辨证思维清晰，遣方用药灵活，注重使用经方治疗心系疾病及疑难杂症，尤其是经方在急危重症中的应用，本文通过对朱教授运用经方辨治急危重症的案例进行分析，供临床同道借鉴思考。

理中丸加减治疗肾病综合征并发肺部感染验案一则

河南中医药大学第一临床医学院　　刘亚　　郭敏

　　肾病综合征是由肾脏病理损害所致的一组具有一定内在联系的临床症候群，包括大量蛋白尿（尿蛋白≥3.5g/d），常伴有相应的低蛋白血症（血浆白蛋白≤30g/L）、水肿、高脂血症。肺部感染即下呼吸道感染，主要包括肺炎、急性气管－支气管炎、慢性阻塞性肺疾病急性加重期等疾病，多由于患者免疫力及呼吸系统功能降低，易受多种致病菌侵袭而导致肺部感染，临床主要以咳嗽、咳痰、呼吸困难等为主要表现。无论是肾病综合征引起的水肿还是肺部感染引起的咳嗽、咳痰，在中医看来皆为水液代谢障碍，属"水肿""痰饮"范畴，中医学多认为水肿病位在肺、脾、肾，其关键在肾，基本病理变化为肺失宣肃，脾失转输，肾失开阖，三焦气化失常，其治多以发汗、利小便、泻下逐水为基本原则。西医治疗则多以利尿、补充白蛋白、镇咳止痉为主。本文打破肺病治肺、肾病治肾的传统思维桎梏，从中焦脾胃论治，温中健脾，健运中州，使水液输布调畅，则水肿自去，痰饮得化，病去人安，起到较好的临床疗效，体现了整体观念的中医内涵，为肾病综合征及肺部感染的治疗提供了参考。

一、验案一则

肾病综合征

　　患者庞某，男，77岁，籍贯郑州，2022年8月1日入院，节气大暑。

　　初诊：患者以"间断恶心、呕吐伴腹泻20天余，加重3天"为主诉入院，患者20余天前食用水果后出现恶心、呕吐，伴腹泻、双下肢水肿、纳差、胸闷、气喘、乏力、无腹胀、发热、胸痛等，自行口服盐酸小檗碱、蒙脱石散口服治疗，患者恶心、腹泻症状未见明显减轻，后以"肾病综合征"为诊断收住我院肾内科治疗，予止泻止呕、补充白蛋白、保护胃黏膜、抗感染等治疗后患者水肿减轻。后因患者胸闷、气喘加重，肺部感染严重转入我院呼吸科治疗，给予抗感染、吸氧、止吐护胃等治疗后，患者胸闷气喘好转，肺部感染减轻后出院，3天前患者恶心、呕吐症状较前加重，食后即吐，伴腹泻，腹痛，纳差，乏力明显，咳嗽，咳白黏痰，胸闷，气喘，动则加重，双下肢水肿，右下肢为重，纳眠差，尿少，大便5~6次/日，稀水样便，近3天体重下降3kg；舌暗苔黄腻，脉沉弱。既往因肾病综合征规律透析治疗；冠心病病史10余年，行冠脉支架置入术，术后长期口服阿司匹林肠溶片、氯吡格雷片；高血压病史30余年，服用硝苯地平控制，血压控制不佳；糖尿病病史5年余，服用阿卡波糖片、吡格列酮，具体控制情况不详；20余年前行右肩脂肪瘤切除术，否认其他疾病及输血史，无食物及药物过敏史，生于原籍，无疫区接触史，工作及生活环境无毒物接触史，无不良嗜好，父母体健，无家族遗传病史。

查体：双肺听诊呼吸音减弱，肺底可闻及少量湿性啰音，左侧为著；腹部平坦，未见腹壁静脉曲张，腹壁紧张度正常，上腹部有压痛，无反跳痛，腹部未触及包块，肝脾肋下未触及，墨菲征阴性，肝浊音界正常，双肾区无明显叩击痛，移动性浊音阴性，肠鸣音正常，5次/分。

辅助检查：肝、胆、脾、胰及双下肢动脉+静脉血管检查彩超：胆囊壁毛糙，胆囊结石双肾实质回声增强，双肾囊肿，前列腺体积大并钙化灶，双下肢动脉内中膜增厚并斑块形成，双侧胫前动脉闭塞，右侧足背动脉节段性狭窄。胸腔床旁超声：双侧胸腔积液（右侧已定位）。肺部高分辨扫描：1. 右肺上叶及左肺上下叶间质性炎症及间质性肺水肿改变，较前片比较明显减轻，右肺下叶实变面积较前增大；2. 右肺中叶及左肺下叶结节，较前片相仿；3. 双肺炎性索条，较前减少，左肺下叶胸膜下线；4. 双侧胸膜局限性增厚、粘连，局部钙化灶形成；5. 双侧胸腔积液，右侧较前略增多；6. 冠脉及主动脉钙化；7. 腹水，较前增多，胆囊结石。血常规+反应蛋白、血生化：红细胞3.54×10^{12}/L，血红蛋白108g/L，红细胞压积32.5%，中性粒细胞百分比80.7%，淋巴细胞百分比9.4%，嗜碱性粒细胞百分比1.8%，中性粒细胞计数6.75×10^9/L，淋巴细胞计数0.79×10^9/L，嗜碱性粒细胞计数0.15×10^9/L，C反应蛋白28.8mg/L，直接胆红素4.5μmol/L，总蛋白46.5g/L，白蛋白17.7g/L，白球比0.6g/L，天冬氨酸氨基转移酶104.1U/L，碱性磷酸酶165.2U/L，谷氨酰转肽酶143.7U/L，尿素3.3mmol/L，尿酸165.1μmol/L，钾3.45mmol/L，氯111.0mmol/L，钙1.85mmol/L，降钙素原0.56ng/mL。复查血常规、血生化：血常规+反应蛋白：红细胞3.47×10^{12}/L，血红蛋白102g/L，C反应蛋白11.9mg/L，总蛋白48.9g/L，白蛋白22.5g/L，白球比0.9g/L，碱性磷酸酶140.3U/L，谷氨酰转肽酶125.1U/L，尿素1.88mmol/L，氯110.8mmol/L，钙1.96mmol/L，降钙素原

0.09ng/mL。第三次复查血常规、血生化：红细胞 $3.29 \times 10^{12}/L$，血红蛋白 99g/L，总蛋白 50.6g/L，白蛋白 24.3g/L，白球比 0.9g/L，尿素 2.84mmol/L。24 小时尿蛋白定量：尿蛋白浓度 4.5mg/L。复查 24 小时尿总蛋白定量：尿蛋白浓度 3.59g/L。

中医诊断：呕吐病（脾肾阳虚兼瘀水互结）。

西医诊断：1. 肾病综合征，2. 肺部感染，3. 低蛋白血症，4. 胸腔积液，5. 腹水，6. 电解质紊乱，7.2 型糖尿病，8. 高脂血症，9. 高血压 2 级，10. 肝炎，11. 胆囊结石伴胆囊炎。

治疗措施：治疗上西医以补充白蛋白，改善水电解质紊乱，抑酸护胃，利尿消肿及对症治疗为主，予艾普拉唑静滴以抑酸护胃，人血白蛋白注射液补充蛋白，复方嗜酸乳杆菌片促消化改善肠道菌群，予呋塞米、螺内酯片利尿消肿。中医四诊合参，辨病为呕吐，初辨证为湿热内阻兼肺脾气虚证，方用葛根芩连汤合五苓散加减。

处方：葛根芩连汤合五苓散加减。葛根 30g，黄芩 10g，黄连 10g，麸炒薏苡仁 30g，炒苦杏仁 10g，豆蔻 10g，茯苓 30g，猪苓 30g，泽泻 15g，桂枝 10g，麸炒白术 30g，姜炭 10g，松花粉 9g，清半夏 15g，生姜 6 片，仙鹤草 60g。3 剂，水煎服，3 剂同煎。

二诊：2022 年 8 月 5 日，晨间查房：患者腹泻已止，大便成形，1~2 次/日，恶心稍好转，纳食量仍较少，约 200mL，食多即呕，仍有咳嗽、咳痰，咳大量白色清稀痰，稍活动后即胸闷、气喘，双下肢轻度水肿，辨病辨证为咳嗽之痰饮停肺证，调整方药，方用小青龙汤合保和丸加减。

处方：小青龙汤合保和丸加减。麻黄 10g，细辛 12g，淡附片 9g，皂角刺 15g，醋五味子 10g，紫菀 18g，款冬花 18g，炒白果仁 10g，浮海石 10g，桂枝 10g，茯苓 30g，白术 30g，炙甘草 12g，黄芩 10g，麸炒枳壳 10g，桔梗 10g，防己 10g，清半夏 18g。3 剂，水煎服，3 剂同煎。患者复查 C 反应蛋白及降钙素原均较前明显下降，故继以小青龙汤为底方加减，对症加用人参、灵芝补气止咳平喘，焦三仙、柿蒂、炒莱菔子增强降气消积除满之功。

三诊：2022 年 8 月 12 日，晨间查房：患者进食量较前有所增加，进食约 500mL 后仍有恶心，咳嗽、咳痰未见明显好转，双下肢水肿稍有减轻，整体疗效不显著，整理思路，调整方药，以方测证，方用理中丸合小半夏汤、六君子汤加减。

处方：理中丸合小半夏汤、六君子汤加减。生半夏 45g，白术 45g，干姜 18g，炙甘草 36g，砂仁 9g，豆蔻 27g，黄芩 18g，乌梅 30g，酒大黄 10g（后下），桂枝 5g，熟附子 18g，陈皮 5g，生姜 30g。上药，加水 2000mL 左右，大火煮开后小火煲 1.5 小时，取汁 400mL，分早中晚 3 次少量频服，饭后半小时服用，一剂后病情大减，咳止痰消，后中药守方如前。

四诊：2022 年 8 月 20 日，查房：患者症状明显好转，未诉明显恶心，无呕吐，进食量较前明显改善，食欲佳，偶有咳嗽咳痰，夜眠一般，轻度焦虑情绪，活动后无胸闷气喘，无腹胀腹泻，双下肢水肿尽消。治疗疗效显著，继续守方如前，加龙骨、牡蛎补肾填精，合欢花解郁安神，松花粉益气扶正。

处方：人参 15g，白术 20g，干姜 15g，炙甘草 30g，淡附片 15g，生姜 10 片，姜半夏 18g，桂枝 6g，炒白芍 15g，黄芩 6g，砂仁 6g，豆蔻 15g，乌梅 30g，龙骨 30g，牡蛎 30g，合欢花 15g，松花粉 9g。3 剂，浓煎口服，3 剂同煎。患者症状明显消失，好转出院。

疗效转归：患者治疗期间，西医始终以补充白蛋白，改善水电解质紊乱，利尿消肿，镇痉止咳化痰为治疗原则，疗效一般，中医全程参与，初期疗效一般，改善用药思路后效果显著，病情大减，更体现中医辨证论治的重要性，为巩固治疗，住院 20 天后好转出院，1 月后随访病情未反复，生活活动如常。

二、临证体会

肾病综合征的治疗多使用激素类药物和免疫抑制剂，这类药物的使用会导致患者免疫功能低下，使机会性及非机会性感染的风险大大增加，其中肺部感染即为肾病综合征的常见并发症，由于老年人自身的免疫力及呼吸系统功能降低，常容易受多种致病菌侵袭而导致肺部感染。目前儿童肾病综合征合并感染临床征及危险因素的报道较多，但成人相关报道很少，仅有少量个案报道，但因其造成全身症状具有病情重、病症复杂的特点，越来越引起临床关注。

本例患者为老年男性，症状较重，病情复杂，基础疾病较多、平素饮食不节，偏嗜生冷，损伤脾胃，脾失健运，气机失常，水液代谢受阻，不能灌溉四旁，且患者久病体虚，耗伤阳气，以致脾肾阳虚，无力蒸腾气化，水饮内停，久病正气不足，抗邪无力，易受外邪、痰湿、病原侵袭，肺卫不宣，饮邪更甚，中医认知此属"水肿""痰饮"范畴。《素问·至真要大论》云"诸病水液，澄澈清冷，皆属于寒"，本病病机为中焦虚寒，水饮内停，治疗上当以温中祛寒、健脾利水为主要治疗原则，理中丸理中焦，守中有通，通而能守，再根据临证不同而随证加减，是其治也。

《素问·经脉别论》篇有云："饮入于胃，游溢精气，上输于脾。脾气散精，上归于肺，通调水道，下输膀胱。水精四布，五经并行，合于四时五脏阴阳，揆度以为常也。"水饮入口，由口及胃，是由脾胃化生水谷精微，脾气散精，上至华盖，肺宣发肃降，形成呼出之清气，向下输送至膀胱，经膀胱蒸腾气化乃成尿液排出体外，余精微物质得赖脾气散布周身，营养五脏六腑阴阳。如此则生化有源，运转调畅，是人体正常水液代谢过程。肺气宣降以行水，使水液正常输布与排泄；脾气运化，散精于肺，使水液正常生成与输布。人体的水液，由脾气上输于肺，通过肺气的宣发肃降而布散周身及下输膀胱。肺脾两脏协调配合，相互为用，是保证津液正常输布与排泄的重要环节。脾主运化水谷精微，为后天之本，肾藏先天之精，是生命之本原，为先天之本，脾的运化水谷，是有赖于肾气及肾阴肾阳的资助和促进，始能健旺，肾所藏先天之精及其化生的元气，亦赖脾气运化的水谷之精及其化生的谷气的不断充养和培育，方能充盛，先天与后天相互资生；且脾气运化水液功能的正常发挥，赖肾气的蒸化及肾阳的温煦作用的支持，肾主水液输布代谢，又赖脾气及脾阳的协助，即"土能制水"。脾肾两脏相互协同，共同主司水液代谢的协调平衡。

脾位于腹腔上部，膈膜之下，与胃以膜相连，"形如犬舌，状如鸡冠"，与胃、肉、唇、口等构成脾胃系统，主运化、统血，输布水谷精微，为气血生化之源。《素问·太阴阳明论》中本有"脾主四肢""脾病则四肢不用"之说，《灵枢·大惑论》"五轮学说"云："五脏六腑之精气，皆上注于目而为之精……血之精为络，其窠气之精为白眼，肌肉之精为约束。"南宋《仁斋直指方》谓："眼者五脏六腑之精华……其上下肉胞属脾，而中间黑暗一点如漆者，肾实主之，是属五脏，各有证应，然论其所主，则瞳与之关系重焉。"《素问·至真要大论》云"诸湿肿满，皆属于脾"，无论是眼睑浮肿、四肢浮肿，抑或是全身水肿，责其病位，皆为脾主。脾为生痰之源，肺为贮痰之器，水饮内停，聚湿生痰，胶着于肺，肺失宣肃，气机受阻，则饮停更甚，循环往复，痰黏难咯。纵然肾病综合征和肺部感染病位看似在肾在肺，但究其本源，皆为中焦脾胃运化失常，失于温煦，则水液难以蒸腾气化，气机升降失常，以致水液代谢受阻，乃生诸病。脾胃为后天之本，气血生化之源，位居中焦，为气机升降斡旋之枢纽，转输津液，使肺之上源之水下降，膀胱水府之津液上升，全身津液随脾胃之气的升降而上腾下达，若因各种致病因素致脾运不健，水液停聚，乃生诸病，水停心下，则恶心呕吐；水停肺系，则咳嗽咳痰，痰白清稀；水湿泛溢肌肤，则四肢浮肿。

《景岳全书·肿胀》指出"水为至阴，其本在肾，水化于气，其标在肺，水惟畏土，其制在脾"，水肿病病机与肺、脾、肾、三焦有关，治法方面则需衡量轻重缓急，采取发汗、利尿、荡逐水积等不同方法，《素问·汤液醪醴论》提出"平治于权衡，去菀陈莝……开鬼门，洁净府"，张仲景在《金匮要略·水气病脉证并治》中，将水气病进行分类，治疗上提出"诸有水者，腰以下肿当利小便，腰以上肿当发汗乃愈"，后世医家多据此用药，多有宣肺利水、健脾利水、温肾化气行水等，或相兼而用，但临床治疗用药当有轻重缓急之别，诸药合用本欲万箭齐发而抵御外敌，妄求祛诸邪补诸虚，却往往因用药配伍不精而不能全盘兼顾，从而使疗效大打折扣，故而治疗当有所侧重。

从中医的整体观来看，人体是一个统一的有机整体，脏腑经络气血津液，各有其内在联系，人体分上下左右中五部，上部之气右降，下部之气左升，中气如轴居中，旋转运动，四部如轮，轴运则轮转，轮转则轴行，运轴行轮，人即安和。该患者病情复杂，理清病机、抓住根源才是关键。患者本次入院前经透析及大量抗生素治疗效果不佳，其本已虚，怎耐攻伐？目前主要是恶心、呕吐、纳差、咳嗽、咳痰、水肿、腹泻，久病体虚，肾阳衰惫，脾阳不振，下部之阳气不能上升温煦寒水，以致水湿泛滥，泛溢肌肤发为水肿；水饮犯肺，上部之肺气不能肃降，则见咳痰清稀色白，且患者咳嗽、咳痰皆在夜间及受寒后加重，更能证实肾阳不足、阴寒内生，水饮致病之病机，中气虚寒，胃土之气上逆而作吐，脾土之气下陷而作泻，且患者久病必有伏邪，吐泻伤津，结合大便黏腻，为体内深伏之邪热，久病必虚，是故动则喘甚。经方皆重证据，不言症而言证，即是用药之证。《伤寒论·辨霍乱病脉证并治》第 386 条"霍乱，头痛发热，身疼痛，热多欲饮水者，五苓散主之；寒多不用水者，理中丸主之"；《伤寒论·辨阴阳易差后劳复病脉证并治》第 396 条"大病瘥后，喜唾，久不了了，胸上有寒，当以丸药温之，宜理中丸"。脉微、吐利、气微、不渴，即为理中丸之证。方中熟附子上助心阳，中温脾阳，下补肾阳，配伍炙甘草甘缓补中以解附子之毒，干姜味辛守而不走。《雷公炮制药性解》言其"本职肺家"，温肺化饮，因其性热，乃入脾胃之经温中散寒，用熟附子为引，亦可入少阴为用，更寓理中之法兼理其上下；豆蔻、砂仁醒脾祛湿；陈皮、白术健脾燥湿，共同恢复中焦升降之功；生姜合生半夏共奏小半夏汤化痰散饮、和胃降逆之功。小半夏汤乃治呕之祖方，其中半夏有毒，现代临床所用多为炮制之品，但观仲景所用半夏仅标注"洗"，故仲景所用可能为洗去表面黏涎的生半夏，本方守正创新，谨守经方，使用生半夏配伍生姜，既可解半夏之毒，又能协同增效。此外，本方中半夏反乌头，临床常畏而不用，医圣张机首开先例，如《金匮要略》中的附子粳米汤，医圣用附子之大辛大热之性，补阳散寒，以助半夏温化寒痰之功；用半夏辛苦温之性，辛开苦降，燥湿和胃，以助附子祛除阴寒湿浊之邪。临床上，附子与半夏经常同用，每每取得良效，其中关键之处是需要有足够长的煎煮时间，本方正是大火煮开后小火煲 1.5 小时，并遵古法煎药，只煎一次，分作三服，浓煎取汁，嘱其少量频服，一则毒性已解，药质均和，二则可减少对脾胃的影响。吐泻伤津，病久伏热，故加少量酒大黄以泄热，加人参以益气生津，桂枝以顾护心阳，共凑理中丸、小半夏汤、六君子汤合方，以温阳健脾行水，行阳止呕止咳。

《金匮要略》有云"见肝之病，不解实脾，惟治肝也"，乃中工之医术也，此人上下左右五部俱病，若见肺治肺，见肾治肾，不知其本源，是以治标而非治本，历治不效，见肺肾同病乃知中焦脾胃升降失常，不治上下左右，只治中气，中土温运，脾经之气复升则泻停，胃经之气复降则吐止，中气复运，升降如常，水液散布疏泄，自然诸病皆愈也，充分体现了中医五脏一体观的基本特点。

运用《幼幼集成》经典方临证经验采撷

上海中医药大学附属市中医医院　刘晓　虞坚尔　朴香

清代名医陈复正（1736—1795），字飞霞，自幼虽禀亏多病，但聪颖过人，早年留心医药知识，后入罗浮山为道士，潜心探究道家和医经典籍，修炼气功，终有所成，其后以道士身份竹杖芒鞋，飘笠云游，随缘施治，行踪几乎遍及半个中国。秉承于老子的道家思想，崇尚恬淡自然，"进与病谋，退于心谋"，慈悲为怀，悬壶济世四十余载，学验俱丰，于幼科尤有研究，学识周通，道家医事，皆能剖析详明，一以贯通。世人尊称其为修士、炼师，晚年悉心撰著《幼幼集成》，是其学术思想和临证经验的集中体现。

一、《幼幼集成》理与法

《幼幼集成》主张小儿之体常"元气不足""禀赋多虚"，非一派"纯阳"，亦非"阳常有余，阴常不足"，是五脏阴阳相对而言，重视小儿脾胃，时时以"稚阴稚阳"辨标本虚实。诊法常备，幼科最难。指纹诊法起于钱乙，完善于陈氏，通过指纹的颜色、浮沉、淡滞、部位辨析病之表里虚实寒热，"指纹脉要，别具心法"，为"哑科"辟新识，沿用至今。幼幼之心，经方新用，辨证用方，启发临床。

二、《幼幼集成》方与药

陈氏用方、用药集《黄帝内经》之论，切《伤寒论》《小儿药证直诀》之旨，用药不可偏执，补偏救弊，发儿科宏论，治儿科病症。笔者感念于此，临证以人参败毒散、苏陈九宝汤、六味地黄丸治疗患儿颇有心得，今以方药结合验案管窥一二。

三、个病诊治，真知灼见

（一）哮喘初发，苏陈九宝

《幼幼集成·哮喘证治》曰："凡哮喘初发，宜服苏陈九宝汤。盖哮喘为顽痰闭塞，非麻黄不足以开其肺窍，放胆用之，百发百中。"苏陈九宝汤，原为《苏沈良方》之中的"九宝散"，《古今医统大全·喘证门》化裁为"苏陈九宝汤"，治小儿素有喘疾，遇寒暄不常，发则连绵不已，咳嗽哮吼，夜不得卧，以麻黄汤为主，辅以理气化痰之。该方由净麻黄、红云皮、南薄荷、青化桂、紫苏叶、桑白皮、大腹皮、光杏仁、炙甘草等组成，治以"宣肺散寒、理气化痰"。

案例 石某，男，10岁。

初诊：以"咳嗽有痰，伴喘息1天"为主诉。患儿1天前受凉感冒后出现喷嚏，鼻塞，流涕，咳嗽，咯白黏痰，服用青翘颗粒及头孢克肟颗粒，为求进一步治疗，于2022年8月17日就诊我院儿科名专门诊。现症见：咳嗽，有痰，鼻塞，喘息，运动后加重，大便干；舌淡红，苔白根腻，脉滑。既往有哮喘病史，否认药物及食物过敏，查体神志清，精神反应可，肺部听诊可闻及支气管哮鸣音，心脏听诊无异常。辅助检查：WBC6.56×10⁹/L，RBC4.3×10¹²/L，Hb117g/L，CRP0.8，新冠病毒检测（−）。

中医诊断：哮喘（风寒袭肺证）。

西医诊断：咳嗽变异性哮喘。

治则：宣肺散寒，理气化痰。

处方：苏陈九宝汤加减。紫苏子9g，陈皮9g，莱菔子9g，桑白皮9g，麻黄9g，杏仁6g，茯苓9g，半夏9g，辛夷9g，地龙9g，花椒目9g，黄芩9g，射干6g，芦根9g，山楂9g，甘草6g，14剂，每日1剂，水煎服，分2次服。同时忌食辛辣食物，忌贪凉饮冷，避风寒，适寒温。

二诊：鼻塞，流涕，咳嗽，喘息症状缓解，服用中药后偶有大便稀溏，余无不适。

处方：六君子汤加减。太子参9g，白术9g，茯苓9g，炙甘草9g，陈皮9g，半夏9g，辛夷9g，白芷9g，藁本9g，川芎9g，羌活9g，独活9g，葛根9g，焦三仙（各）9g，14剂，每日1剂，水煎服，分2次服。

三诊：随访未见复发，余以调理体质为要。

按语：苏陈九宝汤由最初的九宝散，至苏沈九宝汤，至明代"苏陈九宝汤"，将紫苏、陈皮作为方中君药，更体现其理气化痰为主，以麻黄、杏仁开肺之用，并非平喘，而以开肺驱寒，理气化痰，急急透邪外出。一诊时，患儿哮喘初发，寒证诱发，运动后加重，用苏陈九宝汤，去大腹皮、桂枝，代之以辛夷、地龙、花椒目、黄芩、射干、芦根、山楂、辛夷。地龙、射干、芦根开窍利咽通鼻，花椒目、黄芩清肺利痰，山楂健脾消食，助脾化痰湿，从源头减少哮喘痰作。二诊患儿喘息症状明显缓解，上诊患儿大便偏干，二诊自述偶有大便稀溏之症，结合患儿症状体征，用六君子汤加减，以调理体质为要。

（二）凡有咳嗽，人参败毒

《幼幼集成·咳嗽证治》曰："人参败毒散，此方辛平升散，为咳门第一神方。" 陈氏指出"凡有咳嗽，无论内伤饮食，外感风寒，夹湿夹毒，不拘男妇大小，胸紧气急，咽痛口苦，痰不相应，即用此方升散之。或感冒重者服此……渐次轻减"，适用广泛，特别指出感冒重者服用此方可能出现咳嗽暂加重随即减轻的情况并分析其机理，"或感冒重者服此，其咳愈甚，不知者以为药不相符，弃而勿服，不知正是升散之力，佳兆也；再服之，渐次轻减，不拘剂数，只以痰应为度，声响痰出，是其效也"。

案例 钱某，女，13岁。

初诊：以"咳嗽，伴咽痛2天"为主诉。患儿一周前受凉感冒后出现发热，咳嗽，咯痰，色黄，咽喉疼痛，新冠病毒核酸检测（-），于外院治疗后发热缓解、咽部红肿仍在，扁桃体I°肿大，为求进一步治疗，于2022年8月31日就诊我院儿科名专门诊。现症见：咳嗽，有痰，大便正常，舌红，苔白腻，脉浮。既往否认药物及食物过敏，查体神志清，精神反应可，咽峡红肿，扁桃体I°肿大，心肺听诊无异常。辅助检查：肺炎支原体IgG（+），新冠病毒核酸检测（-），余未见。

中医诊断：咳嗽（风寒袭肺证）。

西医诊断：咳嗽。

治则：扶正解表，散风祛湿。

处方：人参败毒散加减。柴胡9g，半夏9g，党参9g，黄芩9g，贯众9g，羌活9g，独活9g，连翘9g，川芎6g，焦三仙（各）9g，甘草6g，7剂，每日1剂，水煎服，分2次服。同时忌食辛辣食物，忌贪凉饮冷，避风寒，适寒温。

二诊：咳嗽症状明显缓解，舌淡苔白，余无不适。

处方：自拟健益方。黄芪9g，白术9g，防风9g，半夏9g，陈皮9g，茯苓9g，辛夷9g，白芷9g，川芎6g，射干9g，焦三仙（各）9g，生甘草6g，14剂，每日1剂，水煎服，分2次服。

按语：患儿初起发热，咳嗽咽痛，咳痰量少，治以辛平升散之法，用人参败毒散加减，升提肺气，佐以健脾驱寒、和解少阳，其中党参替代人参，由于小儿之体稚阴稚阳，人参具有大补元气作用，于小儿有补益过度、壮热伤阴之嫌，故用党参平补而不过，生津而不寒凉；前胡、枳壳降气行痰；桔梗、茯苓泄肺热而除湿；甘草和里而发表，调和诸药；羌活入太阳而理游风；独活入少阴而理伏风，兼能去湿除痛；柴胡、川芎入少阳散热升清，协川芎和血平肝；连翘制约辛温发散太过，解毒邪，防郁而化热，全方防外邪深入而理三阳，出少阳而逆挽清气。

该方最早出于宋代的《太平惠民和剂局方·卷二》，主治外感风寒湿邪，正气不足，是扶正解表的第一方，症见憎寒壮热，头痛项强，肢体酸痛，无汗，寒痰咳嗽，鼻塞声重，风痰头痛，呕哕寒热，脉浮紧，苔白滑者。又如时疫、痢疾、疟疾、疮疡等，若有上述表证者，亦可用。有扶正匡邪、疏导经络、散风逐寒祛湿之功。《幼幼集成》在前方基础上加荆芥穗、北防风、净连翘。《张氏医通》言："其立方之妙，全在人参一味，力致开合，始则鼓舞羌、独、柴、前，各走其经，而与热毒分解之门；继而调御津精血气，各守其乡，以断邪气复入之路，以非时之邪，混厕经中，屡行疏表不应，邪伏幽隐不出，非藉人参之大力，不能载之外泄也。"喻嘉言称之为"逆流挽舟"之方，其意主少阳寒化入三阴、热化兼三阳，随证变化，使逆挽下陷之清气，须有向上升提之力，方能挽舟楫上行，无论少阳寒热，可调和阴阳，正如章虚谷所谓"人身阳气旺即随火化而归于阳明，阳气虚而随湿化而归于太阴也"。患儿服用一周后，症状明显缓解，未有反复，一周后复诊调理，既往患儿有反复呼吸道感染病史，故予以健益方，健脾理气、通窍理肺，调理体质，以防病复。

（三）小儿发育，六味地黄

"凡齿迟、语迟、行迟，囟门开大、肾疳等证，或火衰不能生土，以致脾土虚寒，不思乳食，脐腹疼痛，夜多溲溺，皆禀先天不足"，可服之；自晬周时，即有虚病肾病，能自幼填补，亦多可复。小儿之体，秉承父母，发育迟速，应当有时。环境及机体生长影响，有幼女早发育，常因肝旺脾虚、相火异动，故常用六味地黄汤为底方加减，泻肝补脾、滋阴补肾，常与知母、益智仁、山慈菇加减应用，用于延缓患儿乳房早发育、身高生长迟缓等病证。

案例 郑某，女，6岁。

初诊：以"身高生长缓慢，伴单纯乳腺发育3月"为主诉。患儿近一年来，身高未见增长，身高112cm，三个月前出现乳腺发育，触之疼痛，外院诊断为生长发育迟缓、单纯乳腺发育。为求进一步治疗，于2022年8月9日就诊我院儿科名专门诊。现症见：乳腺发育，有核，触之疼痛，纳可，二便调，舌红苔少，脉数。既往否认药物及食物过敏，查体神志清，精神反应可，咽扁未见红肿，心肺听诊无异常。辅助检查：新冠病毒核酸检测（－），余未见。

中医诊断：乳疬（肝旺脾虚证）。

西医诊断：单纯乳腺发育。

治则：泻肝补脾，滋阴补肾。

处方：六味地黄汤加减。熟地黄9g，酒萸肉9g，山药9g，牡丹皮9g，茯苓9g，辛夷9g，白芷9g，藁本9g，川芎6g，益智仁9g，龙胆草2g，山慈菇9g，知母9g，莪术9g，麦芽9g，14剂，每日1剂，水煎服，分2次服。忌食辛辣刺激食物。

二诊：患儿无明显不适，舌红苔少，脉数。在上方基础上加远志6g，熟地黄改为生地黄9g，14剂，每日1剂，水煎服，分2次服。

三诊：患儿症状明显减轻，核软，自述饮食不佳，余无不适。守上方，加山楂9g，14剂，每日1剂，水煎服，分2次服。

按语：六味地黄丸出自钱乙的《小儿药证直诀》，由肾气丸化裁而来，该方三泄三补，具有泻肝补脾、滋阴补肾的功效。患儿年幼，未至青春前期，而见乳疬，多由环境刺激或体质因素，肝旺脾虚，治疗以平治肝肾阴阳为主。用方考虑六味地黄汤中泽泻具有轻微肾毒性，故减去泽泻，加知母、龙胆草，清肾中虚火，平肝火之旺；山慈菇、莪术清热解毒，消痈散结，全方清热泻肝，消肿散结。《幼幼集成·胎病论》指出该方为清凉之剂，"小儿肝经血虚燥热、肾经虚热作渴，小便淋秘，痰气上壅或风淫客气，瘰疬结核，或四肢搐搦，眼目瞤动，或咳血吐血，头目眩晕，或咽喉燥痛……凡肾肝不足之证，皆宜用此，以滋化源"。案例中，患儿未至发育时期，而见乳腺发育，身材矮小，为肾不足肝火偏旺，故用六味地黄汤加减，三诊效如桴鼓。

四、结语

《幼幼集成》取诸家之长，完善诊法，丰富治法，不执一端，灵活运用《黄帝内经》《伤寒论》《温病条辨》《湿热病篇》理论于儿科疾病中，启发临床。本文以苏陈九宝汤、人参败毒散、六味地黄汤三个经典方加减，发扬顾护元气、平衡阴阳的学术思想，结合验案，辨证用药，为经方在儿科的广泛应用，推广广义经方对儿科疾病的防治作用，提高中医临床疗效提供新的思路。

邹旭教授运用经方治疗心血管疾病的经验探析

广州中医药大学第二临床医学院　刘源　邹旭

广东省中医院　姚耿圳

本文旨在介绍邹旭教授运用经方治疗心血管疾病的临床经验。邹旭教授认为，在心血管疾病的进程中，心阳渐衰、心神失宁与痰瘀互结三个过程贯穿始终，并总结出重视阳气、涵养心神、化痰活血三个方面的治疗经验。

经方是中医学的一大宝库，是经过数千年临床实践验证的疗效确切、应运用广泛的一类方剂，主要指东汉张仲景所著《伤寒杂病论》中所用的方剂。经方治疗心血管病历史悠久，且效果确切。邹旭教授是广东省名中医、第七批全国老中医药专家学术经验继承工作指导老师、国医大师邓铁涛教授的学术继承人，矢志于临床工作三十余年，在经方治疗心血管疾病方面具有丰富经验。笔者有幸跟随邹教授学习侍诊，现将邹教授运用经方治疗心血管疾病的临床经验总结如下。

一、邹旭教授运用经方治疗心血管疾病的经验

（一）重视阳气

《素问·生气通天论》曰："阳气者，若天与日，失其所则折寿而不彰。"人体的阳气如同天空中的太阳，在生命活动的进展过程中起着重要作用，气血津液的生成、输布与阳气的布散有着莫大的关系。在五脏六腑中，心主一身之阳气，为诸阳之首，是"阳中之太阳"，心阳的充沛是脏腑气血功能正常运作的基本条件。

邹旭教授认为，心阳的衰减是心血管事件链启动和发展的内在原因，在心血管事件进展的各个阶段，都伴随着心阳不同程度的损耗。在肥胖、高血压、高血脂、烟酒等危险因素的基础上引起的心阳亏损，是心阳虚最基本的病变，临床表现为胸部憋闷不适、心中悸动不安等症状。对于此类患者，邹教授常用桂枝甘草汤、桂甘龙牡汤等加减化裁。

心中阳气进一步损耗，阴寒之邪上乘，胸中阳气痹阻，血运不畅，痰瘀内生，临床多见胸闷痛、少气、活动后加重等症状，与西医学心肌缺血、动脉粥样硬化、心绞痛、冠心病等疾病相似。邹旭教授治疗此类疾病时在温通心阳的基础上加入宽胸涤痰之品，常用的方剂有瓜蒌薤白半夏汤、枳实薤白桂枝汤等。

心悸、胸痹日久，心阳渐衰，累及脾肾，阳不化气，阴寒痼结，痰饮内生，上凌心肺，可见于心力衰竭、心源性休克等心脏疾病的终末期。此时，邹教授常用四逆汤、理中汤温补脾肾之阳气，或加用苓桂术甘汤、猪苓汤温阳化饮。

（二）涵养心神

《灵枢·邪客》云："心者，五脏六腑之大主也，精神之所舍也。"心为君主之官，主宰人体一身的生命活动及精神活动，因此《类经·脏象类》称"心为一身之君主，禀虚灵而含造化，具一理而应万机，脏腑百骸，唯所是命，聪明智慧，莫不由之"。在心血管疾病的进程中，心主神明的功能常常出现异常，常见的症状有心悸、失眠、烦躁甚至神昏谵语或癫狂，正如《灵枢·邪客》云"心伤则神去，神去则死矣"，《素问·移精变气论》曰"得神者昌，失神者亡"，足可见古人对心神的重视。现代研究发现，许多心血管疾病患者都存在持续的焦虑、抑郁等心神不安的症状，并在此基础上建立了"双心医学"理论。

邹旭教授认为，心神与心脏功能关系密切，神失所养往往是心血管疾病发作或加重的诱发因素，在治疗的过程中要格外注意对心神的调护。早期心神不宁多为心阳不足所致，《素问·生气通天论》云"阳气者，精则养神"，为心神失去阳气的固护所致，邹教授常用桂甘龙牡汤以温通心阳、潜降安神。在疾病发展到一定程度后，心阴多有损耗，阴血不足，难以濡养心神，此时首选炙甘草汤以调和阴阳，或酸枣仁汤以养心安神。此外，痰浊也是影响心神的主要因素之一，邹教授常用瓜蒌薤白半夏汤以宽胸涤痰，或用承气类方以通腑泻浊，去痰浊以醒神。

（三）化痰活血

化痰活血法治疗心血管疾病由来已久，《伤寒杂病论》首先提出"瘀血""痰饮"的病名，还创立了大黄牡丹汤、桂枝茯苓丸等痰瘀同治的经方，但囿于历史的局限性，仲景论述心胸疾病时多以宽胸涤痰的方法进行治疗，如瓜蒌薤白半夏汤、瓜蒌薤白白酒汤等，并未强调活血的治疗方法，组方中仅有白酒一味温通血脉，且活血化瘀之力不强。

国医大师邓铁涛教授结合岭南地区的地域特点，对冠心病进行深入研究后提出了"痰是瘀的早期阶段，瘀是痰的进一步发展"的观点，逐渐形成了"痰瘀相关"

的学术思想。邹旭教授认为，在心血管疾病中痰饮和瘀血时常并见，在治疗上化痰与活血都应兼顾，临床中常用的方剂有桂枝茯苓丸、当归芍药散、瓜蒌薤白半夏汤等。桂枝茯苓丸不仅限于妇人癥瘕之疾，凡有瘀血之象者即可应用，方中桂枝温通经脉，桃仁活血化瘀，茯苓淡渗而利心脾，牡丹皮清热而退瘀久所生之热，白芍缓急止痛，五药相配，活血而不伤正。如若疼痛剧烈，心痛彻背，背痛彻心，则可加半夏，即为瓜蒌薤白半夏汤合桂枝茯苓丸；如果患者痰饮水湿较重，下肢水肿，可用治"血不利则为水"的当归芍药散。

二、验案一则

心房颤动

叶某，男，56 岁，2021 年 12 月 2 日初诊。

主诉：阵发性心悸 10 余年。

初诊：患者 10 余年前无明显诱因出现心房颤动，8 年前在华侨医院行房颤射频消融术，术后 2 个月复发。3 年前在广东省人民医院再次行房颤射频消融术，术后房颤很快复发。2021 年 7 月 22 日在中山三院第三次行房颤射频消融术及 Mashall 静脉无水酒精化学消融。2021 年 8 月 8 日复查心电图示：非典型房扑。刻下症见胸闷，心悸，胃部不适，失眠，皮肤易瘙痒，情绪焦虑，大便干结，一日 1 次；舌嫩红，苔薄白，寸上脉，脉结代。

中医诊断：心悸（阴虚阳亢证）。

西医诊断：心房颤动。

处方：红参 10g（先煎），干姜 5g，炙甘草 10g，土白术 10g，柴胡 10g，黄芩 10g，酒川牛膝 10g，黄柏 10g，大黄 5g，赭石 10g，生地黄 30g，麦冬 30g，苍术 30g，法半夏 30g，龙骨 30g（先煎），牡蛎 30g（先煎），淡竹叶 10g，皂角刺 10g，路路通 10g，14 剂，每日 1 剂，水煎服，分 2 次服。

二诊：2021 年 12 月 16 日，刻下症见心悸减轻，自觉心率偏慢，大便一日 2～3 次；舌嫩红，苔薄白，寸上脉，脉结代。诊断同前。予去淡竹叶，法半夏减至 15g，加蜜麻黄 5g。14 剂，每日 1 剂，水煎服，分 2 次服。

三诊：2022 年 1 月 4 日，刻下症见房颤偶有发作，大便一日 2～3 次；脉滑数而结代，舌嫩红。予前方去蜜麻黄，加赤芍 10g。14 剂，每日 1 剂，水煎服，分 2 次服。

四诊：2022 年 3 月 3 日，上诊至今房颤发作一次，现无房颤，舌嫩红。予前方加通草 10g。14 剂，每日 1 剂，水煎服，分 2 次服。

后患者陆续来诊，坚持服药半年后诉已无胸闷心悸，房颤 3 个月未发作，无明显口干口苦，睡眠可。

按语：心房颤动简称房颤，是最常见的心律失常之一，是指规则而有序的心房电活动丧失，代之以快速无序的颤动波，是严重的心房电活动紊乱。邹旭教授认为，房颤的基本病机在于心脾阴阳两虚、痰火上扰。心房异位起搏点的产生正是痰火上扰的结果，痰与火的互结导致了心房异位兴奋点的增多，从而促使房颤的复发。而痰火的产生则是心脾两虚所致，心脾阴血不足，虚火上扰心神，脾虚无力化痰，从而痰浊上泛心窍。因此，房颤的复发并非一蹴而就，而是一个动态变化的过程。

该患者多次房颤术后复发，究其原因是心之阴阳虚损、心脉失养、心神不安、痰火上扰的结果。中医学认为"心主神明"，心神的清朗是人体维持正常生理活动的必要条件，而痰与火是影响心神安宁的重要因素。痰浊自脾胃而生，脾胃为后天之本，主运化水湿，脾虚不能化痰，则痰浊内阻、上扰心神，以致心神不安，房颤复发；脾虚不运，中焦气机不利，胆胃郁热，故见口干口苦；痰浊郁久化火，加之心气不足，而致虚火扰心，使房颤复发加重；脾虚痰盛，则气血生化乏源，久之气血亏虚，上不能荣养心神，故见失眠易醒烦躁；心与小肠相表里，心气虚则小肠实，故见大便干结。遂予炙甘草汤调和阴阳，桂甘龙牡汤温通心阳、安神定悸，理中汤收藏元气，小柴胡汤和解少阳、清解郁热，另予苍术、法半夏健脾化痰，大黄通腑泻浊，黄柏清下焦虚热，小补肾汤补益阴精，皂角刺、路路通透邪解毒。

邹旭教授认为，在治疗房颤患者时应当格外注意三点：控制心室率、尽量转复窦性心律、积极预防血栓生成。从中医理论角度来看，痰火相煽、上扰心神是引起房颤发作的直接原因，心脾阴阳虚损、阴血不足是导致房颤发作的根本原因。该患者失眠易醒、胃胀纳呆、大便干结等症状也是痰火上扰、心脾两虚的表现。因此，邹旭教授在治疗上采用了以调和阴阳、化痰泻火为主的治疗方法，兼以行气安神、通腑泻浊，从根本上解决心脾两虚、痰火互结引发的房颤反复发作，同时也解决了患者的失眠、胃胀、大便不通等问题。

宋俊生教授验案举隅

河南中医药大学第一附属医院　闫海峰

天津中医药大学　杨志华

天津静海梁仁堂　赵烨

宋俊生教授，1978 年毕业于天津医科大学中医系。在天津中医药大学攻读硕士，师从张伯礼院士。在广州中医药大学攻读博士，拜于熊曼琪教授门下。曾任伤寒教研室副主任、中医系办公室主任。现任中华中医药学会仲景学说分会委员、天津市中医药学会委员、天津市中西医结合学会诊断专业委员会秘书长，担任《中西医结合学报》《天津中医药》等多个学术期刊的审稿专家，长期从事伤寒论的教学及临床研究工作，对于经方治疗疑难杂症、《伤寒论》的循证医学颇有研究。笔者有幸师承宋老，现从宋老治疗内科验案中择取 3 则介绍如下，以供同道参考。

一、验案三则

（一）闭经

案例　罗某，女，25 岁。2014 年 6 月 13 日。

主诉：闭经 4 月余。

初诊：患者 4 月余前，因劳累、心情不畅而闭经，现乏力明显，稍恶寒，心情欠佳，体型偏胖，嗜肉食；纳尚可，二便可，寐安；舌质暗淡，有齿痕，苔白，脉沉缓滑。

中医诊断：闭经（瘀血内阻证）。

处方：桂枝茯苓丸合当归芍药散加减。枳壳 10g，白芍 10g，当归 15g，川芎 10g，赤芍 15g，泽泻 10g，茯苓 15g，柴胡 12g，白术 10g，甘草 10g，泽兰 10g，益母草 10g，桂枝 10g，桃仁 15g，生黄芪 20g，陈皮 10g，半夏 10g，菟丝子 12g，香附 10g，玫瑰花 10g，乌药 6g，延胡索 10g，炒山楂 10g。7 剂，每日 1 剂，水煎服，分两次服。三周后，月经至，但经量少、色暗红。之后，又以此方为主稍加减，治疗三周后病愈停药，现已停药半年，随访至今未见异常。

按语：闭经原因复杂多端。清代医家吴道源说："经闭之由，必有所因。或月事适至，因渴饮冷物及坐冷水洗浴，寒气内入，血即凝滞，遂令经闭。或因堕胎多产而伤其血，或因久患潮热而消其血，或因久发盗汗而耗其血，或脾胃不和、饮食减少，不能生血，凡此之类皆令人经闭。"宋师认为，妇女以肝为先天，以血为本，月经血主要来源于肝血，而血的生成、统摄离不开气（主要是脾气），气的化生、濡养又依赖于血，故有"气为血帅，血为气母，气行则血行，气滞则血瘀，血瘀气亦滞"之说。宋师谓：气血调和则五脏安和，五脏安和即经脉通畅，故月事可以时而下。故宋师在治疗闭经时首重气血，以气血为纲。此案患者因劳累耗伤气血，血海空虚；因情志不畅而肝气郁结，气机不畅，瘀血不行，而经闭不行。治以《金匮要略》中的桂枝茯苓丸为主行其瘀血，方中桂枝、芍药一阳一阴，茯苓、丹皮一气一血，调其寒温，扶其正气，桃仁以之破其瘀血、恶血。瘀者，阴气也，遇阳则消，故以桂枝扶阳，并助桃仁之力。癥瘕的形成，必夹湿热为患，用茯苓渗其湿气，丹皮清其血热。芍药敛肝血而扶脾，使能统血。另以当归芍药散为主养血健脾，此方亦是《金匮要略》方。此患者有血虚之象，血生于中气，中者土也，土过燥不生物，故以归、芎、芍药滋之，又川芎可畅欲遂之血气；土过湿亦不生物，故以苓、术、泽泻渗之，泽泻又泻有余之旧水；燥湿相宜，则中气治而血自生，气血旺则五脏安；并佐以菟丝子、乌药温肾散寒，香附、玫瑰花、柴胡、枳壳、白芍、炙甘草疏肝解郁。宋师临证中治疗闭经患者喜用此方，善用此法。

（二）慢性肠炎

案例　李某，女，24岁。2014年4月15日。

主诉：慢性肠炎2年余。

初诊：患者腹部脐周胀痛，遇寒加重，饭后、饥饿时疼痛亦加重2年余，起初偶有疼痛，后持续腹痛，近期加重，疼痛难忍，辛辣等刺激后疼痛加重；纳可，寐安，二便可；舌质暗淡，苔白腻，脉缓。

中医诊断：腹痛（寒热错杂证）。

处方：半夏泻心汤合吴茱萸汤加减。清半夏10g，干姜6g，黄连10g，党参20g，茯苓15g，吴茱萸6g，乌药10g，佩兰10g，丹参15g，砂仁6g，白术15g，香附10g，高良姜10g，延胡索8g，枳壳10g，薏苡仁20g，当归10g，生黄芪15g，陈皮10g，炙甘草10g。7剂，每日1剂，水煎服，分两次服。一周后，患者疼痛症状已基本消失，效不更方，上方继服2周，疼痛既完全消失。后以水丸善后，用药2

个月后停药，至今未见复发。

按语：《素问·举痛论》谓："寒气客于肠胃之间，膜原之下，血不得散，小络急引故痛。""热气流于小肠，肠中痛，瘅热焦渴，则坚干不得出，故痛而闭不通矣。"寒热皆是腹痛的主要致病因素，但临床上腹痛患者很少有单纯的热或单纯的寒，往往寒热错杂、虚实夹杂者居多。半夏泻心汤出自《伤寒论》，原为治疗寒热错杂的痞证而设，病机与本案基本吻合，故可异病同治。半夏味辛禀秋金收降之性，其力下达，能引肺中、胃中寒湿下行；黄连味大苦，性寒而燥。徐灵胎曰："苦属火性宜热此常理也。黄连至苦而反至寒，则得火之味与水之性，故能水火相乱之病，水火相乱者湿热是也。"《名医别录》又谓黄连调胃厚肠；黄芩味苦性凉，色黄属土，善入脾胃清热，有胃而下及于肠，以治胃肠之郁热，其又善调气，无论何脏腑，其气郁而作热者，皆能宣通之；干姜味辛性热，为补助中焦阳气之要药，徐灵胎曰："凡味厚之药主守，气厚之药主散，干姜气味俱厚，故散而能守。散不全散，守不全守，则旋转于经络脏腑之间，祛寒、除湿、和血、通气所必然矣，故性虽猛峻，不妨服食。"干姜与黄连相伍最善治肠胃；人参味甘，《名医别录》谓人参能疗肠胃中冷。吴茱萸汤亦为《伤寒论》方，方中主药吴茱萸最善温肝胃虚寒，并开胃腹之寒凝，为必用常用之药。以上两方看似治胃，然《灵枢》有云："手阳明大肠，手太阳小肠，皆属足阳明胃。治胃即治小肠，胃脘治则肠亦安。"临证中宋师往往用以上二方为底方，辨证加减其他诸药，治疗胃肠疾病效果较好。其中，黄芪与陈皮配伍，借鉴岳美中老中医研究出的李东垣运用黄芪的经验，黄芪配陈皮使其补而不滞，宋师临床常以对药应用。

（三）风心病

案例 孟某，女，62 岁。2014 年 1 月 31 日。

主诉：风心病 30 余年。

初诊：患者发现风心病 30 余年，二尖瓣关闭不全，近日后背压重感，心悸，胸闷，气短，咳喘严重；纳可，寐可，大便 1 次/日；舌质略红，微痕，苔白腻，脉缓滑。心电图示：心肌缺血。血压 90/60mmHg。

中医诊断：胸痹（胸阳不振证）。

处方：苓桂术甘汤加味。茯苓 10g，甘草 10g，桂枝 6g，白术 10g，生龙骨 30g，生牡蛎 30g，桔梗 10g，苏子 10g，厚朴 10g，灯心草 3g，藿香 10g，陈皮 10g。7 剂，每日 1 剂，水煎服，分两次服。患者既觉胸闷憋气症状有所缓解，上方加减治疗 3 月余，仅余晚饭后疾行有憋气感，后以水丸善后，巩固疗效。

按语：从上述症状来看，此人痰饮为患。"病痰饮者，当以温药和之"，《金匮要略·痰饮咳嗽病脉证并治第十二》云"心下有痰饮，胸胁支满，目眩，苓桂术甘汤主之。""夫短气有微饮，当从小便去之，苓桂术甘汤主之。"《金匮心典》曰："气为饮抑则短，欲引其气，必蠲其饮。饮，水类也。治水必自小便去之。"凡水饮为患，心悸短气者，茯苓为必用之药，并佐以桂枝，"太阴湿土，得阳始运"，又"下焦肾水，必挟肝邪而上逆"，桂枝能伐木，又可扶阳散寒，故桂枝为必用之品，白术善健脾胃，消痰水，"为后天资生之要药"。《素问·经脉别论》有云："脾气散精，上归于肺，通调水道，下输膀胱。"此谓水液的输布，全赖脾土的转运。方中白术、茯苓、甘草，崇土助运，助桂枝通阳化气，使水饮从小便而去。生龙骨、生牡蛎亦为必用之药，此二药皆有收敛元气，镇安精神之功，凡心悸怔忡，气短而喘皆可为用。龙骨又善利痰，治肺中痰饮咳嗽，咳逆上气。宋师临床发现，风心病患者的临床表现与苓桂术甘汤所主病症临床表现相似，往往痰饮为患者居多，都有心悸、胸闷、气短等临床表现，宋师在治疗风心病时，上六味药为必用之药，其他诸药则在辨证的基础上随证加减。

二、结语

宋俊生教授善用经方，并辨证使用时方，对内科杂病的诊疗积累了丰富的临床经验，有自己的特色。从以上三则医案，不难看出宋师重视脾胃，推崇李东垣。故临床治疗中必用顾护脾胃之药，并尽量少用伤及脾胃之品。以上三则病案均为临床中常见疾病的诊疗，闭经运用桂枝茯苓丸合当归芍药散加减治疗，是"诸病皆生于气"思想的具体应用，闭经往往源于气血失调，故只要调畅气血则经闭自愈，此乃大法也；慢性肠炎运用半夏泻心汤合吴茱萸汤加减治疗，是《黄帝内经》"大肠小肠皆属于胃"思想的体现，治胃就能治大肠、小肠，胃腑和则肠腑安，这也是为什么诸般胃腑之药可以治疗肠炎的依据所在；风心病运用苓桂术甘汤治疗，并加用顾护脾胃之药，据患者心悸、胸闷、气短、咳喘症状，及苔白腻、脉缓滑等表现，可知此为痰饮为患，当以温药和之，并配以健脾利湿之药，脾胃运则痰饮去，诸症自消。宋师的以上经验与方法，值得我们借鉴，对临床辨证和治疗都有很好的指导意义。

儿科临床运用经方举隅

福建中医药大学附属福州中医院　原丹

"经方"典出《汉书艺文志·方技略方》，其载有经方十一家，赅括痹、疝、瘅、风寒热、狂癫、金疮、食禁等内、外、妇、儿各科疾病的治疗方法。迨六朝至两宋，古经验方书盛行，凡用仲景方治病者，被称为"经方"，并形成经方一派。经方是"医方之祖"，其立方用药的法度严谨，具有"普、简、廉、效"的特点，笔者以经方运用于儿科临床，薄有治验，现举隅案例如下。

一、验案五则

（一）鼻塞

案例　李某某，男，4岁6个月，2018年7月2日初诊。

主诉： 反复鼻塞1年，再发1周。

初诊： 患者于1年来反复出现鼻塞，入夜尤著，常睡中张口，齁鸣有声，伏卧烦仍，食纳尚可，晨起口息微带酸腐之气，入眠时头汗齐颈而返，约1小时左右可头汗自止，小溲通调，大便干结，或两三日费力一解。近1年来间断口服"顺尔宁""开瑞坦"等药，并予以"海盐水"喷洗鼻腔日常清洁，间断使用"内舒拿"鼻用激素治疗（具体用法欠详）。1周来上症复作，鼻涕脓浊，时擤鼻而涕稠难出，微咳，胃纳尚可，夜不宁卧，小溲如常，大便二日未解。神清，精神可，一般情况可。咽部轻度充血，双侧扁桃体Ⅱ度肿大，双肺呼吸音略粗；舌略红、苔微黄，脉浮。

既往史： 有"慢性鼻炎""慢性扁桃体炎"等病史（具体欠详）。

中医诊断： 1. 鼻塞病（痰热郁窍）；2. 鼻鼽（虚实夹杂）；3. 慢乳蛾（痰瘀阻滞）。

西医诊断： 1. 慢性鼻炎；2. 慢性扁桃体炎；3. 腺样体肥大。

治法： 清宣郁热，开肺通窍。

处方：栀子豉汤加味。焦栀子 6g，豆豉 9g，柴胡 6g，香附 6g，川芎 6g，大黄炭 4.5g，牡丹皮 6g，鬼针草 15g，大枣 15g。3 剂（颗粒剂），每日 1 剂，水冲服，分 2 次服。

二诊：2018 年 7 月 5 日，家属因不欲患儿来病患密集之医院故未携来回诊，由其奶奶代诉服药后患儿当晚无夜汗，无鼾鸣，张口，整夜安卧，次晨口气清爽，鼻塞减轻，摘鼻频率减少，无咳嗽，仍有少许稠涕，为安后效而求再诊。给予焦栀子 6g，豆豉 9g，川芎 6g，香附 6g，柴胡 6g，牡丹皮 6g，大黄炭 4.5g，鬼针草 15g，鱼腥草 18g，大枣 30g。3 剂（颗粒剂），每日 1 剂，水冲服，分 2 次服。

随访：患儿当年秋冬鼻鼽未发。

按语：本病例患儿病程较长，以鼻塞、睡中伏卧不宁、张口、鼾鸣为主症，以烦热、头汗、口气腐浊、便难为兼症，鼻分泌物浓稠，舌略红、苔微黄、脉浮。笔者对此案的辨证思路由"郁热""瘀热""痰热"三方面着眼，取《伤寒论》之"栀子豉汤"清上焦之热，除虚烦不宁，针对"郁热"之病机而设；取《医林改错》之"通气散"（柴胡、香附、川芎），原书载其"治耳聋不闻雷声"。20 世纪 80 年代四川老中医李太炎以此方加味治疗一年余之双耳重听有奇效，因思耳鼻咽官窍相通，鼻塞者或亦可取之以"通"，取大黄、牡丹皮，乃取《金匮要略》"大黄牡丹皮汤"之意，以泄热破瘀，针对"瘀热"之病机；鬼针草具清化痰热、散瘀消肿之效，并有健脾之功，适于较长病程者清热解毒之用，对脾常不足又需攻邪除痰消积之小儿尤佳，针对"痰热"而设；大枣安中，扶脾，矫味并调和诸药。复诊来诉诸症大减，方药中的，可证辨证思路无误。诸热既减，痰瘀有松化之机，故二诊处方加味伍鱼腥草入方，以增清化有形痰浊之力，更增大枣之量，既强扶正之力，又冀其和胃安中，以拮抗多服、久服寒苦之药而砍伐小儿生生之胃气。

（二）咳嗽

案例　王某某，男，7 岁，2019 年 7 月 23 日初诊。

主诉：咳嗽 1 月余。

初诊：患儿 1 月余前罹患"肺炎"经住院治疗（具体诊治欠详），热退症缓而出院，唯咳嗽缠绵，乍轻乍重，咳无定时，咽痒痰阻，时时清嗓，咳重欠爽，纳食尚可，寝卧不宁，易汗，二便尚调。神清，精神可，一般情况可。咽部轻度充血，扁桃体 1 度肿大，咽后壁滤泡增生，双肺呼吸音粗；舌质略红、苔白微腻，脉滑。

中医诊断：咳嗽（木火刑金）。

西医诊断：肺炎恢复期。

治法：调肝，宁神，化痰。

处方：柴胡加龙骨牡蛎汤化裁。柴胡9g，龙骨15g，牡蛎15g，玉竹9g，大枣15g，甘草6g，赤芍9g，姜半夏3g，紫苏子9g，蒺藜9g。7剂，每日1剂，分2次服。

随访：该患于2019年8月22日因感冒再诊，询之当时药后咳嗽日减，未尽剂而愈。

按语：重庆已故名老中医陈源生善用柴胡加龙骨牡蛎汤，以此方治疗多种疾病，自出机杼，效称奇验。此方辨证着眼为"胸满烦惊"，其证属虚，举凡神经系统、循环系统、内分泌系统疾病辨属虚者，陈老皆可左右逢源用之而有效，其反复实践最终拟定"柴芍龙牡汤"七药，即柴胡、白芍、龙骨、牡蛎、茯苓、玉竹、甘草。笔者承前贤经验，以柴芍龙牡汤加减治疗小儿睡烦不宁、辗转夜咳、鼻塞齁鸣、张口磨牙、夜汗、呓语等夜间诸症，颇多应手之验。本例罹患肺炎的患儿逾月未愈，肺本清虚，时延既久，势成缠绵，故咳嗽不甚却迁延不已。脾为不足，又为病、药合戕，则虚之再虚，土虚木乘，肝气偏盛，故咳嗽乍轻乍重，故以调肝入手，调虚涤烦，佐加紫苏子、姜半夏以蠲痰化饮，并蒺藜以定风止痒对症处之。

（三）喘病

案例 林某某，男，2岁3个月，2019年7月17日初诊。

主诉：咳嗽伴喘息3天。

初诊：患儿素有哮疾，此次病发于3天前，似无发作诱因，咳嗽声重，痰音欠畅，并伴清嗓声，微有清涕，睡中磨牙，烦仍欠宁，食纳略减，二便调。咽部轻度充血，双侧扁桃体Ⅱ度肿大，双肺呼吸音粗，可闻及喘鸣音；舌质略红，苔白，脉弦滑。

中医诊断：喘病（气虚停饮）。

西医诊断：喘息性支气管炎。

治法：健脾化痰，泻肺利咽。

处方：葶苈大枣泻肺汤合芍药甘草汤合四君子汤化裁。葶苈子9g，大枣24g，党参9g，白术9g，茯苓9g，甘草3g，射干4.5g，地龙4.5g，白芥子9g，白芍9g，金荞麦9g，土鳖虫2.4g。3剂，每日1剂，每日2次。

二诊：2019年7月20日，上症大减，唯进餐时偶作咳呛，睡中磨牙，余无异常。神清，精神可，咽部充血，双侧扁桃体Ⅰ度肿大，双肺呼吸音粗，未闻及喘鸣音；舌质略红、苔白，脉滑。予以党参9g，白术9g，茯苓9g，甘草3g，陈皮6g，

白芥子 3g, 金银花 9g, 射干 3g, 黄芪 9g, 天竺黄 3g, 麦芽 18g, 大枣 30g。5 剂,
每日 1 剂, 每日 2 次。

随访: 该患为本埠以外居民, 其后偶有咳嗽来诊, 云前诊病愈后未再发喘, 且
"感冒" 次数显减。

按语: 本案主要以患儿素有哮证、脾脏虚为辨证药店, 方出襁褓之孩, 脾脏本
虚, 兼以哮疾数发, 虚之愈甚, 生痰伏饮, 伺机作祟, 冲逆于上, 停于肺则咳逆倚
息, 睡卧不宁, 停于咽中则清嗓时作。故立泻肺利咽、健脾化痰之法疏方, 予以葶
苈大枣泻肺汤直泻停肺之饮, 芍药甘草汤缓急止咳, 四君子汤健脾化痰, 射干利咽
快痰, 金荞麦清热化痰, 顽喘流连, 肺络痹阻, 地龙、土鳖虫祛瘀通络并以止痉宁
咳, 大枣健脾缓中并矫味。复诊, 告药已中的, 故仍以前法图治, 咳嗽大瘥, 中病
则止, 慎无过药, 故去芍药、地龙、土鳖虫、葶苈子等宁肺止痉咳之峻药, 转予清
热涤痰之天竺黄, 对夜睡不宁属痰火扰心者并能清心而效, 因痰邪客咽, 渐而郁热,
故予金银花合射干以强利咽快痰之效, 予益肺升阳之黄芪鼓邪外出, 予理气宣通之
陈皮, 健脾开滞之麦芽健运消食。

(四) 腹痛

案例 章某某, 男, 10 岁, 2019 年 2 月 23 日初诊。

主诉: 反复腹痛 1 年余。

初诊: 患者 1 年余前开始腹痛, 呈发作性, 每痛甚则蜷缩按腹, 唉唉欲啼, 脸
面泛青, 查纤维胃镜及腹部超声提示为 "慢性浅表性胃炎" "肠管瘀滞证", 多方求
治而惘然无效。近年来 "流感" 染身, 在余处医治获愈, 遂将此痼疾商治于余。刻
下症见脐腹时痛, 痛时欲温欲按, 脸色泛青, 食纳欠佳, 夜寐尚安, 小溲自可, 大
便难。神清, 精神可, 一般情况可, 咽部略充血, 双侧扁桃体 1 度肿大, 咽喉壁少
许滤泡, 腹部平软, 脐部轻压痛; 舌质淡边尖略红、苔白, 脉弦紧。

既往史: 反复 "感冒" "鼻炎" "喘息" 病史 (欠祥)。

中医诊断: 腹痛 (阳虚夹瘀)。

西医诊断: 1. 功能性腹痛综合征; 2. 慢性浅表性胃炎。

治法: 温养化瘀, 行气止痛。

处方一: 桂枝汤化裁。桂枝 3g, 白芍 9g, 生姜 3g, 大枣 15g, 甘草 3g, 金银花
6g, 五味子 3g, 木香 6g。7 剂, 水煎服, 每日半剂, 晨服半剂, 14 天服完。

处方二: 桂枝茯苓丸合大黄牡丹汤化裁。桃仁 3g, 牡丹皮 3g, 桂枝 3g, 茯苓
9g, 酒大黄 1.5g, 乌药 9g, 预知子 9g, 大枣 15g, 鬼针草 15g。7 剂, 水煎服, 每日

半剂，暮服半剂，14 天服完。

二诊：2019 年 3 月 14 日，服药后，胃脘舒适，食欲渐增，大便畅下。

随访：服药半月来无再发作腹痛。咽部略充血，双侧扁桃体 1 度肿大，咽喉壁少许滤泡；舌质淡边尖略红、苔白，脉小弦。处方：桂枝 3g，白芍 9g，生姜 3g，大枣 15g，甘草 3g，五味子 3g，木香 9g，巴戟天 6g。7 剂，水煎服，每日半剂，晨服半剂，14 天服完。予以桃仁 3g，牡丹皮 3g，桂枝 3g，茯苓 9g，酒大黄 1.5g，乌药 9g，预知子 9g，大枣 15g，鬼针草 15g，凤尾草 15g。7 剂，水煎服，每日半剂，暮服半剂，14 天服完。其后患者因"感冒""咳嗽"等恙来诊，询其腹痛未发而告愈。

按语：本案腹痛具有病程长、发作程度重的特点，辅助检查提示"慢性浅表性胃炎""肠管瘀滞证"，故辨其"瘀"证可立，痛时脸面泛青、欲温欲按，故其发时寒瘀攻痛可证，故立法治疗从这两方面入手，以桂枝汤温阳止痛，以大黄牡丹汤合桂枝茯苓丸化瘀止痛。因余翌日须外出游学 2 周，故拟用联合用药法，晨服桂枝汤意在得阳气之助以消寒翳，日晡阳明经盛，服大黄牡丹汤合桂枝茯苓丸以消阳明瘀热并消散瘀结。

（五）胃痞

案例 黄某某，女，14 岁，2018 年 8 月 13 日初诊。

主诉：反复嗳气伴便溏 1 年余。

初诊：患者 1 年余来多嗳气，呃逆，食后易饱，大便时溏，时有腹鸣，纳食一般，偶有泛酸、口苦，偶失眠而烦寐，查胃镜提示为"浅表性胃炎"，查 HP 呈"阳性"，1 年余来按西医诊疗方案规范服用西药，有抑酸药耐信，保护胃黏膜药如达喜，抗 HP 治疗如替硝唑、阿莫西林克拉维酸钾、益生菌等，后又服中药汤剂数月（欠详），中成药胃乐宁、胃苏冲剂等，嗳气、便溏、腹鸣等症乍有减轻，却仍然时作不已。刻下症见嗳气泛酸，遇风冷或饮冷则易腹鸣，偶有利气，食谷不馨，晨起口淡无味，夜睡尚宁，便溏，每日必 1~2 行，初便量略多，每不尽不畅感，需第 2 次解便为快，小溲自可。神清，精神如常；舌质淡、苔白腻根部微黄，脉缓。

中医诊断：1. 胃痞（寒热错杂）；2. 泄泻（寒热错杂）。

西医诊断：慢性浅表性胃炎。

治法：调脾和胃。

处方：吴茱萸汤化裁。吴茱萸 3g，姜半夏 3g，炮姜 3g，鬼针草 30g，槟榔 9g，水蛭 3g。3 剂（颗粒剂），水冲服，每日 1 剂，分 2 次服。

二诊：2018 年 8 月 16 日，药后症状大为减轻，几无嗳气发作，餐后亦不觉饱膜，溏便已转成形，仍有便意不尽感；舌尖略转红、苔白微腻根部仍微黄，脉缓。同上方加玄明粉 3g，4 剂（颗粒剂），水冲服，每日 1 剂，分 2 次服。

三诊：2018 年 8 月 20 日，大便微觉不畅，大便初成形后略溏糊，腹转矢气，余无所苦；舌尖略红、苔白微腻，脉缓。同上方去水蛭，加花椒 3g，六神曲 15g。5 剂（颗粒剂），水冲服，每日 1 剂，分 2 次服。

四诊：2018 年 8 月 27 日，腹无所苦，纳食可，二便自可调。予以吴茱萸 3g，姜半夏 3g，鬼针草 30g，六神曲 15g，海螵蛸 15g。5 剂（颗粒剂），水冲服，每日 1 剂，分 2 次服。

随访：2019 年 3 月 11 日，患者因感冒复商治于余，询知数月来胃安无苦，1 年余迭经中西药治疗的胃癌终可告瘥。

按语：本案患者主症为泛酸嗳气，兼有大便不调。病程较长，已经中西药物常规治疗。四诊合参，寒热错杂，寒象重于热象。《黄帝内经》云"食谷欲呕，属阳明也，吴茱萸汤主之""干呕，吐涎沫，吴茱萸汤主之""少阴病，吐利，手足逆冷，烦躁欲死者，吴茱萸汤主之"。当代伤寒大家胡希恕总结吴茱萸汤的辨证要点为脾胃虚寒干呕吐涎沫、胸闷或头痛，故本案治疗取吴茱萸汤之君药吴茱萸作为主药，姜半夏温胃止呕，合吴茱萸共奏温中止涎唾之功，鬼针草为闽地风物，《福建民间药草》《泉州本草》等典籍皆介绍其有治痢疾、止噎膈胃反之功，且散瘀活血，故亦合本案病程长、有瘀血之特点。故本案治疗始终以吴茱萸、姜半夏、鬼针草作为主药贯穿始终。其大便不畅不尽，腹鸣利气，予槟榔调气机，初诊为取速效以建立患者治疗的信心，施以虫类大药水蛭，协槟榔调气机，且化瘀力重，《黄帝内经》云"血不利为水"，祛瘀则杜其水源，则饮无上犯于胃，无下走肠间可也。炮姜、花椒皆可温胃化饮。胃癌既久，岂无食滞之候，苔根微黄即此玄机所系，故轻量玄明粉及六神曲皆为化谷开运所设。末诊以海螵蛸伍入，乃取其抑酸之用。本案病程长达年余，以轻剂轻量前后 17 剂收功，乃经方合西医学思维之效也。

经方在儿科肺系疾病中的临证撷要

上海中医药大学附属龙华医院　李倩　肖臻　姜之炎

纵观中医历史，历代医书层出不穷，医圣张仲景的传世名著《伤寒杂病论》是我国第一部理法方药完备的临床巨著，历代医家都十分重视对《伤寒杂病论》的学习与研究，称其为"启万世之法程，诚医门之圣书"。小儿患病以肺系疾病居多，小儿肺系疾病以外感发热、咳喘、鼻衄为多，经方组成精妙，疗效确切。笔者临证常用小柴胡汤、柴胡桂枝汤等治疗感冒发热，用桂枝加厚朴杏子汤、小青龙加石膏汤、麻杏石甘汤治疗咳喘病证，小柴胡汤合桔梗汤治疗咽痛，获得了较好的临床疗效。现将应用经方治疗儿科肺系疾病的经验做简要介绍，以期对临床有所启示。

一、发热病证

（一）大青龙汤方解

《普济本事方》载："仲景论治伤寒，一则桂枝，二则麻黄，三则大青龙。桂枝治中风，麻黄治伤寒，大青龙治中风见寒脉，伤寒见风脉，三者如鼎立。"可见大青龙汤在太阳病中的地位。《伤寒论》中有 2 处直接提到大青龙汤，一为"太阳中风，脉浮紧，发热恶寒，身疼痛，不汗出而烦躁者，大青龙汤主之"；二为"伤寒脉浮缓，身不疼，但重，乍有轻时，无少阴证者，大青龙汤发之"。

第一条讲的是平素体质较差的人（中风体质），出现大青龙汤证的情况，即外有伤寒未解，里有轻微郁热的表现。出现"不汗出"和"烦躁"的症状是因寒邪闭表、阳气郁遏的情况较为明显，"其病机关键是'郁'，即在表之寒邪郁闭不解，在内之阳气不得发散"。第二条描述的是寒饮蕴积肌表明显，寒重则水液不能气化，体表水饮严重，同时有里热不发，正气相对较弱，机体对于邪气的反应不是很剧烈，所表现出的以外寒内热为病机的证候。

该方药组成为：麻黄六两，桂枝二两，炙甘草二两，杏仁四十枚，生姜三两，大枣十枚，石膏如鸡子大（麻黄：桂枝：炙甘草：杏仁：石膏的比例为 6:2:1:2:16）。

从组成及药物用量来看，重用了麻黄（草药相当于18g）与石膏（草药相当于48g），两者的用量比例关系大约为3:8，但临床应用时不可拘泥，可根据伤寒和热郁的程度调整方药用量比例。

（二）外感发热

案例 马某，男，7岁，2020年9月28日初诊。

主诉：发热3天。

初诊：患儿3天前因不慎受凉出现发热，体温最高40℃，自服"美林"对症，4小时后热又起，自予"头孢克洛"口服2天，仍高热反复。刻下症见发热，恶寒，汗不出，稍有咽痛，咳嗽少作，口渴欲饮，胃纳欠佳，小便调，大便2天未行。体温38.9℃，神可，咽红，双扁桃体I°大，双肺呼吸音粗，未及干湿啰音，腹软，无压痛及反跳痛；舌红、苔薄白，脉浮紧。

中医诊断：外感发热（外寒内热证）。

处方：大青龙汤加减。炙麻黄6g，杏仁6g，桂枝5g，生石膏12g，生姜3g，大枣5g，炙甘草5g，2剂（颗粒剂），水冲服，嘱咐少量频服，一次二袋冲好，先服三分之一，每隔3~4小时服药1次，无汗则续服，直至汗出则停服。

2日后随访，其母诉服药2次后有汗出，热渐退，后停服。

按语：患儿因受寒而出现发热、恶寒、汗不出、脉浮紧为太阳伤寒表现；咽痛少许、口渴欲饮、大便2天未行、舌红为里热表现，故辨证为太阳伤寒兼里热证，予大青龙汤服之。此次用麻黄颗粒剂6g，考虑到患儿服药已至晚上，因麻黄主要成分为麻黄碱，可引起兴奋、不安等，故用6g较为稳妥。因患儿脉浮紧，以伤寒为主，兼有里热症状，故用石膏12g清解里热。

从大青龙汤的组成来看，为麻黄汤重用麻黄，倍炙甘草，加入生姜、大枣和生石膏。其病机关键为伤寒于表明显，轻微郁热于内，故寒得麻黄汤之辛热而外出，热得石膏之甘寒而内解，达到表里双解的目的。麻黄辛微苦、温，入肺、膀胱经，轻清上浮，以辛温轻扬之性，善达肌表，宣通毛孔，为发表第一药。桂枝辛甘、温，可温通卫阳，作用于肌肉而解肌，两药协同以致汗出。杏仁苦温，归肺、大肠经，发散风寒又能下气除喘。石膏味辛甘、寒，入肺、胃经，体重而沉降也，为泄热之要药，且可制麻桂辛温，清泄里热。加生姜既可解表，又与大枣、炙甘草一道健胃生津。全方辛寒、辛温之法并施，当显辛凉解表之功。冯世纶教授认为，本方既可视为越婢汤与麻黄汤的合方，又可当作麻杏石甘汤、桂枝去芍药汤的合用。原方麻黄用量大，因表实证伴恶寒明显需要大发汗，也因配伍石膏用量不可小，故大青龙汤的服法非常关键，"一服汗者，停后服，若复服，汗多亡阳，遂虚，恶风，烦躁不得眠也"，故应温热少量频服，汗出则停，否则损伤阳气。

二、咳喘病证

（一）桂枝加厚朴杏子汤方解

桂枝加厚朴杏子汤是《伤寒论》第一方桂枝汤的加减方。原文中有"喘家作，桂枝汤加厚朴杏子佳"，及"太阳病，下之微喘者，表未解故也，桂枝加厚朴杏子汤主之"的描述。

第一条"喘家作"说明素有喘疾，因复感风寒，为太阳中风诱使咳喘疾患复发或加重时，用"桂枝汤加厚朴杏子佳"，说明用桂枝加厚朴杏子汤解肌祛风，兼顾治喘，乃权宜之计。第二条指出太阳病应用汗法，误用下法，表邪未解，邪气反而内陷，肺气不利，而作微喘，总属于新感新喘，所以应用桂枝汤解肌祛风，调和营卫，取"急则治其标"之意，加用厚朴、杏子宽胸利气，降肺平喘，防止宿疾发作，做到"未病先防""标本兼顾"。该方药组成为桂枝三两，炙甘草二两，生姜切片五两，芍药三两，大枣擘十二枚，厚朴二两，杏仁五十枚。桂枝、芍药、杏仁、厚朴、炙甘草的比例大约为3∶3∶3∶2∶2。

（二）喘证

案例 王幼，男，8岁，2020年11月25日初诊。

主诉：咳嗽伴稍有喘促3天。

初诊：患儿有喘息史，3天前因起居不慎出现咳嗽。刻下症见咳嗽阵作，稍有喘促，喉中有痰，无发热，恶风，稍有汗出，纳呆不香，二便调。神可，咽稍红，双肺呼吸音粗，可及少许喘鸣音，腹软，稍有胀气，无压痛反跳痛；舌尖红、苔白腻，脉浮缓。

中医诊断：喘证（营卫不和证）。

处方：桂枝加厚朴杏子汤。桂枝9g，生白芍9g，厚朴6g，杏仁6g，生姜3g，大枣5g，炙甘草6g，苏子9g，葶苈子9g，3剂（颗粒剂），水冲服，每日1剂，分2次服。

服药后当天晚上咳嗽稍有减轻，喘促好转，夜寐安。

二诊：2020年11月28日，患儿少咳，无喘促，无明显恶风，胃纳好转，二便调；舌淡红、苔稍白腻，脉细。上方去苏子、葶苈子，为桂枝加厚朴杏子汤原方（桂枝9g，生白芍9g，厚朴6g，杏仁6g，生姜3g，大枣5g，炙甘草6g）7剂，水冲

服，每日 1 剂，分 2 次服

随访一月，未再咳嗽、喘促。

按语：患儿既往有喘息史，此次咳喘又起，伴有恶风，稍有汗出，纳呆不香，结合舌脉，与《伤寒论》第 18 条所载病情相符。

桂枝味辛甘、性温，为纯阳之品，可温通卫阳而解肌祛风；芍药酸苦、微寒，降多升少，酸而收敛可益营阴，无论从性味、方位、走向与功能等，两者等量相配，收与散相和，可调和营卫。生姜辛温，可助桂枝辛散之力，也可化阳助卫，振奋卫气，同时兼有和胃止呕之效，两者配伍既可辛散肌表，又补真阳，同时可建中。大枣甘平，与生姜相配，为补脾和胃、调和营卫的常用组合。炙甘草甘平，调和药性，与桂枝同伍可辛甘化阳，配芍药则酸甘化阴，为佐使之用来调和阴阳。厚朴辛温，通畅肺气、消痰涎而平咳喘。杏仁苦温，降肺气而止咳定喘。诸药相合，则可行气平喘、祛痰止咳、调和营卫。首方因考虑到患儿咳嗽阵作，喘促，故加苏葶丸泻饮降逆，止咳平喘。苏子辛、温，可降气消痰平喘。葶苈子辛苦、寒，有泻肺平喘、行水消肿之功，可减缓因痰水壅盛所致的气喘。复诊时患儿咳喘明显减轻，故予桂枝加厚朴杏子汤原方调理身体的偏颇状态。

桂枝汤性温，多为虚寒之人有表证的状态，其虚寒的主要病位在脾胃，加了杏仁、厚朴变方为桂枝加厚朴杏子汤，全方性温，不仅营卫相和，病位扩展，也增强了下气的势能。

三、咽痛

（一）小柴胡汤合桔梗汤方解

咽痛是呼吸系统疾病的常见症状，可为单独的病证，也可为儿科肺系疾病中常见的咽炎、扁桃体炎等的伴随症状。咽喉部属于"孔窍类器官"，病位上属于半表半里之少阳，且"少阳之为病，口苦咽干目眩也"，邪客表里之间，孔窍的地方发生了热象，可选用少阳病的方魁——小柴胡汤，临证加减应用。小柴胡汤由柴胡半斤，黄芩三两，人参（党参）三两，半夏半升，炙甘草三两，生姜三两，大枣十二枚组成，柴胡：黄芩：人参（党参）：半夏：炙甘草为 8∶3∶3∶3∶3。

桔梗汤为临床治疗喉痹的特效方，在《伤寒论》中应用的条文为："少阴病二三日，咽痛者，可与甘草汤，不差者，与桔梗汤也。"《金匮要略》描述："咳而胸满，振寒，脉数，咽干不喝，时出浊唾腥臭，久久吐脓如米粥者，为肺痈，桔梗汤主之。"桔梗汤的药物组成为桔梗一两，生甘草二两（桔梗：生甘草为 1∶2）。局部轻的咽痛可用甘草汤，若没见好，加桔梗。从后一条原文可知桔梗汤排痰排脓的功效。

（二）咽痛

案例 马某，女，5 岁，2020 年 10 月 8 日初诊。

主诉：咽痛 3 天。

现病史：患儿 3 天前因饮食不当出现咽痛不适。刻下症见咽痛，饮食难咽，喉中有痰，有异物感，无发热，胃纳欠佳，小便调，大便偏干，一天一次；舌红、苔白厚腻，脉弦。

中医诊断：咽痛（半表半里证）。

处方：小柴胡汤合桔梗汤加减。柴胡 9g，黄芩 5g，党参 5g，姜半夏 5g，桔梗 5g，甘草 6g，厚朴 6g，石膏 9g，生姜 3g，大枣 5g，5 剂（颗粒剂），水冲服，每日 1 剂，分 2 次服。

复诊：服药五天后，患儿无咽痛，喉中无明显痰，无异物感，胃纳较前好转；舌淡红、苔薄白，脉平。

按语：患儿以咽痛就诊，喉中有痰，自觉异物感，结合大便偏干，舌红苔白厚腻，脉弦说明少阳阳明合病，治从少阳，故选小柴胡汤为主方加减。患儿喉中有痰，有异物感，故予桔梗汤清肺排痰。阳明有热，故加石膏清热，厚朴下气。

少阳贵在维持转化的畅顺，而病理的产生则多起于转化的阻滞，出现胆热内郁、枢机不利、脾胃失和。小柴胡汤方中柴胡味苦、性微寒，归肝胆二经，有推陈致新之效。《药品化义》中论柴胡，说其"性轻清，主升散，味微苦，主疏肝"，其香气馥郁，气质轻清上升而散，可达表散邪，又可引脾胃之气举之，大气斡旋，而积滞自化。其气味俱薄，其苦能疏利少阳之气机，使半表半里之邪从表而解。《本草经解》记载"少阳经行半表半里，少阳受邪，邪并于阴则寒，邪并于阳则热，柴胡和解少阳，故主寒热之邪气也"，故柴胡寒热证皆可用之。黄芩苦寒，味苦较重，归肺、胆、脾、大肠、小肠经，其寒能胜热，折火之本也，使半表半里之热从肺与大肠而解。两药合用，半表半里之邪得出，热得清，转化通利。加半夏辛温之品，入脾胃经，利咽化痰，清涤涎沫。生姜辛行开散，协助半夏，温中化痰，使生痰之源得温，功能为复。因阳气有弱，才有机会病入少阳，故扶助正气势在必行，人参、甘草、大枣三者益气补脾，补其正气，助正抗邪，营卫相和，使邪驱于外。

桔梗汤因其在治疗咽喉疾病的疗效，后人易名甘桔汤，为后世治疗咽喉肿痛诸方的鼻祖。桔梗味辛苦，性平，入肺经，《药征》云：桔梗"主治浊唾肿脓也，旁治咽喉痛"，入肺经，可祛痰排浊，又开提肺气，可为诸药载之上行，治疗咽喉。甘草甘平，为中和之性，生甘草凉而泻火，缓急止痛。

临床仅咽痛症状就可出现在多种证型中，若合并阳明证的表现时，可选小柴胡汤合桔梗汤加生石膏等，热象明显者可再加白虎汤加减，伤及津液者可合用增液汤。

四、总结

经方，一要精准理解经方的内涵，二要辨证准确，三要选对经方，四要灵活加减运用，五要了解煎服方法，六要明晰服后护理要点。经方需要不断在实践中学习与运用，不断体悟与创新，才能运用自如，得心应手。

运用降逆和胃，温化痰湿法经方治疗结直肠癌伴肺转移医案一则

河南中医药大学　郑玉玲　王颖睿

河南中医药大学第一附属医院　张亚玲

结直肠癌是常见的消化道恶性肿瘤。中医药作为结直肠癌综合治疗的重要组成部分，在控制肿瘤进展、减少放化疗不良反应以及改善预后等方面疗效显著。中医学认为，该病多系外感寒湿之邪，加之七情郁结、饮食不节等因素，久而使胃肠受损、脏腑失和，进而导致气滞、血瘀、癌毒、痰湿，相互搏结成积。本病的发病基础为正虚邪实，治疗应从降逆和胃、温化痰湿出发，始终以顾护正气、健脾和胃、补益气血为总的治疗大法。现分享笔者临床治疗结直肠癌的医案一则，以期为结直肠癌的治疗提供新的思路和方法。

据统计，在全球范围内结直肠癌的发病率（6.1%）在肿瘤发病率中位居第三，死亡率（9.2%）位居第二，结直肠癌早期并无典型症状，部分患者仅表现为大便隐血、消化不良，随着病情逐渐进展，肿瘤渐渐浸润邻近组织，出现大便习惯改变、腹痛、肠梗阻、腹部包块等不同临床表现。结直肠癌患者本身正气受损，脾胃功能减弱，加之放化疗进一步损伤正气，导致机体羸弱，严重影响患者生活质量。西医的治疗手段包括手术、放疗、化疗、靶向治疗、免疫治疗、新辅助治疗等。中医药参与结直肠癌治疗的全过程，尤其在结直肠癌辅助治疗中具有独特优势，主要体现在配合放化疗、术后治疗及缓解晚期患者饮食、二便、疼痛等症状。本案运用降逆和胃、温化痰湿法，经过近九个月、十三诊的治疗，使一名结直肠癌伴肺转移2年余，近七旬老人的饮食、体力、睡眠、精神情况等都有不同程度的好转，口干、恶心、呕吐、吐白黏痰、浑身瘙痒、双膝以下浮肿等症状多有缓解或消失，提高了患者的生活质量并有效延长了患者的生存期，现对其诊疗过程进行总结，以飨同道。

一、验案一则

（一）腹痛

案例　李某，男，68 岁，2021 年 1 月 15 日初诊。

主诉：反复腹痛 2 年余。

初诊：患者 2 年余前无明显诱因出现剧烈腹痛，伴排气排便减少，于当地医院确诊为肠梗阻，进行了灌肠等一系列对症治疗后病情好转。2018 年 4 月于中国人民解放军 307 医院进行全面体检，肠镜及病理提示为高级别上皮内瘤变，局灶癌变。专家会诊后认为，降结肠大肠黏膜慢性炎症伴部分腺体呈高级别上皮内瘤变。PET－CT 示：降结肠肿块伴肠腔狭窄及浆膜面模糊，代谢增高，符合结肠肠壁全层及腰层侵犯；病变肠段系膜侧及同平面腹膜后多发小淋巴结，伴代谢增高，考虑多发区域淋巴结转移；左肺上叶及右肺下叶多发结节代谢增高，考虑多发肺转移癌。一周后因肠梗阻入院，并于肿瘤医院行"内镜下肠道支架植入术"。2018 年 6 月 19 日于北京协和医院在全麻下行"腔镜探查＋结肠癌根治术"。术后病理示：（结肠脾曲）溃疡型中分化腺癌，大小为 42mm，浸润深肌层至浆膜下层，未见明确脉管内癌栓，可见周围神经生长的现象，癌促纤维组织增生明显，部分胶原纤维玻璃样变，送检肠管两侧切缘未见癌累及，黏膜呈慢性炎性伴黑变病，黏膜下层局灶可见异物巨细胞反应，肠周脂肪组织内淋巴结未见癌转移。2018 年 9 月 2 日于北京协和医院行胸部 HRC 检查，结果显示：左肺上叶纵隔旁不规则形软组织，密度影大小约为 27mm×21mm，左肺下叶及右肺下叶结节直径约为 13mm，右肺上叶微结节及钙化小结节，首先考虑恶性病变的可能性。于 2018 年 10 月 9 日行"右下肺叶切除术"。术中冰冻切片示：右肺下叶肿物，肺组织中可见中高分化腺癌，考虑转移性，结肠腺癌紧邻肺膜切缘未见癌。术后病理示：右肺下叶肿物肺组织中可见中高分化腺癌，伴坏死结合形态。结合免疫组化及病史考虑为结肠癌伴肺转移术后。刻下症见恶心、呕吐，呕吐时伴大量白黏痰，口干口苦，大渴欲饮，耳鸣，浑身瘙痒，双膝以下浮肿，不欲饮食，梦多，小便量少，大便可；舌质淡红、苔黄厚腻，脉浮洪滑。

中医诊断：肠蕈（胃虚气逆，痰湿蕴结）。

西医诊断：结肠癌伴肺转移术后。

治法：降逆和胃，温化痰湿。

处方：旋覆代赭汤合苓桂术甘汤加减。茯苓 30g，桂枝 15g，白术 15g，炙甘草 6g，生姜 9g，清半夏 12g，旋覆花 15g，代赭石 12g，党参 30g，炒神曲 15g，炒麦芽

15g，鸡内金 15g，姜竹茹 15g，石菖蒲 15g，15 剂，每日 1 剂，加水 1200mL，煎煮两次，共取药汁 400mL，混合后分 2 次服，上午 10 点、下午 4 点服药，。

二诊：2021 年 2 月 1 日，服用上述中药 15 剂后，口干涩较前明显缓解，恶心呕吐较前好转，吐白黏痰量较前减少，食欲较前改善，浑身瘙痒，双膝以下浮肿较前好转，耳鸣，梦多，小便量少，大便可。昨天下午体温 38.8℃，打退烧针，现体温 37.3℃。肌酐：751μmol/L。停服瑞戈非尼 1 月余，血压高。舌质淡红，苔黄厚腻，脉浮洪大滑。处方：守上方加柴胡 12g，黄芩 9g。7 剂，煎服法同前。

三诊：2021 年 2 月 8 日。上方效可，体温恢复正常，口干涩较前缓解，恶心、呕吐较前好转，吐白黏痰量较前减少，食欲较前改善，浑身瘙痒、双膝以下浮肿较前好转。现症见晨起干咳、呕吐，耳鸣减轻，饮食量增，二便可，梦多。肌酐：742μmol/L，鼻头蜘蛛痣，停服瑞戈非尼 1 月余，现血压 160/80mmHg。舌质淡红，苔黄厚腻，脉浮滑弦。处方：守上方加薏苡仁 30g。15 剂，煎服法同前。

四诊：2021 年 2 月 23 日。服上方效平稳。2021 年 2 月 9 日患者因身体乏力、浑身不适再次入本院治疗，检查结果显示：肌酐 1087μmol/L，尿素 45.14μmol/L，肿瘤标志物结果正常，BNP551pg/mL。考虑为肾衰竭，并行透析 2 次。现症见心中烦躁甚，口吐大量黏痰，干呕、恶心甚，纳差，乏力，时身发颤，腹胀，眠差，难入睡，二便尚可；舌质淡红、苔腻厚黑，脉浮弦滑。处方：茯苓 30g，生姜 9g，白术 15g，桂枝 15g，炙甘草 6g，藿香 10g，草豆蔻 10g，茴香 6g，丁香 3g，陈皮 12g，青皮 9g，木香 6g，沉香 3g，香附 12g，党参 30g，炒神曲 15g，炒麦芽 15g，炒山楂 15g。7 剂，煎服法同前。

五诊：2021 年 3 月 8 日。服上方效可，口吐黏痰较前减少，干呕、恶心较前好转，食欲可，乏力较前好转，腰疼，梦多，仍有心中烦躁，眠差，难入睡，二便尚可；舌质淡红、苔薄白，脉浮滑弦。处方：守上方加黄芪 30g，桑寄生 30g，肉苁蓉 30g，续断 30g，羌活 30g。15 剂，煎服法同前。

六诊：2021 年 3 月 29 日。服上方效可，2021 年 3 月 25 日晚出现腹泻，粪便如稀水，一晚上 3~4 次，呕吐如清水，呈喷射状，2021 年 3 月 26 日感冒，低烧 37.8℃，自汗和盗汗并见，纳差，乏力，近 20 天腰部出现酸疼，梦多有所改善，但仍有心中烦躁，睡眠一般，小便可，口苦，口干；舌红、苔黄腻少津，脉浮滑弦。处方：桂枝 15g，柴胡 15g，瓜蒌根 30g，黄芩 12g，干姜 9g，牡蛎 30g，炙甘草 6g，炒神曲 15g，炒麦芽 15，g 炒山楂 15g，党参 15g，葶苈子 30g，石菖蒲 30g。7 剂。煎服法同前。

七诊：2021 年 4 月 5 日。服上方效可，2021 年 3 月 28 日于河南中医药大学第一附属医院查 CT 示：左肺上叶占位，较前相仿；左肺多发结节，考虑转移；双肺多发纤维条索，双侧胸膜增厚；心脏增大，心包增厚、积液，积液较前增多；胆囊结石、胆囊炎。现症见全身瘙痒，腹部出现红点，梦多，醒后难以入睡，一晚上醒两次，口干，盗汗有所减轻，食欲差，食量可，乏力，心中偶有烦躁；舌红、苔黄腻，脉浮滑弦。处方：守上方加太子参 30g，黄芪 30g，薏苡仁 30g，猪苓 30g，泽泻 15g。15 剂，煎服法同前。

八诊：2021 年 5 月 10 日。服上方效可，气力增，饭量增加，眠好转，梦减少。现症见全身瘙痒，抓挠后起红疹，如粟米状。夜间烦躁，汗出后瘙痒加重，上肢不时出现红疹，腹部出现红点，口干喜冷饮，口微苦，无胃胀、胃酸，眠一般，梦多，盗汗有所减轻，食欲一般，食量可，心中偶有烦躁；舌淡红、苔薄黄，脉浮滑弦。处方：荆芥 12g，防风 6g，牛蒡子 9g，蝉蜕 12g，知母 15g，苦参 12g，生地黄 30g，苍术 12g，木通 6g，炙甘草 6g，当归 30g，胡麻叶 12g，地肤子 12g，白鲜皮 15g，浮萍 12g，浮小麦 30g，煅牡蛎 30g。15 剂，为一号方。4 月 5 日原方 15 付，为二号方。嘱患者两方交替服用，煎服法同前。

九诊：2021 年 6 月 7 日。服上方效可，全身瘙痒好转，红疹、腹部红点消失。现症见夜间烦躁、汗出减轻，口干较前减轻。睡眠一般，梦多，每晚睡 5 小时，眠浅易醒，纳可，大便正常，小便量少；舌淡红、苔薄黄，脉浮弦滑。处方：二号方加党参增至 30g，加红藤 15g，金荞麦 30g，仙鹤草 30g。一号方不变，各 15 付，煎服法同前。

十诊：2021 年 7 月 12 日。服上方一个月效可，全身瘙痒好转。现症见：轻微口干，眠一般（5~6 小时），夜间 2 点左右易醒，醒后可再次入睡，梦多，纳可，大便正常，小便量少，伴大量泡沫；舌淡红、苔薄黄，脉浮滑弦。处方：二号方加大黄 3g。一号方不变，各 15 剂，煎服法同前。

十一诊：2021 年 8 月 16 日。服上方效可，现浑身瘙痒不适，后背及前胸为甚，咳稠黏痰，晨起明显，多梦，眠浅，尿量偏少，纳可，多食蔬菜、水果后大便尚可，平素偏干；舌淡红、苔薄黄，脉浮滑弦。处方：二号方加姜半夏 15g，陈皮 15g。一号方不变，各 7 剂，煎服法同前。

十二诊：2021 年 9 月 7 日。服上方效可，现睡眠差，约 5 小时晚，梦多，白天精神一般，午睡约半小时，咳白黏痰，偶有恶心、干呕，肌酐较高，为 700＋，浑身瘙痒不适，饮食可，大便偏干，1 次/天，小便量少，约 700mL/天；舌淡红、苔薄黄，脉浮滑弦。处方：牡丹皮 6g，茯苓 30g，泽泻 15g，车前子 15g，制附子 9g，肉桂 6g，川牛膝 15g，山药 30g，熟地黄 30g，山茱萸 30g，党参 60g，黄芪 60g，葶牛蒡子 30g，防己 20g。15 剂，煎服法同前。

十三诊：2021 年 11 月 1 日。服上方效可，十余天前因胆囊结石行胆囊摘除术，现症见术后发热，术口疼，痰多，为白色黏痰，口干，口苦，睡眠差，眠浅，梦多，因行手术纳食少，大便少；舌淡红、苔薄黄，脉浮滑弦。处方：守上方加白芍 15g，大枣 10g，生姜 6g，柴胡 15g，黄芩 15g，大黄 6g，枳实 15g，半夏 12g，人参 15g，炙甘草 10g。15 剂，煎服法同前。

2021 年 11 月 10 日电话随访，患者发热症状消失，食欲恢复，二便正常，除吐痰、眠浅、多梦，余未见明显不适，嘱继续服药，不适随诊。

按语：患者 2018 年 4 月于中国人民解放军 307 医院诊断为降结肠大肠黏膜慢性炎症伴部分腺体呈高级别上皮内瘤变，后于北京协和医院在全麻下行"腔镜探查＋结肠癌根治术"，术后病理示溃疡型中分化腺癌（结肠脾曲）。2018 年 10 月 9 日又行"右下肺叶切除术"。术中冰冻切片示：右肺下叶肿物，肺组织中可见中高分化腺癌，考虑转移性。且有肾衰、胆囊结石、30 年高血压、多次肠梗阻病史。病情严重，症状繁杂，体质虚弱，言谈间也满是少气乏力疲惫之态，自 2018 年确诊以来无一天不受疾病的困扰与折磨。

初次就诊，患者的症状主要可分为三个方面：一是不欲饮食，恶心呕吐，呕吐时伴大量白黏痰，其病机当属脾胃虚弱，痰湿阻滞，胃气上逆。二是口干口苦，大渴欲饮，双膝以下浮肿，小便量少，耳鸣，患者的口干、口渴并非"白虎汤"大渴欲饮之症，其病机也非胃热蕃盛，灼津耗液，而是由于脾胃阳气虚弱，津液不能上承，故口渴欲饮水，而饮水量并不多，且饮不解渴。肾司二便，水液运化失常，小便量少，排便不畅加重了双膝以下的浮肿；肾开窍于耳，耳鸣的病机除了患者年事已高，肝肾亏虚以外，也有胃气上逆，水气上冲的原因。三是浑身瘙痒一症，当属人体正气亏虚，风邪入侵肌表，营卫气不和所致。正如《伤寒论》中"薯蓣丸"的条文所示：虚劳诸不足，风气百疾。恰恰也说明了人体气血极度亏虚时，容易遭致外邪侵袭。

治疗当以降逆和胃、温化痰湿为主。脾胃为后天之本，气血生化之源，重视脾胃就是重视人体正气，重视气血所生、所养、所行，尤其是对于病重体差的中老年患者，更不可一味攻邪，恐邪未去而人更伤。故首方重在解决患者脾胃问题，力图使患者纳差、呕吐等症状尽快得到控制与减轻，选用的旋覆代赭汤与苓桂术甘汤均出自《伤寒论》一书。旋覆代赭汤具有降逆化痰、益气和胃之功效。其条文为：伤寒发汗，若吐、若下，解后，心下痞硬，噫气不除者，旋覆代赭汤主之。其方主治太阴脾土虚弱，而致寒湿水饮痰气交阻上泛，而引起的以嗳气、呃逆为主症，心下痞为兼症的胃虚痰阻气逆之证。临床可见胃脘痞闷或胀满，按之不痛，频频嗳气，或见纳差，呃逆，恶心，甚或呕吐，舌苔白腻，脉缓或滑，常用于治疗胃神经官能症、胃扩张、慢性胃炎、胃及十二指肠溃疡、幽门不完全性梗阻、神经性呃逆、膈肌痉挛等属胃虚痰阻者。本方主要由三组药组成：一是下气散结，降逆平冲的旋覆花、代赭石；二是消痞生津的人参、甘草、大枣；三是辛温开结止呕的半夏、生姜。其中，旋覆花下气散痰，温化水饮，消胀；代赭石重坠平冲，降逆止呕，除噫气；重用生姜止呕降逆，温中焦，去寒湿水饮；人参、甘草、大枣生津消痞。其合方苓桂术甘汤具有温阳化饮，健脾利湿之功效。其条文为：伤寒，若吐、若下后，心下逆满，气上冲胸，起则头眩，脉沉紧，发汗则动经，身为振振摇者，苓桂术甘汤主之。盖脾主中州，司职气化，为气机升降之枢纽，若脾阳不足，健运失职，则湿滞而为痰为饮。而痰饮随气升降，无处不到，停于胸胁，则见胸胁支满；阻滞中焦，清阳不升，则见头晕目眩；上凌心肺，则致心悸、短气而咳；舌苔白滑，脉沉滑或沉紧皆为痰饮内停之征。故仲景云："病痰饮者，当以温药和之。"方中茯苓为君，取其甘淡性平，健脾利湿以化饮。饮属阴邪，非温不化，故以桂枝为臣，温阳以化饮。苓、桂相伍，一利一温，颇具温化渗利之效。湿源于脾，脾阳不足，则湿聚为饮，故以白术为佐，健脾燥湿，俾脾气健运，则湿邪去而不复聚。使以甘草，调药和中。药仅四味，配伍精当，温而不热，利而不峻，实为治痰饮之和剂。

随着患者病情不断好转，在接近一年的治疗过程中，处方也有"知犯何逆，随证治之"的加减。如四诊时患者出现肾衰竭并行透析2次时，症见心中烦躁甚，口吐大量黏痰，干呕、恶心甚，纳差，乏力，腹胀时，采用降逆和胃，温阳利水之力药重力专的丁香透膈汤与肾着汤合方。六诊时当患者出现腹泻，粪便如稀水，一晚上3~4次时，采用治疗胆火内郁兼太阴虚寒的柴胡桂枝干姜汤加减治疗。八诊患者出现浑身瘙痒难忍时予消风散消风止痒、祛风除湿。十二诊患者周身阳气亏虚，声低语怯，予济生肾气丸合保元汤加减，以温补脾肾三焦阳气，防阳脱之急。十三诊时，因胆囊结石行胆囊摘除术后，见术后发热，术口疼，口干口苦，大便难解、量少加大柴胡汤泄热结，通枢机。至此，患者仍在积极治疗中，观其以上治疗思路，主要是以扶正为主，始终以顾护正气、健脾和胃、补益气血为总的治疗原则，同时根据患者的情况进行灵活加减调方。经过近九月余的调理，患者的饮食、体力、睡眠、精神情况都有不同程度的好转，这对于结肠癌伴肺转移2年余的近七十旬的老人来讲是难能可贵的。

小柴胡汤在肾系疾病中的应用

河南中医药大学第一附属医院　张琳琪

河南中医药大学第一临床医学院　石若玉

仲景的《伤寒论》以六经立论，八法为主，其"经方"组方法度严谨又不拘一格，用药精灵而不失章法，其中小柴胡汤作为"八法"之"和法"，在临床中应用广泛。中医以和为本，注重机体阴阳调和，中医的"和"思想为肾系疾病的认识和治疗提供了理论指导和遣方用药思路。

小柴胡汤出自汉代医圣张机所著之《伤寒论》，为和解之剂，属"八法"之"和法"。中国古代哲学注重"天人合一"，强调天地人的和谐、协调统一，建立在其之上的中医理论体系重视整体观，立足于阴阳五行，强调人体各脏腑组织及人与内、外环境的协调统一，中医"和"的思想由此形成，"和法"逐渐贯穿于中医理论体系之中。"和法"有广义和狭义之分，前者从治疗的角度指调和阴阳、补偏救弊，正如程钟龄提出的"医门八法"，认为"病变虽多，而法归于一"，强调和而不同但异中求和；后者特指少阳证，和解病邪于半表半里之间。小柴胡汤的应用，受中医"和"思想的影响，"和法"遵"治主当缓"的原则，使用中药药性及药量均以和缓为主，少用过于寒热、补泻之品。

肾为先天之本，主一身之水液，关乎五脏之阴阳、脏腑之气化，如内外邪气扰及肾脏，均可导致机体气血阴阳失调，三焦气机逆乱，病变涉及多脏腑功能。因此，肾病当"调和缓治"，正如《素问·至真要大论》言："谨察阴阳之所在，以平为期。"少阳病证，邪出半表半里，关乎三焦疏利，小柴胡汤以"和法"为原则，能够调节脏腑、调和阴阳、平衡虚实，临床实践中不仅限于柴胡病证，亦可适用于临床诸多系统疾病的辨治。现将小柴胡汤在肾系疾病中的应用概述如下。

一、尿路感染

尿路感染是指各种病原微生物在泌尿道中生长、繁殖而引起的炎症反应，常见尿频、尿急、尿痛、排尿不适等症状。中医学将尿路感染归于淋证的范畴，认为其病因多与外感湿热、内伤饮食、情志、禀赋不足等有关，病机总属湿热蕴结下焦，肾与膀胱气化不利。纵历古文记载至现代临床应用，发现小柴胡汤加减对尿路感染的治疗有可观之效。《伤寒论》曰："伤寒五六日……或心下悸，小便不利，小柴胡汤主之。"淋证与少阳疏泄功能失调密切相关，少阳病之病机为胆与三焦及相关经络气化功能失调所致，少阳受郁，枢机不利，三焦为之阻滞，而三焦主疏水道，总司人体的气化功能，故少阳受病，不仅在于上焦阳气郁而化火，亦可影响其他脏腑、气血、表里、内外而发病。小柴胡汤和解少阳，寒热并用，补泻兼施，疏利三焦，调达升降，宣通内外，运行气血。刘渡舟教授认为，小柴胡汤仅柴胡一药即可开郁畅气，疏利肝胆，通利六腑，调整气机，亦能使木郁达之，火郁发之，有"升降出入，无器不有"之效。正如清代《读医随笔》所言："凡脏腑十二经之气化，皆必藉肝胆之气以鼓舞之，使能调畅而不病。"仲景谈及小柴胡汤的应用，言"上焦得通，津液得下，胃气因和，身濈然汗出而解"，认为该方能够调气机、通三焦、利津液、宣肺气，尤柴芩二药升降相因，使开阖有致，可通达上下。研究显示，小柴胡汤合猪苓汤加减可明显改善尿路感染伴焦虑、抑郁情绪患者的临床症状。小柴胡汤联合西药治疗与单纯西药治疗相比可明显减轻患者的尿路刺激症状，降低患者尿液相关炎症指标。研究证实，小柴胡汤能够有效抑制泌尿道细菌增殖，发挥抗炎作用，其中柴胡总皂苷能够解热抗炎、黄芩苷能够抗菌消炎。

二、IgA 肾病

IgA 肾病作为一种原发性肾小球疾病，发病机制主要为免疫复合物在肾小球系膜区的沉积，常以血尿、蛋白尿、水肿、高血压为主要临床表现。根据不同的临床表现，分别对应中医之"腰痛""水肿""尿血""肾风"等。本病因风热外袭，首犯太阳，热邪循经入里，结于膀胱，热破血脉，而致血尿。太阳病不解，可入少阳，导致少阳枢机不利，三焦不通，水湿、瘀血内阻，出现蛋白尿、浮肿、高脂血症等。临床辨证以小柴胡汤治疗 IgA 肾病，是"和法"思想的体现，通过"和阴阳""和荣卫""和表里"以调节一身之气，驱邪外出。此处所讲的"和法"非和解少阳，而是强调以辛散、降逆之法解表、里之邪，符合本病因外感受邪、邪侵脏腑、内外纷争、邪居半表半里的特点。《读医随笔》言："和解者，合汗、下之法，而缓用之者也。"小柴胡汤有发汗解表之功，又可通过调整柴胡用量以通腹中结气，但无麻桂之剂大汗、峻下势猛，以和缓的汗、下之法驱邪外出。研究显示，由小柴胡汤化裁之肾疏宁、肾络宁治疗 IgA 肾病，可有效改善 IgA 肾病患者 24 小时尿蛋白定量，减轻肾脏病理损伤，延缓病程发展。研究发现，小柴胡汤合五苓散治疗 IgA 肾病，通过抑制免疫复合物形成、减少补体活化、抑制系膜细胞增殖等显著减少实验模型鼠尿蛋白的排泄，进一步对单味药物筛选发现柴胡的有效成分柴胡皂苷-d 可减少尿蛋白排泄。亦有报道称，小柴胡汤具有免疫调节、类激素样作用，可以减轻机体炎症，减少蛋白尿，此为和解少阳理论在 IgA 肾病治疗中的应用提供了很好的依据。

三、糖尿病肾病

糖尿病肾病作为糖尿病引起的微血管并发症，已成为全球慢性肾脏病的主要原因。中医将其归于"下消""肾消""水肿"等范畴，认为其病机为本虚标实，本虚乃津血、阴液不足，标实乃湿、热、痰、瘀互结，在疾病发展过程中多虚实夹杂，相互影响，久之影响气机升降。三焦之水气通行不利，脾胃肝肾功能失常，导致精液外泄，进而造成气血阴阳亏虚，正气不固，邪气留恋。

《素问·阴阳离合论》云"太阳为开，阳明为阖，少阳为枢""所谓少阳一系，统隶手足两条经脉，分别内属三焦与胆"，手之三焦主决渎，足之胆经在疏泄，二者使气血游弋周身。少阳病证不同于太阳、阳明之表、里证，其发于太阳、阳明表里之间，常有"郁、热、虚"之相，"少阳之为病，口苦、咽干、目眩也"即为之体现。若邪犯少阳，枢机不利，三焦转枢不能，则水道不通，气血津液运化输布失常，痰瘀内生，化热伤津，变生消渴，精微不分，共蓄于下，则小便不利、水肿、尿浊。传经阳明，导致热结胃实，又可加重少阳病证，遂当以"和法"理论为指导，补正虚、祛邪实，以和解少阳为本，予小柴胡汤加减，枢转气机，调适三焦，使气血津液复归。薛伯寿教授治疗本病时强调调畅气血，重视升降，以"三焦辨证"为指导，对于糖尿病肾病主张分期治疗，处方用药提倡"和合思想"，认为糖尿病肾病中期患者三焦不利，脾肾虚弱，运化失司，湿热内蕴，应用小柴胡汤加减可获良效。有研究表明，应用小柴胡汤不仅可以降低患者空腹血糖水平，还能降低实验小鼠的空腹血糖，并通过降低转化生长因子-β1 的表达，延缓肾纤维化进程。

四、慢性肾衰竭

慢性肾衰竭是指各种原因导致的进行性肾实质损害，终致肾脏萎缩，功能失常，逐渐出现水电解质、酸碱平衡失调，代谢紊乱，全身多系统受累的临床综合征，归于中医学"水肿""癃闭""关格""虚劳""溺毒"等病证的范畴，其发病机制总属正气亏虚、脾肾衰败、转枢失调、三焦决渎不利，致内外毒邪泛发五脏，留驻体内，进而出现少阳经腑之证。《灵枢·本藏》记载："肾合三焦膀胱。"《灵枢·邪气脏腑病形》曰："三焦病者，腹胀气满，小腹尤坚，不得小便，窘急，溢则为水，留即为胀……"《证治汇补·癃闭》云："既关且格，必小便不通，此因浊邪壅塞三焦，正气不得升降，所以关应下而小便闭，格应上而生呕吐，此之谓也。"可见肾与三焦、膀胱密切相关，若少阳三焦失于气化，肾脏清浊不分，当藏不藏，当泄不泄，体内代谢废物不能正常排泄，积留人体，浊毒内生，诸脏可病。肾脏疾病的传变为六经循经传，多始于太阳，遵循由轻到重，由表及里，正气由强至弱的规律。慢性肾衰竭病程已久，正气甚亏，脏腑机能沉衰，遂由太阳病证进一步发展，导致邪入少阳，经气不利，枢机失常，相火内郁，浊毒弥漫，出现寒热往来、胸满不舒、目眩、口苦、呕吐、纳差或三焦水道失常的症状，治疗若只补其虚，易滋腻碍胃或动风助火，只攻其邪，则易损伤本已亏虚之正气。国医大师邹燕勤治疗本病主张以"和法缓治"，寓意有三：其一以调和正邪，其二以和解少阳，其三以缓治平调，稳定病情。邹师认为久病之人，正气损耗，脏腑气血亏虚，邪气未尽，然虽有余邪，但忌急攻，应治以图缓，待气血充盛，再驱邪外出。因此，予小柴胡汤，以和其虚实，和其寒热，和其气血，以平为上，通畅三焦以转圜枢机，拨动表里出入，恢复脏腑升降，和畅气血阴阳，寒温并用，使正气得复，邪气得祛。同时，小柴胡汤证之临床表现在慢性肾衰竭患者中亦为常见，遂不失为治疗慢性肾衰竭之良方。

五、结语

综上所述，小柴胡汤作为和解少阳、调理枢机之代表方剂，临床应用广泛。在肾系疾病中，无论是泌尿道感染，还是 IgA 肾病、糖尿病肾病或慢性肾衰竭，凡有少阳之证三焦病变，皆可灵活应用，随症加减。但在"和解"之时，需注意"和而勿泛"，医者应兼顾疾病的病因病机特点、病情变化及病变轻重，立足整体，辨证论治，从而达到助正驱邪，调和脏腑，促进机体气血阴阳平衡的目的。

国医大师张磊临证八法在不寐诊治中的应用

河南省人民医院　陈召起

河南中医药大学第一附属医院　王永霞

许昌市人民医院　邹志暖

不寐是指经常不能获得正常睡眠为特征的一类病证，主要表现为睡眠时间及深度的不足，轻者入睡困难，或寐而不酣，时寐时醒，或醒后不能再寐，重者彻夜不寐，常影响正常工作、生活、学习和健康。西医学定义为失眠症，是以频繁而持续的入睡困难和（或）睡眠维持困难并导致睡眠感不满意为特征的睡眠障碍。根据ICSD-3，失眠症分为慢性失眠症、短期失眠症及其他类型的失眠症。

历代医家对不寐的研究论述颇多，大多认为其由情志所伤、饮食不节、劳逸失度、久病体虚等因素所致，病机总属阳盛阴衰，阴阳失交。病位主要在心，涉及肝胆脾胃肾，病性有虚有实，且虚多实少，久病为虚实夹杂，或久病入络，瘀血停滞。治疗以调整脏腑阴阳为原则，注重调整脏腑气血阴阳平衡，施以安神镇静药物，调畅情志，证治分类多样，辨证施治各异。

国医大师张磊教授是第二批全国老中医药专家学术经验继承工作指导老师、全国中医药杰出贡献奖获得者。张师从医70余年，理验俱丰，在长期的教学临床实践中总结出独具特色的临证八法，即轻清法、涤浊法、疏利法、达郁法、运通法、灵动法、燮理法和固元法，并形成了"动、和、平"的学术思想，其治疗涉及内、外、妇、儿各科，尤擅内科疑难杂病的诊治。张磊教授在不寐的诊治中，灵活运用其体悟的临证八法，辨病与辨证相结合，标本缓急，审证求因，"甚者独行，间者并行"，主次分明，施治灵活，或治兼证，或治主病，疗效显著。笔者作为张磊教授的入室弟子，侍诊多年，受益匪浅。现结合张师临证病案，梳理其运用八法诊治不寐的经验，与同道共飨。

一、轻清法治不寐

本法张师主要用于因风热（火）之邪而致的头部诸多疾患。《素问·太阴阳明论》曰："阳受风气……伤于风者，上先受之。"张师认为，头乃诸阳之会，清阳之府，风为阳邪，其性轻扬，热亦为阳邪，其性炎上，二者易犯人之高颠。"头者，精明之府""心者，君主之官也，神明出焉"。脑与心，一个是精明之府，一个是神明之地，脑为神之体，心为神之用，神安则寐，神不安则不寐。外感六淫、情志失常，内外火邪上扰清窍，则神扰而不寐。张师采用轻清上浮而又凉散之药物，以从其阳，祛除病邪，收效甚好。临床常选用经验方谷青汤、银翘散、清宫汤等随证加减。

案例　石某，男，17岁，高三学生。

初诊：2020年11月23日来诊，以"不寐3年余"为主诉。患者3年余来入睡困难，眠浅，多梦，心烦，乏力，精疲，盗汗，间断头痛，鼻塞，流清涕，纳差，二便调；舌边尖红、苔薄白，脉弦数。既往有鼻炎病史1年。

中医诊断：不寐（郁火头痛）。

处方：谷青汤加减，谷精草30g，青葙子15g，蝉蜕6g，桑叶10g，炒苍耳子10g，生石膏30g，黄芩10g，生甘草6g。15剂，水煎服，每日1剂，分2次服。

二诊：2020年12月25日，诸症好转，嘱其畅情志，多运动，适饮食，如不能安眠，可继服上方15剂。

按语："头会诸阳热证多，谷青汤可去邪魔。药随病候量加减，服后方知效不讹。"患者年轻多火，学业压力大，肝气易郁，郁而化火，两火交互，火性炎上，肝为风木之脏，肝藏魂，风火扰神，魂不守舍，故眠浅多梦，心烦头痛。谷精草、青葙子、蝉蜕清肝经上焦风热，石膏、黄芩清肺胃之热，佐以苍耳子，加强治鼻炎之力，桑叶不仅清宣上焦风热，还可止汗。本方药物多归肝经，药性寒凉，味多辛甘，质多轻清，取其疏肝经郁热，散阳经风热之功，共奏疏散风热，清利头目之效，使阳热有所归，则神安而自寐。张师在使用该方时，目珠胀者，加夏枯草；头昏重者，加荷叶；头痛重者，加川芎；头晕重者，加钩藤；鼻塞者，加辛夷、苍耳子；便秘者，重用决明子；阴伤者，加玄参；阳亢者，加石决明等。

二、涤浊法治不寐

在内科杂病中，浊阻之证较为多见，张师根据《素问·汤液醪醴论》"去菀陈莝……疏涤五脏"之旨，立涤浊之法，他总结"涤浊法从浊阻来，膏粱厚味久成灾。便便大腹体丰满，检查方惊病一堆""外感六淫，内伤七情，或饮食劳倦，均可导致脏腑功能失调，产生水湿痰瘀等浊邪，进一步阻滞脏腑，影响脏腑气机功能，出现诸多病变"。若浊邪停聚日久，化热生痰，影响到心神，导致神志不安，则会出现不寐、惊悸等症,对于此类不寐,张师治疗采用涤浊之法治疗,或化热清痰,或健脾祛湿,或清热利湿。临床上常选用涤浊方(自拟方)、温胆汤、涤痰汤、二陈汤、胃苓汤、礞石滚痰丸、半夏白术天麻汤等加减,常用药物为冬瓜子、生薏苡仁、赤小豆、荷叶、滑石、炒苍术、清半夏、茯苓、桃仁、大黄、三七粉、炒山楂等。

案例 冯某,男,45岁,厨师。

初诊:2020年4月29日来诊,以"不寐3年"为主诉。患者3年来入睡困难,多梦,易醒,醒后不易入睡,心烦急躁,易上火,面部易起火疖,觉手脚冷,晨起口干渴,身热,小便可,大便稍干,排便无力;舌胖色暗红、苔黄厚腻,脉沉滞略数。

中医诊断:不寐(痰热证)

西医诊断:睡眠障碍。

处方:清半夏10g,茯苓10g,陈皮10g,炒枳实10g,竹茹30g,黄连6g,板蓝根30g,薏苡仁30g,冬瓜子30g,生甘草6g。10剂,每日1剂,水煎服,分2次服。嘱节食禁酒,忌辛辣浓茶咖啡,适当运动。

二诊:2020年7月22日,服上方45剂,效佳。刻下症见睡眠、心烦急躁明显改善,面部已不起火疖,身热改善,偶觉腹热,纳可,二便调;舌大色暗红、苔厚腻稍黄,脉沉细。处方:生地黄10g,竹叶10g,木通3g,车前草30g,板蓝根30g,炒山楂15g,生甘草6g。10剂,每日1剂,水煎服,分2次服。

三诊:2020年8月3日,服上方10剂,急躁、身热、腹热痊愈,多梦易醒进一步好转,纳可,二便调;舌胖色暗红、苔厚腻稍黄,脉沉滞。处方:清半夏10g,陈皮10g,茯苓10g,炒枳实10g,竹茹30g,黄连6g,夏枯草10g,丹皮10g,栀子10g,生甘草3g。15剂,每日1剂,水煎服,分2次服。

随访:2020年12月23日,睡眠基本正常。

按语:《景岳全书·不寐》曰"痰火扰乱,心神不宁,思虑过伤,火炽痰郁而致不眠者多矣"。暴饮暴食,脾胃受损,则酿生痰热,壅遏于中,或嗜食肥甘厚味,脾失运化,水湿郁遏化热,上扰心神,导致心神不安,不能由动转静而不得安寐。本案患者痰火内盛的关键在于中焦气滞湿阻,故张师投以黄连温胆汤健脾化痰,利湿涤浊,加用板蓝根、丹皮、栀子、夏枯草清热除烦。二诊投以导赤散加炒山楂、车前草,重在清心养阴,利水通淋,共奏涤浊安神之效,邪去正存则神安。

三、疏利法治不寐

"气水（湿）失输郁（淤）胀成，诸多检验不偏倾。分陈通利为之则，药后病除身得轻。"张师此法常用于水湿失于输化，阻滞气机，而致经络湮淤症候，对于水湿失于输布，痰饮上凌于心，而出现心悸、不寐者，亦多用此法治疗。常选用自拟疏补相兼方、行气通络方、化痰通络方、利湿通络方和化瘀通络方，灵活加减药味及增减用量，常用药物为陈皮、青皮、炒枳实、炒枳壳、茯苓、猪苓、泽泻、木瓜、赤小豆、生薏苡仁、滑石等。

案例 陈某，男，53 岁，汝南县人。

初诊：2020 年 11 月 11 日，以"不寐 5 年"为主诉。患者 5 年来入睡困难，多梦，盗汗，四肢困重，需口服安定 1 片才能入睡，夜眠时间 2 小时，不服药则彻夜难眠，平素饮酒多，嗜食肥甘，血压、血糖高，服药控制可，纳可，小便黄有泡沫，大便溏，日 2 次；舌胖色淡、苔白厚腻，脉濡数。

中医诊断：不寐（痰湿证）。

处方：滑石 30g，冬瓜子 30g，生薏苡仁 30g，白蔻仁 10g（后下），厚朴 10g，清半夏 10g，竹叶 10g，通草 3g，小麦 30g，茯苓 10g，砂仁 3（后下），黄柏 6g，生甘草 3g。15 剂，每日 1 剂，水煎服，分 2 次服。

二诊：2020 年 12 月 23 日，服上方 15 剂，睡眠、多梦、盗汗、四肢困重明显改善，纳可，时有心烦，眼珠胀涩，二便调；舌胖色淡、苔白腻，脉沉滞。予以杏仁 10g，白蔻仁 10g，生薏苡仁 10g，厚朴 10g，清半夏 10g，滑石 30g（包煎），通草 6g，竹叶 10g，夏枯草 10g，酒黄芩 10g，生甘草 3g。10 剂，每日 1 剂，水煎服，分 2 次服。

按语：三仁汤具有宣畅气机，清利湿热之功效。薛生白的《温热经纬》言："太阴内伤，湿饮停聚，客邪再至，内外相引，故病湿热。"阳为湿邪遏阻，则见头痛恶寒；湿性重浊，故身重疼痛，肢体倦怠；湿热蕴于脾胃，运化失司，气机不畅，则见胸闷不饥。唯宜宣畅气机，清热利湿。方中三仁合用，三焦分消；滑石、通草、竹叶甘寒淡渗，加强利湿清热之功；半夏、厚朴行气化湿，散结除满；随证加以封髓丹、夏枯草、酒黄芩之味。

四、达郁法治不寐

郁证是临床最常见的病证，多因郁结痞滞、凝结不通所致。外感六淫，内伤七情，饮食失当，感受疫疠之邪，皆能生郁，张师常常教诲弟子"在治疗疾病时要心存'郁'字，要注重'达郁'一法，郁要以开为先"，"郁证多从郁里来，心脾为主法中裁。证多兼杂须知晓，据证施方方妙哉"。

郁则气必滞，久郁必生热，丹溪的《金匮钩玄》曰"气有余便是火"。或素体虚弱，或他病迁延，"久病入络""久病必郁"，或五志过极，郁而生火。《类经》曰"心为脏腑之主，而总统魂魄，并赅意志，故忧动于心则肺应、思动于心则脾应、怒动于心则肝应、恐动于心则肾应，此所以五志唯心所使也""情志所伤，虽五脏各有所属，然求其所由，则无不从心而发"。脏腑气郁，寒热交杂，心络瘀阻则心神失养，脑脉瘀阻则元神失养，心脑气血凝滞，阴阳失调，则五脏神不安，神机不宁而致不寐。张师依据《素问·六元正纪大论》的"木郁发之，土郁夺之，火郁发之"之理立方，常选用达郁汤（自拟方）、越鞠丸、柴胡剂、龙胆泻肝汤等化裁治之，常用药物为柴胡、白芍、炒枳实、炒苍术、制香附、草果、黄芩、栀子、蒲公英、防风、羌活等。

案例 郝某，男，53 岁。

初诊：2020 年 11 月 9 日，以"失眠、焦虑 5 年"为主诉。患者 5 年前无明显诱因出现入睡困难，每晚需服安定片方可入睡，夜眠时间 5～6 小时，眠浅，多梦，早醒，心烦急躁，焦虑，易疲劳，阴囊湿疹 20 余年，全身瘙痒，伴发红色斑丘疹，纳可，大便溏，小便可；舌淡红、苔薄白，脉细。

中医诊断：不寐（肝郁证）。

处方：党参 10g，黄芩 10g，生龙骨、生牡蛎各 30g，桂枝 10g，磁石 30g（包煎），茯苓 10g，清半夏 10g，柴胡 10g，炙甘草 6g，生姜 3 片，大枣 3 个切开为引。15 剂，日 1 剂，水煎服。

随诊：2021 年 12 月 19 日，入睡难、多梦、早醒、心烦急躁明显改善，不用服用安定片即可入睡，阴囊湿疹改善不太明显，原方继服 15 剂。

按语：《灵枢·大惑论》认为"卫气不得入于阴，常留于阳，留于阳则阳气满，阳气满则阳跷盛，不得入于阴则阴气虚，故目不瞑矣"。患者久病失眠，耗伤人体阴血，打破阴平阳秘平衡状态，阴虚内热扰心，迫津外泄，阳气不能固守，见失眠、盗汗。本方治疗半表半里证，有调和阴阳的作用。辨证要点为失眠、心烦、汗出、心悸，苔薄白，脉细。黄连温胆汤证与柴胡加龙骨牡蛎汤证的临床表现颇有相同之处，但不同之处在于病位，前者病位在胆胃，后者在营卫。

五、运通法治不寐

饮食不节，肠胃受损，宿食停聚，酿成痰热，壅遏中焦，痰气上扰，胃气不和，神志不安，以致不寐，正如《素问》所说"胃不和则卧不安"，对于此类不寐患者，张师常用运通法治疗，该法是张师根据"腑以通为顺""脾以运为健"之理而立，他总结"运脾通腑是良规，方证相符始显奇。本病临床常易见，拈来此剂及时施"。常选用保和丸、泻心汤类、大柴胡汤、麻子仁丸、温脾汤等方剂化裁，药物多为炒神曲、炒山楂、茯苓、炒莱菔子、草果、大黄等，一般胃满闷较甚者加枳壳、厚朴，腹痛者加白芍，湿甚呕恶者加清半夏、砂仁，胃热者加栀子、黄芩，寒者加丁香、吴茱萸，大便干结者加炒牵牛子等。

案例　赵某，男，49 岁。

初诊：2020 年 7 月 15 日，以"眠差 5 年余"为主诉。患者 5 年余前无明显诱因出现入睡困难，平均每晚睡 5～6 小时，心烦，头懵，平素嗜食肥甘，纳可，时有腹胀，反酸，烧心，大便日 1 次，黏滞不爽，腹中辘辘有声，小便黄，有泡沫；舌质暗红、苔黄腻，脉沉略数。发现血压高 1 月余，最高血压 120/100mmHg，未治疗。

中医诊断：不寐（脾虚证）。

处方：炒神曲 10g，炒山楂 15g，炒麦芽 15g，陈皮 10g，清半夏 10g，连翘 10g，炒卜子 10g，茯苓 10g，草果 6g，滑石 30g（包煎），荷叶 10g，佩兰 10g（后下），15 剂，每日 1 剂，水煎服，分 2 次服。

随诊：2020 年 8 月 22 日，睡眠明显改善。嘱其继续服药 15 剂，注意饮食调整。

按语："胃不和则卧不安"，腑气不通，脾气不运，中气不健，清阳不升，浊气内滞，清窍失养则难寐。《素问·逆调论》曰："阳明者，胃脉也，胃者六腑之海，其气亦下行，阳明逆，不得从其道，故不得卧也。"《张氏医通·不得卧》曰："脉滑数有力不得卧，中有宿滞痰火，此胃不和则卧不安也。"本方以半夏行滞，以陈皮、炒卜子畅中，以茯苓渗湿，以炒神曲、炒山楂、炒麦芽运化消滞，连翘散结，滑石、荷叶、佩兰除脾经湿热，草果温中燥湿除痰，诸药合用，共奏运通之效，胃和则神安。

六、灵动法治不寐

张师教诲"灵动法方药要灵，轻能去实理宗经。个中奥义须心悟，犀浊源流病可宁"。本法药物虽轻，但有灵动之用，缓缓图之，渐治渐佳，属于"王道"用药，具有药味少、分量轻，或药味多而剂量轻的特点，举凡用药须避免呆滞、死板，如养阴忌纯用黏腻之品、清热忌尽用苦寒之味等。张师常用此法治疗不寐属体质敏感、不耐寒热、小虚小实者。本法难以一方括之，法从证来，方自法出。药物多用桑白皮、炒麦芽、炒谷芽、白蔻仁、砂仁、白茅根、通草、桂枝等。

案例 杨某，女，50岁。

初诊：2020年9月30日，以"睡眠不佳2个月"为主诉。患者近2个月来入睡困难，凌晨3点左右易醒，醒后口干、心慌，后背正中有巴掌大小区域发凉1年余，夹脊时明显，后项部及肩背酸沉，肌肉僵硬，既往夏月洗澡后吹空调，现怕吹空调，纳可，大便不成形，3日一行，小便有泡沫，断经2年，近2个月月经又潮，量可，无血块，右侧偏头痛；舌淡暗、苔薄白，脉沉滞。

中医诊断：不寐（阳虚证）。

处方：桂枝10g，白芍10g，炙麻黄6g，制附子10g（先煎），细辛3g，炙甘草6g，田三七粉3g（冲服），生姜3片，大枣3个切开为引。10剂，每日1剂，水煎服，分2次服。

二诊：2020年10月21日，服上方10剂，效佳，失眠改善，后背发凉明显好转。近日吃枣加核桃上火，口干，纳可，大便2~3日一行，不成形，小便黄；舌淡暗、苔薄白，脉沉滞。处方：桂枝10g，白芍10g，葛根30g，大黄10g（后下），细辛3g，通草6g，炙甘草6g，生姜3片，大枣3个切开为引。10剂，每日1剂，水煎服，分2次服。

三诊：2020年11月9日，服上方10剂，效佳，后背凉偶见，纳眠可，二便调；舌淡红、苔薄白，脉沉滞。再拟上方加制附子10g（先煎），炒白芥子3g。10剂，每日1剂，水煎服，分2次服。

随诊：2021年1月21日，诸症无。

按语：此案患者虽以睡眠不佳为主诉就诊，但其后背发凉也很痛苦，"先病为本，后病为标"，张师治病求本，首诊投以桂枝汤合麻黄附子细辛汤加三七粉，二诊兼调理肠胃，三诊效不更方。三诊重在温阳解表，活血通络，轻清灵动，药少效奇，本解标亦除。

七、燮理法治不寐

"燮理汤方重在调，防生大病免心焦。阴阳平秘复常态，月下逍遥吹洞箫。"燮理法既是一种治疗方法，也是一种指导思想，非一方可概括，治疗时心存此法，自能"圆机活法，左右逢源，曲尽其妙"。如不寐患者，其基本病机在于阴阳失调，治疗时要析其失调具体状态，是偏胜偏衰，还是失平失秘，须紧扣病机进行燮理，方为妥善，此类患者一般病程较长，病情又不太重。比如针对气阴两虚，肝火偏旺之证，张师多用党参、北沙参、麦冬、五味子、炒枣仁、茯神、竹茹、桑叶、丝瓜络、小麦、炙甘草等灵活加减。

案例　李某，女，50 岁。

初诊：2019 年 3 月 11 日，以"失眠、多梦 1 年余"为主诉。患者 1 年余前无明显诱因出现，失眠、多梦，服安眠药方可入睡，五心烦热，焦虑、胆怯，面红，恶心，左侧偏头痛；舌红、苔薄黄，脉虚数。

中医诊断：不寐（阴阳失调证）。

处方：生地黄 10g，竹叶 10g，通草 3g，生白芍 10g，小麦 30g，生百合 30g，苏叶 3g，生龙牡各 30g（先煎），茯神 10g，炒枣仁 15g，茯苓 10g，生甘草 6g。10 剂，每日 1 剂，水煎服，分 2 次服。

二诊：2019 年 4 月 17 日，服上药后睡眠明显改善，胆怯较前转好，但仍入睡困难，夜眠时间 3 小时左右，伴心慌、焦虑，晨起口中有异味，纳可，二便调；舌质红、苔白厚稍黄，脉细左弦。处方：生地黄 10g，生百合 30g，知母 6g，炒枣仁 15g，川芎 3g，生龙牡各 30g（先煎），苏叶 6g，清半夏 10g，浮小麦 30g，茯苓 10g，茯神 10g，竹叶 10g，灯心草 3g，生甘草 6g，麦冬 10g，怀牛膝 10g，夏枯草 10g。10 剂，每日 1 剂，水煎服，分 2 次服。

按语：《灵枢·邪客》曰："今厥气客于五脏六腑，则卫气独卫其外，行于阳，不得入于阴……阴虚，故目不瞑。黄帝曰：善。治之奈何？伯高曰：补其不足，泻其有余，调其虚实，以通其道，而去其邪……阴阳已通，其卧立至。"陈修园的《医学实在易》曰："不寐内经论最详，肝魂招纳枣仁汤。紫苏百合归阴分，龙牡茯神佐使良。"在此基础上张师自拟眠安汤，方中百合、生地黄、炒枣仁养心肺之阴，清心肺虚火，除烦安神；茯神、茯苓安神定惊；灯心草、竹叶清心除烦；甘麦大枣养心肺，润脏燥；生龙牡平亢奋之阳，镇潜安神；半夏乃平跷脉满溢良药，全方共奏滋阴清热，化痰安神之功。

八、固元法治不寐

"元气亏虚须补之，必求其本勿迟疑。若为暴脱垂危证，急挽狂澜以固基"。对于不寐日久，心脾肾俱损，气血阴阳亏虚者，张师常以固元为法。本法多用于久病正气内夺、元气虚损者，张师常用自拟固元汤、六味地黄汤、归脾汤、天王补心丹、八珍汤、安神定志丸、酸枣仁汤、黄连阿胶鸡子黄汤、上下两济丹、知柏四物汤等灵活化裁，药多选菟丝子、补骨脂、党参、枸杞、山萸肉、淫羊藿等补益之物。若元气大虚或暴脱，须另寻固元挽危方药，此不可不慎。

案例　江某，女，75 岁。

初诊：2019年12月3日，以"失眠4月"为主诉。患者4月前无明显诱因出现眠差，入睡可，早醒，心不烦，夜间手足心热，白天汗多，大便溏；舌暗红，边有齿痕，苔薄白。

中医诊断：不寐（阴阳两虚证）。

处方：熟地黄24g，山萸肉12g，生山药12g，泽泻10g，丹皮10g，茯苓10g，浮小麦30g，桑叶6g，煅牡蛎30g，地骨皮12g，鳖甲20g。10剂，日1剂，水煎服。

按语：《灵枢·营卫生会》曰"老者之气血衰，其肌肉枯，气道涩，五藏之气相搏，其营气少而卫气虚，故昼不精，夜不瞑""气并相还则濡目，气不荣则目不合"。重用熟地黄滋阴补肾，填精益髓；山萸肉补养肝肾；山药补益脾阴，"三补"补其不足以治本。配伍泽泻利湿泄浊，防熟地黄滋腻恋邪；牡丹皮清泄相火，制山萸肉之温涩；茯苓淡渗脾湿，助山药之健运，"三泻"渗湿浊，清虚热，平其偏胜以治标；桑叶、煅牡蛎潜阳补阴；鳖甲滋养肝肾之阴，而退虚热；地骨皮清解虚热；浮小麦益气除热，固表止汗。精充气足，则心神得养，神志安宁。

九、结语

不寐病因复杂，治疗困难，西医学的治疗手段相对单一。反复使用安眠药易耐药且有副作用，而中医药则能辨证施治，化裁灵活，或专而治之，或兼而治之，疗效显著。本文通过梳理分析国医大师张磊教授多年运用中医药诊治不寐的医案，并按照张师独具特色的临证八法进行系统归纳，为诊治不寐提供新的辨证思路。

经方在治疗儿童抽动障碍中的应用

河南中医药大学第一附属医院　马丙祥　牛曾

河北中医学院　由笑蕊

抽动障碍（Tic Disorder，TD）是一种儿童时期常见的慢性神经精神障碍性疾病，临床表现为突然、快速、反复、非节律性的运动或发声性抽动。TD 的起病年龄多在 2~12 岁，平均年龄在 5 岁左右，男女性别比例为（3~4）∶1。根据最新流行病学研究表明，我国约有 2.5% 的儿童存在抽动症状。抽动障碍属于神经发育障碍性疾病，目前多数专家认为本病与免疫、遗传、环境、心理等多种因素引起的脑功能失调有关。轻症抽动症状不影响生活及学习，常在注意力集中或身心放松时减轻，但患有严重抽动的儿童可共患一种或多种精神行为问题，例如注意缺陷多动障碍、学习困难、强迫障碍，攻击行为焦虑、抑郁、等情绪障碍，对患儿身心健康、生长发育均产生不良影响。临床实践证明，中医中药治疗抽动障碍效果显著，且未见明显副作用，患儿依从性好，故中医治疗抽动障碍可加大推广力度，本文列举一些运用经方的经验，供大家参考学习。

一、中医对本病的认识

中医古籍中没有"抽动障碍"的记载。《素问·至真要大论》言："诸风掉眩，皆属于肝。"《素问·阴阳应象大论》亦云"风性善行而数变""风胜则动"。宋代钱乙所著《小儿药证直诀》也提出："凡病或新或久，皆引肝风，风动而止于头目，目属肝，风入于目，上下左右如风吹……故目连劄也。"现代医家根据《黄帝内经》中关于"风"的论述，结合抽动症主症，将其归属为"肝风""惊风""慢惊""瘛疭""筋惕肉瞤""发搐""虚风""风痫""阴痫""躁动""蠕动""动掣"等范畴。

陈无择的《三因极一病证方论·三因论》曰："六淫，天之常气，冒之则先自经络流入，内合于脏腑，为外所因；七情，人之常性，动之则先自脏腑郁发，外形于肢体，为内所因；其如饮食饥饱，叫呼伤气，尽神度量，疲极筋力，阴阳违逆，乃至虎野狼毒虫，金疮折，痓忤附着，畏压溺等，有悖常理，为不内外因。"其指出将病因与发病途径、发病部位相结合。依据"三因学说"，抽动症的中医病因，可分为外感病因之季节交替、气候变化之时引起的外感疾病，此为抽动症的诱因。内伤病因，包括家教严格或学业压力的精神刺激、饮食起居的失宜。其他病因，如先天精气失调、产伤、遗传等因素。

《小儿药证直诀》提出"心主惊，肝主风，脾主困，肺主喘，肾主虚"，我们以钱乙的五脏辨证为纲领，认为本病的病位主要在肝，涉及心、肺、脾、肾等。肝主疏泄，体阴而用阳，喜条达而恶抑郁，为风木之脏，主藏血、藏魂，其声为呼，其变动为握，开窍于目。小儿脏腑娇嫩，"脾常不足""肝常有余"，脾胃虚弱则气血生化乏源，不能滋养肝木，肝亢则易生风，故不自主动作，如耸肩、眨眼、摇头、鼓肚子，均与肝风妄动有关。无论何种因素，导致肝的功能失调，均可触动肝风而形成本病。风邪犯肺，宣降失调，不能克制肝木，外风引动内风，出现肺失宣肃证，患儿常见清嗓子、犟鼻子。肝失疏泄，气郁化火，阳热亢盛，出现肝火亢盛证。脾气虚弱，运化功能失司，水谷不能化生精微，反聚成痰，出现脾虚痰聚证。痰郁化热生风，出现痰热动风证。先天禀赋不足，后天失养，肾之精气不足，不能涵养肝木，出现肝肾不足之证。素体真阴不足，或热病伤阴，肾阴亏虚，水不涵木，出现阴虚风动之证。总之，本病病初多为实证，迁延日久不愈易转为虚证，病理演变以风痰鼓动为主，病理因素离不开风、火、痰、瘀、虚，核心病机为脾虚肝亢证。

临证因儿童体质不同，临床症状不同，所累及脏腑不同，故病因病机不同，理、法、方、药各异。目前，中医中药治疗抽动障碍具有明显优势，疗效高，复发率低，无明显不良反应，故本文列举一些经方治疗抽动障碍的验案。

二、经方辨证论治经验

（一）四逆散——脾虚肝亢证

《伤寒论·辨少阴病脉证并治》曰："少阴病，四逆，其人或咳，或悸，或小便不利，或腹中痛，或泄利下重者，四逆散主之。"本方所主之证多由肝郁气滞，阳气内郁不达四肢，气机不畅所致。土虚木亢，肝风妄动，则见眨眼、摇头、甩胳膊、踢腿等肌肉抽动症状；若肝气暴郁上逆，可见清嗓子等喉中异常发声。

四逆散抑木扶土，调畅气机。方中柴胡疏肝调肝，白芍养肝柔肝，枳壳理气宽中、调畅气机，炙甘草补脾益气、调和诸药。本方从肝脾论治，可疏肝平肝、补脾调肝、通调气机，使肝脾调和，气机顺畅则抽动、发声自除，常用于抽动障碍脾虚肝亢证居多。若兼有心脾两虚，常合甘麦大枣汤或归脾汤，以补益心脾；兼有外感风邪、肺失宣肃者，合苍耳子散；肢体抽动症状重者，加平肝息风药如天麻、钩藤、全虫、蜈蚣等；发声抽动明显，有痰浊阻窍者，合用二陈汤或半夏厚朴汤；腹部抽动为主者，合用苓桂术甘汤或奔豚汤。

（二）小柴胡汤——邪郁少阳证

《伤寒论·辨少阳病脉证并治》曰："伤寒五六日中风，往来寒热，胸胁苦满，默默不欲饮食，心烦喜呕，或胸中烦而不呕，或渴，或腹中痛，或胁下痞硬，或心下悸，小便不利，或不渴，身有微热，或咳者，小柴胡汤主之。"小柴胡汤和解少阳，升清降浊，通调经腑。本方常用于治疗抽动障碍见热壅肺窍、邪郁少阳之表者。患儿感受风热之邪，犯咽入肺，肺热壅盛，表邪不解，邪入少阳，少阳主生发，感邪则肝胆郁而化热，"胆热移于脑，则辛頞鼻渊"，故患儿可见头痛，头晕，搐鼻，流涕、眨眼之症。少阳郁热，气机不利，则胸胁胀满，闷闷不舒或烦躁。肝气不升，胃气不降，则纳少、呃逆、干咳或异常发声。气机不达，津液不布，可见喉中痰鸣。小柴胡汤的主证较多，总以枢机不利，阳气内郁于脏腑不得通达所致之少阳证为辨证投方之要。

方中柴胡畅达气机，透泄少阳之邪；黄芩清泄少阳之热，二者和解少阳郁热；半夏、生姜降逆和胃；人参、大枣扶助正气，使邪不内传；炙甘草可助人参、大枣扶正，又可调和诸药。使邪气得解，枢机得利，气机升降有序，则病证自除。本方寒温并用、升降协调、攻补兼施、疏利三焦、调达上下、宣通内外、和畅气机。故凡肝失调达、肝胆郁热、肝胃失和、肝脾失调、肺热肝亢之证，皆可以用本方加减治疗。

（三）半夏厚朴汤——痰气郁结证

《金匮要略·妇人杂病脉证并治》曰："妇人咽中如有炙脔，半夏厚朴汤主之。"本方行气散结，降气化痰，主治梅核气。因肝失疏泄，脾胃升降失常，气机不畅，聚湿生痰，痰湿凝结于咽喉，可出现咽喉部异物感，与抽动障碍患儿咽部不适感较为相似，患儿常自觉咽部异物感，故而清嗓子、喉发异声。

抽动患儿情绪紧张时抽动症状也常加重，因五志过极化火，引动肝风，木火刑金，肺胃失于宣降，津液输布障碍，留于气道，聚而为痰，痰气搏结于咽喉，则咽喉部有异物感，或咳吐痰涎，或咽痒，或因气机不畅而胸胁满闷，喉发异声"喔、吼、嗜"，而发为发声性抽动等症。

本方下气开郁，消痰利咽，用半夏燥湿化痰、降逆止呕、消痞散结，厚朴下气除满，苏叶芳香宣郁，宣通胸中郁结之气，助厚朴顺气宽胸，茯苓渗湿健脾，生姜降逆。全方苦辛合用，使郁气得疏，痰涎得化，气畅痰消则发声自除，故凡由于气滞痰阻引起的发声性抽动均可运用本方加减治疗。

（四）柴胡加龙骨牡蛎汤——肝经热盛证

《伤寒论·辨太阳病脉证并治》曰："伤寒八九日，下之，胸满烦惊，小便不利，谵语，一身尽重，不可转侧者，柴胡加龙骨牡蛎汤主之。"本方通阳泄热，和解少阳，重镇安神。本方的辨证关键为"胸满烦惊"，常用于治疗心理、精神或神经系统疾病。小儿脏腑柔弱，形气未充，若后天调护失宜，教养失当，偶遇打骂惊吓，或学习压力增加均易致情志失调，气机不和，脏腑阴阳失衡，而发为抽动。抽动患儿常伴有脾气急躁、小动作多、注意力不集中、胸中烦闷不适等症，与柴胡加龙骨牡蛎汤证中"胸满烦惊"症状相对应。因邪热上扰心神可见烦躁、注意力不集中、多动等症；疾病后期热盛伤津耗气，筋脉肌肉无所养，则见筋惕肉瞤，发为抽动。

柴胡加龙骨牡蛎汤调和阴阳，宣达上下。方用柴胡、黄芩疏解少阳；龙骨、代赭石、牡蛎重镇安神，收敛浮越之气；大黄清阳明之热；半夏、生姜和胃降逆；茯苓宁心安神，合桂枝助气化，行津液，畅三焦；大枣、人参益气养血，扶正祛邪。全方诸药合用使少阳枢机得利，心神得安，脏腑筋脉不受侵扰，则抽动自止。故凡见肝失条达，肝胆郁热，肝胃失和，肝脾失调引起的抽动皆可用本方加减治疗。

（五）甘麦大枣汤——心脾两虚证

《金匮要略·妇人杂病脉证并治》曰："妇人脏燥，喜悲伤欲哭，象如神灵所作，数欠伸，甘麦大枣汤主之。"本方补益心脾，养心安神。方中浮小麦养心阴，除烦安神，为君药；甘草补心气，和中缓急，为臣药。大枣补中益气，润燥缓急，为佐使药。全方平和之极，养心调肝，心气得养，肝气条畅，神有所养，魂有所归。抽动患儿证属心脾两虚者，常伴有注意力不集中、神思涣散、精神恍惚、睡眠不安等症状，可用甘麦大枣汤加减治疗。

（六）苓桂术甘汤——痰饮气逆证

《金匮要略·痰饮咳嗽病脉证并治》曰："心下有痰饮，胸胁支满，目眩，苓桂术甘汤主之。"苓桂术甘汤温化痰饮，健脾利湿。方中重用茯苓，甘淡渗湿，既能消除已聚之痰饮，又善平阴邪之上逆；白术助茯苓健脾祛湿；桂枝温阳化气，又可平冲降逆；炙甘草既可助温补中阳之力，又可调和诸药。全方配伍精当，温阳下气，治痰饮气逆之抽动症效果显著。临床上可见腹肌抽动或喉中异常发声的患儿，常自觉胸闷。心下有气上冲胸咽，故可见有力的腹部抽动及喉中的异常发声。阴邪内生，气机阻滞，可感胸满不舒，且有遇寒加重的现象，以上症状，辨证符合均可用本方加减。

（七）旋覆代赭汤——胃虚气逆证

《伤寒论·辨太阳病脉证并治》曰："伤寒发汗，若吐若下，解后心下痞硬，噫气不除者，旋覆代赭汤主之。"旋覆代赭汤是用于治疗伤寒外邪虽经汗、吐、下而解，但中气已伤，痰涎内生，而见胃脘胀满、嗳气、呃逆、纳差等症。其病机关键在于胃失和降，痰气上逆，然抽动患儿因胃气不降，痰涎内生，痰气胶结冲逆，可见清嗓、喉中痰声或自觉喉中有痰、呃逆、怪叫发声等抽动症状。

旋覆代赭汤健脾和胃，散结消痞。方中旋覆花下气消痰；代赭石善镇冲逆，但味苦气寒，用量应稍小；生姜既可和胃降逆，又可宣散水气，同时制约代赭石的寒凉之性；半夏亦可祛痰散结，降逆和胃；人参、炙甘草、大枣扶正益脾。诸药配合可使痰涎得消，逆气得平。故凡抽动见喉中发声、嗳气频频、呃逆，甚或呕吐之气逆证者皆可运用本方加减治疗。

（八）麻黄细辛附子汤——阳虚外感证

《伤寒论·辨少阴病脉证并治》曰："少阴病，始得之，反发热，脉沉者，麻黄细辛附子汤主之。"麻黄细辛附子汤能助阳解表，总以素体阳虚，兼肺系感寒之表证为辨证要点。阳气虚弱是慢性肺系病症的重要内因，外感风寒是反复发作的常见诱因，痰瘀伏肺是主要病理产物，治疗上从"温阳"出发，"治肺不远温"，只要辨证属于阳虚兼表证，均可考虑选用麻黄细辛附子汤治疗。小儿为稚阴稚阳之体，脏腑娇嫩，肺气不足，卫外不固，日久可伤及阳气，中阳不足，加之风寒外侵，鼻窍失司而发病，抽动症状常遇寒加重，或季节交换之时反复，临床可见䶌鼻子、搐鼻、流清涕、鼻塞、鼻痒、喷嚏之风寒犯肺表证，查其脉象反沉，四肢发凉，神疲乏力。

本方散寒解表，温经助阳。方中麻黄、细辛发散风寒，宣通肺窍；附子温肾助阳，卫表固里，外祛寒邪，则搐鼻、流涕等症自止。故凡此外，对于反反复复地清嗓子、喉中发声的发声性抽动，临证无明显咽喉肿痛，自觉喉中有痒感，"啃啃"发声后自觉咽部舒适。发病前有明确的外感风寒病史，素体阳虚，平素怕冷，面色白，四肢易冰凉；或困倦疲惫，精神欠佳；舌质淡胖，苔薄白，脉沉或细，也可考虑使用麻黄细辛附子汤。

（九）桔梗汤——热犯少阴证

《伤寒论·辨少阴病脉证并治》曰："少阴病，二三日咽痛者，可与甘草汤；不差者，与桔梗汤。"本方主治风邪热毒客于少阴，上攻咽喉，咽痛喉痹。临证抽动患儿发声、干咳、清嗓也常伴有咽痛、咽干、咽部有痰，查体多见咽红、喉核增大之症。桔梗汤清热利咽，解毒散结，是治疗咽喉痛的基本方，治疗肺系疾病的诸方大多由此方加味而成。其中，桔梗色白可得肺金之质，味辛可得肺金之用，味苦可泻肺金之实，故可宣肺气，有"开提肺气之圣药"之名，并降少阴相火而开结滞，使少阴邪热可去，肺气可宣，咽痛可愈，主治肺热之气促嗽逆。甘草清热解毒，祛痰止咳，亦可缓急止痛，调和诸药。陶弘景著《本草经集注》指出甘草温中下气，烦闷短气，伤脏咳嗽，止渴，通经脉，利血气，解百药毒，为九土之精，安和七十二种石，一千二百种草，故可治咽喉不利、咯吐不爽、咽干之症。凡抽动患儿因风热毒邪上攻咽喉，见咽痛、咽部充血明显者均可运用本方治疗。

三、小结

在治疗本病时运用经方化裁加减而治，但不拘泥于经方主症，灵活选用经方，将"辨证选方"与"对症用药"相结合。经方治疗抽动障碍既要准确辨证，也要参考主要的抽动症状，所谓"既辨证又对症"，选方精确，临床疗效自然显著。除药物治疗外，心理治疗及家庭治疗也是非常值得关注的，在用药过程中应嘱咐患儿养成健康的生活作息，少吃或不吃容易引起兴奋的食物，如咖啡、浓茶等，适度接触电子产品。同时，应嘱咐患儿家长，对待患儿要宽容和善，尽量避免打骂患儿，家庭生活环境与患儿的抽动情况有着密切的关系，健康的家庭环境对患儿的疾病恢复是会产生积极的影响。

猪苓汤治疗阴虚水停型鼓胀的经验举隅

河南中医药大学第一附属医院　马素平

猪苓汤出自汉代张仲景的《伤寒论》，是为阴虚水热互结于下焦所致诸症所立，其功效为滋阴清热，利水渗湿。笔者系河南中医药大学第一附属医院肝病诊疗中心主任中医师，为第五批全国老中医药专家学术经验继承人，熟读经典，从事中医药诊治肝胆疾病临床、教学及科研工作三十年，在中医药治疗肝硬化腹水方面积累了比较丰富的经验。现将其运用猪苓汤治疗阴虚水停型鼓胀的临床经验总结如下，以飨同道。

一、猪苓汤之本源

猪苓汤出自汉代张机的《伤寒论》，是为阴虚水热互结于下焦所致诸症所立。如《伤寒论·辨阳明病脉证并治》曰："若脉浮发热，渴欲饮水，小便不利者，猪苓汤主之。"阳明热盛，误下伤及阴津，邪热未尽，余热羁留，水气不利而致水热互结。阳明病热盛于外，鼓动脉道，则脉浮发热；邪热燔灼津液，则渴欲饮水；水饮内停，则小便不利。如《伤寒论·辨少阴病脉证并治》曰："少阴病，下利六七日，咳而呕渴，心烦不得眠者，猪苓汤主之。"少阴病热化证，以真阴亏损为本，加之邪从热化伤阴，阴损及阳，阳无以化，气化不利，水津失布，以致水热互结于下焦。水饮之邪，其性变动不居，随气升降，无处不至。"大肠主津"，若水气偏渗大肠，则下利；上冲犯胃，胃失和降，则呕；水气射肺，肺气失宣，则发为咳；阴津亏虚，失于濡润或气化不利，水停于下，难以上承于口，则口渴；心烦不得眠为肾水亏虚，不能上济于心，心火炽盛，难以下交于肾，为心肾失交所致。观其脉证，仲景治以滋阴清热，利水渗湿，予猪苓汤。该方原文药物组成为：猪苓（去皮）、茯苓、泽泻、阿胶、滑石（碎）各一两。现临床常用作治疗肾病综合征、肾小球肾炎、泌尿系感染、前列腺增生等伴有小便不利兼有阴虚内热的疾病。

二、鼓胀之病机证治

鼓胀是以腹大胀满、绷急如鼓、皮色苍黄、脉络显露为主要特点的临床常见肝病，与西医学中"肝硬化腹水"的范畴相类似，也可见于结核性腹膜炎、心衰及腹腔肿瘤等疾病。徐国仟教授认为，湿热蕴结，日久耗伤阴液，阴损及阳，水津失布，水停腹中；或肝脾亏虚，久病及肾，阳虚无以化阴，则见肝肾阴虚。国医大师杨震教授指出，阴虚水停型鼓胀的病因病机极其复杂。肝病日久，肝脾肾三脏受损，耗伤真阴，相火妄动，壮火内生，煎熬津液，阴虚血瘀，血不利则为水，以致气、血、水壅结腹中而致虚实错杂这一棘手之证。本病当治以猪苓汤合甲苓饮加减以养阴利水，清热散结。赵文霞教授认为，中晚期鼓胀的重要病机是肝肾阴虚，湿热内盛，热盛伤阴或素体阴虚，感邪化热伤阴或过用苦寒清热、辛燥理气之药，耗伤阴津，肝肾失于濡养，水津停聚发为鼓胀。治当以滋肾养阴利水，兼顾理气、清热之法。笔者认为，阴虚水停型鼓胀的病因病机包括以下几点：酒食偏嗜、情志郁而化火、虫毒侵袭、黄疸积聚等病后续发，致肝郁气滞，乘克脾土，肝脾俱病，肝气郁滞，血气凝聚，隧道壅塞，肝脾血瘀；脾失健运，清阳不升，水谷精微不能输布以奉养他脏，浊阴不降，水湿不能转输以排泄体外，病延日久，肝脾日虚，肾脏失养，肝肾阴虚，或素体阴虚，致津液不能输布，水液停聚中焦，血瘀不行，发为鼓胀；或鼓胀过用逐水之剂，损伤阴津，致肝肾阴虚水停之证。如喻嘉言在《医门法律·胀病论》中曰："胀病亦不外水裹、气结、血瘀。"鼓胀病位虽在肝脾，但晚期关键在于肾脏。一言以蔽之，阴虚水停型鼓胀的病因病机关键为肝肾阴虚、津液失布、水湿内停。

三、猪苓汤治疗阴虚水停型鼓胀

（一）紧扣病机，辨证论治

猪苓汤和阴虚水停型鼓胀的主要病机相契合，正所谓"阳虚易治，阴虚难疗"。阴虚水停型鼓胀的治疗，若一味滋阴则有助湿之嫌，单纯利水则更损伤真阴，治疗上自相矛盾。笔者认为，阴虚水停型鼓胀，当滋阴清热与利水渗湿并行，并根据其证候侧重，权衡各药比重，随证治之，做到利水而不伤阴，滋阴而不助湿。

临床运用猪苓汤治疗鼓胀的主要症状包括：腹大胀满如鼓，或见青筋暴露，面色晦暗，口渴，潮热，心烦不得眠，齿衄鼻衄，小便短少，舌红绛少津，脉弦细数。笔者临床常用猪苓汤，用猪苓、茯苓、泽泻、滑石各 9~15g，水煎去渣，阿胶 9~15g（烊化），温服，日一剂，早晚两次温服，药物剂量可根据病情增减。猪苓汤以甘淡渗泄之品猪苓为君，利水渗湿，令水气从小便去；茯苓、泽泻通利小便，兼泄下焦邪热，是为臣药；滑石为佐，甘、淡之性助茯苓利水湿，寒性助泽泻清内热；

阿胶为血肉有情之品，既能滋养内亏之阴液，又可防诸药渗利伤阴。诸药合用，利水不伤阴，滋阴不恋湿，使水气去，内热清，阴液复而诸症皆消。

（二）随证治之，灵活化裁

笔者在临床应用猪苓汤治疗阴虚水停型鼓胀时，始终紧扣该病的病因病机特点，谨遵方证一体、方随证转、辨证论治的遣方原则，并根据患者病情、年龄、体质、兼证等具体情况，辨证施治。正如《伤寒论·辨太阳病脉证并治》所言"观其脉证，知犯何逆，随证治之"。鉴于鼓胀是在肝积基础上发展而来，所以在运用猪苓汤的同时，常加用鳖甲、牡蛎、炮山甲等活血化瘀、软坚散结之品。如有腹壁青筋显露、唇舌紫暗、小便短少，可加丹参、水红花子、赤芍、益母草等化瘀利水；若腹胀甚，加厚朴、枳壳、大腹皮以行气宽中消胀；若口干渴明显，可酌加石斛、玄参、麦冬、芦根等滋阴生津；兼有潮热、烦躁，酌加地骨皮、白薇、鳖甲、知母以清虚热；齿鼻衄血，加鲜茅根、藕节、仙鹤草之类以凉血止血；阴虚阳亢，症见腰膝酸软、耳鸣、颧红，宜加醋鳖甲、醋龟甲、牡蛎等滋阴潜阳；湿热留恋，小便短赤涩少，酌加茵陈、栀子、淡竹叶、玉米须等清热利湿；养血柔肝，宜白芍、当归、龙眼肉；心肾不交，心烦不得眠者，加茯神、合欢皮、酸枣仁；湿阻中焦者，加炒白术、麸炒山药、扁豆、薏苡仁、芡实等；食欲欠佳者，加砂仁、陈皮、木香等开胃醒脾。临证时，应当精准领悟猪苓汤之核心病机，在滋阴清热、利水渗湿的基础上，又不可拘泥于仲景书中之证候，或施以益气健脾、疏肝理气、活血化瘀、软坚散结等，随证治之，方能获效。

四、验案一则

鼓胀

案例　杨某某，女，42岁，因"间断腹大胀满1年余，加重3日"于2022年2月25日入院。既往有乙肝肝硬化病史，腹水1年多来未曾消失，常年服用利尿剂。此次入院，右胁不适，口干，心烦，小便短少。查体：面色晦暗，腹部膨隆，青筋显露，脐疝（大小约5厘米×5厘米），脾于左胁下约2厘米可触及，质韧边钝，无触痛，移动性浊音阳性；舌质红绛，苔薄少，舌下脉络迂曲，脉细数。彩超示：肝硬化，门静脉高压，脾大，腹水（下腹水深73毫米）。

中医诊断：鼓胀（阴虚水停）。

西医诊断：乙型肝炎肝硬化（失代偿期，腹水，脾功能亢进）。

西医予以对症治疗，中医以滋阴清热、利水渗湿、软坚散结为法，方以猪苓汤加减。

处方：猪苓汤加减。猪苓 30g，泽泻 15g，茯苓 15g，滑石 15g，阿胶 15g（烊化），醋鳖甲 10g（先煎），龟甲 10g（先煎），太子参 15g，大腹皮 30g，白茅根 30g，椒目 10g，水红花子 30g，泽兰 15g，白及 10g，鸡内金 15g，甘草 6g，3 剂，水煎服，每日 1 剂，分两次服。在此方基础上加减治疗 2 周，腹胀缓解，彩超示下腹水深 28 毫米，好转出院。

按语：该患者摄生不当，外感湿热疫毒之邪，内蕴于肝，肝气郁结，肝络瘀阻，形成肝积；肝郁乘脾，脾失健运，水湿不化，以致气滞、血瘀交阻，水停腹中，形成鼓胀；肝脾日虚，肾脏失养，肝肾阴虚，久用利尿剂，更创津液，终成阴虚水停之证。治疗以滋阴清热、利水渗湿为法，兼以软坚散结，在猪苓汤基础上，加鳖甲、龟甲、水红花子、泽兰等软坚散结利水之品。同时，加大腹皮 30g，白茅根 30g，椒目 10g，行气、凉血、利尿，增治水之效。

运用《伤寒论》六经辨证治疗胃食管反流病的临床举隅

河南中医药大学第一附属医院　李合国

河南中医药大学　杨天闯

　　《伤寒论》中的六经辨证是后世各种辨证方法的基础。胃食管反流病是胃、十二指肠内容物上逆侵犯食管的顽固、多发性疾病。西医治疗本病以病为本，症为标，对因治疗为主，对症治疗为辅；中医治疗本病以证为本，病为标，辨证治疗为主，专病验方为辅。中西合璧，当以西医诊断与中医辨证相结合为主，文章以六经思维分析胃食管反流病，认为气机升降异常关乎太阴脾的升清、阳明胃的降浊、厥阴肝的疏泄、少阳胆的通利、太阴肺的肃降、少阴肾的摄纳，病理因素涉及饮食、气滞、痰饮、瘀毒，治以畅调气机、平调寒热、补虚泻实之法，为西医学理论下胃食管反流病的中医辨证治疗提供了一种新思路，以期实现传统的六经辨证与现代临床诊断接轨。

　　六经辨证有着丰富的内涵，仲景以"伤寒"为切入点，在六经体系内论述了发病后人体的各种症状变化，示人以辨证、随证论治之道，内伤、外感、杂病，如病毒性肝炎相关疾病、新型冠状病毒肺炎、发热与腹痛等杂病皆可以六经辨证，从六经论治。胃食管反流病是以反酸、烧心为主的器质性或功能性疾病，有时以上腹部胀痛、非心源性胸痛等不典型症状出现。诊断上可细分为反流性食管炎、非糜烂性反流病、巴雷特食管，可与慢性胃炎、上消化道溃疡、食管裂孔疝等疾病合并出现，以药物治疗为主，内镜治疗、外科手术治疗为辅。其中，西药抑酸、促进胃肠动力治疗的效果不稳定，部分患者甚至无效，目前尚无成熟的内镜及手术治疗规范；六经辨证的整体性、针对性强，发挥了中医药的个体化治疗优势。六经辨证包含了脏腑、经络、六气、气血、津液等人体结构与功能，融病因、病机、证候、治法、方药于一体，综合了不同专科、不同辨证方法所关注疾病症状、体征间的鸿沟。笔者以六经思维分析胃食管反流病，治疗上因势利导，顺势而为，有常有变，形成了初步的诊疗方案，具体阐释如下。

一、中医思维下的胃食管反流病

胃食管反流病是以病位和病因命名的疾病，临床表现异质性较高，中医无可体现该病特异性的对应病名，但可参考吞酸、痞满、嘈杂、胃痛、呕吐、呃逆、胸痹、噎膈等疾病的辨证论治。至于其气道症状与并发症，如反流性咳嗽、反流性哮喘、反流性牙侵蚀、反流性鼻炎、反流性中耳炎、扁桃体肥大、声门下狭窄、支气管扩展、吸入性肺炎，西医缺乏有效的诊断方法，常以质子泵抑制剂治疗性诊断，中医可视为胃食管反流病的并病，随证加减治疗。从西医辨病的角度来看，胃食管反流病的直接病因是胆汁、胰酶、胃酸、胃蛋白酶等侵犯食管黏膜，根本病因是抗反流的形态结构和（或）功能异常，如贲门松弛、食管裂孔疝等。从中医辨证的角度分析，胆汁、胰酶、胃酸、胃蛋白酶本为人体正气的一部分，非其位而居之则转变为痰饮、湿热等邪气。从反流的角度看，其病机与嗳气、恶心、呕吐类似，病因为腑气不通，气机郁逆，寒热、虚实均有之。从幽门括约肌、食管下括约肌功能异常角度思考，脾主肌肉，直接病因为脾气虚不足以起到固摄作用。从巴雷特食管病理改变的角度考虑，病机为久病入络，气虚血瘀不足以荣养腠理。从胃食管反流病的典型症状看，反酸为胃酸相对增多，和（或）逆行。烧心是一种慢性炎症，与自主神经敏感度相关。在中医气化视角下看酸敛属木，酸性收敛；烧心属火热，火性炎上。酸可敛浮火，生克相依，暗藏机体内在动态调节机制，故有部分胃食管患者对吞酸不敏感。综上所述，胃食管反流病涉及了脏腑、气血、六气、八纲等内容，不出六经的内涵范围。

二、六经辨证与胃食管反流病的辨治要点

六经辨证以胃气为核心，如太阳经表营卫之气出自中焦，阳明病的病位直接在胃肠道，太阴病的内在病因为脾胃气虚，少阴病在胃气虚的基础上全身气血生成不足，少阳病与厥阴病分别有中焦交通不利而产生的虚实之热。六经辨证明确了胃食管反流病治疗的大方向，降低了治疗的复杂度与难度。其分类是以病机为依据，与发病类型和体质相关，临证时少阳病、厥阴病较常见。少阳基于生理上处于表里之间的特点，常和太阳、阳明、太阴、厥阴兼夹出现。厥阴病寒、热、虚、实均有，多表现为下寒与上热不相交通，体表与体内流通不畅。实际上，人体的状态并非泾渭分明，加上各种基础疾病，整体状况较为复杂，常有三阴三阳间合病、并病，需要四诊合参，整体辨证。临证中，常见只关注厥阴病局部的上热症状，而忽视了整

体的上热下寒状态，则易误以阳明病、少阳病法治之。胃食管反流病虽然采用六经辨证之法，却不必拘泥于《伤寒论》中的方药与治法，经方、时方、验方皆可在六经体系下用之，如香砂六君子汤在太阴病常用，加味左金丸在少阳经较为常见。

（一）太阳病与胃食管反流病

太阳病的特点是处于疾病的开始阶段，正盛邪微而症状相对较轻。胃食管反流病太阳阶段常有外感风、寒、暑、湿等外邪为诱因，发病较急，以突发上腹部不适，或胀或痛，或纳呆、恶心，伴有反酸、烧心、恶寒发热等症状。部分患者虽无明确的外感诱因和症状，但有夜间刺激性干咳、鼻炎等手太阴肺经症状，平素可有嗳气、反酸等胃气上逆的症状。病因为脾胃气虚，无力卫外，外邪侵入；病机整体上与《伤寒论》第 15 条"气上冲"类似，治宜健脾益气，调和营卫，方剂常选桂枝汤调和中焦阴阳以除邪降逆。对于胃酸相关的症状，可根据经验加入乌贝散、牡蛎。其中桂枝、白芍燮理阴阳，生姜、大枣、炙甘草顾护中气。胃中精气，上输于肺，肺胃气机升降相通。邪气入胃腑，脾胃代谢减慢，可酌情加入茯苓、白术调理胃腑气机，兼有肺气上逆的刺激性干咳时辅以厚朴、杏子。胃食管反流病的咳嗽属于母病及子的胃邪咳嗽，治疗上以调降肺胃气机为要点。

（二）阳明病与胃食管反流病

阳明病正邪斗争激烈，多有肠胃实热的表现，可兼夹燥、湿之邪，临证可见痞满、嘈杂、反酸、烧心、口干、口苦、口臭、舌偏红、苔黄腻或黄燥、脉弦数等症状。《素问·至真要大论》的病机十九条言"诸呕吐酸，皆属于热"，与自然界物质酸腐，湿热蕴生同理。其病机为胃腑不通，气郁化火，胃火耗伤津液，津液被伤化为痰湿，湿热蕴伤中气，类似于《伤寒论》中第 224 条的"胃中燥"，燥热伤阴则或多或少会有津液代谢障碍，或如《伤寒论》第 203 条的排便障碍，或如 138 条的小结胸，治宜清火通腑，养护胃阴。治疗方面，常选用大黄黄连黄芩汤清泻胃热，燥湿通腑。对于胃酸相关症状明显者，可根据经验加入乌贝散、牡蛎。其中，大黄有行瘀通腑、推陈致新的作用，为阳明病的专药，黄芩、黄连清湿热。燥盛时，可加入芦根、石斛，润燥而不助湿；燥火日久入血分，酌加活血凉血之品，如丹参、丹皮；兼有口臭时，可加入藿香、佩兰；兼有便秘时，可取用麻子仁丸中的麻仁、杏仁通便，必要时可合增液汤增水行舟。

（三）少阳病与胃食管反流病

少阳病的特点是中焦脾胃气虚，上焦有微热游动。胃食管反流病的少阳阶段患者普遍有食欲不振与负面情绪问题，症状反应部位在胸腔、膈、腹腔半表半里中，机体欲借助脏腑的协同作用驱逐邪气，五脏六腑功能不同，因此症状表现为全身动态失衡。不同患者在不同时段有不同的症状，甚至寒热虚实截然相反，时轻时重，如肋部、胃脘胀痛，喜太息、嗳气，呕吐、呃逆，口干苦，反酸、烧心，大便黏腻，胸骨后烧灼感，咽喉不适感。本病的病理因素有水、血、热、毒等不同，如《伤寒论》第96条的"或然症"，多不固定，其病因为正邪斗争处于拉锯状态，症状间断性发作，与正气虚实相关。基本病机为中气不畅，肝失疏泄，土壅木郁，临床多见肝气犯胃，肝胃郁热证，治宜疏肝和胃，清热利湿，方以小柴胡汤类方为主。对于胃酸相关症状明显者，可根据经验加入乌贝散、牡蛎。小柴胡汤中的半夏、黄芩、人参三类药，有解热、利尿、镇咳、止呕、健胃等功效，临症时可从小柴胡汤方后法度酌情变化。六腑以通为用，笔者常辅以通利胆腑的药，如茵陈、赤芍等，以期胆胃同降。

（四）太阴病与胃食管反流病

太阴病虽本湿而有燥象，生理状态下脾阳推动津液在三焦水道内流通，湿邪妨碍津液输布则为燥而不渴，如《伤寒论·辨太阴病脉证并治第十》第277条言"自利不渴"。脾虚如第270条所言入阴"不能食"，食则生成痰、饮、水湿。如《伤寒论》第356条的"水渍入胃"、第221条的"胃中空虚"、第191条的"水谷不别"。常见的症状有胃痛隐隐，喜温喜按，泛酸，口多清涎，便溏，肢体困重，舌体胖大、边有齿痕，脉细弱，病位在脾与六腑，病机为脾虚湿盛，浊阴上逆，治疗上宜温脾化湿，和胃消积。寒象较明显时，以附子理中汤为主方，虚象明显时以小建中汤为主方。有胃酸相关症状时，可根据经验加入乌贝散、牡蛎；患者兼餐后胀满，加枳壳、厚朴；反流严重时，可加柿蒂30g以降气机；夹有肠鸣、矢气时，辅以痛泻要方调理肠道功能。当脾湿与气虚恶性循环发展为脾阳虚有中寒之象时，辅以通阳利湿法，小范围内的中寒可予苓桂剂，大范围宜施真武剂。

（五）少阴病与胃食管反流病

少阴病多气血虚衰，寒热之象均有，但寒象多波及周身，热象多在局部。其本质为肾气不足以濡养，虚火上浮，寒则气血滞涩，热则气血妄行。寒热熏蒸，日久则病邪入络，一身气血俱衰。《伤寒论·辨阳明病脉证并治》第246条所言的"浮芤相搏，胃气生热"，第282条"欲吐不吐，心烦，但欲寐"，《素问·水热穴论》言"肾者，胃之关也"，肾气潜镇摄纳胃气，少阴肾气不足则胃气易上逆，均与胃食管反流病少阴阶段病机相吻合。临床上可见形寒，畏冷，腰膝酸软，咽痛，齿衄，失眠，手足心汗出，或有肢体麻木，胸骨后疼痛，舌淡暗，或有瘀点，脉沉细，或细涩。治宜补肾清火，益气活血，方选金匮肾气丸加减，上热多梦可加龙骨、牡蛎收敛上焦浮阳，咽痛可加桔梗、百合、盐知母，齿衄加茅根、茜草，手足心汗出可加乌梅、五味子，亦可采用"辛以润之""引火归原"之法，加入肉桂、吴茱萸引火、血下行。久病气虚血瘀者，选用桂枝茯苓丸加减；血瘀相对较重时，可加入土鳖虫、水蛭取抵挡汤之意；气虚较明显时，加入黄芪、红参促进循环，预防伤正；兼失眠者，加入夜交藤、酸枣仁安神；兼有痰湿时，可辅以当归芍药散；若是内镜下有糜烂出血点，可加入白及、藕粉，以治疗局部糜烂及创伤，常作为专病验药使用，还应避免使用破血药物。

（六）厥阴病与胃食管反流病

厥阴病常见中、下焦虚弱，上焦有热，寒热虚实错杂。《伤寒论》第 326 条有"消渴，气上撞心，心中疼热"，病机十九条言"诸逆冲上，皆属于火"，若阳明为实火，少阴则属于虚火，厥阴之火属于虚实夹杂。胃食管反流病厥阴阶段的辨证特点是寒热同时持续出现，有别于少阳病的偶发，寒热、虚实错时出现，具体表现为一部分症状提示寒象，另一部分症状提示热象，水润下、火炎上，故常见的是上热下寒，如腹盆腔温度不高，大便不成形，牙龈肿痛，口疮，夜间多梦，治疗过程有寒之更寒，热之更热的现象，治宜寒热并用，兴阳祛阴。当寒热为主要矛盾时，小范围内的胃热肠寒治疗选用小陷胸汤、生姜泻心汤、半夏泻心汤、甘草泻心汤打通中焦，调和寒热；大范围的胸腔热、腹腔寒现象，可选用黄连汤、干姜黄芩黄连人参汤随症加减；整体寒热虚实之象明显时，选用辛苦寒温并用、气血同调的乌梅丸加减，任应秋言乌梅丸的病机为"阳衰于下，气逆于中，火盛于上"，与厥阴病提纲中胃食管反流病的病机相吻合。有胃酸相关的症状，可根据经验加入乌贝散、牡蛎；临症牙龈肿痛时，可加细辛、白芷；口疮可加黄芪、白及、烫刺猬皮。

三、讨论

胃食管反流病的病机虽然由博返约归为六大类，但每一病机下均有不同的外证，排列组合后更是错综复杂。对于其兼症如腹胀、嗳气、恶心、胸痛、便溏、便硬等，不能简单地运用止痛、制酸、消胀、除嗳、降逆、止泻、通便等治法，应明辨六经病机，结合药物的药征、药性，联系前人治疗经验，权衡辨证结果施方给药。如胃脘痛病性有寒、热之分，病位有气、血的偏重。笔者在抓住主证的前提下气痛以百合乌药汤疏之，血痛用丹参饮行之，寒痛用良附丸温之，热痛用金铃子散清之，整体上气、血、寒、热偏重不明显时可用失笑散。

临证时，医者于胃食管反流病症状的寒热、虚实认知可能有部分分歧，但于舌脉体征认识相对客观。舌主候寒热，舌诊主要看舌形胖瘦、舌面润燥、舌苔厚薄以指导治疗，如舌质淡宜用温法；舌质暗当用通法，即行气或活血；舌红当凉；苔黄当消；苔腻当化；苔少当养。脉主度虚实，脉诊当观宽度、浮沉、迟数、力度。宽度分大小描述气血足与否；频次的快慢判断阴精足否；脉搏数若非实热，便为虚热；浮沉候病位之表里；力度候阳气足否。辨证时，尽量不割裂四诊间的联系，必要时在脉证间做出取舍。

四、小结

笔者所述六经辨证结合了胃食管反流病的疾病特点，并非《伤寒论》六经全貌，其中太阳病的五苓散类方健脾利湿，阳明病的承气类方、抵挡汤类方通腑化瘀，少阴病的桔梗汤类方利咽，少阳病的栀子豉汤类方宣郁热的用药思路在胃食管反流病常辨证使用。临床诊断为胃食管反流病，治疗却不拘泥于局部胃、食管的病变，而于中医识病辨证中，结合患者的整体气机动态变化，同病异治。本文阐释的六经辨证思想，亦不只适用于胃食管反流病，慢性胃炎等消化系统疾病同样适用，即异病同治思想。传统思维下的中医学与西医学对胃食管反流病的病因认识虽不同，但治疗的思路有可汇通之处。如西医学认为其原因为胃肠动力不足，治以抑酸药，如枸橼酸莫沙必利分散片、雷贝拉唑胶囊；中医学有保和丸等消食药，乌贝散等经验制酸药，健脾丸等促进胃肠动力药。中西医理念相通之处可以结合，差异之处即为思考的方向，但应以临床疗效为中心，不必拘泥于门户之见，附六经辨治胃食管反流病验案一例，供同道参考。

五、典型医案

秦某，女，38 岁，2022 年 5 月 13 日初诊。

主诉：间断性烧心 3 月余，加重 3 天

现病史：患者 3 月余前因食用甘薯诱发烧心，偶嗳气，稍恶心，后自行去药店购买奥美拉唑肠溶胶囊，服用后症状缓解，之后症状反复发作，未予重视，未予系统治疗，3 天前症状加重，至我院查胃镜示：1. 糜烂性胃炎，2. 胆汁反流，3. 食管炎。刻下症见间断性烧心，晨起口苦，厌食油腻，咽部异物感，自觉口中灼热，无口干口臭，纳减；舌淡红、苔薄黄，脉弦细。胃镜示：1. 糜烂性胃炎，2. 胆汁反流，3. 食管炎。彩超示：右肾囊肿伴钙化。

西医诊断：1. 胆汁反流性胃炎，2. 胃食管反流病。

中医诊断：少阳病（胆气犯胃，肝胃郁热）。

治法：疏肝利胆，健脾和胃。

处方：小柴胡汤合半夏厚朴汤、乌贝散。北柴胡12g，赤芍30g，黄连3g，黄芩12g，干姜10g，太子参30g，甘草10g，法半夏18g，姜厚朴20g，茯苓15g，紫苏梗10g，柿蒂30g，海螵蛸30g，浙贝母15g，神曲30g，麦芽30g，鸡内金30g。7剂。

西药：复方阿嗪米特肠溶片每次2片，每天3次餐后口服

二诊：2022年5月23日，烧心症状基本消失，纳食增加，无口苦，咽喉偶有异物感，二便可，舌淡红，苔薄黄，嘱续服7剂，以巩固疗效。后随访2月，反酸未曾复发。

按语：患者因食用甘薯诱发胃食管反流病，俞嘉言曾言"甘反做酸"，患者对酸不敏感，但有咽部不适等反流相关症状。从西医学的角度看，反酸或烧心本质上均是胃酸相对过多，两者是等价的。口苦、厌食油腻，及胃镜下胆汁反流，提示有胆气犯胃；厌食油腻一般为胆囊炎的临床表现，但是患者彩超未见胆囊壁毛糙，可知目前处于功能性病变的阶段；纳减及脉细提示脾气虚；口中灼热提示胃热上浮。综合患者症状及舌脉，判断病位在中上焦，因无下寒症状，排除厥阴病，定为少阳病，同时患者症状为偶发，与少阳病机相吻合，经一步验证了诊断的准确性。患者的病机为中焦气机升降失常兼有郁热，治宜利胆和胃，和解少阳，方选小柴胡汤合半夏厚朴汤、乌贝散。方中柴胡、黄芩清少阳胆热；干姜、半夏合用有健胃化痰的作用，现代药理研究表明，半夏具有降低胃酸、保护黏膜的作用；赤芍佐柴胡有利胆通腑的作用。半夏厚朴汤化痰开结，疏肝理气，柿蒂降逆，海螵蛸、浙贝母抑酸护胃，焦三仙消食和胃共为佐使之药，因山楂味酸，故易以鸡内金。诸方合用有辛开苦降，和胃利胆的功效，契合胃食管反流病少阳胆热犯胃的病机。其中方剂间的合并，最终剂量大小及比例需依据患者疾病新久、寒热偏重及体质而具体分析。《难经》言"损其脾胃者，调其饮食"，嘱清淡饮食，忌食奶、豆类制品，防止损伤脾气，若有反酸者可嘱咀嚼花生仁、核桃仁，食用水煮萝卜。

理中汤加减治疗儿童顽固性腹痛、剧烈呕吐

河南中医药大学第一附属医院　宋桂华　吕伟刚

河南中医药大学儿科医学院　陈田田

腹痛是小儿时期最常见的症状之一，引起腹痛的原因很多，几乎涉及临床各科疾病。腹部各种脏器的器质性或功能性病变可引起腹痛，腹外疾病也可导致不同类型的腹痛。中医学认为，腹痛的原因主要包括两个方面：一是"不荣则痛"，即胃气虚弱，包括耗散太过，或素体亏虚，脾胃失养；二是"不通则痛"，即胃气的运动失常，出现气滞、气逆、气陷、气闭或气脱等气机失调的变化。故治疗重在调气，疏调气机使气畅达，则疼痛自消。

脾胃同居中焦，以膜相连，并通过经脉的相互络属构成了表里关系。《张氏医通》有言："胃之土，体阳而用阴；脾之土，体阴而用阳。"脾胃的生理属性决定了其病理特点，即脾易见虚证，胃多为实证。脾为土脏，脾虚以气虚为多，甚则为阳虚，阴虚相对较少；胃为多气多血之腑，因其气独盛、血独旺、热独多，故其为病亦皆实热有余。若太阴脾气不升反陷，阳明胃气不降反升，则脾胃之气壅塞中焦，纳运失常，日久甚则耗伤元气，表现为脘腹胀满疼痛、恶心呕吐、呃逆嗳气、不思饮食、神倦乏力等。脾喜燥恶润，湿邪易困脾而阻滞气机；胃喜润恶燥，湿热易中阻而损及胃阴。脾胃燥湿不济，聚湿成痰，甚则郁而化热，表现为胃脘痞闷不舒，酸胀重痛。脾胃升降失调，气血运行有碍，日久瘀血生而胃络受阻，用中医药治疗儿童腹痛在临床中常取得良好疗效。我们以理中汤加减方治疗儿童顽固性腹痛、剧烈呕吐1例，效如桴鼓，现介绍如下。

一、典型医案

杨某，男，8岁，河南人，以"间断发作顽固性腹痛、剧烈呕吐1月余"为主诉于8月6日初诊。患者于1月余前进食后出现腹痛、呕吐，呕吐物为胃容物，就诊于当地医院，予"654-2针"肌注、药物口服、灌肠、输液治疗（具体用药不

详），腹痛加重，呕吐无缓解，曾考虑"过敏性紫癜（腹型）"，予"头孢西丁、泮托拉唑、甲泼尼龙、山莨菪碱"等药物治疗，腹痛、呕吐症状可好转。半月前患再发腹痛、呕吐，于当地某医院住院治疗，呕吐缓解，仍有腹痛，饮食差，后转至省级某医院，完善相关检查后考虑"肠炎"，输液治疗后腹痛好转。出院后患儿再发剧烈腹痛、频繁呕吐，周身出现淡红色皮疹，胸背为多，伴瘙痒，至我院就诊。刻下症见：精神差，腹痛顽固，恶心呕吐频繁，呕吐物为胃内容物，无咳嗽、鼻塞、流涕，周身散在淡红色皮疹，食欲差，睡眠不佳，大便干，开塞露灌肠后排便 1 次。查体见：精神差，舌质淡红、苔白腻，脉弦数，面色苍白，腹胀，腹痛拒按，右下腹部无压痛及反跳痛，腹部未触及包块，肝脾肋下未触及。周身散在淡红色皮疹，胸背为主，瘙痒。四肢欠温，平素身体状况良好，有湿疹史、过敏性鼻炎史。

患儿为学龄男童，间断发作顽固性腹痛、剧烈呕吐 1 月余。腹痛、呕吐为脾胃失调之病，脾为阴脏，主运化水饮，喜燥而恶湿；胃为阳腑，主通降下行，喜润而恶燥。小儿脾常不足，饮食不知自节，久病伤及脾阳，故致脾胃虚寒，气机失调。中医诊断为儿童腹痛，证属脾阳不足，胃气上逆证。治疗以温胃散寒，理气止痛为法，予理中汤加减，方药如下：党参 12g，白术 12g，干姜 6g，煨木香 6g，麸炒薏苡仁 15g，砂仁 6g，乌梅 10g，炙甘草 6g，豆蔻 3g，醋延胡索 10g。3 剂，水煎服，每日 1 剂。

二诊：8 月 10 日服药后症状明显改善，神志清，精神好转，腹痛明显减轻，无恶心呕吐，周身散在淡红色皮疹未再新出，略瘙痒，仍神疲乏力，面色苍白，食欲差，睡眠差，大便已排；舌质淡红、苔白腻，脉弦。辨证属脾胃虚弱，湿阻中焦证，以益气健脾，祛湿和胃为治则，调整处方，予参苓白术散加减，方药如下：太子参 10g，茯苓 9g，白术 9g，砂仁 6g，薏苡仁 15g，广藿香 12g，醋香附 6g，麸炒苍术 9g，姜厚朴 6g，陈皮 6g，白鲜皮 10g，地肤子 10g，炒莱菔子 12g，焦山楂 10g，甘草 6g。6 剂，水煎服，每日 1 剂。

三诊：8 月 16 日上述症状明显好转，神志清，精神可，未再出现腹痛、恶心、呕吐症状，皮疹已完全消退，无瘙痒，纳眠可，小便调，大便偏干。继续巩固治疗，上方去藿香、地肤子、白鲜皮，加桃仁 10g，山药 10g。7 剂，每日 1 剂，水煎服。皮肤周身散在淡红色皮疹与过敏及脾胃失和有关，脾主肌肉，理中汤、参苓白术散均可调理脾胃，故脾胃和，则皮疹消。

二、临证体会

我国古医籍中关于"腹痛"的记载很多，有关腹痛的论述首见于《黄帝内经》，并提出腹痛由寒热邪气客于胃肠引起。东汉张仲景所著的《金匮要略》对腹痛的病因、病机、辨证论治，做了较为全面地论述。至隋代巢元方之《诸病源候论》才将腹痛单独论述，认为腹痛可分为"卒腹痛"和"久腹痛"，所涉及的脏腑，主要是脾、胃、肠。《黄帝内经》对呕吐的病因论述颇详，如《素问·举痛论》曰：寒气客于肠胃，厥逆上出，故痛而呕也。《素问·六元正纪大论》曰：火郁之发……疡痱呕逆。《素问·至真要大论》曰：燥淫所胜……民病喜呕，呕有苦；厥阴司天，风淫所胜……食则呕；久病而吐者，胃气虚不纳谷也。若脾阳不振，不能腐熟水谷，以致寒浊内生，气逆而呕；或热病伤阴，或久呕不愈，以致胃阴不足，胃失濡养，不得润降，而成呕吐。如《证治汇补·呕吐》所谓：阴虚成呕，不独胃家为病，所谓无阴则呕也。另外，饮食所伤，脾胃运化失常，水谷不能化生精微，反成痰饮，停积胃中，当饮邪随胃气上逆之时，也常发生呕吐。正如《症因脉治·呕吐》所云：痰饮呕吐之因，脾气不足，不能运化水谷，停痰留饮，积于中脘，得热则上炎而呕吐，遇寒则凝塞而呕吐矣。

中医辨证治疗儿童腹痛疗效显著，将儿童腹痛主要分为以下几种类型。①寒邪内阻：患者表现为腹部冷痛，遇冷加重，口淡不渴。②湿热壅盛：患者表现为腹部拒按，大便秘结，口渴，小便黄赤。③饮食积滞：患者表现为腹痛，嗳腐吞酸，消化不良。④肝气郁滞：患者表现为腹部胀痛，得嗳气则舒。⑤中脏虚寒：患者表现为腹痛绵绵，喜温喜按，神疲乏力。其中，中脏虚寒以理中汤加减辨证施治。该患儿一诊辨证为脾阳不足，胃气上逆，故治当以温胃散寒，方以理中汤化裁。理中汤出自张仲景的《伤寒论》，由人参、白术、炙甘草、干姜组成，能够治疗脾胃虚寒证，自利不渴，呕吐腹痛，腹满不食及中寒霍乱，阳虚失血，如吐血、便血或崩漏，胸痹虚证，胸痛彻背，倦怠少气，四肢不温。现用于急、慢性胃炎，及胃窦炎、溃疡病、胃下垂、慢性肝炎等属脾胃虚寒者。方中干姜温运中焦，以散寒邪为君；人参换作党参，补气健脾，协助干姜以振奋脾阳为臣；佐以白术健脾燥湿，以促进脾阳健运；使以炙甘草调和诸药，而兼补脾和中，调补脾胃。加煨木香、麸炒薏苡仁、砂仁、乌梅、豆蔻、醋延胡索，以理气止痛，降逆止呕，诸药合用，使中焦重振，呕吐腹痛自止。二诊辨证属脾胃虚弱，湿阻中焦证，以益气健脾，祛湿和胃为治，予参苓白术散加减：太子参、茯苓、白术、薏苡仁健脾和胃，砂仁、广藿香、醋香附、麸炒苍术、姜厚朴、陈皮、炒莱菔子、焦山楂芳香化湿，加白鲜皮、地肤子祛风止痒，共凑升清降浊，中焦调和，机能得以恢复，则吐泻腹痛可愈。

《临证指南医案·卷二》言：太阴湿土，得阳始运，阳明燥土，得阴自安。以脾喜刚燥，胃喜柔润故也。脾易生湿，得胃阳以制之，使脾不至于湿；胃易生燥，得脾阴以制之，使胃不至于燥。脾胃阴阳燥湿相济，是保证两者纳运、升降协调的必要条件。脾胃中土与心火、肺金、肝木、肾水四脏，分别存在着生我、我生、克我、我克的关系。若脾胃之气升降失调，不仅会影响本脏腑的功能，阻碍饮食物的消化、吸收，还会导致其他四脏之气的升降运动失常而出现土虚木乘、肝气横逆、土虚火浮、心火上亢、土不生金、肺气不足、土实乘水、水聚下焦等。脾胃患病可传至他脏，他脏有病亦可传及脾胃。治疗时，应当多角度、多途径调节脏腑之气机、虚实，以实现脾胃与其余四脏之间平衡协调的五行生克制化关系。经方治疗儿童顽固腹痛、剧烈呕吐可发挥其意想不到的效果，值得临床深入学习研究。

基于健脾补肾法探讨赵文霞教授活用经方治疗肥胖型脂肪肝的经验

河南中医药大学第一附属医院　刘晓彦

非酒精性脂肪性肝病（Non-alcoholic fatty liver disease，NAFLD）是一种与胰岛素抵抗和遗传易感密切相关的代谢应激性肝损伤。NAFLD 的中医病名可归属"肝癖""肥气""痰浊"范畴。肥胖是造成 NAFLD 最常见的原因，也是促进病情进展的主要独立危险因素。近年来，随着人们生活水平的提高，肥胖人群逐渐增加，肥胖型 NAFLD 已成为我国最常见的慢性肝病，对人民健康造成了严重危害。

赵文霞教授为河南中医药大学第一附属医院博士生导师，第二届全国名中医，第五批、第七批全国老中医药专家学术经验继承工作指导老师，享受国务院政府特殊津贴专家，第一届全国中医药教学名师，从事中医药防治肝胆脾胃病临床、科研和教学工作四十余载，近二十余年来围绕脂肪肝的中医治疗开展了一系列临床和实验研究，学验俱丰。赵文霞教授擅以健脾益肾法活用经方治疗肥胖型脂肪肝的虚证患者，屡获佳效。笔者有幸跟师侍诊多年，兹举验案 3 则，以飨同道。

案例一　脾虚湿困案

王某，男，48 岁，公务员，2018 年 4 月 17 日初诊。患者以"间断右胁闷胀不适伴便溏 1 年余，加重 2 周"为主诉。患者 1 年余前无明显诱因开始出现上诉症状，于当地市医院诊断为"脂肪肝"，未予治疗。现症见：右胁不适，神困倦怠，下肢酸困，纳可，偶干呕、恶心，大便稀溏，黏滞不畅，日 2~3 次，小便调。平素多食少动，无烟酒嗜好；舌质淡红，舌体胖大，边齿痕，苔白腻，舌下静脉显露，脉沉细。形体肥胖，身高 170cm，体重 90kg，腹围 97cm，BMI31.1kg/m²。辅助检查：ALT78U/L，AST69U/L，GGT56U/L，TG3mmol/L，大便呈黄色、质稀。彩超提示：中度脂肪肝、肝实质弥漫性损伤。肝脏瞬时弹性检测 CAP 值 323dB/m。

西医诊断：非酒精性脂肪性肝炎、高脂血症、肥胖。

中医诊断：肝癖（脾虚湿困）。

治法：健脾化湿。

方药：苓桂术甘汤合二陈汤加减。茯苓21g，炒白术15g，桂枝9g，姜半夏9g，陈皮9g，泽泻30g，乌梅9g，炒山药15g，防风9g，柴胡6g，荷叶15g，苍术9g，炙甘草6g，生姜3片。

7剂，水煎服，日1剂。嘱其清淡饮食，控制食量，适量运动，监测体重。

二诊：2018年4月27日，诸症稍缓解，仍右胁不适，倦怠乏力，大便日1～2次，稍不成形，舌脉同前。上方去防风，加党参21g。7剂，水煎服，日1剂。

三诊：2018年5月21日，诸症基本消失，但大便仍不成形，1～2日一行，糊状便，黏滞；舌质淡红，舌尖红，边齿痕，苔薄黄，脉沉缓。上方去乌梅、桂枝、防风，加黄连6g，木香9g，改为颗粒剂30剂，冲服。

四诊：2018年7月27日，治疗3月余，症状消失，大便基本正常，复查ALT39U/L，AST32U/L，GGT46U/L，TG1mmol/L。

继续以上方为主继续调理3个月，体重共减轻8.5kg，腹围90cm，BMI 28.2kg/m²，2018年12月10日复查肝功能、血脂均正常。肝脏瞬时弹性检测CAP值：258dB/m。彩超：轻度脂肪肝。病情明显好转。

按语：该患者平素运动不足，气血运行不畅，脾胃功能减弱，正气日虚，脾虚湿滞，清浊不分，则发便溏。王孟英曰：过逸则脾滞，脾气因滞而少健运，则饮停聚湿也。由于肥甘厚味食之太过，肥性黏腻阻滞，甘性偏缓壅中，过食肥甘则阻碍胃肠功能，脾胃升降失司，阻碍胃肠功能，湿浊停留体内，蕴酿成痰，痰湿痹阻肝脉，形成脂肪肝。赵教授认为，其治当以健脾化湿为要，方选苓桂术甘汤合二陈汤加减。苓桂术甘汤出自《金匮要略》，具有健脾利湿，温阳化饮之功效。方中茯苓健脾淡渗利湿；桂枝温阳降逆，助茯苓化气以行水；白术健脾燥湿，使中焦健运，则水湿自除；炙甘草，健脾补中，调和诸药。二陈汤出自《太平惠民和剂局方》，具有燥湿化痰、理气和中之效。方中半夏辛温性燥，能燥湿化痰，并善降逆和胃止呕；陈皮既可理气行滞，又能燥湿化痰。二者相配，寓意有二：一为等量合用，不仅相辅相成，增强燥湿化痰之力，而且体现治痰先理气，气顺则痰消之意；二为半夏、陈皮皆以陈久者良，而无过燥之弊，故方名"二陈"。佐以茯苓健脾渗湿，渗湿以助化痰之力，健脾以杜生痰之源。陈皮、茯苓是针对痰因气滞和生痰之源而设，也是赵教授用以理气化痰、健脾渗湿的常用组合。煎加生姜，既能制半夏之毒，又能协助半夏化痰降逆、和胃止呕；复用少许乌梅，涩肠止泻，且与半夏、陈皮相伍，散中兼收，防其燥散伤正之虞。又加泽泻，利水渗湿；山药补脾养胃，生津益肺，补肾涩精，具有滋养强壮，助消化，止泻之功效；薏苡仁清热利湿，健脾止泻；荷叶淡渗利湿；苍术燥湿健脾、祛风除湿；防风微温而润，"乃风药中之润剂"，可举脾虚下陷之证，能止泻能通便，并可引诸药归于脾经；柴胡疏肝理气，引药入肝经。全方共奏健脾化湿止泻之功效。二诊时更加党参以增其健脾益气之功。《丹溪心法》所云：凡肥白之人，沉困怠惰，是气虚，宜二术、人参。赵教授本方应用党参、白术、苍术等，即承此意。三诊时舌尖红，苔薄黄，有湿郁化热之象，故去乌梅、防风、桂枝，加木香，辛可行气，温可和脾，能通利三焦，使气行而滞去，使木邪不克脾土，加黄连，苦能燥湿，寒能胜热，与木香配伍，一寒一热，一阴一阳，有相济之妙，可清热化湿，行气止泻。湿邪往往缠绵难愈，赵教授秉承仲景见肝之病，知肝传脾，当先实脾之法，看似调脾，实则治肝，从健脾运、化湿邪着手，达到清肝脂、复肝功的目的，配合长期饮食、运动调理，最终收到了保肝、降脂、减重等多重疗效。

案例二　肝肾亏虚案

程某，男，62岁，2016年12月28日初诊。患者以"右胁不适、乏力、腰酸1年"为主诉。患者近1年来退休后体重增加10kg，出现右胁不适，乏力身困，腰酸膝软，两目干涩，视物不清，口干欲饮，大便溏泄或秘结；舌质淡暗，舌边红，苔少，脉沉细，尺脉沉弱。既往血糖轻度升高，未治疗。无大量饮酒史。查其形体肥胖，身高168cm，体重82kg，BMI29.1kg/m²。实验室检查：TB22.1μmol/L，ALT65U/L，TG4mmol/L，血糖6.8mmol/L。彩超提示"中度脂肪肝"。肝脏瞬时弹性检测CAP值：289dB/m。

西医诊断：非酒精性脂肪性肝炎、高脂血症、肥胖、糖耐量异常。

中医诊断：肝癖（肝肾亏虚）。

治法：滋养肝肾，补益精血。

方药：左归丸加味。熟地黄20g，山茱萸10g，山药10g，枸杞子20g，菟丝子15g，川牛膝20g，怀牛膝20g，茯苓10g，牡丹皮10g，当归10g，白芍15g，炙甘草5g。

水煎服，日1剂。嘱患者低糖饮食，适量运动，减轻体重。

服药两周，体力稍增，口干好转，仍觉右胁胀满。上方去丹皮、白芍，加柴胡10g，枳壳15g，续断10g。用法同前。

此方稍有增减，治疗2月余，2017年3月22日复诊：胁肋胀闷、乏力腰酸等症大减，体重下降6kg；舌质暗，舌下脉络增粗、曲张，苔白，脉沉缓。复查肝功：TB13.5μμmol/L，ALT40U/L，TG2mmol/L，血糖5.5mmol/L。化验血黏度偏高。上方增加丹参、红花等化瘀之品，予以熟地黄15g，山茱萸10g，枸杞子20g，当归

10g，赤芍15g，丹参20g，红花10g，川牛膝30g，怀牛膝30g，柴胡6g，枳壳12g。

继续调理2月余，诸症皆消，体重又降4kg，复查肝功能、血脂、血糖均正常。彩超：肝脏轻度脂肪沉积，余未见异常。肝脏瞬时弹性检测CAP值：246dB/m。临床治愈。

按语：《素问·上古天真论》曰："丈夫八岁，肾气实，发长齿更……五八，肾气衰，发堕齿槁。六八，阳气衰竭于上，面焦，发鬓颁白。七八，肝气衰，筋不能动。"该患者年逾六旬，肝肾俱亏，复加运动过少，气虚痰阻，留滞肝脉，发为脂肪肝。病机在于肝肾亏虚，阴津不足。肝阴虚则两目干涩，视物不清；肾阴虚则腰酸膝软，口干欲饮；肝脾不调，则大便溏泻或秘结。肝之特点为"体阴而用阳"，肝阴亏虚，则肝用失常。而肾为肝之母，赵教授根据"虚则补其母"原则，滋补肾精以"养肝体、强肝用"，恢复肝脏正常功能。方选《景岳全书》之左归丸滋补肾阴，方中重用熟地黄滋肾填精，大补真阴，为君药；山茱萸养肝滋肾，涩精敛汗；山药补脾益阴，滋肾固精；枸杞补肾益精，养肝明目；牛膝加强滋补肾阴之力；加入菟丝子补阳益阴，阳中求阴，即张介宾所谓善补阴者，必于阳中求阴，则阴得阳升而泉源不竭之义。本方纯补无泻、阳中求阴是其配伍特点。

此外，方中又加川牛膝活血化瘀，补肝肾，强筋骨；当归、白芍养血柔肝。复诊时加柴胡、枳壳疏肝理气。待肝肾得养，正气来复，调整治则以益肾活血为主，后期加丹参、红花、赤芍等活血化瘀之品，化瘀通络。现代研究表明，丹参、赤芍、红花都有良好的降脂减肥的功效。最终使精血得充，瘀血得行，则肝肾得养，肝功能复常，肝脂得消。

案例三 脾肾两虚案

李某，男，29岁，公司职员，2017年9月18日初诊。患者以"间断便血2年，加重伴腹胀1年"为主诉。患者近2年前因"痔疮"间断便血，其色淡，量少，排便无力，近1年来症状加重，便血量较前增多，伴腹胀，纳差。3年前体检发现"脂肪肝"。现症见：乏力，气短，纳差，便溏，神疲懒动，劳则头晕，心慌胸闷，纳差便溏，肢体困重，腰膝酸软，下肢微肿，手足心热；舌质淡、苔白，六脉沉细无力。查体：身高179cm，体重110kg，BMI34.3kg/m2。辅助检查：RBC2.6×1012/L，HGB76g/L，WBC、PLT正常，提示中度贫血；TB14.1μmol/L，ALT112 U/L，TG3mmol/L，CHO6.9mmol/L。彩超提示重度脂肪肝。肝脏瞬时弹性检测CAP值：341dB/m。

西医诊断：非酒精性脂肪性肝炎、失血性贫血（痔疮出血）、肥胖。

中医诊断：肝癖（脾肾两虚，气血不足）。

治法：健脾益肾，补气生血。

方药：当归补血汤合六味地黄汤。生黄芪45g，当归9g，熟地黄20g，山茱萸15g，山药30g，茯苓20g，牡丹皮10g，泽泻20g，枸杞子20g，菟丝子15g，炒白芍15g，党参20g，阿胶珠6g。

以此方为主调理半月，诸症大减，未再便血，下肢水肿消失，气短乏力、心慌胸闷、纳差、便溏等症减轻，上方去泽泻，加当归至12g，生黄芪60g，稍有增损调理3个月，复查血常规、肝功能、血脂均基本正常，上方制水丸口服两个月，体重减轻约8.3kg，复查彩超提示轻度脂肪肝，乏力、头晕、痔疮出血等症状消失。

按语：《景岳全书》云：肥人多有气虚之证。该患者自幼体胖，久坐少动，初观其身高体硕，貌似壮实，但细察其面色白，气短乏力，纳差，便溏，肢体困重，排便无力，痔血色淡；舌淡苔白，六脉沉细无力，为脾虚血亏，中气下陷，气不摄血之象。腰膝酸软、下肢微肿、手足心热等为肾精亏虚，气化蒸腾失司表现。赵教授果断用以脾肾双补之法，取《内外伤辨惑论》之"当归补血汤"之意，重用黄芪，既可补气生血，又可健脾统血，防止痔血再发，且黄芪、当归始终以5∶1之比例配伍，以达最佳补血效果。合用六味地黄汤滋阴补肾，方中熟地黄滋肾填精，为主药；辅以山药补脾固精，山茱萸养肝涩精，称为三补。又用泽泻清泻肾火，并防熟地黄之滋腻；茯苓淡渗脾湿，以助山药之健运；牡丹皮清泄肝火，并制山茱萸之温，共为经使药，谓之三泻。六药合用，补中有泻，寓泻于补，相辅相成，补大于泻，共奏滋补肝肾之效。两方合用，气阴双补，脾肾同调。以此思路加以调理，一方面使脾气健运，固摄有权，则血无外溢，水谷精微化生复常，则气血旺盛；另一方面肾气得充，津液气化复常，则二便通利，痔无所生，腰酸、肢肿诸症皆消。

总之，赵文霞教授认为，肥胖型脂肪肝的发生与过食肥甘厚味，损伤脾胃，或肝气郁结，横逆犯脾，脾失健运，痰湿停聚体内相关。病至晚期或老年患者还与肾精亏虚，蒸腾气化功能失常有关。此病的病机为本虚标实，本虚以脾肾为主，标实则为气滞、痰阻、血瘀。首先，病之早中期，病机与脾虚密切相关。《石室秘录》曰：肥人多痰乃气虚。赵教授调查发现NAFLD发病的主要病理体质是气虚质和痰湿质。相关研究也表明脾虚是造成痰湿阻滞的主要原因。从NAFLD各证型的发病率分析，脾虚湿滞的发病率最高，多为中度脂肪肝。可见，脾虚是根本，痰浊阻滞是脂肪肝的病理产物。以脾虚为主者，主要表现为胁肋隐痛不适，形体肥胖，常伴有体倦乏力，吐痰涎多，脘腹痞闷，恶心欲呕，大便稀溏；舌质淡，苔白腻，脉沉滑或弦滑。遵循中医治病求本的原则，此时治疗应以健脾祛湿为主，兼顾疏肝理气，活血化瘀。研究显示，健脾祛湿中药能够降低脾虚湿阻型非酒精性单纯性脂肪肝病患者的身体质量指数和腰臀比，调节血糖和血脂代谢，改善胰岛素抵抗。赵教授非常重视健脾法在慢性肝病治疗中的应用，治疗脂肪肝时常与化痰、祛湿、活血诸法结合，随证化裁。病至中晚期，常累及肾，造成脾肾两虚或肝肾亏虚。赵教授认为，脾与肾之间存在先天生后天，后天养先天的密切联系。肾阳气化作用贯穿于水液代谢的始终，正所谓"其本在肾，其制在脾"也。如肾精亏虚，既可致肾之本脏气化失司，水液代谢发生障碍，又可致他脏功能失调，诱发脾失健运，肺失宣降，终致聚湿生痰，炼液为膏，痰湿、膏浊阻滞经络，沉积于肝，发为脂肪肝。临床可见腰痛、耳鸣、腰膝酸软、性功能障碍等肾虚表现，此时当以补肾法治疗，此观点与近年相关研究结果吻合。

总之，赵教授强调，脂肪肝或肥胖之人，看似体质壮实，实则亦有虚、实之分，实者固然可以化痰、清热、利湿、化瘀、通腑、消积等为治，而对虚者则应采取健脾补气、益肾填精诸法，应力戒虚虚实实之误。临床应依据患者体质、病程、病性等因素，因人、因时、因地制宜，使方、证、人三者有机结合，才能药到病除，或缓图佳效。

王新志运用防己地黄汤治疗
失眠的临床经验探微

河南中医药大学第一附属医院　郭迎树　李纪高　张君君

失眠是临床常见的一种疾病，我国有 20%～30% 的人患有不同程度的睡眠疾病，其中老年群体的发病率占 40%。据新近一次全球睡眠状况中国区调查结果显示，中国存在失眠的人群高达 42.5%，并且这种状况还有上升的趋势。长时间睡眠不足会引起头晕、头痛、头脑不清醒、乏力等症状，会严重影响人们的正常生活和工作。王新志教授是第五批、第七批全国老中医药专家学术经验继承指导老师、岐黄学者，门诊运用防己地黄汤治疗失眠患者，效如桴鼓，现总结如下。

一、防己地黄汤的出处、组成、用法

防己地黄汤首见于《金匮要略·中风历节病脉证并治》，文中有言："防己地黄汤治病如狂，妄行，独语不休，无寒热，其脉浮。防己一分，桂枝三分，防风三分，甘草一分。上四味，以酒一杯，渍之一宿，绞取汁；生地黄二斤，（口父）咀，蒸之如斗米饭久，以铜器盛其汁，更绞地黄汁，和分再服。"

二、生地黄的应用

《神农本草经》记载：地黄"味甘，寒。主折跌绝筋，伤中，逐血痹，填骨髓，长肌肉，作汤，除寒热，积聚，除痹。生者尤良"。防己地黄汤中重用生地黄，是仲景方中为数不多的以地黄为君药的方剂。原文中记录用量二斤，换算成现代用量达 96 克，虽然临床上不可能完全使用这个量，也足以看出生地黄用量之重。王自立认为，干地黄即为仲景时代的熟地黄，理由是若生地黄、干地黄为同一种药材，为何一药两名，并引《本草纲目》干地黄制作方法为证，但上述立论难以立足，仲景所用生地黄实为鲜地黄，干地黄则是晒干而成，至于李时珍所记载干地黄的炮制方法，则非汉代干地黄的炮制方法。王新志老师认为，防己地黄汤应使用干地黄，他指出临床上生地黄包括鲜地黄和干地黄，新鲜者称为鲜地黄，干燥或缓慢烘焙至八成干的为干地黄，干地黄便于储存、运输，故而临床多用，两者均有清热凉血，养阴生津的功效，可用于治疗热病、舌绛烦渴、阴虚内热、骨蒸劳热、失眠心烦、内热消渴、吐血、衄血、发斑发疹等疾病。

三、防己地黄汤治疗失眠

（一）中医对失眠的认识

失眠，古称"目不瞑""不寐"，从《黄帝内经》以降，历代医家研究论述不辍，理法方药不可谓不丰，验之临床，或效，或不效。究其原因，想必不是众多临床医生缺乏识证之功，不善圆机活法，而是慢性失眠患者多见脏腑阴阳气血各层次的正虚邪实错杂。

中医学认为，失眠的病因主要有情志失常、饮食不节、劳逸失调、病后体虚等，其主要病机是阴阳失调，气血失和，以致神明被扰，神不安舍。《灵枢·邪客》曰：今厥气客于五脏六腑，则卫气独卫其外，行于阳，则阳跷满，不得入于阴，阴虚，故目不瞑。由此可见，阴阳失和是失眠的关键所在。

（二）防己地黄汤治疗失眠

仲景的防己地黄汤中重用生地黄滋补真阴，凉血养血为君；防己《本草经解》言其可以平风木而消风痰。前贤谓：火即为无形之痰，痰即为有形之火。心经有火热亦定有煎熬之痰，故用防己除风痰清火热为臣药。《日华子本草》言防风"主心烦体重，能安神定志，匀气脉"。明代方贤的排风汤方中即用防风，治疗中风邪气入于五脏，令人狂言妄语，精神错乱。桂枝调和营卫、解肌疏风和防风共为佐药；甘草调补脾胃，调和诸药为使。全方共奏滋阴凉血，祛风通络之功。临床上用于治疗风入心经，阴虚血热，病如狂状，妄行，独语不休，心神不宁，舌红少苔，脉虚神倦，阴虚风湿化热，肌肤红斑疼痛，状如游火。防己地黄汤中生地黄清热凉血，养阴生津，蒸熟绞取汁后更有补虚的作用，又用酒浸桂枝，不仅可以增其辛散之力以通经脉、温心阳，还可以防止大量生地黄寒凝心脉。另外，生地黄甘苦寒，桂枝辛甘温，《素问·脏气法时论》有云：心欲奭，急食咸以奭之，用咸补之，甘泻之。用甘味来"泻心"，后世不得其解，但此处却验之于张仲景。因此，地黄、桂枝阴阳相配常用于治疗由心火旺胜，引起阴虚内热、阴阳失和而导致的失眠、焦虑等疾病。

四、典型医案

案例一 李某，女，60岁。

初诊：2022年5月13日，患者以"头晕不适月余，失眠2年"为主诉来诊。患者自述2年前因生气出现头晕不适，失眠，眠浅易醒，醒来难以入睡，近1月来时常头晕，反复发作，服用艾司唑仑、定眩片等效果不佳，心烦，纳可，二便可。刻下症见头晕，视物无旋转，眠差，口唇灼热，像吃辣椒一样，后颈部不适，乏力，易烦躁，大便可，腹不胀，矢气不多；舌红苔黄，脉细。既往检查发现动静脉畸形，有蛛网膜下腔出血史。查体无明显阳性体征。

中医诊断：不寐（阴虚血热）。

西医诊断：失眠。

方药：生地黄30g，防风10g，防己12g，甘草10g，桂枝3g，地龙10g，生黄芪20g，仙鹤草30g，炒神曲12g，烫水蛭6g，琥珀3g。

7剂，水煎服。

二诊：2022年5月19日头晕不适缓解，口唇灼热，心烦基本消失，睡眠好转，仍乏力；舌淡红，脉细。守上方，黄芪加至50g，仙鹤草加至60g。

三诊：2022年6月2日诸症基本消失，睡眠好转明显，醒来后能再次入睡。继续守上方6剂，巩固疗效。

按语：此案患者以头晕不适、眠浅易醒、醒来难以入睡等症状来诊，伴有心烦，口唇灼热；舌红苔黄，脉细。患者因情志不畅引起失眠，久而久之风入心经，化火扰神，导致阴虚血热，出现心烦，眠浅易醒；患者为年过半百女性，肾阴不足，又冲脉循行环绕口唇，冲为血海，营血亏虚，阴虚内热，耗散阳气，故出现口唇灼热、乏力等症状。方中重用生地黄滋补真阴，凉血养血为君；防己善搜经络风湿，兼可清热；防风、桂枝调和营卫，解肌疏风；甘草、神曲顾护脾胃。患者乏力懒动，用黄芪性甘温，有补气升阳、益卫固表作用，仙鹤草又名脱力草，和黄芪共奏补虚益气之功。在重用大剂量生地黄滋阴凉血同时，加入桂枝、黄芪等温阳药，以杜"孤阴不生"之弊，寓阴中求阳，阴阳互生之意。

案例二 张某，男，26岁。

初诊：2022年7月23日。家人代述患者半年前因与人生气，遂致情志不遂，精神失常。之后，时常出现心神不定，独坐室内，独语不休，夜不能寐的症状。患者平素多思善虑，忧郁烦躁，时常头痛发作，半年来往返求治于省内外各大医院，服西药、中药无数，效果不佳。经人介绍来诊。刻下症见神情焦虑，说话语速较快，时常打断问话；舌红少苔，脉浮弦。王新志老师认为此患者为阴血亏虚、心神失养、虚火干扰所致，方选防己地黄汤，药用生地黄60g，防己、防风、生甘草各10g，桂枝6g。患者服药3剂，心神稍定，夜能入寐，未再出走。又继续服用10剂后，加生赭石30g，生龙骨、牡蛎各30g，桃仁15g。服药14剂后患者精神好转，之后随访已经能正常生活。

按语：此案当为抑郁日久，思虑太过引起，以致肝阴心血亏损，心火炽盛，煎灼津液成痰，痰火扰动心神。患者时常独坐室内，独语不休，独语一般表现为喃喃自语，见人即止，属于虚证范畴，故方选防己地黄汤，针对的证候是以血虚生热，热扰心神为主要病机。方中生地黄用量最重，具有清热凉血的作用，仲景原方的用法是将生地黄蒸熟后绞汁用，而生地黄蒸熟后的作用重在滋阴养血，兼有清热之效，取其养血息风，血足风自灭之理。中医学认为"肝为风木之脏"，用少量防风以散肝经郁热；防己苦寒降泄，利水清热，味辛能散，兼可祛风，《千金方衍义》谓其能"逐痰气"；桂枝行血和营，并能"通其关窍"；甘草和胃补中、健脾，兼调和桂枝、地黄寒热之性。诸药配伍，共奏滋阴降火、养血息风之效，使郁热得泄，神志自安。

五、小结

王新志老师认为运用防己地黄汤治疗慢性失眠应注意三点：一是应选用干地黄，为鲜品经干燥或缓慢烘焙至八成干者，具有清热凉血，养阴生津的功效；二是要注意量效关系的把握，一般情况下宜遵循仲景原方药的比例，临床观察生地黄用至60g有明显催眠效果，心烦便秘难眠者生地黄可用至90g，未见不良反应；三是嘱患者将药渣煎水睡前泡脚，在增强药物吸收的同时又可使患者身心放松，调和气血，从而增强治疗效果。

杨国红教授运用半夏泻心汤治疗慢性萎缩性胃炎的临证经验

河南中医药大学第一附属医院　吕莹　杨国红

慢性萎缩性胃炎（Chronic atrophic gastritis，CAG）是消化系统常见的慢性炎症性疾病，是慢性胃炎的一种常见类型，是临床常见的疑难病及多发病，易反复发作，对患者的生活质量有明显影响。其病理特征是固有腺体萎缩，伴或不伴肠化生的一种慢性胃部炎症性疾病。随着年龄的增长，其发病率及检出率逐年增加，被世界卫生组织公认为癌前病变。荷兰一项纳入 92250 例胃癌癌前病变患者的队列研究显示，萎缩性胃炎和肠化生的胃癌发生率为 0.1% 年和 0.25% 年。CAG 患者平素无明显症状，有症状者临床表现不一，无特异性，可表现为非特异性消化系统不良症状，如上腹部饱胀不适、早饱、疼痛等，部分患者可同时存在反酸、烧心等类似胃食管反流病的症状，部分患者可存在口苦、嘈杂、嗳气等类似胆汁反流的症状。

一、慢性萎缩性胃炎的病因病机

中医古籍中并没有 CAG 的记载，根据其症状及体征的相似性，中医学将其归于"胃痞""虚痞""痞满""胃痛""嘈杂"等范畴。杨国红教授认为，本病多与脾胃虚弱、外邪侵袭、饮食不节、情志不畅、劳倦过度等有关，素体脾胃虚弱，或饮食不节，损伤脾胃，脾失健运，气血生化乏源，胃失濡养而致胃黏膜腺体萎缩，发为本病。正如《兰室秘藏》所论述的因虚生：或多食寒凉，及脾胃久虚之人，胃中寒则胀满，或脏寒生满病。故认为脾胃虚弱是 CAG 癌前病变发病的基础，而本病发生发展的病理关键是气机郁滞、外邪侵袭、瘀血内停。患者情志不畅，肝失疏泄，肝郁气滞，横犯脾胃，致胃气阻滞，发为胃痞，即如《景岳全书》所谓：怒气暴伤，肝气未平而痞。本病病位在胃，与肝失疏泄、脾失健运、胃失和降有关，病机多表现为脾胃功能失调、升降失司、寒热错杂、虚实夹杂。《温病条辨》云：治上焦如羽，非轻不举；治中焦如衡，非平不安；治下焦如权，非重不举。故杨国红教授在治疗慢性萎缩性胃炎的过程中，倡导中焦如衡，以和为贵的治疗原则，同时辅以益气健脾、疏肝理气、祛湿排痰、活血化瘀等。

二、半夏泻心汤的组成及主治、功效

半夏泻心汤出自《伤寒杂病论》，是仲景名方之一，《伤寒论·辨太阳病脉证并治》云：伤寒五六日，呕而发热者，柴胡汤证具；而以他药下之，柴胡证仍在者，复与柴胡汤。此虽已下之，不为逆，必蒸蒸而振，却发热汗出而解。若心下满，而硬痛者，此为结胸也，大陷胸汤主之；但满而不痛者，此为痞，柴胡不中与之，宜半夏泻心汤。

半夏泻心汤原方组成：半夏半升（洗），黄芩、干姜、人参、炙甘草各三两，黄连一两，大枣十二枚（擘）。上七味，以水一斗，煮取六升，去滓，再煎，取三升，温服一升，日三服。

吴昆的《医方考》言：伤寒下之早，胸满而不痛者为痞，此方主之。伤寒自表入里……若不治其表，而用承气汤下之，则伤中气，而阴经之邪乘之矣。以既伤之中气而邪乘之，则不能升清降浊，痞塞于中，如天之不交而成痞，故曰痞。泻心者，泻心下之邪也。姜、夏之辛，所以散痞气；芩、连之苦，所以泻痞热；已下之后，脾气必虚，人参、甘草、大枣所以补脾之虚。此方所治之痞，是小柴胡汤误下，损伤中阳，少阳邪热乘虚内陷所致，治疗以寒热平调，消痞散结为主。心下即是胃脘，属脾胃病变。脾胃居中焦，为阴阳升降之枢纽，中气虚弱，邪热内陷，寒热错杂，气机升降紊乱，发为痞证。脾气主升，胃气主降，升降失常，故见呕吐，肠鸣下利。方中半夏辛温，散结消痞、降逆止呕，故为君药；干姜温中暖脾而除寒气，与半夏相配，共奏辛开散结之功；黄芩、黄连苦寒，清热和胃降逆气，苦寒降泄消痞满，故为臣药；人参、大枣甘温益气，补脾气，故为佐药；甘草调和诸药，为使药。人参、甘草、大枣甘温并用，是和解中焦枢机的代表方。本方是《伤寒杂病论》中治疗寒热错杂痞证类方之一，主症见心下痞，但满而不痛，或呕吐，肠鸣下利，舌苔腻而微黄。另外，《金匮要略·呕吐哕下利病脉证治》云：呕而肠鸣，心下痞者，半夏泻心汤主之。故目前对于半夏泻心汤的文献报道中，对心下痞用之较多，如对急慢性胃炎、顽固性呕吐、慢性结肠炎、消化性溃疡、消化不良、胃肠功能紊乱等均有显著疗效，实为古方今用之典范。在跟师临证过程中，杨国红教授运用半夏泻心汤为主方加减治疗慢性萎缩性胃炎，所投必效，鼓之相应。

三、验案举隅

江某，女，30 岁。

初诊：2018 年 9 月 18 日，患者以"胃脘部疼痛半年"为主诉来诊。患者半年前无明显诱因出现胃脘部疼痛，刻下症见间断胃脘部疼痛，夜间及饥饿时明显，多食后胃胀，晨起食后恶心，反酸，烧心，嗳气，胸骨后异物感，头晕，乏力，善叹息，手脚凉，纳食减少，眠可，大便溏，小便调；舌质淡暗，苔白厚腻，脉弦细。

辅助检查：2018 年 7 月查胃镜提示慢性萎缩性胃炎，病理提示（胃窦）轻度萎缩型胃炎伴活动性炎，局部腺体肠上皮化生。

西医诊断：慢性萎缩性胃炎伴肠上皮化生。

中医诊断：胃痛（寒热错杂）。

治法：寒热平调，和胃止痛。

方药：半夏泻心汤加减。清半夏 9g，干姜 6g，党参 15g，黄芩 10g，黄连 5g，甘草 10g，海螵蛸 30g，浙贝母 15g，白及 15g，煅瓦楞子 30g，延胡索 20g，白芷 15g，薏苡仁 15g，木香 10g。

3 周后复诊，患者胃脘部疼痛、食后胃胀、手脚凉较前改善，后患者按时复诊，随证加减，半年后症状基本消失。2019 年 5 月复查胃镜提示慢性非萎缩性胃炎，病理提示（胃窦）黏膜慢性炎。

按语：脾胃是元气之本，人体的生长发育需要脾胃运化的水谷精微维持，正如《黄帝内经》所言：人受气于谷，得谷者昌，失谷者亡。脾胃为气血生化之源，后天之本。患者饮食不节，损伤脾胃，脾胃功能受损，脾失健运，胃失和降，气机阻滞中焦，不通则痛，发为胃痛，故出现胃痛、胃胀、大便溏、纳食减少，头晕、乏力等气血生化不足的表现。脾气主升，胃气主降，胃土喜燥而恶湿，脾气不升，胃气不降，故见晨起食后恶心，反酸，烧心，嗳气，胸骨后异物感；舌质淡暗，苔白厚腻，脉弦细。舌脉为寒热错杂之象，故中医诊断为胃痛，辨证为寒热错杂，方以半夏泻心汤为主方加减，取寒热平调，和胃止痛之意。方中半夏辛温，散结消痞、降逆止呕，故为君药；干姜温中暖脾而除寒气，与半夏相配，共奏辛开散结之功；黄芩、黄连苦寒，清热和胃，降逆气，苦寒降泄消痞满，故为臣药；人参、大枣甘温益气，补脾气，故为佐药；甘草调和诸药，为使药；海螵蛸、浙贝母、瓦楞子制酸和胃止痛；白及收敛止血；延胡索、木香行气止痛；白芷祛风止痛；薏苡仁健脾止泻。患者症状改善后，长期调养，时因饮食不节、情志不畅而诱发胃痛，时用炒白术、茯苓、柴胡、川芎等加减，脾胃健运、心神舒畅，生活质量进一步改善。

四、讨论

慢性萎缩性胃炎临床无特异性表现，多见于"胃痛""痞满""吐酸"等疾病，本病病程长，易反复发作，治疗上需符合脾升胃降、阴阳调和的特性，杨国红教授在临床中倡导"中焦如衡，以和为贵"的治疗原则，亦是治疗慢性萎缩性胃炎的基本大法。"治中焦如衡"即指在治疗时应全面考虑脾胃的体用属性不同，做到虚实兼顾、寒温得宜、升降并调、刚柔相济，从而达到两不相害，以平为要。半夏泻心汤在慢性萎缩性胃炎的治疗中效果比单纯西药治疗更佳，明显降低了胃黏膜萎缩率，改善了临床症状，杨国红教授在临床中经常运用仲景名方半夏泻心汤，通过平调寒热、调和升降、虚实兼顾等治疗方法，改善症状及生活质量，是一种安全、可靠的治疗方式，值得临床推广采用。

旴江医学流派傅氏妇科应用麻黄类方的经验介绍

江西中医药高等专科学校　孟萍　田群　洪建勋

中医界人士普遍认为麻黄辛苦而温，能宣肺气、开腠理、透毛窍、散风寒，是发汗解表第一药，为发汗重剂。世人深受"夏不用麻黄""有汗不得用麻黄"等古训之影响，视麻黄如狼虎，临证为求稳妥，常畏而不用，更断不敢将麻黄运用于妇科病症。

旴江医学流派代表性传承人傅淑清教授从事中医妇科工作近四十年，临证擅用麻黄类经方治疗妇科各类病症，疗效显著，其团队挖掘、整理、总结全国名老中医专家傅淑清教授应用麻黄类方治疗妇科病症的经验，以飨同道。

一、理论依据

人体的阳气来源于肾间动气，《黄帝内经太素》认为：肾间动气，足太阳所王。此论与《伤寒论翼·太阳病解》所谓之"太阳之根，即是少阴"互为佐佑。太阳与少阴的关系不仅局限在表里的相关性上，还在乎阳气的多寡、病邪的深入途径等方面。太阳为六经之藩篱，足太阳膀胱经主人身之表，循行人体腰背部。因太阳与少阴互为表里，而腰为肾之府，背俞又为脏腑气血流注之处，所以太阳受邪可由腰背侵入少阴肾；反之，少阴的病变，往往从腰背表现而出来。同时，太阳为寒水主气，其见证以寒、水为多，根据"阴盛则阳病"之理论，太阳受邪可逐渐引发少阴虚寒，故在临证上看似少阴的寒、水证，实则属太阳的寒、水证，与其温少阴虚寒莫如散太阳寒凝。

女子一生以血为本，肾主藏精，精血互生，肾间动气的能量在妇女一生经、孕、产、乳的生理现象上发挥着重要的作用。肾间动气一旦不足即可影响太阳阳气的气化、温煦等功能，而太阳受邪亦可反作用于少阴而致肾间动气无以闭藏精气，化生血液，进一步导致女子经、带、胎、产、杂的病理变化。《素问·评热病论》言：

月事不来者，胞脉闭也，胞脉者，属心而络于胞中，今气上迫肺，心气不得下通，故月事不来也。提示女子月事不来与心肺相关，通过《伤寒论翼·太阳病解》所谓"心肺为太阳之里"即可知：太阳与心肺关系亦为密切，治太阳可治心肺，从太阳论治可通利月事。

麻黄以麻黄科植物草麻黄、木贼麻黄的干燥茎枝入药，其色黄绿、其气辛、其味苦、其性温，《神农本草经》谓之"主中风，伤寒头痛，温疟，发表出汗，去邪热气，止咳逆上气，除寒热，破癥坚积聚"。从"主中风，伤寒头痛，温疟，发表出汗，去邪热气，止咳逆上气，除寒热"的角度而言，麻黄实乃太阳膀胱经、太阴肺经专药，可主治太阳病或肺病，如皮肤瘙痒、咳、喘、水肿、小便不利、便秘等。麻黄升散温通，药力向上向外，在宣散透达的同时，可通达心肺使月事自下，也可升提气津而催生乳汁，亦可通调水道使小便自利。这种宣散透达的用法即前人所谓"提壶揭盖"法。另外，不可否认，麻黄还是"破癥坚积聚"的良药。张锡纯曾言："谓其（指麻黄，笔者按）破癥瘕积者，以其能透出皮肤毛孔之外，又能深入积痰凝血之中，而消坚化瘀之药可偕之以奏效也。"女子以血为本，临证以血虚、血瘀多见，麻黄以其辛散温通之力用于血瘀者可活血破坚，用于血虚者可通利气血防止气血壅滞有利于补益。由此可见，麻黄实为妇科用药之佳选。麻黄治疗妇科疾病，本质在于疏通营卫、散邪通脉。麻黄毕竟是辛散之品，临床需要根据患者体质的强弱、病邪的轻重而调整麻黄的剂量或炮制品，如体质强壮者麻黄用量可大些，体质偏弱者麻黄用量宜小，也可酌情使用炙麻黄，以期减少麻黄对人体的耗气散气。

盱江医派傅氏妇科所用麻黄类方主要包括麻黄汤、麻黄杏仁甘草石膏汤、麻黄连翘赤小豆汤、葛根汤和续命汤，今以临证数例验案示之如下，抛砖引玉，以期揭示妇科运用麻黄类方的要法。

二、典型案例

案例一 王某，女，39 岁，2019 年 11 月 26 日初诊。

主诉：月经停闭 3 个月。

现病史：患者平素月经 40～45 天一潮，5～7 天干净，经量中等，经色红，有血块。末次月经为 8 月中旬，现已有 3 个月经水未转。既往有乳腺囊肿伴结节史，平日常有乳房胀痛，仅在经期乳房胀痛方有暂缓。刻下乳房胀痛、不能触碰，脾气急躁，睡眠欠安，纳食尚可；舌尖红，苔薄，脉细略弦。外院查性激素六项均正常。彩超检查提示子宫内膜 10mm。

处方：丹栀逍遥散合金铃子散加味。柴胡 12g，当归 9g，白芍 12g，茯神 12g，炒白术9g，栀子9g，牡丹皮9g，川楝子6g，延胡索15g，益母草30g，川牛膝30g，甘草6g。

7剂，配方颗粒剂型，开水冲服，一天两次。

二诊：2019年12月10日，经水未转，乳房胀痛减轻，舌质红苔薄黄，脉细略弦，仍以丹栀逍遥散为主方合下瘀血汤化裁，予柴胡12g，当归9g，白芍12g，茯神12g，炒白术9g，栀子9g，牡丹皮9g，土鳖虫9g，桃仁9g，酒大黄6g，川牛膝30g，甘草6g。

7剂，配方颗粒剂型，开水冲服，一天两次。

三诊：2019年12月20日，仍未转经，乳房胀痛几除，舌质转淡苔薄，脉细略弦。察其形体尚为壮实，遂改麻黄汤合下瘀血汤加味，予麻黄6g，桂枝9g，杏仁9g，甘草6g，桃仁9g，土鳖虫9g，酒大黄6g，川牛膝30g，菟丝子30g，王不留行30g，生麦芽60g。

7剂，配方颗粒剂型，开水冲服，一天两次。

四诊：2020年1月18日。服上药4剂后，月经于2019年12月25日来潮，量较多，色红，6天干净。现又觉乳房隐痛，舌质淡红苔薄，脉细，守三诊方继进7剂。

按语：本案王氏初诊以闭经伴乳房胀痛、急躁、舌尖红，辨为肝郁化热、气滞血瘀，结合子宫内膜已经10mm，常规以丹栀逍遥散疏肝泄热，合金铃子散行气止痛，益母草、川牛膝活血止痛，以为能药到经转，结果纹丝不动。二诊又合下瘀血汤加强破血催经，又毫无寸功。三诊束手无策之际，联想"气上迫肺，心气不得下通，故月事不来也"之教诲，知是心肺不通而胞脉不利，以麻黄汤提壶揭盖之法数剂而经水终得以通下。

案例二 蔡某，女，43岁，2020年9月28日初诊。

主诉：月经推迟一个月未潮。

现病史：患者平素月经规律，（5~7）天/（26~28）天，经量偏少，经色偏暗，有血块，末次月经7月25日。刻下时有左少腹隐痛，带下不多，乳房略有胀痛，纳平，眠安；舌质淡紫暗、苔薄，脉细弱尺沉。既往有乳腺增生伴结节史。彩超检查提示子宫内膜9mm。

处方：麻黄附子细辛汤合当归芍药散化裁。麻黄5g，淡附片5g，细辛5g，当归15g，白芍15g，泽泻10g，茯苓15g，白术10g，川芎10g，牛膝15g。

10剂，配方颗粒剂型，开水冲服，一天两次。

二诊：2020年10月20日。末次月经于2020年10月10日来潮，5天干净，量多，血块多，无腰酸，舌脉同前，守上方继进 10 剂。

按语：《素问·上古天真论》云：女子七岁，肾气盛，齿更发长；二七而天癸至，任脉通，太冲脉盛，月事以时下，故有子。由此可见，月经的规律来潮需在肾气旺盛，天癸、冲任通盛的基础上，气血脏腑经络作用于胞宫，方可藏泻有度，其中任何一个环节的障碍，或虚或实，或虚实夹杂，皆可导致月事不能以时下。本案蔡氏月经推迟一个月未潮，其舌质紫暗，脉细弱尺沉，考虑为少阴阴寒内盛，寒凝经脉，冲任失调，故期而未至。用麻黄附子细辛汤温阳散寒、通经破坚，再合当归芍药散以补血活血调经，故能一诊而效。

案例三 饶某，女，45 岁，2013 年 11 月 5 日初诊。

主诉：尿频、尿失禁 3 年，加重 4 月。

现病史：患者 3 年前因宫颈癌行子宫全切术，术后 3 个月即出现尿频、尿失禁，并逐年加重。近 4 个月来，常因咳嗽、喷嚏而尿自出，甚至说话声稍大或走路稍快亦自尿出，每日须穿纸尿裤，不堪受其苦。患者数年来遍服中西药，补中益气汤、肾气丸等迭进，当时略有小效，进而无效。刻下面色淡白，体型略胖，纳可，眠差，口干，但不多饮；舌淡胖，苔薄润，脉细尺无力。

处方：麻黄汤合五苓散加味。麻黄 9g，桂枝 6g，杏仁 6g，甘草 6g，茯苓 12g，炒白术 12g，泽泻 15g，猪苓 9g，乌药 9g。

7 剂，水煎服。

以上方随证加减服药月余，能自行控制排尿，摆脱了穿纸尿裤的烦恼。

按语：患者面色淡白，体胖肢肿，舌淡胖苔薄润，脉细尺无力，一派阳虚之象，故前医常规从脾虚、肾虚入手而治，但获效甚微，说明尚未能紧扣病机。本案张氏阳气虚弱，无以制水，津液输布不均，但走膀胱，故发尿频、尿失禁；而津不上承，故虽发口干却不多饮。《金匮要略·消渴小便不利淋病脉证并治第十三》言：脉浮，小便不利，微热消渴者，宜利小便、发汗，五苓散主之。本案以五苓散温阳利水，资助津液气化，再加麻黄汤开宣肺气，提壶揭盖，两方相合，上可通调水道，下可输利膀胱，假以时日，则尿有所制。

案例四 张某，女，26 岁，2020 年 7 月 15 日初诊。

主诉：妊娠伴双下肢水疱、瘙痒 1 个月。

现病史：患者怀孕 38 周 +2 天，1 个月前出现双下肢水疱、瘙痒，在当地诊为湿疹，考虑怀孕，仅外涂炉甘石洗剂，疗效不显，后逐渐发展到颈、胸、腰、上肢出现水疱，瘙痒并渗液化脓。就诊时患者水疱、脓液、结痂并见，水疱脓液下皮肤红肿、瘙痒、刺痛，口干，纳可，大便偏黏，带下偏多；舌质红、苔白略腻，脉滑数。

处方：麻黄连翘赤小豆汤合五苓散加减。麻黄9g，连翘15g，赤小豆30g，桑白皮15g，杏仁9g，甘草6g，桂枝6g，白术12g，茯苓12g，泽泻12g，猪苓9g，生姜6g，大枣6g。

10剂，配方颗粒剂型，开水冲服，一天两次。同时以大黄10g，杏仁15g，黄柏10g，研末，香油浸渍一昼夜后，每日不拘时外搽患处。

二诊：2020年8月1日，患者已经顺利分娩，由其家属微信视频了解情况。全身疱疹基本消退，皮肤光滑，患处略有色素沉淀，偶有瘙痒，大便偏干，已3日未解。以养阴透热止痒为法，方用越婢汤合四物汤，予麻黄3g，石膏15g，甘草6g，白芍30g，地黄60g，当归12g，生姜6g，大枣6g，5剂。

按语：关于皮肤瘙痒的机制，《灵枢·刺节真邪》这样解释道：虚邪之中人也……搏于皮肤之间，其气外发，腠理开，毫毛摇，气往来行则为痒。这说明皮肤瘙痒是因风（寒）邪客于腠理不散所引起。《素问·阴阳应象大论》又言：其有邪者，渍形以为汗；其在皮者，汗而发之。麻黄连翘赤小豆汤原治表郁湿热黄疸，后世如《普济方》亦用此方主治小儿伤寒，发黄身热，《张氏医通》主张此方可用于湿热发黄。麻黄连翘赤小豆汤辛散表邪、宣发郁热，临床上除可运用于湿热黄疸的治疗外，以表寒外闭、湿热内郁为抓手，可用治各类皮肤疾病如急慢性荨麻疹、鱼鳞病、脓疱疮、湿疹等及肾炎水肿或咳嗽属湿（痰）热浸淫者。本案张氏虽在孕期，但《素问·六元正纪大论》言：有故无殒，亦无殒也。据证使用麻黄连翘赤小豆汤，不仅无碍于妊娠，反倒效如桴鼓。由是，方证相应，可谓至理。麻黄连翘赤小豆汤本有梓白皮一味，但药房缺药，用桑白皮代替。

案例五 吴某，女，32岁，2020年6月14日初诊。

主诉：妊娠伴尿频尿急1月余，加重1周。

现病史：患者怀孕7个月，1月余前因尿频、尿急、尿痛、尿血诊为尿路感染，经治尿痛、尿血解除，遗留尿频尿急不得缓解，日夜小解十余次，遇外出或紧张时更是数十次小便，近1周来入夜后更是每个钟头即小解1次，严重影响睡眠，苦不堪言。外院各项检查尿液分析、肾功能均正常。吃过清利湿热中药，有小效，停药则又尿频尿急。来诊时精神困顿，尿频急，待诊的2个小时内小解3次，无尿痛，无腰酸，口干，饮水多，纳可，眠差，大便偏干；舌尖红、苔黄腻，脉滑数。

处方：麻杏石甘汤合猪苓汤化裁。麻黄6g，石膏30g，杏仁9g，甘草9g，猪苓15g，泽泻12g，茯苓30g，滑石15g，阿胶（烊化）6g，淡竹叶15g。

5剂，水煎服。

二诊：2020年6月20日。服上药3剂后尿频尿急明显改善，排尿次数减少，尿量增加，口干也减轻；舌质略红，舌苔转薄，脉滑有利。守方再进5剂以巩固疗效。

2020年11月10日因产后乳汁不足就诊问及小便情况，知药尽痊愈。

按语：本案吴氏妊娠小便不利、舌尖红、苔黄腻、脉滑数显然一派湿热之象，但服清利湿热之药仅有小效，故宜改弦易张。考人体水液代谢有赖肺通调水道、脾之运化和肾主水的功能协调，今吴氏无腰酸以知肾不虚，纳食正常以知脾胃健，所以小便不利全在于肺通调水道功能失职，故急当宣肺开泄以利下，此亦为"开鬼门，洁净府"之法，以麻杏石甘汤治之甚为对症；猪苓汤养阴血、利湿热；再加淡竹叶清心利小便。如此前后10剂，最终拨云见日，解除困扰。

案例六　双某，女，33岁，2020年5月15日初诊。

主诉：产后乳汁减少3天。

现病史：患者2020年经中药调理后成功受孕并于今年3月2日喜诞二宝，2个月来一直母乳喂养，近3天发现小儿睡寐不安，为产后乳汁减少所致，加喂奶粉却抗拒奶嘴，于是患者前来求助中医。患者皮肤黝黑，体型偏胖，孕前面颊经常爆痘，产后脸上痤疮仍是此起彼伏。乳房硕大但按之松软，胀奶次数明显较前减少。胃口好，二便平，因半夜喂奶所以睡眠欠佳，此当升津生乳。

处方：葛根汤加味。葛根30g，麻黄9g，桂枝9g，白芍9g，甘草6g，生姜6g，大枣6g，黄芪15g，路路通15g。

5剂，配方颗粒剂，开水冲服，一天两次。

半个月后，患者带其大宝来诊时知药后2剂乳汁即增加，现乳汁供给充足。

按语：早在20世纪80年代，日本著名的汉方大师矢数道明先生就用葛根汤来催乳。浙江省妇科名师马大正教授在《妇科证治经方心裁》中也有葛根汤催乳的案例。明人薛立斋曰：血者水谷之精气也，调和于五脏，洒陈于六腑，在妇人上为乳汁，下为月水。葛根汤可看作是桂枝汤加麻黄、葛根，基于葛根汤的作用趋势有升提的特点，考虑津血同源，葛根汤能升津即能升提气血，能使血水上化乳汁，此即葛根汤催乳之机理。本案用葛根汤以开宣经络，升提气津，使气血上行动力不断，以化生乳汁；再加黄芪增强益气升提之力，保障乳汁生成有源，路路通"大能通十二经穴"，通经脉，使乳汁出行通畅。葛根汤以其升发之力，主治产后缺乳无论虚实而行之有效，且百试不爽。

案例七　揭某，74岁，女，2022年1月7日初诊。

主诉：自觉阴户有物下坠半个月。

现病史：患者半个月前因自觉阴户有物下坠前往某医院求治，经妇科门诊检查诊为子宫脱垂，建议手术治疗。患者因子女均不在身边，一时手术难以实现。恰揭大妈儿媳也是从事中医行业，极力建议先寻求中医试试能否使子宫复位。就诊时，患者自觉阴户坠垂，有物脱出，俗语谓之"吊茄子"。劳动、走路后"茄子"吊出更甚，平躺则能回缩。因"茄子"脱出，走路摩擦，自觉疼痛不适。平素大便少，偏结，口中唾多，脐周汗多，腰酸，话语多，语速快；舌质紫暗、苔中后白厚，脉弦滑略数。妇科检查：子宫Ⅲ°脱出，子宫颈渗血。

处方：续命汤合当归贝母苦参汤加减。麻黄9g，桂枝9g，川芎9g，当归9g，党参9g，干姜6g，甘草6g，杏仁9g，石膏15g，浙贝母15g，苦参6g，天花粉12g，生地黄30g，白术30g。

7剂，配方颗粒剂，开水冲服，一天两次。

二诊：1月14日。药后第二天子宫即能回收，但因大便少、偏结，努挣排便后子宫脱出1次，用手推回后，未再脱出。刻下脐周汗出减少，腰酸好转，大便干结；舌质紫暗苔转薄舌边苔较厚，脉弦滑略数。考虑患者大便干结，于上方基础上去浙贝母、苦参再加白芍9g；川芎9g，当归9g，党参9g，干姜6g，甘草6g，桂枝9g，麻黄9g，杏仁9g，石膏15g，天花粉12g，生地黄30g，白术30g，白芍30g。

7剂，配方颗粒剂，开水冲服，一天两次。

三诊：1月21日。本周子宫未脱垂，热则脐周汗多，腰酸除，舌质紫暗苔薄，脉弦滑略数，效不更方，守1月14日方再进7剂。

3月3日患者因他病就诊，得知子宫未再脱出。

按语：面对此症，竟一时无从下手。对于子宫脱垂，普遍想到的是李东垣的补中益气汤。可是脉症合参，此患者怎么看都不像是个中气下陷证。怎么办？根据《素问·上古天真论》所说：七七，任脉虚，太冲脉衰少，天癸竭，地道不通，故形坏而无子也。患者年逾七十，少阴肾气固然衰少，肾间动气不足，与足少阴相表的足太阳自然不旺，所以升提足太阳经气即可升举肾气。于是很自然地想到续命汤来，因续命汤以麻黄汤为基础加人参、干姜、当归、川芎而成——方中的麻黄汤不也是"提壶揭盖"法的代表嘛！何况续命汤的主治中有"身体不能自收持"，子宫脱垂正好可以理解为是"身体不能自收持"的一种表现。结合患者还有局部渗血，当机立断，予以续命汤，果然好使。

续命汤原"治中风痱，身体不能自收持，口不能言，冒昧不知痛处，或拘急不得转侧"及"并治但伏不得卧，咳逆上气，面目浮肿"。后世皆以续命汤为治风的准绳，如孙思邈"以古法用大、小续命二汤，通治五脏偏枯贼风"，认为"续命汤……效如神""诸风服之皆验，不令人虚"。

　　续命汤以麻、桂散外邪，以芎、归理血，以人参养元气，以干姜温中，以石膏制约诸药之热，以杏仁、甘草理肺而平嗽。但本方妙就妙在麻黄、桂枝合用，能温散宣通经脉凝滞之瘀。麻黄性质升散温通，药力向上向外，续命汤用麻黄，强调的是"透邪外出""提壶揭盖"。纵观古今，续命汤有着高度的临床价值。近代伤寒名医陈鼎三、江尔逊、刘方柏、李可等，都极力推崇续命汤在临床上的广泛用途。续命汤不仅能用于中风，还可用于多种神经系统病变如帕金森、脊神经炎，呼吸系统病变如变异性咳嗽等。本案以续命汤"提壶揭盖"法治之，果然其效如神！

麻黄连翘赤小豆汤加味治疗
男科疾病验案举隅

河南中医药大学第一附属医院　李俊涛

本文从麻黄连翘赤小豆汤的病机及主治功效、治疗男科外生殖器皮肤黏膜疾病及前列腺炎的病机理论阐释，以及治疗包皮龟头刺激性皮炎、阴囊皮神经炎、前列腺炎的病案举例等三方面，较系统地介绍了本方在治疗男科疾病方面的个人体会、经验。

麻黄连翘赤小豆汤，出自《伤寒论》，历代先贤对于此方的见解和应用颇多，根据其病机特点，不仅将此方应用于黄疸的治疗，而且在其他疾病的治疗中，也有较广泛的使用。历代医家对本方的拓展、创新运用亦屡见不鲜。笔者不揣浅陋，现将本方在治疗男科疾病中的体会，介绍如下。

一、麻黄连翘赤小豆汤的病机及主治功效

麻黄连翘赤小豆汤出自张仲景《伤寒论》阳明病篇第 262 条：伤寒，瘀热在里，身必发黄，麻黄连翘赤小豆汤主之。按经文原义，该方主要用于治疗风寒表邪未解，湿热蕴郁而致的黄疸。《伤寒论》原方的药物组成为麻黄、连翘、杏仁、赤小豆、大枣、生梓白皮、生姜、甘草。

关于本方的方义，《绛雪园古方选注》中王晋三提道：麻黄连翘赤小豆汤，表里分解法也。方用杏仁、赤小豆泻内里湿热，生姜、梓白皮泻肌里湿热，乃以甘草、大枣奠定太阴之气，麻黄使湿热从汗而出太阳，连翘根导湿热从小便出太阳，潦水助药力从阴出阳。尤在泾在《伤寒贯珠集》中认为：麻黄连翘赤小豆汤所主亦热瘀而未实之证。瘀热在里者，汗不得出，而热瘀在里也，故与麻黄、杏仁、生姜之辛温，以发越其表；赤小豆、连翘、梓白皮之苦寒，以清热于里；大枣、甘草干温悦脾，以为散湿去邪之用；用潦水者，取其味薄，不助水气也。故笔者以为，麻黄连翘赤小豆汤应是散热之剂。

关于本方的主治病机，闫云科认为，本证病机为外有表邪，内有湿热，属表里同病。热不得越，湿不得泄，湿热蕴结，黄疸以成。在临床应用中，不必限于黄疸，凡湿热内盛者，诸如水肿、咳嗽、哮喘、皮肤病，皆可投本方以治。

故笔者认为，本方所主之证的病机属湿热内盛，兼具表邪。本方的功效为宣肺解表，清热利湿。在临床中，凡具备此病机的各种疾病，均有机会使用本方。

二、麻黄连翘赤小豆汤治疗男科外生殖器皮肤黏膜疾病及前列腺炎的病机理论阐释

（一）男科外生殖器皮肤黏膜疾病

邢锡波先生指出，麻黄连翘赤小豆汤证为伤寒失表，使湿热郁遏于内，由于表邪壅闭，湿热不得外宣，湿热相搏，久而发黄。所谓瘀热，即体内湿热郁闭之热，因表邪而诱发，故以麻黄连翘赤小豆汤，解毒清热利尿治之。笔者认为湿热郁于表层，故用麻黄汤疏表邪以宣在表之湿热，其不用桂枝，以桂枝辛温助热，赤小豆除湿热，下水肿而利小便，梓白皮能清热燥湿，连翘能清热解毒，兼利小便。以上之药，除麻黄汤发汗外，都属于清热利湿解毒之剂。

故笔者认为对于湿热郁闭肌表、难以透发而引起的各种皮肤黏膜疾病，尤其是具备瘙痒、红肿、渗出特征者，用麻黄连翘赤小豆汤尤为适应。男科疾病，尤其发于龟头、包皮、阴茎、阴囊部位的，且具有上述特征的皮肤黏膜问题，如辨证得当，使用本方效果是显而易见的。

（二）前列腺炎

肺为水之上源，有通调水道之功，笔者以为，本方中的麻黄、杏仁、生姜、梓白皮（桑白皮）具宣肺开郁，助肺肃降，开肺利水，提壶揭盖之功；赤小豆、连翘具有解毒消肿散结之用；麻黄可利尿消肿；赤小豆、连翘亦具有清热利湿，利尿消肿之效；大枣、生姜、甘草补中悦脾，以辅助正气。

由此可见，本方的用方立意，和前列腺炎本虚标实，湿热瘀毒阻滞，气化不利的病机高度吻合，故对于前列腺炎的治疗，只要辨证准确，必有卓效。

三、病案举例

（一）包皮龟头刺激性皮炎

王某，男，41 岁，2019 年 3 月 5 日初诊。

主诉：房事后阴茎冠状沟处红肿、刺痛 1 年余。

现病史：患者 1 年余前每次性生活后，阴茎冠状沟处必出现红肿、刺痛，多可持续 1 天左右，方可消退。尤其是喝酒或食辛辣后，性生活后则上述症状尤为明显，不适症状可持续 2~3 天。患者为此颇感烦恼，多方治疗，效果不明显，以至于畏惧性生活。昨日房事后，阴茎冠状沟处，包绕阴茎一圈约 0.5cm 宽红肿，刺痛，少许渗出，伴见口苦，咽干，胃脘满闷，纳食乏味，小腿及足后跟酸痛无力，尿黄赤，大便 3 次每天，量少，解不尽，常汗出黏腻；舌质红，苔薄腻，脉浮滑。

西医诊断：包皮龟头刺激性皮炎。

中医辨证：肝郁脾虚，湿热瘀毒闭阻。

治法：健脾疏肝，宣湿导滞，祛风散瘀。

方药：麻黄 8g，连翘 15g，赤小豆 30g，炒杏仁 12g，桑白皮 20g，生姜 3 片，大枣 3 枚，炙甘草 6g，北柴胡 12g，黄芩 6g，清半夏 10g，蝉蜕 6g，厚朴 8g，生薏苡仁 20g，晚蚕沙 10g，车前子 10g。

7 剂，水煎服，日一剂。

方义：方中以麻黄、连翘、赤小豆、炒杏仁、桑白皮等开窍通郁，宣清湿热，解毒消肿止痛；酌加北柴胡、黄芩、清半夏和解少阳，以治口苦，咽干；蝉蜕祛风抗敏止痛；厚朴、生薏仁健脾祛湿，除胀满；晚蚕沙、车前子分导湿热瘀毒从大小便出。

二诊：患者自诉服药第 5 天，性生活一次，红肿疼痛减轻约 3 成左右，其余症状亦有好转。遂以前方稍加减，先后复诊 4 次，继续用药 28 剂。此后，同房后阴茎冠状沟处红肿、疼痛未再出现。

（二）阴囊皮神经炎

杨某，男，35 岁，2019 年 4 月 24 日初诊。

主诉：阴囊近阴茎腹侧约一元钱币大小区域刺痛、灼热 2 年。

现病史：患者 2 年前无明显诱因阴囊近阴茎腹侧约一元钱币大小区域出现刺痛、灼热，但患处皮肤未见明显渗出、糜烂、红肿及脱屑。现自觉阴囊近阴茎腹侧约一元钱币大小区域刺痛、灼热，无明显渗出、红肿及脱屑，扪之局部皮温正常，伴见手足心烦热，出汗，腰困腿沉，容易出汗，心烦，阴囊潮湿，尿黄灼热，大便稀溏难解；舌红苔黄厚腻，舌尖红，脉浮滑数。

患者有糖尿病病史 6 年，目前血糖值控制基本正常。先后就诊于某大学一附院和省人民医院内分泌科和皮肤科，曾考虑为糖尿病周围神经病变，在降糖治疗的同时，给予营养神经、改善微循环等治疗，亦按神经性皮炎给予对症治疗，均无明显效。

西医诊断：阴囊皮神经炎。

中医辨证：心肝火旺，湿热瘀滞肌表。

治法：清心泻肝，化湿透热，疏风散瘀。

方药：麻黄8g，连翘15g，赤小豆20g，生姜3片，大枣3枚，炙甘草6g，桑白皮30g，炒杏仁12g，生地黄15g，木通10g，淡竹叶6g，生蒲黄8g，苍术10g，炒白扁豆15g，地龙5g，蝉蜕5g，红花6g。

7剂，水煎服，日1剂。

方义：方中以麻黄、连翘、赤小豆、桑白皮宣透郁火，清热利湿，通络止痛；酌加生地黄、木通、淡竹叶、生蒲黄清心利尿，泻火止痛；苍术、炒白扁豆健脾祛湿；地龙、蝉蜕疏肝泻火止痛；红花活血止痛。

二诊：患者诉灼热、刺痛减轻4~5成，遂在首诊方基础上稍作加减，先后复诊3次。又服药21剂，刺痛、灼热基本控制。

（三）慢性前列腺炎

李某，男，25岁，2022年5月6日初诊。

主诉：尿频、尿不尽、会阴部胀痛伴痤疮1年余。

现病史：患者1年余前无明显诱因出现尿频、尿不尽、会阴部胀痛伴痤疮，自服银花泌炎灵片、前列舒通胶囊、前列解毒胶囊等中成药，哈乐及抗生素，效果不明显。患者体肥，饮酒频繁，嗜食辛辣，汗出不畅，身发烦热，腰腿酸困无力，每次尿频尿不尽严重时，会阴部坠胀和脸部痤疮亦明显。现症见尿频，尿不尽，尿黄赤，浑浊，白天15次左右小便，夜尿2~3次，阴囊潮湿，会阴部坠胀，面部尤其额头及双颊泛起暗红色痤疮丘疹，汗出不畅，周身潮黏，烦热，腰酸腿困，大便黏滞不畅；舌质暗红、苔薄黄腻，脉浮滑。

西医诊断：慢性前列腺炎。

中医辨证：肺窍闭阻，湿热瘀阻。

治法：宣肺利水，清热消肿，化瘀导滞。

方药：麻黄8g，连翘15g，赤小豆30g，炒杏仁15g，桑白皮30g，大枣3枚，生姜3片，炙甘草5g，炒薏苡仁30g，赤芍15g，王不留行10g，独活15g，木瓜8g，炒山楂15g，醋莪术10g，党参8g。

7剂，配方颗粒剂，水冲服，日1剂。

方义：方中以麻黄、连翘、赤小豆、炒杏仁、桑白皮等宣肺利水，清热化湿，消肿祛瘀；酌加炒薏仁、赤芍、王不留行以活血行气，消肿止痛；独活、木瓜祛湿舒筋，强腰腿；炒山楂、醋莪术活血消积，消肿止痛；党参合大枣、生姜补气健脾，祛湿扶正。

二诊：患者表示，脸部痤疮及尿频缓解，服药最后 3 天，白天排尿 10 次左右，夜尿 1~2 次，出汗变畅快，烦热减轻。予首诊方基础上加浙贝母 10g，以增强化痰散结消肿之功，继用 7 剂。

三诊：患者告知，尿不尽消失，尿频继续改善，夜尿 0~1 次，会阴部坠胀减轻 3~4 成左右，前方去木瓜，减桑白皮为 20g，酌加党参 10g，莲子 10g，以健脾祛湿，继用 7 剂。此后在 3 诊处方基础上稍作加减，先后又复诊 3 次，21 剂。尿频、尿不尽、会阴部坠胀基本改善。

赖海标教授运用通法治疗阳痿的经验

广州中医药大学附属中山中医院　赖海标　曾建峰　黄智峰

阳痿，西医学称之为勃起功能障碍（Erectile dysfunction，ED），是男科最常见的性功能障碍之一，其不仅给患者造成了巨大的身心痛苦，还是影响夫妻和谐、家庭幸福的重要因素，日益引起人们的关注。赖海标教授，主任中医师，国家临床重点专科学术带头人，硕士研究生导师，广东省中医药管理局名中医师承项目指导老师。赖海标教授总结梳理阳痿的发病特点，提出先通后补的阳痿治疗大法，临床运用效如桴鼓。

一、中医对阳痿的认识

（一）阳痿之名的误导

"阳痿"之名首见于明代周之干的《慎斋遗书》，在而明以前多有"不起""阴痿"之名，如《素问·阴阳应象大论》曰：年六十，阴痿，气大衰，九窍不利。晋唐时期的诸多医学典籍，如王叔和的《脉经》、巢元方的《诸病源候论》、孙思邈的《备急千金要方》中，多使用"阴痿"或"阴萎"，自明代《慎斋遗书》以后，则开始以阳痿论述。

"阳痿"是指阴茎的功能活动低下，不能坚举以行房事，其中"阳"多指代脏腑的功能活动，"痿"指萎缩或失去功能。因此，阳痿之名，极易让人们将"阳痿"与"阳虚"对等，治疗上往往偏重于温肾壮阳一法。阳痿其实是一个病因病机极为复杂的疾病，在医学昌明的当下，仍有不少医者多以阳虚论治阳痿。早在清代，韩善徵就在《阳痿论》中大声疾呼：独怪世之医家，一遇阳痿，不问虚实内外，概予温补燥热。赖海标教授认为，随着社会的发展，疾病的病因病机也随之变化，作为疾病的一种，阳痿也不例外。赖海标教授总结近30年临床经验发现，临证所遇阳痿纯虚纯实、纯寒纯热者少见，大多为虚实夹杂，切莫因阳痿之名，误导阳痿的诊治。

（二）阳郁是阳痿的基础病机

肾主藏精，内寓元阴元阳，其中元阳即是肾阳。肾阳是人体阳气的根本，对全身脏腑起着温煦作用。男性的生殖、性生理活动等，都需要肾阳的温煦，其更是宗筋勃起的重要因素。肾阳充盈宗筋，需要气的推动，在气的鼓动下，肾阳才能灌注阴茎，营血才能营养于宗筋，宗筋的勃起功能才能发挥正常。由此可见，气机的通畅调达是肾阳发挥作用的基础。当湿、痰、瘀等邪，阻碍气机运行，致使阳气运行受阻，郁而不畅，称之阳郁。阳气郁结，气血鼓动无力，不能充盈宗筋，宗筋不能做强，故而出现痿而不举。

赖海标教授总结发现，阳痿的主要病机由阳虚逐渐演变成阳郁，这种演变离不开时代大环境的变迁，正是环境因素的改变，导致疾病发病因素的变化，从而引起证候的迁延演变。很久以前，人们多以素食为主，清淡是饮食的主基调，素体容易虚弱，临证多见虚证；而如今，人民群众多以肉食为主，口味偏油腻。随着经济水平的提高，交通工具日益发达，日常交往日益频繁，宴请成为一种生活方式，而不加节制地饮酒，过食肥甘厚腻，容易导致脾胃内伤，引起脾胃运化功能失调，出现水湿内停，从而使得湿、痰、瘀得以产生并停聚于体内，导致阳气运行的通道受阻，阳气郁而不行，无力鼓动气血，宗筋不能有效勃起，临证多见虚实夹杂之证。

随着生活节奏加快，人们的压力倍增，曾经悠然见南山的恬静心态，对于现代人而言已是遥不可及。男性通常是家庭中的顶梁柱，其压力更加巨大。快节奏、高压力的生活状态，必然给男性带来心理负担，引起情志不畅，从而导致气机郁滞而失调达，继而影响和阻碍阳气的运行，阳气郁而不行，则影响宗筋的有效勃起。反之，阳痿亦会致阳郁。虽然近些年来，对于性及性相关的话题较以往相对开明，但性及其相关疾病仍属私密话题，当出现阳痿不举，会加重患者的精神压力及心理负担，从而导致气机进一步失调，使得阳气郁结也进一步加重。由此可见，阳痿与阳郁是相互影响的。

从上述分析可知，社会生活环境的改变可以致阳郁，脏腑功能失调导致湿、痰、瘀等邪实产生也可以阻碍气机运行而致阳郁。虽然，阳痿的发病机理异常复杂，但是阳郁是阳痿的重要致病因素，也可因阳痿发病导致阳郁的发生。可以说，阳郁是始终贯穿阳痿发病过程中的一个基本病理变化，畅通宗筋阳气运行之道，则是阳痿的治疗大法。

（三）通法是阳痿的治疗大法

通法治疗阳痿最有讲究。清代高世栻的《医学真传》曰：但通之之法，各有不同，调气以和血，调血以和气，通也；下逆者，使之上升，中结者，使之旁达，亦通也；虚者助之使通，寒者温之使通，无非通之之法也。赖海标教授临证用药之道，讲究不宜过热，以防伤阴；不宜过寒以恐伤阳；过猛则有伤气嫌；过滋腻则可壅滞气机。而宗筋经脉壅阻，有气滞、血瘀、湿阻、热壅及寒凝之别，临床中需审证问因，辨证精准，遣方用药，方能起痿。

现代社会，人们压力倍增，易出现情志不遂，导致肝失疏泄，肝木者，其气冲条达，疏泄不利，气机不畅，则阳气不伸，宗筋弛缓，而病阳痿。阳痿之气不通多责之于肝，予以疏肝起痿，选用四逆散及其类方，宗筋气机顺畅后，再予以补中益气汤、异功散等补气。

宗筋雄起，关键在于气血充盈，气血运行正常，则宗筋得气血而振奋。宗筋瘀血阻滞，气郁不畅，气不行则血滞；或久病不愈，日久瘀血内生；或外伤宗筋，气血瘀滞，气血不能充盈宗筋，导致宗筋痿而不起。当行气活血、通瘀起痿，方选桃红四物汤、血府逐瘀汤之类，血脉疏通后再予当归补血汤、芎归胶艾汤等补血之剂。

如今，人们多喜辛辣及醇酒厚味之品，容易导致湿浊内生，或外感水湿，迁延肝胆，湿常与热缠绵，湿与热相合，终致湿热流注下焦，壅阻宗筋，玉茎驰纵而不起，治当清热利湿，用四妙散、茵陈蒿汤、龙胆泻肝汤之类切合病机。然苦寒之品，不宜久服，以免伤阴，后期予以一贯煎、六味地黄丸等滋养阴液。

患者素体寒湿偏盛，或久居潮湿之地，寒湿内侵，流注宗筋，致宗筋气血不畅，宗筋失养而致痿。当以行气疏肝、散寒止痛为法，方选当归四逆散、麻黄附子细辛汤等，尔后可予温补之品如肾气丸、右归丸等。

阳痿病机虚实夹杂，切莫一味温补。燥热温补之品常易耗阴液，当先通后补，通而不伤，补而不滞，切合目前阳痿的病理特点，临床辨证运用，常有所获。

二、验案举偶

陈某，男，63岁。性欲尚可，宗筋不举，软若豆腐，病2年有余，痛苦不堪，于2020年5月15日就诊。刻诊：口干口苦，大便黏，上腹部胀闷不适，纳眠尚可；舌红苔黄，脉弦滑。诊断为阳痿（少阳阳明合病），方选大柴胡汤加减，予北柴胡10g，黄芩10g，白芍10g，法半夏10g，生姜15g，枳实10g，熟大黄5g，炒王不留行15g。5剂，日1剂，分两次温服。

二诊：宗筋勃起仍毫无起色，但其余诸症均明显缓解，效不更方，将虎杖易大黄，再入蜈蚣疏通阳络，再投7剂。

三诊：阿叔仍面带愁容，前几日曾欲行房事却仍是痿而不起，余症状皆不明显，舌淡红，苔微黄，脉弦细。予以经验方丹阳汤：酸枣仁 15g，熟地黄 15g，山茱萸 15g，山药 20g，淫羊藿 15g，盐巴戟天 10g，盐杜仲 15g，丹参 30g，甘草 5g、蜈蚣 2g。7 剂。

四诊：患者喜笑颜开，上周行房事达 2 次之多。嘱其房事当节制，切莫过度，再守方 7 剂以巩固。

按语：《黄帝内经》有言：男子八八，天癸竭，精少，肾脏衰。此患者已是 63 岁高龄，阳痿不举，却未见肾虚之像，但属少阳枢机不利，阳明腑实之证，其治疗的关键是通达阳气。少阳为阳气运行的枢纽，且少阳与厥阴相表里，阳气外而不内属少阳，阳气内而不外属厥阴，两者共司疏泄之职。厥阴肝经络阴器，主宗筋。当所愿未遂，则肝气不舒，饮食不洁，湿热内生，湿热之邪壅滞宗筋，出现阳痿之证，此时当通，切莫温补。三诊患者余症均无，但见阳痿，宗筋已畅通，奈何患者已是 63 岁高龄，阳气多有不足，且宗筋为诸阳之会。宗筋勃起，需要肾阳的温煦推动，此时再投经验方丹阳汤以平补肾阳，方中熟地黄、山萸肉、山药滋养肾阴；淫羊藿、盐巴戟天、盐杜仲平补肾阳；丹参活血通络。且书有云：一味丹参，功同四物。当取丹参补血活血双重功效；蜈蚣通宗筋之络；酸枣仁酸甘，养肝柔肝，气血充盈通达，则阳事得以恢复正常。治疗全程体现先通后补，通补结合的治疗大法，则阳道通，阳事兴也。

三、小结

赖海标教授在治疗阳痿方面经验丰富，认为阳郁为阳痿的基础病机，运用通法作为其治疗大法，临证先通后补，通补结合，临床效果显著，笔者受益颇多且深感中医的博大精深。在未来行医之路上，当谨记仲景名言：勤求古训，博采众方。

侯春光运用越婢加半夏汤治疗小儿肺系病的经验

诸暨市中医医院　金珍珍　侯春光

侯春光，主任中医师，浙江省名中医，全国基层名老中医药专家，从事中医儿科临床、科研、教学工作近40年，擅长运用中医药治疗儿科多发病、常见病。现将其运用越婢加半夏汤治疗小儿肺系病的经验总结如下。

一、越婢加半夏汤的来源及组方

越婢加半夏汤出自《金匮要略·肺痿肺痈咳嗽上气病脉证治》，条文提到：咳而上气，此为肺胀，其人喘，目如脱状，脉浮大者，越婢加半夏汤主之。越婢加半夏汤用于外感风热水饮内作致咳嗽上气的证治，临床多应用本方治疗表里同病，外感兼有痰饮挟热郁肺的咳喘疾病。越婢加半夏汤治以宣肺泄热，降气止咳平喘，全方由麻黄、石膏、甘草、半夏、生姜、大枣组成。方中麻黄为君，宣肺平喘，发散风邪；臣以石膏清泻肺热；以半夏为佐，燥湿化痰，降逆下气；生姜解表散寒，止呕化痰，既助麻黄宣散外邪，又助半夏降逆在内水饮；大枣性温味甘，配生姜发挥调和营卫的作用；以甘草为使药，既能补脾益气，又能调和诸药，缓解麻黄辛散，石膏寒凉之性，攻邪而不伤正，邪祛病自除。全方共奏清热宣肺，化饮祛痰，降逆平喘之效。

二、病因病机分析及临床应用

肺主气而司呼吸，外合皮毛，小儿卫外机能未固，外邪每易通过皮毛、口鼻而入，伤及肺，引起肺系疾病。痰饮与肺的关系极为密切，肺系疾病的病机总由痰饮郁肺，肺失宣肃。一般认为，痰饮为阴邪，易伤人阳气，临床医家多遵张仲景"病痰饮者，当以温药和之"的治疗原则。侯春光老师临证发现痰饮挟热型肺系疾病的病例有逐年增多趋势，认为本证型的治疗当引起大家的重视。侯师认为，导致外感兼痰饮挟热郁肺的病因有以下三点：一为外感风寒之邪未解，入里成痰饮，郁肺日久而化热；二是小儿过食生冷、瓜果、饮品或使用空调不当或过敏体质等因素，导致素有痰饮内伏，再外感风热邪气或为阳盛体质，导致外感兼痰饮挟热互结；三是小儿饮食失节，过食肥甘厚腻，导致胃肠积热，脾失健运，津液不得正常输布，痰热停聚于肺，肺通调水道失常，形成痰饮挟热郁肺，再感外邪则发病。其适应证为咳嗽，可伴喘息，喉间有痰声，咳痰色黄，鼻塞，黄涕，发热，有汗出，口渴，可见口臭，烦躁，夜眠欠安，大便多干结；舌质偏红，脉浮或数。

侯师认为，凡小儿肺系疾病辨证属外感兼痰饮挟热郁肺者，皆可以本方加减使用。侯师运用本方，通过权衡表邪、痰饮、郁热的轻重，灵活使用合方和加味进行治疗。如根据表邪、郁热的轻重，调整麻黄、石膏的用量；若痰饮不化，可加半夏厚朴汤理气化痰；若痰热互结胸膈，则加小陷胸汤清热涤痰、宽胸散结；若咳痰色黄或黄涕明显，则加桔梗、白芍、枳壳，取排脓散之意，清热宣肺，祛痰排脓；若里饮明显，可加小青龙汤温肺化饮；若痰饮郁结，哮喘气促痰鸣，加射干麻黄汤温肺化饮，下气平喘；若咳嗽频频，有气上冲感，加葶苈子，泻肺平喘，加旋覆花、代赭石降逆下气；另有其他兼症者，亦随症加减，则收效明显。

三、验案举例

案例一 朱某某，男，3岁。

初诊：2021年9月15日，咳嗽、低热2天。患儿2天前开始咳嗽，夜咳明显，喉间有痰声，咳剧时有呕吐2次，今早餐后呕吐1次，伴低热，体温37.5℃左右，有汗出，无头痛，面色欠华，面部有少许白斑，大便日行一次，偏干；舌偏红、苔薄润有点刺，脉浮数。既往有"喘息性支气管炎"病史。查体：T37.5℃，咽稍红，扁桃体Ⅰ度肿大，未见脓点，两肺呼吸音粗，未闻及啰音。

西医诊断：急性支气管炎。

中医诊断：咳嗽（外感兼有痰饮挟热郁肺）。

处方：麻黄8g，生石膏25g，甘草10g，大枣25g，姜半夏12g，生姜15g，茯苓15g。

5剂，颗粒剂，每日1剂，开水冲服，每日2次温服。嘱禁食生冷、水果、牛奶等。

二诊：2021年9月22日。服药后第2天体温降至正常，咳嗽明显好转，夜间咳嗽已平，咳嗽少许痰声，黄涕转稠涕，呕吐已止，大便日行一次，偏干，面色略白；舌淡红、苔薄白，脉数。予以桂枝10g，赤芍10g，大枣25g，甘草8g，杏仁12g，厚朴 12g，生姜 12g，枳壳 10g，桔梗 10g。7 剂，颗粒剂，开水冲服，每日 2 次温服，随访告愈。

按语：本案患者外感风热之邪，从皮毛而入肺，肺失宣降，皮毛疏泄失常，则见咳嗽、低热、汗出；风热之邪灼津为痰，故咳嗽，咳痰不爽。本患儿有"喘息性支气管炎"病史，素有痰饮内伏，被外之风热引动，以致痰饮夹热上迫，气逆不降，所以咳嗽上气，夜间咳嗽明显，咳剧时呕吐。该患者为外感风热与痰饮相合，致外感兼痰饮夹热郁肺之证，越婢加半夏汤为之对证之方，加茯苓，合小半夏加茯苓汤之意，以和胃降逆，化饮止吐。二诊患儿外感已解，仍有痰饮未除，郁热未清，故予桂枝加厚朴杏子汤宣肺散邪，化痰止咳，加枳壳、桔梗合排脓散之意，以加强宣肺化痰，清热通窍之功。

案例二 方某某，男，4 岁。

初诊：2022 年 1 月 3 日，鼻塞、黄涕 4 天。患儿 4 天前出现鼻塞，有黄稠涕，喉中有痰未咳出，无明显咳嗽，有口臭，夜寐安，有汗出，无发热，夜间无张口呼吸，夜寐无呼噜声，大便 2 日 1 行，偏干；舌质偏红、苔厚腻，脉滑数。

西医诊断：急性鼻窦炎。

中医诊断：鼻渊病（外感兼有痰饮挟热郁肺）

处方：麻黄 6g，生石膏 20g（先煎），大枣 25g，姜半夏 10g，甘草 10g，黄连 1g，炒瓜蒌子 12g，瓜蒌皮 12g，白芍 10g，桔梗 10g，枳壳 10g，炒紫苏子 10g，茯苓 15g，紫苏梗 15g，厚朴 10g，生姜 3 片。

7 剂，水煎服，分 2 次温服。

二诊：2022 年 1 月 10 日。鼻塞已瘥，黄稠涕明显减少，喉间痰声消，口臭已好转，大便日行一次，偏干；舌质偏红、苔薄腻，脉滑数。前方基础上加炒瓜蒌子 15g，瓜蒌皮 15g。7 剂。随访告愈。

按语：鼻窦炎属儿童常见病、多发病之一，为急性上呼吸道感染后继发的感染性疾病，近几年就诊的患儿急剧增多，易反复发作，西医多使用抗生素、局部激素等治疗。中医学将本病归为"鼻渊"范畴，历代医家对本病的病因病机有诸多见解，如《景岳全书·鼻证》中云：鼻渊总由太阳督脉之火……以致湿热上熏津汁。张景岳认为，鼻渊可因喜食肥甘厚腻而内生湿热或燥热之物致湿热上熏引起流涕不止。侯师对此论述颇为认同，临证亦发现很多患儿的鼻窦炎有脾胃湿热之症。本案患儿口臭、大便干结，舌脉象均提示内有中焦湿热，湿热内生，导致脾失健运，酿成痰浊，上贮于肺，壅塞气道，再因外感邪气，与痰热互结郁肺，则喉间痰声明显，肺窍不利，则鼻塞、鼻浊涕明显。方予越婢加半夏汤宣肺泄热，患儿喉间痰声明显，予加半夏厚朴汤理气化痰；患儿有湿热结于中焦，加黄连、炒瓜蒌子、瓜蒌皮、小陷胸汤宽胸散结，清热化痰；本患儿鼻塞、黄稠涕多，加桔梗、白芍、枳壳，合排脓散之意，清热排脓，行气养血。二诊患儿诸症皆有好转，说明上方有效，增加炒瓜蒌子、瓜蒌皮剂量，以增润肠通便，清肺化痰之功。

案例三 徐某某，女，5 岁。

初诊：2022 年 6 月 8 日，反复咳嗽 20 余天。患儿 20 余天前出现咳嗽，无气促，无发热，曾外院住院治疗，诊断为"急性支气管炎"，予抗生素输液治疗（具体药物不详）后，咳嗽有缓解后出院。出院后患儿咳嗽渐增多，现夜间咳嗽多，喉间有痰声，口臭明显，咳嗽时伴咽痒，易恶心，无呕吐，有汗出，无发热，大便 1 日 1~2 次，烂便；舌质偏红、苔厚腻水滑，脉滑数。查体：精神可，目下略暗，面色略青，双肺呼吸音粗，未闻及啰音。

西医诊断：急性支气管炎。

中医诊断：咳嗽（寒饮伏肺，久郁化热）。

处方：麻黄 8g，生石膏 20g（先煎），甘草片 10g，姜半夏 10g，大枣 25g，黄连 3g，瓜蒌皮 10g，桂枝 10g，白芍 10g，五味子 10g，细辛 3g，干姜 6g，杏仁 12g。

5 剂，水煎服，分 2 次温服。禁生冷、水果、鱼腥等。

二诊：2022 年 6 月 13 日。患者夜间咳嗽明显减少，喉间少许痰声，口臭减轻，恶心、咽痒已消，大便日行，渐成形；舌质偏红苔白腻水滑，脉滑数。上方有效，续进 7 剂，告愈。

按语：本案患儿反复咳嗽 20 余天，予抗生素输液治疗病情反复。侯师临证抓住患儿易恶心，咳时咽痒，目下暗，面色略青，大便烂，苔有水滑，辨证为寒饮伏肺，病久郁肺化热。痰饮挟热郁肺，则咳嗽阵作，喉间痰声明显；痰热互结中焦胸膈，则脾胃运化失常，故见口臭，苔厚腻，脉滑数。本患儿痰饮、肺热俱重，故以越婢加半夏汤合小青龙汤、小陷胸汤、麻杏石甘汤治疗，以越婢加半夏汤宣肺泄热，麻杏石甘汤清热化痰，小青龙汤温肺化饮，小陷胸汤清热散结。

经方辨治内伤发热举隅

河南中医药大学第一附属医院　李国锋

发热是临床常见病症，中医有外感、内伤之分。外感发热一般起病急，热势高，进展快，但病程短，预后佳；内伤发热一般起病缓慢，热势低，病史长，迁延难愈。发热的治疗包括解表、清里、通腑、凉血、祛湿、和解、补气、补血、温阳、滋阴等方法。经方在治疗内伤发热方面优势明显，临床中针对内伤发热，遵照中医"甘温除热""通腑泄热""滋阴清热""祛湿退热""和解表里"等治疗原则，应用经典方剂，往往会收到意想不到的效果，今举数例，以探中医治疗内伤发热之微。

一、甘温除热——补中益气汤治内伤发热案

赵某，女，64 岁。

初诊：2018 年 1 月 22 日。患者以"发热月余"为主诉入院，入院后给予抗菌消炎及对症处理，发热持续不退，后经科室护士长介绍求治于余。现症见：发热，动则乏力，脚跟痛，流清涕，咽干，咳嗽无痰，纳可，便利，身困，上午发热；舌暗苔白，脉细数。既往有红斑狼疮病史，长期服用糖皮质激素控制。

中医诊断：内伤发热（气虚发热）。

方药：补中益气汤加减。生黄芪 40g，炒白术 15g，陈皮 15g，升麻 6g，柴胡 15g，党参 20g，当归 15g，枳壳 10g，桔梗 10g，地黄 30g，川芎 18g，赤芍 15g，连翘 30g，槟榔 15g，桂枝 12g，生甘草 6g。

3 剂，水煎 400mL，分两次服，日一剂。

二诊：2018 年 1 月 26 日。患者服药三天，发热已退，仍乏力，脚踝痛略减，流清涕，咽干，身困，咳嗽消，纳可，便稀溏；舌暗苔白，脉细数，寸滑。患者服药后发热已退，效不更方，继续按原方加减。两次就诊后患者发热消退，体力改善，咽干、身困、咳嗽等症状消失。患者为老年女性，既往有红斑狼疮病史，长期服用激素控制，结合患者症状及舌脉辨证为气虚发热，给予补中益气汤加减，以益气健脾，甘温除热，患者服药后发热即退，可见中医辨证准确确实效如桴鼓。这也提醒

我们，临床中见到发热患者不能一味应用清热解毒，解表之药，当辨证施治，方可取得良效。

按语：补中益气汤出自李杲的《内外伤辨惑论》。《古今名医方论》曾载：凡脾胃一虚，肺气先绝，故用黄芪护皮毛而闭腠理，不令自汗；元气不足，懒言气喘，人参以补之；炙甘草之甘以泻心火而除烦，补脾胃而生气。此三味，除烦热之圣药也。佐白术以健脾，当归以和血。气乱于胸，清浊相干，用陈皮以理之，且以散诸甘药之滞；胃中清气下沉，用升麻、柴胡气之清而味之薄者，引胃气以上腾。复其本位，便能升浮以行生长之令矣。补中之剂，赖清气之品而气益倍，此用药有相须之妙也。

二、和解表里——葛根芩连汤合小柴胡汤治内伤发热案

笔者数年前曾治疗一例腹泻发热的患者，略有成效，特辑录如下，共同道分享。

患者为洛阳某医院原同事家属，自诉腹泻1月余，体重下降20公斤，一月来持续腹泻伴发热，不能进食，体重由170斤降至130斤。患者及家属甚是恐慌，曾在洛阳某中医院住院治疗，进行胃肠镜等相关检查，并给予左氧氟沙星等药物治疗，配合中药口服，住院期间腹泻略有好转，停药后腹泻加重，伴持续发热，不欲进食，求治于余。

胡某，男，32岁。

初诊：2019年11月25日。患者以"腹泻1月"为主诉就诊，体重下降40斤，稀水便，胃胀腹痛，肛门痛，肠鸣，畏寒发热，食欲不振，口苦口干，胸闷，乏力，反酸烧心；舌淡苔白，脉细数。

中医诊断：内伤发热（邪犯阳明，表邪未解，少阳枢机不利）。

方药：葛根黄芩黄连汤合小柴胡汤加减。葛根30g，黄连6g，黄芩12g，柴胡24g，半夏12g，党参15g，茯苓15g，炒白术20g，

山药40g，枳壳10g，陈皮12g，白芍15g，当归15g，炙甘草10g。

3剂，生姜3片引，水煎，分两次服，日一剂。

二诊：2019年11月28日。患者精神好转，稀水便减少，胃胀好转，腹痛缓解，肛门痛减轻，肠鸣减，畏寒减，发热已退，食欲好转，口干口苦好转，胸闷乏力均好转，反酸烧心好转，咽干；舌淡苔白，脉细数。效不更方，继续按上方加减5剂。

三诊：2019年12月2日。患者腹泻已止，体重平稳，精神明显好转，胃胀消，腹痛缓解，肛门痛减轻，肠鸣减，畏寒好转，体温正常，食欲增加，口干口苦消失，

胸闷减，乏力改善，反酸烧心消失，咽干仍在；舌淡苔白，脉细数。患者服药两次，症状十去七八，唯体重尚未恢复，嘱坚持服用中药至体重恢复正常为止，效不更方，再进5剂。

按语：患者为青年男性，出现不明原因腹泻，发热，体重下降，胃肠镜检查未见明显异常，病因未明，按照中医思维辨证施治，不足十天即取得明显效果。葛根芩连汤、小柴胡汤均出自《伤寒杂病论》。葛根芩连汤用于表邪内陷阳明，协热下利，表邪内陷，致阳明大肠热盛，传导失司，见身热下利，肺与大肠相表里，大肠邪热，迫肺伤津，则可见心烦、脘闷，渴喘、汗出等症。小柴胡汤为和解少阳之剂，邪犯少阳，居于半表半里之间，发汗解表则伤阳，泻下攻里则劫阴，今邪既不在表，又不在里，而在表里之间，则非汗、吐、下所宜，故宜和解表里之法。方中葛根解肌退热，升清阳而止泻，黄芩、黄连清胃肠湿热而止利，柴胡透邪，并疏泄气机之郁滞，陈皮、半夏和胃降逆，党参、茯苓、白术、山药、甘草益气健脾止泻，当归、白芍滋养阴血，枳壳调理气机。诸药合用外疏内清，表里同治，疏补相合，最终使表解里和，下利得愈。

三、通腑泄热——大柴胡汤治内伤发热案

笔者几年前在洛阳某医院开会，会后有前同事邀请会诊，其科室内有两例发热患者，高热持续不退，希望通过中药调理控制，其中有一例病情如下。

患者为青年男性，1月前无明显诱因出现腹部间断性胀痛，以右下腹明显，伴有恶心，无呕吐，无头晕头痛，无心慌，胸闷，在家自行口服药物治疗（具体不详），效果不佳，入院前1天患者再次出现右下腹胀痛，阵发性加重，伴恶心，无呕吐，急诊以"腹痛待查"收入院，入院时神志清，精神欠佳，睡眠可，二便失禁，大便三日未行。

初诊：2019年12月19日。患者3天前出现间断高热，最高体温达39.2℃，给予退热等对症处理，效果不佳，为求治中医药故请会诊。刻下症见：高热，腹胀，口苦，纳食恶心，大便不通；舌红、苔黄腻，脉数。患者3年前曾因意外高空跌落后遗留胸椎以下高位截瘫，患者因小便潴留行膀胱造瘘术。

中医诊断：内伤发热（热郁肠腑）。

方药：大柴胡汤加减。柴胡24g，酒大黄15g，枳实12g，黄芩12g，姜半夏15g，炒白芍30g，当归15g，厚朴12g，滑石30g，苍术12g，陈皮12g，连翘30g，萹蓄15g，瞿麦15g，生甘草10g。

3剂，水煎400mL，分两次服，日一剂。

二诊：3 天后大夫反馈患者服上药一剂热退，且发热未再反复，恶心缓解，腹胀减轻，食欲增加，可正常进食，唯大便仍然不顺，需灌肠方可排出，患者舌红，舌苔较前变薄，脉细数，继续按上方略做调整。予以柴胡 18g，酒大黄 15g，枳实 12g，黄芩 12g，姜半夏 15g，炒白芍 30g，当归 15g，厚朴 12g，滑石 30g，苍术 12g，陈皮 12g，连翘 30g，炒卜子 20g，槟榔 15g，生甘草 10g。

3 剂，水煎 400mL，分两次温服，日一剂。

三诊：2019 年 12 月 27 日。大夫反馈，服用上药后患者大便 1 日两次，发热未再反复，腹胀恶心均已缓解，纳食增加，患者准备出院，效不更方，继续守前方，炒莱菔子变为 15g，槟榔减为 12g。

按语：大柴胡汤出自《伤寒论》文中：伤寒发热，汗出不解，心中痞硬，呕吐而下利者，大柴胡汤主之。该方主治少阳阳明合病，症见往来寒热，胸胁苦满，呕吐不止，郁郁微烦，心下痞硬，或心下满痛，大便不解，或协热下利，舌苔黄，脉弦数有力。该患者发热，腹胀，恶心，口苦，大便不通，为邪热内蕴阳明胃腑，需通腑泄热，方取大柴胡汤以和解表里，内泄热结，同时加滑石以利湿清热，苍术、厚朴以燥湿理气，萹蓄、瞿麦取八正散之义，以清热解毒利湿通淋，方药对症，一剂热退。首诊 3 剂药物，患者大便仍不通利，二诊减柴胡剂量，同时去萹蓄、瞿麦，加炒莱菔子、槟榔以理气通腑，大便若舟行河道，河道水亏不能下行，河道有水，无风鼓动，舟亦不行，故稍加下气、理气之炒莱菔子，配合消积、下气、行水的槟榔，则大便顺利下行。通腑泄热法治疗内伤发热的辨证特点为外无表证，内有郁热，多见高热持续，腹胀，口苦，不能进食，甚至恶心欲呕，胃腹胀满，大便不通，舌红苔厚，脉弦数等。临床中若见以上症候，大胆使用大柴胡汤，往往应手而效。

四、结语

临床实践证明，运用中医思维对解决现实问题有很大的指导意义，下面是笔者自己对于中医的思考和体会，供大家指正。

中医是什么？中医是一种朴素的哲学思维，是一种认识自然、认识机体的方法，我们应该用一种发展的眼光去看待历史的进程。上古之人的智力不会超出现代人很多，我们没必要盲目崇古薄今，在现代文化取代古文化之前，中医并没有现在这么难学，大家说的做的想的全是古文化范畴的事，有这种认识自然的哲学思维，所以中医可以蓬勃发展，六经、八纲、脏腑、三焦、卫气营血辨证都是大家们总结出的认识疾病的方法，拿来为我所用即可。每个人对疾病的认识不同，所以就会有不同的思路和治疗方法，中医治病没有固定模式，没有临床路径，对于不同的人群、特定的场景，选择的治疗方法肯定会有所区别。中医是一种思维方式，是一种认识疾病的方法，经方是学习中医的捷径，是培养中医辨证思维的实践精华，应该深入学习，但也应兼容并蓄，取各家之长，为我所用，才能与时俱进，顺应时代的潮流，适应社会的发展。

骈文附子汤治疗不寐案

中山市中医院　赖海标经方医学工作室　罗齐平

庚子年春，笔者兄长患不寐之症，身处异域，微信邀余遣方。余详询病史，参以舌象，辨证为水寒土败，木郁火扬，以仲师附子汤加桂枝龙牡治之，进汤一剂不寐明显改善，七剂后睡眠安稳，多年三联用药控制不佳之高血压亦明显改善，叹仲师经方之神奇，特记录分享，文内一并汇报笔者对该方证药物处理、煎法、服药时机、日常调摄等体会，请诸师雅正。

一、骈文医案

余兄文铭，手足情长；庚子惊蛰，不寐心慌；微信飞语，鸿雁来访；言之切切，邀余遣方。

细问病史，始末即彰：兄籍东北，身宽体胖；旅居莞城，腠理素张；商海浮沉，觥筹交相；饮食不节，起居失常；肾上结节，血压高涨，三联用药，效果不良；近期不寐，憔悴慌张；入睡即醒，意欲抓狂；更有甚者，右背疼忙；腰脊冷痛，手足冰凉；大便稀者，小便清长。

隔江遥叹，取脉无方；邀兄自拍，舌象立彰，质红苔厚，白腻湿伤；症舌同参，纲举目张，水寒土败，木郁火扬；枢机不利，阴不承阳。心嗅蔷薇，兰室芬芳；吾师仲景，早有仙方；旋即提笔，附子之汤；桂枝龙牡，相得益彰。嘱兄煎药，务必思量，附子先煎，莫忘时长；茯神龙牡，捣碎效彰。何时进药，亦有良方，酉时空腹，是为一汤；睡前四刻，再进一汤。申酉戌亥，静养为良，法于天地，合于阴阳。

兄遵弟嘱，拣药取汤；翌日追询，欣喜若狂；一剂即效，入睡不慌；首眠八刻，神形舒畅；嘱兄再进，七剂而康，夜寐安稳，身暖如常；最喜血压，降至正常；易方徐调，测压莫忘。

骈文一案，附子汤方；兼顾标本，调和阴阳；班门弄斧，实属张狂；余心拳拳，研学路长；请君雅正，顺祝安康。

二、按

（一）辨病

不寐。

（二）辨证

水寒土败，木郁火扬。

（三）病机

土败为本，水寒火热为标，木郁为兼。

1. 土败

余兄久战商场，平素应酬繁忙，时时觥筹交错，日日起居失常；祖籍东北而身材魁梧，旅居岭南并腠理疏松，腠理开而汗液出，心液伤并寒气入。何以土败？一言以蔽之：生冷甘寒直入，寒邪冷气外伤，商海浮沉忧思，日久中土必伤，中土伤而本气现，故水湿郁滞，日久中阳伤亡。脾主四肢，四肢秉气于中土，中土阳亡，必手足寒冷；脾经连舌本而散舌下，中土阳亡湿聚，必苔白而滑腻也。

2. 水寒

土伤则无力生金，水无化生之源，故曰土气伤而水气必病。寒为水之本气，水气既伤，寒气自现。肾属水，故水寒肾必寒；再兼君火上扬、相火不降，肾阳更无化生之源，肾必寒。肾主骨，肾寒则骨痛也；腰为肾居之府，肾寒则腰脊冷寒也。《灵枢·口问》言：阳气尽，阴气盛，则目瞑；阴气尽而阳气盛，则寤矣。即后世所谓阳出于阴则寤，阳入于阴则寐。水寒阳亡，阳不入阴，故欲寐而不能寐也。

3. 木郁

木者，本生于水而实根于土，水寒土败，木气必郁。木本疏泄，生发无源，日久必郁，郁则本气自现而疏泄，疏泄生风，风生则骨节烦疼，故腰脊右背疼痛也。木郁疏泄，再兼阳亡，故腠理开而心液出，大便稀而小便清长也。

4. 火扬

炎上者，火之本性也。木郁不升，火无由生，故木郁则火郁，火郁则自现本气而炎上飞扬，是为火扬。《易》有二卦，曰既济、未济，所谓既济未济者，阴阳水火济与不济是也。水火既济，天地相通、阴阳和谐；火水未济，天地不通、阴阳离绝。至于本案，未济是也。何以未济？责之土败，土败而枢机不利，土败则升降失司。水寒自无力克火，土败更无力生金。火者，君相二火是也，一无木生，再无水制，三无金降，火必上扬。余兄舌质偏红，舌边尖红，如点刺状，上焦火热是也，缘心属火，心开窍于舌，舌为心之苗，君火炎上故舌红也。心藏神，君火上扬而神亦飞扬，心无所静而更不寐矣。至于相火，本为水中元阳之源，今相火飞扬浮越，水中元阳不充，故肾更寒也。

本案小便清长，当责之太阳水腑、少阳甲木、厥阴乙木。黄元御的《四圣心源》中言：相火下蛰，水脏温暖而水腑清利，则出不至于遗溺，藏不至于闭癃，而水道调矣。水之所以善藏者，三焦之火秘于肾脏也。此火一泄，陷于膀胱，实则下热而闭癃，虚则下寒而遗溺耳。今少阴君火飞扬炎上，少阳相火不经三焦下降膀胱，太阳水腑故寒，水腑寒则不固，不固则出而遗溺，再兼木郁风生之疏泄，故小便清长也。

是故，杏林小子曰：本案不寐，土败为本，水寒火热为标，木郁为兼。

（四）治则

补土温水，降火升木。

（五）拟方

附子汤加减。生附片 10g，党参 20g，茯神 30g，白术 20g，白芍 15g，桂枝 20g，龙骨 30g，牡蛎 40g。

煎服方法：生附片先煎 1 小时，龙骨、牡蛎捣碎先煎 0.5 小时，茯神捣碎，加水 800mL，煮取 400mL，等分 2 份，间隔 17 小时空腹服药一次，睡前 1 小时服药一次。

（六）方解

水土阳亡，故以附子为君。附子者，阳中之阳，辛温大热，其性浮而不沉，其用走而不息。黄元御的《长沙药解》曰：本品入足太阴脾、足少阴肾经，暖水燥土，泻湿除寒，走中宫而温脾，入下焦而暖肾，补垂绝之火种，续将断之阳根。杏林小子附曰：附子为君，德才兼备，今御驾亲征，必直捣黄龙。

此案本于土湿，故以党参、茯神、白术为臣，补土祛湿，相得益彰。易人参者，盖仲师处附子汤时，尚无吉林人参，皆上党之参也，此为其一，其二者，本案土湿，而吉林人参生津助湿，故弃之。易茯苓为神木者，取其止惊悸、安魂魄、养精神之性也。

火热为患，制之以龙牡、白芍，三者亦相辅为臣。龙骨、牡蛎，水陆二仙，藏精聚神，以治不寐；降火潜阳，以蛰阳根。白芍苦平，降胆经而敛相火，相火既降，寒水自温，愈发妙者，胆降肝升。后世谓白芍味酸，柔肝息风云云，《本经》无此记载，料想仲师亦无此意。所谓白芍息风，实则归其降胆之功，缘胆降而肝升，肝升则不郁，不郁而风自息矣。

木郁兼证，佐以桂枝。土枢四象，一气周流，待土燥、水温、火降之时，木自温升也，内之桂枝一味，取锦上添花之意。时人或曰：桂枝助阳化气而利疏泄，今小便清长，缘何用之？杏林小子曰：夫天有风火暑湿燥寒六气，人身亦有六气应之，人之六气，病则现，不病则不现，今木病，故风现。木曰曲直，木直则温升化火，木曲则郁而生风，风性疏泄，故本案汗出而小便长。叶天士的《本草经解》曰：桂枝辛温，气味俱升，阳也；禀天春和之木气，入足厥阴肝经。黄元御的《长沙药解》曰：桂枝，善解风邪，最调木气。故本案内桂枝以温阳达肝，肝木温升畅达，木郁即解，郁解风息而疏泄复常。

是以杏林小子叹曰：嗟乎，寥寥几味标本兼顾，妙哉妙哉；水火交融，诸症悉愈，速矣速矣。

（七）煎服法

附片先煎，以制其毒；龙骨化石、牡蛎介类，捣碎先煎，神木质硬，捣碎而煎，缘何捣碎？助诸药力尽出是也。

服药之时机，为本案特色：酉时空腹、睡前四刻各进一剂。盖酉时肾经气血最旺，此时进药，鼓动气血如虎添翼，立起沉疴画龙点睛；空腹者，诸药可直达病所也。辰巳本脾胃气血旺盛之时，何以弃之？杏林小子曰：辰巳之时，天地阳气渐旺，人身阳气亦随之上浮，天道也，此时若敛火潜阳，乃逆天背道，君相二火郁之更甚，是以弃之。然戌亥之时，天地阴气渐旺、人身卫阳渐入于阴，此时因势利导而敛火潜阳，助阳入里，正当其时，故其效神速。

（八）调摄

夫调摄者，调阴摄阳以合天道也。《素问·四气调神大论》言：夫四时阴阳者，万物之根本也。从阴阳则生，逆之则死；从之则治，逆之则乱。药王孙思邈言：善摄生者，无犯日月之忌，无失岁时之和。申酉戌亥，类秋冬之气也，天气渐沉，万物将息，天人相应，人气随之，动而转静、阳渐入阴。故嘱余兄晚餐勿饱食、戌亥勿运动、闲暇勿刷机、睡前勿沐浴，避情绪之起落、免心境之爱恶，诸如此类者，法于天地、合于阴阳是也。

史载祥运用经方治疗冠心病的临床经验

北京市朝阳区八里庄社区卫生服务中心　高伟

　　史载祥教授认为冠心病的病机为升降出入异常，阳微阴弦，大气下陷，瘀阻血脉，在辨证选用经方的基础上，立升陷祛瘀汤，提高了中医治疗冠心病的疗效。史载祥教授是全国名老中医，长期从事中西医结合心血管科的工作经历，积累了确有实效的中医经方治疗冠心病的临床经验，学生有幸跟诊学习，作以总结。

一、病机

（一）升降息，出入废

　　《素问·六微旨大论》曰：出入废则神机化灭，升降息则气立孤危。故非出入，则无以生长壮老已；非升降，则无以生长化收藏。是以升降出入，无器不有。故器者生化之宇，器散则分之，生化息矣。故无不出入，无不升降。心为君主之官，五脏六腑之大主，生之本也，心之经脉通畅，升降出入正常，心主血脉和心藏神的功能才能正常。冠心病发生后，心之经脉、络脉瘀滞、塌陷，升降出入异常，心不能鼓动血液运行，胸中气机升降出入异常，出现胸闷、气短等症状，严重者甚至危及生命。

（二）阳微阴弦

　　《金匮要略·胸痹心痛短气病脉证治第九》曰：夫脉当取至太过不及，阳微阴弦，即胸痹而痛，所以然者，责其极虚也。今阳虚知在上焦，所以胸痹心痛者，以其阴弦故也。该条文明确提出胸痹病变在上焦，因极虚且有痰湿、水饮、寒湿等邪气闭阻而发病，并提出"寸口脉沉而迟，关上小紧数"的脉象特征。临证中常见冠心病患者左寸脉沉而无力，关尺脉弦滑之象，与条文互为验证。

（三）大气下陷

　　《医学衷中参西录》曰：大气者，充满胸中……天一生水，肾脏先成，培养于后天水谷之气，而磅因礴之势成……是大气者，原以元气为根本，以水谷之气为养料，以胸中之地为宅窟者也。胸中为上焦，心居上焦，为阳中之阳，心之病变必耗伤胸中大气，久而下陷。

（四）瘀阻血脉

张仲景治疗胸痹心痛病证的 9 个方剂中并无活血化瘀药。随着研究的深入，逐渐发现瘀血阻滞血脉是冠心病的重要病机，冠状动脉造影检查可见血流速度减慢、血管闭塞。

二、治疗

（一）灵活选用经方

史载祥教授根据患者脉症，辨证选用张仲景治疗胸痹心痛的 9 方以及张锡纯的血府逐瘀汤。

（二）立升陷祛瘀汤

史载祥教授以张锡纯的升陷汤为基础，在目前临床常用的草木花果类活血化瘀中药基础上，提出痼邪闭阻血脉，非破血消癥之品不能除之，加三棱、莪术破血行气，治疗冠状动脉严重狭窄辨证为心脉痹阻、胸中气陷者。其基础药物组成为：生黄芪、党参、知母、山萸肉、三棱、莪术、升麻、柴胡。加减运用：活血利水用益母草，肾功能不全改为仙鹤草补气活血利水；心功能不全，加香加皮温阳利水、红景天补益心气；气阴两虚，喘促明显，加生脉散；心肾阳虚，加四逆散温振心阳；阳虚欲脱，加参附龙牡汤温阳固脱；血脉瘀热，加四妙勇安汤。升陷祛瘀汤常辨证与仲景方合用。

三、病案举隅

案例一　杨某，男，66 岁，2022 年 2 月 21 日初诊。

主诉：胸痛 10 年，加重 1 年。

现病史：患者 10 年前无明显诱因出现胸痛，以左侧为主，劳累、遇寒加重。2014 年 9 月出现胸痛难以行走，欲行冠状动脉支架手术，后经史老师治疗，胸痛症状消失，未行手术治疗。平时予以降压、降脂、抗血小板治疗，胸痛发作住院时史老师所立处方，5 剂可缓解，1 年内不发作，后来仅能维持 2~3 个月。近 1 年来，患者胸痛加重，夜间发作频繁，不敢入睡，服硝酸甘油 2 分钟可缓解，平卧时左侧胸部憋闷疼痛，右侧卧则减轻。寒冷、疾行、紧张、饱餐易引发胸痛，平步行走无症状，每日可走 1 万多步。怕冷，口中异味，口苦，夜间咽干痰黏，口渴引饮

800mL，尿频急不畅，夜尿4~6次，影响睡眠。

既往史：有高血压病史30年，血压控制平稳。有肺结节病史。

诊查：面红体胖，声音洪亮，双肺呼吸音清，心律不齐，腹软无压痛，双下肢不肿；舌略暗、苔薄白腻少津，脉沉弦滑尺弱。

辅助检查：2022年1月5日阜外医院查冠状动脉CTA示呈右冠脉优势型，回旋支中远段节段性闭塞，前降支中段50%左右狭窄，右冠远端50%~70%狭窄，右肺中叶孤立结节，直径5mm。

临床分析：患者为老年男性，居处寒冷，寒邪、痰瘀阻滞心脉，日久胸中大气下陷，心阳不能温煦脾肾，痰瘀阻遏脾肾气机，寒邪凝滞肝脉，出现胸痛、口渴、尿频不畅等症。辨病位在心脾肝肾，辨证为气陷血瘀，痰瘀互结，治以升陷祛瘀，宣痹化痰，以升陷祛瘀汤加减。

处方：生黄芪30g，党参15g，知母15g，山萸肉15g，三棱12g，莪术12g，柴胡10g，升麻10g，桔梗10g，苍术30g，僵蚕30g，鸡内金15g，桂枝15g，白芍15g，白蒺藜15g，黄柏15g，砂仁（后下）20g，炙甘草10g，刘寄奴30g，水蛭10g，枳实15g，薤白30g，瓜蒌30g，乌药20g，川楝子15g。7剂，水煎，分2次服，每日一剂。

2015年2月患者所服处方：生黄芪60g，知母25g，桔梗10g，柴胡10g，三棱20g，莪术25g，桂枝10g，瓜蒌30g，薤白30g，枳实10g，川乌（先煎）25g，草乌（先煎）25g，全蝎粉（冲服）3g，炒白术15g，红景天30g，生牡蛎30g，浙贝15g，玄参15g，威灵仙15g，水红花子15g，枳椇子30g。

按语：数年前患者胸痛剧烈，几乎不能行走，证属寒邪闭阻，痰瘀互结，大气下陷，重用川乌、草乌散寒止痛，生黄芪、红景天补益心气，升提胸中大气，三棱、莪术、瓜蒌、薤白破血行气，化痰宣痹，患者得到成功救治，时至今日仍能步行万余步。随着时间推移，痰瘀化热，耗伤气阴，心病日久，心火不能下济肾水，虚火上炎，治疗以升陷祛瘀，补益气阴，化痰散结，活血化瘀，潜降虚火为法。患者胸痛日久，面部潮红，尺脉弱，夜尿频数，夜间口干渴引饮，是心肾不交，虚火上炎之象，处方选用升陷祛瘀汤，其中黄柏味苦入心，亦能降肾中虚火；砂仁辛温斡旋中焦；甘草调和上下，辛开苦降，中土为枢纽，使心肾水火既济，治疗各种虚火上炎证。

案例二 李某，男，43岁，2022年7月22日初诊。

主诉：胸闷、气短5年，加重伴胸痛20余天，搭桥术后恶寒、自汗、失眠2周。

现病史：患者间断发作胸闷、气短 5 年，未系统诊治。2022 年 7 月 1 日突发胸闷、气短伴胸痛，当地医院诊断为急性心梗。冠脉造影显示 LAD 近段 100% 闭塞、LCX 近段 90% 狭窄、RCA 近段 100% 闭塞，诊断为冠状动脉三支病变。2022 年 7 月 7 日于阜外医院行三只血管冠脉搭桥术，术后胸闷、胸痛未再发作，出院后服药：阿司匹林、替格瑞洛、匹伐他汀、阿替洛尔。现症见：气短乏力，怕冷，易出汗，急躁，纳可，眠差，每 3 小时醒一次，醒后难再入睡，每天可睡 5 小时左右，大便 2~3 日一行，偏稀，无腹胀。

既往史：有高脂血症 5 年，近 1 年开始服血脂康，血脂控制较差，LDL 最高 6mmol/L，7 月 1 日复查 4.15mmol/L。乙肝小三阳，口服抗病毒药。

个人史：偶有饮酒，不吸烟。

家族史：父亲患有糖尿病，母亲去年患脑梗死。

诊查：他人搀扶步入诊室，面色晦暗，神情疲惫，胸带固定，腰背弯曲，语音低微，声低言微；舌紫暗，舌胖大，边有齿痕，苔白，脉沉细尺弱。

临床分析：患者先天禀赋不足，脾胃运化失司，肾气亏虚，痰湿阻滞血脉，心脉瘀滞日久胸中大气下陷，出现胸闷胸痛气短，手术耗气，故怕冷神疲；阴不敛阳，虚阳外越，肝风内动而见出汗急躁，如张锡纯所言"凡人元气之脱，皆脱在肝。故人虚极者，其肝风必先动。肝风动，即元气欲脱之兆也"；阳不入阴，故夜不能寐。

中医诊断：心衰（阴阳两虚，大气下陷）；胸痹（痰瘀阻滞，大气下陷）。

西医诊断：心功能不全　心功能 Ⅱ 级（NYHA 分级），冠心病三支病变 - 冠状动脉旁路移植术后，高脂血症。

治法：固护阴阳，升阳举陷，化痰祛瘀。

处方：四逆汤合生脉散、升陷祛瘀汤加减。附子 30g（先煎），干姜 20g，炙甘草 15g，红参 30g，西洋参 30g，麦冬 20g，五味子 10g，红景天 30g，瓜蒌 30g，当归 20g，肉苁蓉 30g，法半夏 15g，生黄芪 30g，生白术 90g，桔梗 15g，升麻 10g，柴胡 10g，山萸肉 60g，知母 15g，丹参 30g，三七粉 3g（冲服）。

3 剂，水煎，分 2 次服，每日一剂。

按语：患者冠脉三支病变、旁路移植术后 2 周，心力衰竭来门诊求治，是门诊少见的危重患者，搭桥手术辟骨开胸，掏心缝脉，使元气大伤，阴损及阳。四逆散、生脉散及白术、山萸肉、肉苁蓉诸药均用至最大量；附子、干姜、红参、西洋参温阳益气，补气养阴并举；山萸肉补肾固脱。张锡纯称其：大能收敛元气，振作精神，固涩滑脱。因得木气最浓，收涩之中兼具条畅之性，故又通利九窍，流通血脉。红景天、生黄芪，补益心气；桔梗、升麻、柴胡，升提阳气。肾为胃之关，脾肾亏虚，气化失司，见大便稀且次数多，不能一次排出，用肉苁蓉补肾润肠通便，重用生白术健脾补气润肠通便，减少排便次数，防止胸腹腔压力增高造成伤口开裂。《伤寒论》174 条曰：伤寒八九日，风湿相抟，身体疼烦，不能自转测，不呕不渴，脉浮虚而涩者，桂枝附子汤主之。若其人大便硬，小便自利者，去桂枝加白术汤主之（附子、白术、生姜、大枣、炙甘草）。其中生白术用量为 4 两，治疗风寒湿邪所致身痛，风邪已去，寒湿邪气留存肌肉，脾胃升降失调，大便干硬之证。瓜蒌、半夏化痰除痹，升陷祛瘀汤去三棱、莪术，防止损伤气血，换成丹参 30g、当归 20g 养血活血，三七粉 3g 活血止血，促进创伤恢复。

张立山治疗儿童难治性慢性咳嗽验案一则

北京市和平里医院　陈英

北京大学第三医院　王乐天

北京中医药大学东直门医院　张立山

慢性咳嗽是呼吸科门诊常见疾病，其病因复杂，属于中医学"久咳""顽咳"范畴。其中，难治性慢性咳嗽的病因复杂、诊断困难，导致其治疗难度大，严重影响患者的生活质量。张立山教授临证 20 余载，临床经验丰富，认为慢性咳嗽属少阳证者居多，故重视从少阳论治慢性咳嗽，临床常应用柴朴汤治疗儿童难治性慢性咳嗽，疗效显著，现将其经验总结如下，与同道共勉。

一、病情简介

患者，女，13 岁。

初诊：2022 年 7 月 19 日，主因"咳嗽反复发作 1 年"就诊。患者 1 年前受凉感冒后咳嗽反复发作，偶有胸闷，2022 年 1 月 25 日于首都儿研所查肺功能：肺容量、通气功能未见明显异常；气道阻力、肺顺应性未见明显异常。心梗三项未见异常，心电图示窦性心律不齐。2022 年 5 月 27 日于中日友好医院查肺通气功能正常，乙酰甲胆碱激发试验阴性，FeNO15ppb。2022 年 5 月 29 日于首都儿研所查胸片未见异常，呼吸道合胞病毒抗原＋腺病毒抗原＋肺炎支原体抗原、过敏原检测、血清 IgE 均阴性。曾先后予以复方氨酚美沙糖浆、复方氯化铵甘草口服液、羧甲司坦口服溶液、乙酰半胱氨酸颗粒、环酯红霉素、阿奇霉素干混悬剂、曲安奈德鼻喷雾剂、孟鲁司特钠咀嚼片治疗，效果均不佳。现仍咳嗽，咳痰，痰色白、质黏、量少，不易咳出，咳嗽无明显时间规律，无明显诱发及加重因素，运动后偶觉气短，无鼻塞流涕，无鼻后滴流感，无反酸烧心，无胸骨后不适，纳眠可，大便时干时溏，小便正常；舌淡、苔微黄腻，脉弦滑。月经周期正常，无痛经、血块等。弟弟有湿疹病史，父亲有鼻炎、荨麻疹病史。

西医诊断：难治性慢性咳嗽。

中医诊断：咳嗽（少阳、阳明、太阴合病）。

治法：和解少阳，清解阳明，补益太阴。

处方：北柴胡10g，黄芩10g，法半夏5g，党参10g，大枣10g，姜厚朴10g，紫苏梗12g，紫苏子12g，陈皮12g，枇杷叶12g，煅瓦楞子6g，生石膏15g。

7剂，颗粒剂，分两次服，每日一剂。

服药七剂后，患者家长电话告知患儿咳嗽仅偶尔咳几声，患儿目前在外地，等回京后再来复诊。

二诊：2022年8月22日电话随访，患儿已不咳，家长询问是否再服中药巩固疗效，告知咳嗽症状已无，可不需再服药，嘱调摄生活起居。

二、按语

慢性咳嗽是呼吸专科门诊中最常见的主诉，其病因复杂，随着我国慢性咳嗽经验性诊治日趋规范化，多数慢性咳嗽可获得明确诊断及有效治疗。目前，我国对于成人难治性慢性咳嗽定义为：咳嗽时长>8周，经过推荐的规范检查和治疗后，原因仍然不明的慢性咳嗽；经过针对慢性咳嗽已知病因的经验性治疗，咳嗽仍不能缓解的慢性咳嗽；部分有慢性咳嗽病因的检查证据，但治疗效果差，咳嗽持续的慢性咳嗽。对于儿童难治性慢性咳嗽尚无明确定义，结合该患儿病史，符合成人难治性慢性咳嗽的定义。咳嗽敏感性增高是慢性咳嗽，特别是难治性慢性咳嗽的主要临床与病理生理学特征。"咳嗽高敏综合征"近几年来被用来阐述慢性咳嗽。成人难治性慢性咳嗽主要表现为全天间歇性发作性干咳，咳嗽通常起源于咽喉部，接触咳嗽刺激物（异味、香水、香烟等）、非咳嗽刺激物（大声说话、进食等）均可加重咳嗽。难治性慢性咳嗽患者往往咳嗽敏感性增高，结合该患儿咳嗽无明显诱发及加重因素，与成人有区别，儿童难治性慢性咳嗽是否有其他病理生理机制，有待我们进一步研究。此患儿咳嗽反复发作1年余，病因一直未明确，西医缺乏有效治疗手段，予以止咳祛痰、抗生素、吸入性糖皮质激素、白三稀受体拮抗剂等针对感染性疾病、上气道咳嗽综合征、咳嗽变异性哮喘等经验性治疗后仍不能有效缓解咳嗽，严重影响患儿的日常学习和生活。

对于慢性咳嗽，中医注重辨证论治，治疗有显著优势。本患儿咳嗽反复，病程较长，无明显恶风恶寒，故知非太阳证。疾病初起太阳，后太阳病罢，传至阳明，故见阳明之大便干。患儿正值初一，课业、心理负担较重，加之咳嗽迁延不愈，致肝胆气机容易郁滞，病及少阳，故见脉弦。少阳气郁化火，易克犯脾土，激动里饮，与太阴合病。加之患儿反复使用抗生素，伤及中焦，故见太阴之舌淡、大便时溏。辨证为少阳、阳明、太阴合病，处以柴朴汤加减，治宜和解少阳、清解阳明、补益太阴。

柴朴汤为小柴胡汤和半夏厚朴汤的合方，方中柴胡行气解郁、透邪外出，黄芩清利肝胆，半夏止咳下气，党参、大枣补中，厚朴、紫苏梗下气，紫苏子通便，加用生石膏清解阳明，枇杷叶加强止咳功效。因患儿初诊时茯苓暂时缺药，改为陈皮健脾祛痰。瓦楞子最早记载于《名医别录》，味咸，性平，归肺、胃、肝经，能消痰化瘀、软坚散结，煅用则制酸止痛之力更甚。患儿无典型反酸、烧心、胸骨后不适等症状，用此药，是结合慢性咳嗽常见病因，上气道咳嗽综合征、咳嗽变异性哮喘等均已采用经验性治疗效不佳，对于胃食管反流性咳嗽尚无治疗措施，西学为用，故加用煅瓦楞子制酸止咳。中医重在辨证论治，只要辨证准确，用药得法，疗效亦可起效迅速。由此可见，中医临床治疗难治性慢性咳嗽确有优势，我们临证需明辨其病机，方能取得良好疗效。

柴胡桂枝汤加减治疗免疫性血小板减少症合并桥本甲状腺炎1例病案报道

河南中医药大学第一附属医院儿科　　何改丽　翟文生

河南中医药大学儿科医学院　　杨濛

柴胡桂枝汤是仲景治疗太阳少阳并病而设立的代表方，但目前其临床应用广泛，可用于多种内科杂病。免疫性血小板减少症（Primary immune thrombocytopenia, ITP）与桥本甲状腺炎均为自身免疫性疾病，却又是两个完全独立的疾病。Crabtree于 1975 年首次报道了桥本甲状腺炎合并免疫性血小板减少的病例，之后相继有学者分别报道了桥本甲状腺炎合并其他自身免疫性疾病如 Evans 综合征、系统性红斑狼疮、类风湿关节炎等的个案，其治疗多为糖皮质激素、免疫抑制剂、丙种球蛋白、脾切除等，其治疗颇为棘手且副作用明显，目前尚未见中医药治疗 ITP 合并桥本甲状腺炎的相关报道。我们报道一例运用柴胡桂枝汤加减联合西药左甲状腺素钠片治疗 ITP 合并桥本甲状腺炎并达到临床痊愈的病案，以期提高临床对该病的认识，同时拓宽柴胡桂枝汤的应用思路，体现中医药在治疗疑难杂病中的应用优势，为中医药诊治疑难杂病提供一定参考。

柴胡桂枝汤是小柴胡汤和桂枝汤的合方，源自《伤寒论》，仲景云：伤寒六七日，发热，微恶寒，支节烦疼，微呕，心下支结，外证未去者，柴胡桂枝汤主之。原文的病机为桂枝汤证外证未罢，少阳郁热并见，既有桂枝汤证营卫不和的病机同时又存在少阳枢机不利。因此，其临床应用极为广泛，根据文献报道，现代多用于精神神经、消化、呼吸、妇科疾病，还可用于耳鼻喉、循环、内分泌、风湿免疫、皮肤、普外、骨伤、感染等 12 个临床科室，涉及 56 种疾病。笔者运用该方加减治疗 1 例免疫性血小板减少症合并桥本甲状腺炎患者，以桂枝汤调畅营卫，柴胡汤转化枢机，调一身之气，宣畅三焦，使气血运行通畅，经加减治疗 3 月余，达到临床痊愈，具体报道如下。

一、病案举例

黄某，女，24岁。

主诉：发现血小板减少3年余。

现病史：患者3年余前体检发现血小板偏低（具体数值不详），余无其他不适，故未予重视。2年前（2020.10）复查血小板 18×10^9/L，至当地中医院住院，查血小板 4×10^9/L，血红蛋白106g/L，诊断为"免疫性血小板减少症"，予地塞米松、重组人白介素–11治疗7天后血小板升至 370×10^9/L 后出院，院外口服泼尼松（15mg bid）3天后自行停药，未予复查。1年前（2021.7）血小板波动于 15×10^9/L ~ 17×10^9/L，血红蛋白99g/L，至我院就诊，门诊以"血小板减少（原因待查）"收住我院。入院症见皮肤散在少量瘀斑、瘀点，偶有齿衄，甲状腺肿大，完善检查后西医诊断：1.免疫性血小板减少症；2.轻度贫血；3.慢性牙周炎；4.2型糖尿病；5.高脂血症；6.亚临床甲状腺功能减退症；7.桥本甲状腺炎。予琥珀酸亚铁口服纠正贫血，苯扎贝特降血脂。请内分泌会诊，建议予利拉鲁肽控制血糖，患者拒绝，予二甲双胍缓释片控制血糖，左甲状腺素钠片治疗桥本甲状腺炎。中医四诊合参，辨病为"紫癜病"，证属"气不摄血证兼痰湿"，以补中益气汤加减。复查血常规＋CRP：血红蛋白104g/L，血小板 25×10^9/L。好转后出院。院外规律线上复诊，先后予黄连温胆汤、补中益气汤加减治疗，效欠佳，血小板波动于 6×10^9 ~ 12×10^9/L，后调整为柴胡桂枝汤合补中益气汤加减，间断服用4月，血小板持续维持在 100×10^9/L 以上，达到临床痊愈，随访至今无反复。具体诊疗过程及思考如下。

（一）首诊

患者首诊住院治疗，完善检查明确诊断后予中西医综合治疗。

1. 中医方面

患者皮肤可见少量瘀斑、瘀点，偶有齿衄，查血小板持续偏低，故辨病为紫癜病。患者皮肤瘀点瘀斑，偶有齿衄，面色暗黄，形体偏胖，眠多，月经量少，月经不规则，多后错，乏力，舌淡，有齿痕，苔黄厚腻，脉沉、弱，辨证为气虚不摄证兼痰湿，予补中益气汤加减，具体药物：黄芪30g，当归10g，党参15g，茯苓20g，白术10g，炙甘草6g，板蓝根10g，三七粉3g，白茅根15g，藕节炭10g，薤白10g，薏苡仁30g，黄芩10g，知母10g，半枝莲15g，白花蛇舌草20g，蒲公英30g。

14剂，水煎服，分2次服，日一剂。

2. 西医方面

（1）免疫性血小板减少症：患者为24岁女性，发现血小板减少3年余，间断皮肤瘀斑、瘀点、齿衄，既往予地塞米松、泼尼松等治疗有效，肝脾无肿大，无明显继发因素。骨髓病理提示：全片见200个以上巨核细胞，分类25个，其中幼稚型3个、成熟无血小板形成型19个、成熟有血小板形成型3个，血小板减少，散在分布，考虑免疫学血小板减少症，故诊断。

（2）桥本甲状腺炎：患者乏力，查双侧甲状腺Ⅱ度肿大。甲状腺功能五项及相关抗体：T3 2.028nmol/L，T4 91.09nmol/L，fT3 6.40pmol/L，fT48.40pmol/L，TSH 9.8mIU/L↑；抗甲状腺过氧化物酶抗体（TPOAB）、抗甲状腺球蛋白抗体（TGAB）、促甲状腺素受体抗体 TR－AB：甲状腺过氧化物酶抗体950.0IU/mL↑，抗甲状腺球蛋白抗体10.7IU/mL↑；甲状腺彩超示甲状腺左侧叶上下径60mm，左右径25mm，前后径24mm，右侧叶上下径60mm，左右径18mm，前后径19mm，峡部7mm，甲状腺体积增大并实质回声弥漫性改变，故诊断。

（3）2型糖尿病：患者形体偏胖，晨起血糖6.46mmol/L，尿葡萄糖+4/LP，糖化血红蛋白6.6%。胰岛素释放试验（4次）、口服糖耐量实验 OGTT（4次）：空腹葡萄糖7.08mmol/l，超敏胰岛素（空腹）56.5uIU/mL，超敏胰岛素（1小时）91.5uIU/mL，超敏胰岛素（2小时）164.0uIU/mL，超敏胰岛素（3小时）177.0uIU/mL，餐后一小时葡萄糖14.12mmol/L，餐后二小时葡萄糖15.41mmol/L，餐后三小时葡萄糖12.49mmol/L；糖尿病自身抗体定量检测（发光法）抗胰岛素自身抗体0.21COI，抗胰岛细胞抗体（CLIA）0.08COI，谷氨酸脱羧酶抗体1.26IU/ml，均未见异常；空腹C肽5.30ng/mL，偏高；空腹超敏胰岛素未见异常，故诊断。

（4）轻度贫血：患者血常规、网织红细胞计数：血红蛋白106g/L，血小板波动于9~25×10⁹/L，红细胞平均体积72.8fL，平均血红蛋白量22.0pg，平均血红蛋白浓度302g/L，红细胞分布宽度CV18.9%，血小板压积0.022%，网织红细胞百分比2.3%，网织红细胞计数0.112×10¹²/L，低荧光强度网织红比率79.7%。贫血筛查（缺铁性）、叶酸检测、维生素B12、不饱和铁检查：铁结合率57.81μmol/L，总铁结合力81.51umol/L，铁蛋白6.5ng/mL，余在正常范围。反复查血常规，血红蛋白波动于99~106g/L之间，故诊断。

（5）高脂血症：患者形体偏胖，甘油三酯6.41mmol/L，高密度脂蛋白胆固醇0.71mmol/L，故诊断。

（6）慢性牙周炎：患者既往10年慢性牙周炎病史，请口腔科会诊，考虑慢性牙周炎。

（7）多囊卵巢综合征：患者育龄期女性，形体偏胖，平素月经不规则，同时存在血脂、血糖等代谢异常，疑诊多囊卵巢综合征，查子宫及附件彩超未见异常，后随诊过程中，患者查经阴道超声检查提示双侧卵巢呈多囊样改变，故诊断。

西医治疗：左甲状腺素片（50ug qd）、二甲双胍缓释片（500mg bid）、琥珀酸亚铁片（0.1g，tid 4 周）、苯扎贝特（0.4g bid 4 周）。

（二）二诊

1. 中医方面

患者无皮肤瘀点、瘀斑，无齿衄，无明显乏力，月经量少，周期延长，余无特殊不适；舌质淡红，舌边尖红，有齿痕，舌苔黄厚腻。患者首诊单用补中益气汤加减效欠佳，复诊舌淡红，边尖红，边有齿痕，苔黄厚腻，后思之，该患者虚实夹杂，以虚为本，痰湿之邪为标，痰湿郁久化热，痰热不除，脾失健运，补益之功事倍功半，故二诊先予黄连温胆汤化痰清热除湿，继予补中益气汤健脾益气，效仍欠佳。二诊予黄连温胆汤加减，具体药物：姜半夏 18g，竹茹 12g，枳实 12g，茯苓 30g，黄连 4g，陈皮 10g，白术 12g，炙甘草 6g，薏苡仁 30g，黄芩 9g，白花蛇舌草 15g，生姜 5 片，大枣 12 枚，三七粉 6g。7 剂，水煎服，1 剂分 2 次服。

补中益气汤加减，具体药物：黄芪 30g，当归 9g，党参 10g，茯苓 30g，白术 15g，炙甘草 6g，薏苡仁 30g，三七粉 6g，白茅根 18g，藕节炭 10g，黄芩 10g，知母 10g，连翘 9g，白花蛇舌草 30g，大枣 6 枚。8 剂，水煎服，1 剂分 2 次服。

2. 西医方面

前药继服。

（三）三诊

1. 中医方面

上药服完患者复查血小板 $12 \times 10^9/L$，皮肤无瘀斑、瘀点，仍月经量少，眠多，无口干口渴等，无明显乏力，余无不适；舌质淡，舌边齿痕明显，苔白厚腻稍黄。思考如下：患者面色暗黄，形体偏胖，眠多，月经量少，乏力，舌淡，有齿痕，苔白厚腻稍黄，脉沉、弱，辨证为气不摄血证兼痰湿，予补中益气汤加减，减了柴胡、升麻调理气机升降之品，着眼于补气血，忽视了痰浊阻滞于中焦，气机不畅，中焦斡旋之机能受阻，脾之运化功能失常，一味补益反而致壅滞，故调整方案，予柴胡桂枝汤合补中益气汤加减，以柴胡桂枝汤调畅一身之气，疏通内外（桂枝汤之调和营卫）、表里（小柴胡汤之斡旋枢机）之气，同时温化痰湿，还脾脏以"燥"，使得芪参术归等补益之品补得其所，具体药物：黄芪 15g，茯苓 30g，薏苡仁 30g，白术

12g，党参10g，当归12g，炙甘草6g，黄芩10g，大枣6枚，苍术9g，清半夏30g，北柴胡12g，桂枝10g，白芍10g，知母10g。14剂，水煎服，分2次服，日一剂。

2. 西医方面

甲状腺功能及血糖等未复查，苯扎贝特、琥珀酸亚铁停药，患者自行停用二甲双胍缓释片，嘱继续服用左甲状腺素钠片及二甲双胍缓释片。

（四）四诊

1. 中医方面

患者无不适，舌淡红，有齿痕，较前稍减，苔薄白腻。复查甲状腺功能：FT3 2.79，FT4 1.01，TSH2.67；血小板 17×10^9/L，甲状腺外观无异常，彩超未查。效不更方，继予前方，加白花蛇舌草30g，14剂。

2. 西医方面

原方案继用。建议复查甲状腺相关抗体检测及甲状腺彩超。

（五）五诊

患者无瘀点、瘀斑，仍月经量少，色暗，眠多，余无不适，舌淡红，苔薄黄稍腻，齿痕较前减轻明显。血常规：WBC7.30 $\times 10^9$/L，RBC4.84 $\times 10^{12}$/L，PLT39 $\times 10^9$/L，HB148g/L，效不更方，前方继用。后患者继以该方加减治疗3月，西药左甲状腺素钠片及二甲双胍缓释片继用，患者血小板升至 100×10^9/L 以上，甲状腺功能无异常，达到临床痊愈，停止用药，随访复查血小板持续大于 100×10^9/L，血糖、甲状腺功能均在正常范围。

二、临证体会

该例患者为育龄期女性，同时存在免疫性血小板减少症、桥本氏甲状腺炎、代谢综合征、二型糖尿病、多囊卵巢综合征，西医诊治方案需要各种疾病分别诊治，且不同疾病的药物副作用可能会造成另一种疾病的进展。如免疫性血小板减少症的首选治疗方案为糖皮质激素，患者同时存在超重、二型糖尿病、代谢综合征等，糖皮质激素可能会造成血糖升高、肥胖等问题，而选择其他免疫抑制剂则可能影响患者的生育需求。中医异病同治则完美地解决了这一难题，辨证论治在此发挥了绝对的优势。该患者首诊辨病为紫癜病，辨证为气不摄血证兼痰湿，治疗以补中益气汤加健脾利湿之品健脾益气，效欠佳，后以黄连温胆汤清热化痰以除邪，继予补中益气汤加减健脾益气养血，效仍欠佳。思之，辨证准确，予补中益气汤加减，减了柴胡、升麻调理气机升降之品，着眼于补气血，忽视了痰浊阻滞于中焦，气机不畅，中焦斡旋之机能受阻，脾之运化功能失常，一味补益反而致壅滞，故调整方案，予柴胡桂枝汤合补中益气汤加减，以柴胡桂枝汤调畅一身之气，疏通内外（桂枝汤之调和营卫）、表里（小柴胡汤之斡旋枢机）之气。同时，《金匮要略·痰饮咳嗽病脉证治第十二》云：病痰饮者，当以温药和之。故同时温化痰湿，还脾脏以"燥"，使得芪参术归等补益之品补得其所。《素问·热论》曰：荣卫不行，五脏不通。枢机不利，气化功能失常，气血运行受阻，凝滞不通，痰湿内生，则见肥胖，柴胡桂枝汤外调营卫，内可入至阴，开散胸中大气，启枢机之运转，俾开合之职守，使升降之序恢复，气血运行通畅。

三、结语

慢性 ITP 多为虚证，治疗多以补益气血为则，该患者予补中益气汤效欠佳，黄连温胆汤合补中益气汤仍未见到显著疗效，后以柴胡桂枝汤合补中益气汤宣畅气机、祛邪扶正取得满意疗效，角度新颖，为慢性 ITP 的辨证治疗提供新的思路。西医方面，ITP 合并桥本甲状腺炎的发病率低，仅见个案报道，但二者均为自身免疫性疾病，可能存在潜在的共同发病机制，值得进一步研究。

赵文霞舍时从证论"冬不用石膏"的思变与验案探析

河南中医药大学第一附属医院　顾亚娇　梁盼盼　赵文霞

赵文霞为首批全国中医临床优秀人才，全国首届中医药高等学校教学名师，第五批、第七批全国老中医药专家学术经验继承工作指导老师，精研典籍，学贯中西，从医40余载，医术精湛，师从国医大师张磊教授，擅长运用经方治疗脾胃肝胆疑难杂症。其治病注重"三因制宜"，但对"因时制宜"知守知舍，知常达变，虽然注重"时气"，但并非拘泥于"时气"，对复杂的病情抓主症，识病机，灵活变通，随证施治，体现"舍时从证"的思想。现将其"舍时从证"冬天运用石膏治疗原发性肝癌肝动脉栓塞化疗术（transcatheter hepatic arterial chemoembolization，TACE）术后高热的经验探析如下。

一、"冬不用石膏" 的来源

"冬不用石膏"来源于张仲景的《伤寒论》第168条白虎加人参汤的方后注文：伤寒，若吐，若下后，七八日不解，热结在里，表里俱热，时时恶风，大渴，舌上燥而烦，欲饮水数升者，白虎加人参汤主之。方后指明：此方立夏后、立秋前，乃可服；立秋后不可服；正月、二月、三月尚凛冷，亦不可与服之，与之则呕利而腹痛。后人理解此段注文，本方在冬三月不可服，因为此方中有石膏的缘故，概括其意提出"冬不用石膏"。石膏辛甘大寒，具有清热泻火、除烦止渴的功效。冬季寒冷，感寒邪者居多，不易用寒凉之品，石膏为寒凉之品，故不用之。如成无己在《伤寒明理论·诸药方论·白虎汤方》中明确指出：白虎西方金神也……立秋后不可服，以秋则阴气平矣，白虎为大寒剂。白虎汤及其类方是以石膏为主所形成的以辛寒泄热为治法的一系列方剂，又称为"辛凉重剂"。在《伤寒论》中主要治疗阳明里热证；在《温病条辨》中治疗太阴温病，上焦气分热盛；而在《方剂学》为清热生津，主治阳明气分热盛证。

二、"因时制宜" 的原则

"因时制宜"是根据不同季节的气候特点，来考虑治疗用药。四季气候的变化对人体的生理功能、病理变化产生一定的影响，治疗用药也要注意气候的特点，如夏季气候炎热，腠理疏松，即使外感风寒也不宜过用辛温的药物，以免汗多耗伤气阴；秋冬气候渐凉，腠理致密，应慎用寒凉的药物以防耗伤阳气。

赵文霞教授认为药物也与四时气候相应，在辨证论治的基础上结合时令特点顺应四时选择用药，可以达到效如桴鼓、立起沉疴的效果。病性是由病机性质所决定，不外乎虚、实、寒、热四种。寻求疾病的本质原因，遵循治疗基本准则，采取与疾病性质相符的治疗原则，如正治法——寒者热之、热者寒之、虚则补之、实则泻之。若冬令严寒，屋内炎热干燥或者过食温热食物，致病性暑热，赵文霞教授强调应衡量病势的轻重，根据病性，权衡应变的药物，可以在冬月应用石膏之类的清凉药，遵循了"有是证，用是药"的原则，体现了隆冬时节用寒不远寒。

三、"舍时从证" 的内涵

（一）"舍时从证" 含义

"舍时从证"是当时令气候因素与病证性质不一致时，临证不能拘泥于时令气候因素的影响，而应根据病证性质为主，随证施治，即不为时邪所感，坚持以证为本。

（二）"因时制宜" 与 "舍时从证" 的辩证关系

因时制宜是根据不同的时间探讨疾病的不同治法，强调时间与疾病的关系尤为重要，当时令气候与病证表现一致可以运用"用寒远寒、用温远温"的"因时制宜"原则，但是若有"有假者反之""发表不远热""攻里不远寒"则是"舍时从证"的体现。"因时制宜"和"舍时从证"都是辨证论治、治病求本的具体体现。

（三） 病证性质与时令气候不一，当舍时从证

人体是一个非常复杂的系统、疾病也是处于千变万化之中，气候异常或者体质因素的不同会导致疾病千差万别的变化。赵文霞教授认识到"因时制宜"对疾病的诊断、用药具有重要的作用。当病证性质与时令气候不一致，甚至相反时，赵文霞教授能够跳出"时禁"的束缚，辨清疾病的本质，坚持以证为主。这种参于"时"，而不拘于"时"，一切以"证"为主的思想是"舍时从证"的体现。

四、"冬不用石膏"的思变

赵文霞教授提出随着生活方式的改变，体质特点的不同，疾病也发生变化。古代隆冬时节的天气比较寒冷，而现代生活水平比较高，室内暖气、空调、电暖器设备比较齐全，虽然室外严寒、但屋内炎热如春夏，再加上进食高热量的食物，易形成体内实热，虽隆冬时节，但若病机相符、症状相符、脉象相符，不仅可以用石膏清解里热，甚至还可以用至重剂，方可取得疗效。

赵文霞教授认为原发性肝癌 TACE 术中使用的化疗药物属于"热毒"范畴，栓塞造成肿瘤组织坏死致局部炎症加重，同时肿瘤坏死物质及大量的炎症介质入血致机体出现高热不退，表现出肝区疼痛、身大热、汗大出、脉洪大等阳明经病，可用白虎汤治疗，取其中的石膏清热泻火、透热出表。赵文霞教授提出，即便是隆冬时节，若脉证如是，当用其剂，真正做到"明其理、知其用"。

五、典型案例

王某，男，38 岁，以"间断性右胁刺痛 2 月余，加重 7 天"入院。患者 2 月前因右胁刺痛不适，至当地医院查乙肝五项小三阳，HBV – DNA：60 + 3U/L。肝功能：异常。AFP：2887ng/L。彩超：肝内实性低回声（肝右叶可见 127mm × 99mm 回声）。对症治疗后出院。7 天前上症再发，遂至我院门诊以"肝恶性肿瘤"为诊断收入院，入院后诊断为原发性肝癌。既往史：2019 年 9 月 24 日行肝动脉造影 + 灌注化疗 + 载药微球栓塞术。入院后查肝功 ALT：110.9U/L，AST：122.9U/L，GGT：184.9U/L，ALP：156.9U/L；AFP：1288.6ng/L。上腹部 CT 平扫 + 增强：1. 肝右叶肝癌介入治疗后复查（103.18mm × 17.76mm），紧贴病灶右后方异常强化，考虑异常灌注，肝右静脉显示不清，受侵可能；2. 肝脏边缘不规则，肝右叶强化不均匀。因病情需要于 2021 年 11 月 23 日上午九点行肝动脉造影术 + 动脉灌注 + 动脉栓塞术（分别以对肝中动脉注入氟尿嘧啶 250mg、罂粟乙碘油 20mL、吡柔比星 40mg；对肝右动脉注入地塞米松 5mg，氟尿嘧啶 500mg，卡铂 100mg、碘油混合剂 16ml 栓塞瘤体，最后用适量栓塞微粒球（300um～500um 栓塞肿瘤供血支），术后安反病房，神志清，精神差，右胁疼痛不适，发热，体温维持 38.5℃左右，恶心，口干；舌质淡红，苔黄腻，脉弦滑。查血常规 + CRP：中性粒细胞百分比 83.3%，淋巴细胞计数：0.38 ×10⁹/L，C 反应蛋白：42.2mg/L，给予盐酸曲马多止痛；新癀片清热解毒，消肿止痛；赖氨酸阿司匹林注射液解热镇痛。体温不降，患者出现烦躁不安。11 月 25 日 8：00，邀请赵文霞教授查房：症见痛苦面容，右胁疼痛难忍，面色通红，身热，悟时烫手，汗大出，衣服被汗浸湿，口干欲饮，大便干；舌质稍偏红，苔黄腻，脉洪大、弦滑。立即给予白虎汤加人参汤加减。太子参15g，石膏100g，甘草6g，粳米100g，茯苓15g，海螵蛸20g。派人取药后煎服，少量频服，服药后体温逐渐下降，下午4点体温降至37.3℃，查房观患者安然入睡，身无大热，无汗出，面色红润，脉静身凉，安然入睡。11月25日，晨起7点体温升至38.3℃，遂再服药一剂，体温恢复正常，随即该换药方，观察一周未再发热，症状明显好转出院。

六、按语

该患者经介入治疗后病情发生转变，出现身大热，汗大出，口干，舌质稍偏红，苔黄腻，脉洪大的症状。虽然发生在隆冬时节，常规思维不能用寒凉的药物来清解里热，但是赵文霞教授抓住患者脉症皆具白虎汤主证，果断地应用石膏100g，达到清热泻火，防止疾病进一步传变的效果。《黄帝内经》有曰：邪之所凑，其气必虚。介入治疗作为一种治疗手段，同时也是一种致病因素。肿瘤患者接受介入治疗后，短期内正气受损同时加重邪实，形成"本虚标实"之证，故在白虎汤的基础上加用太子参保护人体之气，加用海螵蛸制酸和胃、茯苓健脾化湿，以巩固人体的正气。

赵文霞教授认为此次介入治疗应用的化疗药物及栓塞剂比较多，栓塞面积相对大，加上患者体质内热、屋内暖气燥热等情况，术后才出现高热持续不退。若此时仍然机械遵循"因时制宜"，甚至坚守"时不可违"等原则只会加重病情，甚至会导致疾病传变。面对复杂的病情，赵文霞教授做到"舍时从证"的原则，彰显出其临床思变之妙哉！

赵文霞教授认为"因时制宜"是顺向思维、惯性思维。"舍时从证"则是逆向思维，反其道而行之。若特殊情况下，病证的性质与时令气候的性质不一致，甚至相反，则需要"反其道而治之"，便是遵守"有是证用是药"的定律和法则，达到迂回变通的境界。

郭淑云教授活用甘草泻心汤
治疗口腔溃疡的经验

河南中医药大学第一附属医院　李墨航　郭淑云

口腔溃疡属中医学口疮范畴，为临床常见病症，其病程经年，反复发作，在消化系统疾病中尤为多见。郭淑云教授经治多例，证属虚实夹杂、寒热错杂者，治以补虚泻实，清温并用，以甘草泻心汤治疗，本文总结郭淑云教授运用经方甘草泻心汤治疗口腔溃疡的临证经验。

一、甘草泄心汤的来源及组成

甘草泻心汤出自《伤寒杂病论》，为著名的"五泻心汤"之一，原方：甘草（炙）四两、黄芩三两、干姜三两、半夏（洗）半升、人参三两、大枣（擘）十二枚、黄连一两。因其具有益气和胃，消痞止呕之功效，临证多用于脾胃系疾病及狐惑病，但在多年临床观察及治疗中，发现本方对于多种病症均有奇效，如口疮、痤疮、噤口痢、大便秘结等。

二、口疮的病因病机

"口疮"在中医学中又可称为"口糜""口疳"，是一种以周期性反复发作为特点的口腔黏膜局限性溃疡损伤，呈圆形或椭圆形，单个或多个发生，大小不等。其特点为反复发作，不定位，局部表现为"红、黄、凹、痛"。中医学认为，口腔溃疡的病因主要为平素忧思恼怒，嗜食辛辣酒炙，过食肥甘厚味，以致心脾积热；或劳倦内伤，损伤脾胃，致脾胃升降功能失常，阴阳失和，脾胃气弱，谷气不化，湿郁化热，火热上炎。郭老师认为复发性口腔溃疡的病机之一与脾胃功能强健及升降功能正常与否密切相关，《素问·阴阳应象大论》载：脾主口……在窍为口。《灵枢·经脉》亦载：胃足阳明之脉……入上齿中，还出挟口，环唇，下交承浆，却循颐后下廉。说明口腔与脾胃的联系甚为密切，脾气强健，水谷精微上输于口唇，气血生化有源，则口唇肌肉丰满，黏膜无损。若素喜凉食或平素脾气亏虚，致纳运失健，气血化生无源，口舌黏膜无以滋养；或嗜食肥甘厚味，饮酒无度，内生湿浊，从阳化热，湿热内蕴，火热上炎致黏膜受损，则表现为口腔黏膜糜烂、溃疡，若仅施以清热解毒，则热虽清而湿仍在，湿随体内之热邪蕴而复生湿热；或苦寒之药重伤脾胃阳气，致气血化源益亏，口腔黏膜失却荣养而溃疡反复发作，故其病机主要为脾胃阳气不足，无以荣养口舌黏膜；或内生之湿热胶着难分，火热上炎，损伤口舌黏膜，以致临床上常见虚寒型、内热炽盛型，或虚实夹杂、中寒上热等证型的口腔溃疡。

三、临证治疗方药及验案

针对复发性口腔溃疡虚实寒热错杂之病机，郭老师常以甘草泻心汤加减治疗，以补虚祛邪，温里清热，协调脾胃升降而取效，兹列举临床验案。

案例一　孙某某，女，34岁，2020年5月4日初诊。

主诉：口腔溃疡时常发作20年，肠鸣泄泻1年余。

现病史：患者自诉14岁起即时常口腔溃疡，每1~2周即发作1次，每次出现1~2个口腔溃疡，或出现扁桃体炎，或舌根部肿痛等症，近1年来稍进硬食及经冷冻的食物后即出现肠鸣、腹泻、腹部胀满、矢气多等症，经治疗反复不愈且加重。现仍不能食生冷及硬食，受凉即肠鸣腹泻，腹中冷痛，饭后胃胀，且易饥饿，大便稀溏，腹胀，矢气多且气味臭秽，但矢气后减轻，平素易上火，上火时即口腔溃疡，3天前左下唇内与左上颌部又分别出现一黄豆大样溃疡，周边略红，双侧口角流涎，颈部汗出，手汗多，手足凉，气温在29℃亦觉冷，时常乏力，口稍干不苦，多梦；舌体胖大，苔薄黄，脉稍细弱。

中医诊断：口疮（寒热错杂），泄泻（脾虚湿热）。

西医诊断：口腔溃疡，肠易激综合征。

处方：炙甘草15g，党参15g，干姜12g，姜半夏10g，黄连6g，黄芩9g，茯苓20g，陈皮12g，麻黄根30g，浮小麦30g，大枣5枚。14剂，水煎服。

二诊：2020年5月22日。肠鸣稍改善，时有反复，时腹胀，矢气频，口气臭秽，口腔溃疡向愈，颈部汗出消失，仍有手汗出，眠差，大便日1次，已成形，小便黄，晨起痰多，胃怕凉改善，易上火，手足已不觉凉。舌体胖大，苔稍薄黄，脉稍细弱。更方为黄连6g，黄芩9g，茯苓20g，陈皮12g，白术30g，芡实20g，诃子15g。14剂，水煎服。

三诊：2020年6月5日。仍有肠鸣，腹胀，矢气频稍改善，口腔溃疡已愈，手掌汗出减少，时下肢乏力，眠差，大便日 1 次，稍不成形，小便黄，胃怕凉，易上火；舌体胖大，苔薄微黄，脉稍细弱。效不更方，续进 14 剂。

四诊：2020 年 6 月 19 日。近日口腔溃疡未见复发，肠鸣矢气、腹胀减轻，手掌汗出消失，下肢稍乏力，眠差，大便日 1 次成形，小便黄，胃怕凉，易上火。舌体胖大，苔薄微黄，脉稍细弱。前方加木香 10g。14 剂，水煎服。

五诊：2020 年 7 月 3 日。肠鸣，矢气进一步减轻，受凉后咽喉左侧疼痛，口疮未再发作，饭后常乏力困倦，眠一般，多梦，大便日 1 次成形，小便黄，胃怕凉，易上火，现温度在 26℃亦不觉冷。处方调整为甘草 12g，黄芩 10g，黄连 6g，半夏 9g，茯苓 18g，陈皮 12g，麻黄根 30g，炒白术 30g。14 剂，水煎服。

六诊：2020 年 7 月 31 日。大便日 1 次，纳食可，已无肠鸣等症，余无不适。前方去麻黄根，甘草减为 6g。14 剂，水煎服。

按语：西医对复发性口腔溃疡的病因及发病机制尚不十分清楚，目前认为与免疫功能异常、内分泌失调、营养缺乏、消化系统疾病等有关，至今尚缺少特效疗法，多以局部治疗为主。中医学认为，本病的发病因素与禀赋异常、饮食不节、情志过激、劳倦内伤有关。本案素体脾胃虚弱，运化失司，复因饮食不节，湿浊内生，湿郁化热，湿热上蒸于口舌而生口疮；湿热外蒸肌肤故见多汗；湿浊下注于肠道则肠鸣泄泻。脾虚湿热是本病发病的主要因素，寒热错杂是其缠绵难愈的病机关键。本案治疗取辛开苦降法，以甘草泻心汤加减。方中以炙甘草，清上焦之火，补脾胃之虚；黄连、黄芩苦寒降泄，清热燥湿；干姜、半夏辛温散寒，温中燥湿；党参、大枣补中益气；茯苓、陈皮健脾祛湿；麻黄根、浮小麦收敛止汗。诸药合用，辛开苦降，使中虚得补，湿热得清，升降得调而使病症获愈。

案例二　肖某某，女，26 岁。

初诊：2019 年 7 月 30 日，口腔溃疡间歇性发作 1 年半。

现病史：患者自述近 1 年半来口腔溃疡此起彼伏，多发时可同时出现 4 个溃疡，常在生气、紧张、失眠时发作或加重，伴有右胁下憋胀不适，嗳气唇干，手脚冰凉，炎夏之日仍穿长袜，胃脘怕凉，饮凉食品后胃脘不适，平时易上火，如口服阿胶、枸杞子等即上火，大便秘结，2～3 天 1 次，曾外涂冰硼散，并至专科治疗，效果不佳，近 1 个月来分别在口唇与舌尖处各出现如黄豆大之溃疡两处；舌质淡稍暗、苔薄白，脉弦细。2019 年 7 月 30 日彩超检查结果提示：肝内高回声（考虑血管瘤）；胆囊壁稍毛糙。

中医诊断：口疮（寒热错杂）。

西医诊断：口腔溃疡。

处方：甘草泻心汤加减。炙甘草 15g，姜半夏 12g，党参 15g，干姜 10g，黄连 6g，黄芩 12g，白术 20g，枳壳 15g，郁金 15g，香附 15g，炒决明子 20g，大枣 5 枚。

14 剂，水煎服。

另予五倍子 6g，青黛 5g，冰片 2g，共研细粉，外敷患处，每日 2~3 次。

二诊：2019 年 8 月 13 日。口腔溃疡消失，纳食较前增多，右胁下憋胀及嗳气减轻大半，已无唇干，手足冰凉较前改善，大便已不干，日 1~2 次。上方姜半夏增量至 15g。14 剂，水煎服。后随访患者口腔溃疡未复发。

按语：本案患者久患口疮，迭服苦寒清热之品，致中焦虚寒，胃气不和，阳气不足，虽炎夏亦重衣，手足冰凉，食寒凉而胃脘不适，胁肋闷胀，嗳气；火热内郁则见口腔溃疡日久不愈，反复发作，大便秘结。治以甘草泻心汤加味，方中重用炙甘草益中焦之虚，清上焦之火；佐以党参、白术、大枣补中益气；姜半夏、干姜辛通和胃，温中散寒；黄连、黄芩清热泻火，以解郁热；枳壳、郁金、香附行气宽中；炒决明子清热润肠通便。本方中诸药寒热并用，辛开苦降，健脾清热，温化寒邪，而使中焦健运，寒热消散，升降协和，则口腔溃疡不复发作。

此外，本案外用青黛、五倍子、冰片研末外涂，体现了整体辨证论治与局部用药相结合的治疗特色。

四、讨论

口腔溃疡为临床常见病证，其病程经年，反复发作者在消化系统疾病中尤为多见。郭老师经治数十例，证属虚实寒热错杂者，治以补虚泻实，清温并用，方以甘草泻心汤加减。在应用该方药时，郭老师认为应注意以下几点。

甘草泻心汤用于本病的虚实错杂，上热下寒证。由于寒与热在临床上会有彼轻彼重之不同，治当依据其寒热之孰轻孰重，选用生甘草与炙甘草及黄连、黄芩与半夏、干姜剂量的比重，酌情权衡而为之。临证时，郭老师对于热重者用生甘草，黄芩、黄连的剂量较原方增大；寒著者用炙甘草，干姜、半夏的剂量相对增大，以使方证相宜。此外，甘草不宜久用，以免引起肿胀壅满，中病即止，继之则可在辨证论治的基础上善后治疗。对于湿重者可酌加白术、苍术等。

对于慢性胃炎、胃及十二指肠溃疡合并复发性口腔溃疡者，因干姜辛辣，可刺激胃黏膜而致胃脘不适感加重，故宜以炮姜易干姜，且以饭后服药为宜。

对于反复发作者要注意脾虚之病机，可在辨证的方药中选用黄芪、白术、山药、茯苓等味以健脾化湿。

《伤寒论》中甘草泻心汤证之原文载：上六味，以水一升，煮取六升，去滓，再煎取三升，温服一升，日三服。去滓再煎，可促使诸药药性和合，同时久煎可减半夏的毒性，并进一步增强疗效。

半夏泻心汤加减治疗儿童腹型
过敏性紫癜临床体会

河南中医药大学第一附属医院　刘丽雅　张建　丁樱

过敏性紫癜属变态反应性疾病，其本质为全身毛细血管炎症病变所致的毛细血管损伤。本病多见于儿童，发病时除皮肤紫癜外，伴或不伴腹痛、消化道出血、关节肿痛、肾脏损害等表现。儿童腹型过敏性紫癜常见腹部阵发性疼痛、呕吐、便血等表现，部分甚至出现肠套叠、肠穿孔、肠梗阻、肠坏死、消化道出血等严重并发症。西医学认为本病病因未明，治疗当去除诱因、控制感染，针对相关症状使用糖皮质激素、免疫抑制剂等药物，但病情多易反复发作，迁延不愈，且长期使用以上药物治疗，副作用明显，危害患儿身心健康。

过敏性紫癜归属中医学"紫癜""血证""肌衄""葡萄疫"等范畴，中医医家多将其病因归属为风、热、湿、虚、瘀等。腹型过敏性紫癜在中医学可属"腹痛""肠风""下血"等范畴，医家多将腹痛的辨证归于虚与实、热与毒、内外合邪等。关于本病的辨证及治疗，各医家均有不同的见解，但都遵循中医治病求本、辨证求因的原则。笔者及团队在临床中针对腹型过敏性紫癜患儿，从半夏泻心汤证入手辨证施治，疗效满意。

一、半夏泻心汤之原方析义

《伤寒论》第149条：伤寒五六日，呕而发热者，柴胡汤证俱，而以他药下之，柴胡证仍在者，复与柴胡汤。此虽已下之，不为逆，必蒸蒸而振，却发热汗出而解。若心下满而硬痛者，此为结胸也，大陷胸汤主之；但满而不痛者，此为痞，柴胡不中与之，宜半夏泻心汤。原文中阐述，用半夏泻心汤治少阳证误用下药，损伤中阳，寒从中生，邪热乘虚内陷，搏结中焦，寒热错杂结于心下，形成心下痞，致痞满，呕吐不利等。半夏泻心汤由半夏、干姜、黄连、黄芩、人参、大枣、炙甘草7味药组成，此方君以半夏，性辛温，以达散结消痞、降逆止呕、温化寒痰之功用，臣以干姜，性辛热，温中散寒，开散脾气，取黄连、黄芩苦寒之力以下泻胃气、清热燥湿，并取人参、大枣、炙甘草之甘温以补虚益气、健脾和胃。立方遣药以寒热平调、辛开苦降、补泄兼施为特点，兼通上下而交阴阳，共奏和胃降逆、消痞散结之功。有如清代汪昂在《医方集解》中云：泻心者，必以苦；散痞者，必以辛；欲通上下交阴阳者，必和其中。因此，寒热得解，清升浊降，邪祛正复，则痞满呕利自愈。

二、本病湿、滞为患，心下痞满为证

腹型过敏性紫癜患儿，临证常见呕吐、腹胀、腹痛、腹泻、便血之症，虽病变累及三焦，但其病变症结始于中焦。此类患儿多因外感或内生湿邪，蕴于肌肤，久而化热，湿热灼伤脉络，发为紫癜；湿邪困于中焦脾胃，胃失和降，而致呕吐，气机阻遏，腑气不通，以致腹胀、腹痛；脾失运化，清浊不分，合污而下，则见腹泻；更有甚者，湿热未解，下注大肠，热入营血，损伤阴络，则致便血。湿性黏腻，缠绵不去，故见病程反复难愈。综上，本病病位始于中焦，病因以湿、滞为患。仲景"半夏泻心汤"之本证，为心下痞满，取其降逆除满、散结消痞之功，在临床辨证中以"湿、滞"为关键病机论治，多有卓效，常用原方加减辨证如下。

三、半夏泻心汤之加减运用

（一）半夏泻心汤之本证

临证见患儿恶心，呕吐，腹胀，肠鸣下利，腹痛不甚，舌边尖红，或淡红，苔腻微黄，大便不调。此类患儿多因饮食不节而致脾胃失和，脾伤则清阳不升，胃损则浊阴不降，中焦湿热互结以致气机不畅，则见上述诸症。见此，守半夏泻心汤之原方以通利中焦枢机，升降有序，交通上下。脾宜升则健，胃宜降则和，脾胃调和，则阴阳和合，腹部得舒，诸症解。

（二）原方加藿香、佩兰、砂仁、厚朴

临证见患儿腹痛阵作，呃逆、腹胀、不欲纳食，口腻而黏，舌苔细腻。此类患儿多因饮食劳倦，损伤脾胃，中气不健，而致湿浊阻中，胃气不降，脾胃失健之证。患儿中焦湿浊、气滞为患，取"上焦宜化，中焦宜燥，下焦宜利"之意，加藿香、佩兰化湿去浊，砂仁辛香温燥、和胃止呕，厚朴以下气宽中，煎药时藿香、佩兰、砂仁宜后下以取芳香之力。化湿行气以运脾，降逆畅气以止呕，脾胃得健，气机通畅，腹痛、腹胀、呃逆自除。

（三）原方加木香、香附、佛手

临证见患儿腹痛隐隐，喜摩腹，摩腹得舒，苔白或腻。患儿多因饮食失调，劳倦太过，或因吐泻、他脏受损等损伤脾胃，中焦阳气不振，温煦无能，脾胃升降失司，气郁于中，以致湿邪阻遏，气机不畅，气郁作痛之证，故见脘腹隐痛而喜按。《素问·玉机真脏论》言：五脏受气于其所生，传之于其所胜……肝受气于心，传之于脾……且脾胃多受情志所累，肝气调达则肝木不克脾土，中医亦言"治肝以安胃"，故取上三味以理气疏肝，调理气机，散郁止痛。

（四）原方加枳实、白术、莱菔子

临证见患儿食后胃脘痞满，久之不化，苔厚腻或黄，大便不畅或便量偏少。患儿因素体脾虚，健运不力，湿浊不去，痞湿塞于中焦而致。取枳实导滞、白术补脾、莱菔子畅肠道气机，补、消共用，可健胃消食。补脾当运脾，补运兼施，以通为补。脾主湿，脾健则湿无由生，饮食自运，痞满得除。

另外，如临床呕吐症状较著，可将原方减干姜，加生姜，而成生姜泻心汤，以增强温胃止呕之功用。最后，《伤寒论》原文在煎服方法中提道：上七味，取水一斗，煮取六升，去滓，再煮取三升。当代医家多认为，方中温、清、补、消之药并用，采用去滓合煎之法以达和合之意，并可减轻胃肠道表现严重患者的服药负担。同时，通过现代研究手段亦证实，遵循传统的去滓再煎法可明显提高有效药物含量，科学有效，此法能更好地发挥临床疗效。

腹型过敏性紫癜患儿诸证，多因湿邪留恋、寒热中阻、升降失调所致，但见脘腹痞满痛胀，呕吐下利诸症者，半夏泻心汤即可奏效。此方辛开散结以和阴，苦降泄热以和阳，升中有降，补中有泄，为治疗中焦肠胃疾患要方。

四、验案举例

患儿，女，11 岁。

初诊：2020 年 10 月 10 日，双下肢皮肤紫癜 2 周，腹痛 2 天。患儿 2 周前出现双下肢皮肤紫癜，量不多，至当地医院查血、尿无异常，予泼尼松片、复方甘草酸苷片、西替利嗪片等治疗后效不佳，紫癜仍新出。2 天前患儿出现腹痛阵发，观察至今无缓解，遂就诊。刻下症见：痛苦貌，双下肢可见较多皮肤紫癜，绿豆大小，色红，抚之碍手，压之不退，腹痛阵发、喜按，以脐周为主，纳差，自觉恶心欲吐，眠欠安，小便量可，大便两日未行，平素大便偏干；舌边尖红，苔厚腻偏黄，脉数。既往体健。此辨证为湿热中阻，气机不畅。治以平调寒热，通补兼施，通利中焦，以半夏泻心汤加减。

处方：姜半夏9g，黄芩10g，黄连6g，生姜6g，党参10g，大枣3枚，炙甘草6g，厚朴9g，砂仁6g。

3剂，每日1剂，去滓合煎后少量分次频服，并嘱其以半流质、易消化饮食为主，切勿生冷、油腻。适当活动，回避潮湿环境。

二诊：2020年10月15日。患儿双下肢皮肤紫癜颜色变淡、部分消退，未见新出紫癜，腹痛已缓解，无呕吐，饮食量较前增加，大便日一次，便质可。继服上方3剂，注意事项同前。

按语：此类紫癜病患儿，其紫癜形态特点为色红，抚之碍手，多因患儿素体血热，或感邪后从阳化火，血热灼伤脉络，血溢脉外而致皮肤紫癜，加之饮食不节，伤及脾胃，脾虚无力运化升清，胃伤不能受纳、腐熟水谷，则见纳差、欲呕、苔腻。结合患儿舌脉辨证及腹痛喜按之象，辩为虚实夹杂、寒热错杂之证，治疗当以平调寒热，通补兼施，通利中焦。本证施以"半夏泻心汤"之原方减干姜，加生姜，以调和脾胃、温胃止呕，加厚朴、砂仁降气、化湿。整体组方用药切中病机，故服用3剂即有效。效不更方，再诊继服3剂。另外，若内湿与外湿相合，胶着不去，则紫癜易反复发作，故嘱其痊愈之前回避潮湿环境。

张炳秀教授应用脏腑相关论治疗脾胃病的经验

合肥京东方医院国医堂　吴萍　张炳秀

张炳秀教授临证 50 余年，运用中医治疗脾胃病的经验丰富，效力专宏。张炳秀教授认为脾胃病的根本原因在于脾胃虚弱，与五脏六腑功能失调密切相关，治疗当以"和"为总则，以健脾和胃贯穿始终，脏腑同治，寒热平调，进而达到"分消有度，摄纳有权，通降有司，取和有衡"，临床每获良效。吾有幸侍诊其左右，得师倾囊相授，谆谆教诲，获益匪浅。现就张师应用脏腑相关论治疗脾胃病经验介绍如下，以供同道参阅。

一、脾胃病的辨治

金代李东垣言：内伤脾胃，百病由生。清代沈金鳌论：脾统四脏，脾有病，必波及之，四脏有病，亦必有待养脾，故脾气充，四脏皆赖煦育，脾气绝，四脏安能不病。以上可见，脾胃在中医诊疗中的重要性。随着饮食结构和生活方式的改变，脾胃病成为当今社会的多发病、常见病，严重降低了人们生活质量。张师崇古创新，法于经典，独辟蹊径，提出治疗脾胃病当"以和为贵，以平为期"，厘清中焦脏腑肝胆脾胃间的生克制化关系，即处理好"条达""疏泄""运化""受纳"间的和谐关系，使脏腑气血调和，阴阳寒热平衡，进而达到"分消有度，摄纳有权，通降有司，取和有衡"，则中州和谐，五脏相安，百病无从生。

张师依据临证 50 余年治疗经验，提出论治脾胃病的"四辨"之法，即辨病因、辨病位、辨病性、辨病机，力求"治病求本，随证化裁"。一是辨病因，究根本。脾胃病的病因亦不外乎外因外感邪气，内因情志内伤、饮食失宜，继之脏腑失和，发为本病。张师认为，脾胃病的根本原因在于脾胃虚弱，无力抵抗外邪入侵，难以驱邪外出，也无力维持脏腑间的平衡关系，遂发病。二是辨病位，定脏腑。脾胃病，其病位主要在脾胃，但与中焦肝胆脏腑间存在着"亢害承制""协同制约"的关系。

脾胃肝胆同居中焦，脾胃互为表里，主运化水谷，为气血生化之源，气机升降之枢纽。肝胆互为表里，主疏泄，体阴而用阳，为全身气机之总司。肝胆疏泄能促进脾胃运化，脾胃气血能濡养肝胆。生理上肝胆脾胃间相互协作、相互依赖，病理上亦相互影响。三是辨病性，分虚实寒热。病性，即病变的性质，是邪正盛衰和阴阳失调所导致的结果，不外乎寒、热、虚、实四种。疾病在发生发展的过程中，可以出现两种情况：一是病变始终保持发病时的性质，只是发生程度的改变；二是改变了发病时原有的性质，转化为相反的性质，包括虚实转化与寒热转化。张师临证发现脾胃病以脾胃虚寒、肝胆湿热之多见。四是辨病机，立治法。辨病机，就是审察疾病的关键、疾病的变化、疾病的缘由及病变的转归，是辨证论治的核心，也是遣方用药的依据，更是行之有效的关键。张师认为，脾胃之为病，新病多实，久病多虚，求治于中医者，多久病，缠绵难愈。脾胃虚弱日久，易致气滞、血瘀、痰湿、郁热等病理产物，证属本虚标实，当以标本兼治，以健脾和胃贯穿始终，脏腑同治，气血寒热平调。

二、验案举隅

（一）肝气犯胃案

李某，男，52 岁。

初诊：2022 年 5 月 9 日，反复反酸 2 年余。查胃镜示"胃窦糜烂"。现症见：泛酸频频，咽喉部异物感，多于饥饿、饱食、受凉后加重，平素心烦易怒，夜不能寐，纳食不香，大便不通。形体消瘦，舌暗红，苔薄黄，脉细弦。四诊合参，该患者在脏腑相关理论指导下辨证为肝气犯胃，胃气上逆之证，治疗拟以疏肝理气，和胃降逆。予以柴胡疏肝散合旋覆代赭汤加减。柴胡 10g，郁金 10g，醋香附 10g，党参 15g，茯苓 15g，茯神 15g，炒白术 15g，旋覆花 10g（包煎），生代赭石 30g（先煎），砂仁 10g（后下），酸枣仁 30g，蒲公英 15g，炒谷芽 30g，炒麦芽 30g，炙远志 10g，陈皮 10g，莪术 10g，炙鸡内金 15g，姜厚朴 10g，炙甘草 10g。

二诊：2022 年 5 月 16 日，自诉反酸、咽喉部异物感均明显减轻。舌暗红，苔薄黄，脉细弦。守上方加木蝴蝶 6g，既可疏肝，又可利咽，用量较小，"治上焦如羽，非轻不举"，可窥张老用药之精妙。

三诊：2022 年 5 月 23 日，以上症状均消。遂嘱舒畅情志，饮食节律，腹部保暖。

按语：《四明心法》言：凡为吞酸尽属肝木，曲直作酸也。河间主热，东垣主寒，毕竟东垣言其因，河间言其化。肝为脏，喜条达恶抑郁，主疏泄，胃为腑，以通降为用，主受纳腐熟。肝气条达通畅，疏泄有度，则胃受纳腐熟健旺，浊阴自降。该患者肝郁不舒，疏泄失司，胃失和降，上逆则反酸，不降则便秘，胃失受纳，则纳食不香。柴胡疏肝散疏肝理气，调畅气机，旋覆代赭汤益气和胃，降逆化痰。受凉后加重，苔薄黄，为寒热错杂之征象，投以砂仁、蒲公英，一温一寒，平调寒热。蒲公英一药，张师甚为推崇，具有清热、消痈、制酸之效，早在民间，就有单味蒲公英煎水治疗慢性胃炎之先例。

（二）肝脾不调案

张某，男，59 岁。

初诊：2022 年 5 月 16 日，反复腹泻 3 年余。患者既往有慢性萎缩性胃炎病史，常服胃复春、黄连素；焦虑症。现症见：腹泻，大便 2 ~ 3 次/日，不成形，便前腹痛，受凉后加重，形体消瘦；舌淡红，苔薄白，脉细弦。四诊合参，在脏腑相关理论指导下辨证为肝脾不调，脾虚湿盛之证。治疗拟以调和肝脾，化湿止泻。予以痛泻要方合参苓白术散加减。陈皮 10g，炒白芍 30g，防风 10g，炒白术 30g，党参 15g，茯苓 15g，山药 30g，炒扁豆 10g，砂仁 10g（后下），薏苡仁 30g，石榴皮 10g，马齿苋 15g，乌梅 10g，炒麦芽 30g，柴胡 10g，煅龙骨 30g，煅牡蛎 30g，炙甘草 10g。

二诊：2022 年 5 月 30 日，自诉腹明显痛减轻，大便每日一次，较前成形。守上方。

按语：《医方考》言：泻责之脾，痛责之肝，肝责之实，脾责之虚脾虚肝实，故令痛泻。肝为脏，主疏泄，主藏血，脾为脏，主运化，主升清，肝的疏泄助脾运化，促进水谷精微运行输布，脾气健旺，水谷精微充足，肝体得以濡养，肝脾协作，气血调和。该患者焦虑，肝气郁结，失于疏泄，木郁克土，脾失健运，清阳不升，发为泄泻，肝郁则腹痛。痛泻要方疏肝扶脾，参苓白术散健脾化湿。方中重用炒白芍 30g，增强柔肝缓急止痛之效。乌梅一药，黄元御曾论：乙木虽为风热，而己土则是湿寒，宜清润其肝而温燥其脾。仲景乌梅丸方……最善之方也。乌梅之酸，补肝脏之体，顺曲直之性，则肝气得疏，肝脾调和。

（三）胆胃失和案

王某，女，60 岁。

初诊：2022 年 3 月 7 日，胃脘嘈杂 1 年余，嗜食肥甘油腻之品。现症见：胃脘嘈杂，易饥饿，反酸，胃脘灼痛，舌边疼痛，夜间加重，晨起口干口苦，夜不能寐；

舌边尖红，苔薄白，脉弦细。四诊合参，在脏腑相关理论的指导下辨证为肝胆火热，胆胃不和之证，拟清肝利胆，健脾和胃。予以柴芩温胆汤加减。醋柴胡 10g，黄芩 10g，炒枳实 10g，竹茹 10g，陈皮 10g，姜半夏 10g，黄连 10g，吴茱萸 6g，太子参 15g，茯苓 15g，炒白术 15g，川楝子 10g，延胡索 10g，煅瓦楞 12g，炒酸枣仁 30g，生代赭石 30g（先煎），旋覆花 10g（包煎）。

二诊：2022 年 3 月 21 日，自诉胃脘嘈杂，反酸，疼痛减轻，舌头发酸，麻木，纳食可；舌暗红，苔白腻，脉细弦。守上方加当归 15g，薏苡仁 30g，藿香 10g，姜厚朴 10g。张师认为舌麻乃气血不调，舌酸乃脾胃有湿之表现，加当归入血分，以调和气血，薏苡仁、藿香、厚朴以健脾化湿。

三诊：2022 年 4 月 5 日，以上症状均消。嘱其舒畅情志，节律饮食。

按语：胆胃同属六腑，皆"以通为用，以降为顺"，胆气疏泄，有助于胃受纳腐熟，胃气肃降，有助于胆汁向下排泄。气机升降有序，通降得当，则胆胃调和。该患者嗜食油腻之品，耗伤脾胃，运化失司，湿浊内生，久而热化，故胃中嘈杂灼痛，胆火上炎，故口干口苦，胆郁痰扰，故夜不能寐。温胆汤一方，共奏清胆和胃，理气化痰之效。加柴胡、黄芩二药，既可清胆腑之热，又能疏泄肝胆气郁，效如桴鼓。加以左金丸、金铃子散、旋覆代赭汤，泻肝和胃，制酸止痛。

（四）脾胃不和案

秦某，女，53 岁。

初诊：2022 年 1 月 24 日，胃胀纳呆 2 周。胃镜示：慢性萎缩性胃炎。患者年轻时嗜食生冷，过饥过饱。现症见：胃胀，纳呆，口淡无味，反酸，受凉后加重，排便不畅，大便色黑；舌淡嫩，苔薄白，脉细缓。四诊合参，在脏腑相关理论指导下辨证为脾胃不和之证。拟以健脾和胃，温中行气。予以金鉴胃爱汤加减。党参 15g，茯苓 15g，炒白术 15g，陈皮 10g，苏梗 10g，山药 15g，砂仁 10g（后下），炒谷芽 30g，炒麦芽 30g，旋覆花 10g（包煎），生代赭石 30g（先煎），姜半夏 10g，火麻仁 12g，柴胡 10g，枳实 10g，白及 15g，煅瓦楞 30g，乌贼骨 15g，干姜 10g，莱菔子 15g，浙贝母 10g，炙甘草 10g。

二诊：2022 年 2 月 21 日，胃胀好转，反酸减少，纳食香，仍觉怕冷，偶有胃痛，大便通畅；舌淡红，苔薄白，脉细缓。加仙茅 10g，淫羊藿 10g，延胡索 10g，去火麻仁。仙茅、仙灵脾温补肾阳，肾为五脏阴阳之根本，为先天之本，脾胃为后天之本，相互资生，且有"益火补土"之意。

三诊：2022 年 3 月 21 日，味觉恢复，纳食可，守上方。

按语：脾胃为"仓廪之官""水谷之海"，脾为脏，主运化精微，主升清，散精以濡养全身，胃为腑，主受纳水谷，主降浊，驱糟粕自下而出。脾胃运纳相如，升降相因，则气血生化有源，气机条达畅通。该患者嗜食生冷，复外感寒气，饮食失节，中伤脾胃，脾胃运纳失司，发为胃胀纳呆，升降不调，故反酸，大便不通。，《医宗金鉴》论述胃爱汤：此丸治溃疡脾胃虚弱，诸味不喜者，宜服此丸，助脾气开胃口，而饮食自进矣。此方为张师"开胃扶脾"的喜用方，加柴胡、枳实，一升一降，调畅气机，加旋覆花、生代赭石降逆和胃，加煅瓦楞、乌贼骨、浙贝母制酸止痛。

三、总结

张师博学多识，博采众长，提出辨治脾胃病"四辨"之法。四辨之中，脏腑为重，善抓主症，谨守病机，方从法出，随证化裁。喜用四方，即柴苓温胆汤、胃爱汤、柴胡疏肝散（逍遥散）、参苓白术散。约之临床，左右逢源，四方之中，兼存百方。验之临床，效力专宏。因此，张师治疗脾胃病的宝贵经验对于培养新一代青年中医生中医思维具有重要的指导意义。

小青龙汤治疗肝硬化胸水一例

河南中医药大学第一附属医院　梁浩卫　刘光伟

肝硬化胸水（hepatic hydrothorax，HH）是肝硬化失代偿期比较严重的并发症之一，多继发于肝硬化失代偿期伴门脉高压、腹水之后。临床表现以胸闷、咳嗽、呼吸困难等呼吸系统症状为主。根据相关报道，其在肝硬化患者中的发病率约为5～12%，肝硬化合并呼吸系统疾病的病死率为33%。因此，能够有效缓解肝硬化胸水患者胸闷、呼吸困难等症状，降低复发率的治疗方法，具有重要的临床应用价值。现报道1例我们运用小青龙汤成功治疗肝硬化胸水的病例，旨在对中医治疗本病提供治疗经验与思路。

一、临床资料

刘某，女，62岁，郑州人。

就诊日期：2018年6月15日。发病节气：芒种。

主诉：发现乙肝肝硬化3年，胸闷、腹胀7天。

现病史：患者3年前发现乙型肝炎肝硬化失代偿期，给予恩替卡韦分散片抗病毒治疗。3月前患者胸腔积液及腹腔积液反复发作，多次于外院住院治疗，给予输注人血白蛋白针、利尿等对症治疗。2周前因胸闷症状再发，于外院给予利尿等治疗后效果差。7天前患者自觉腹胀、胸闷再发，为求中西医结合治疗，求治于刘光伟教授。

刻下症：胸闷憋胀，咳喘，痰多清稀，头身疼痛，恶寒，无汗，恶心欲呕，小便少，大便稀溏；舌质淡，苔薄白滑，脉弦紧。

既往史：发现乙型肝炎40余年；2002年因胆囊结石行胆囊切除术；阵发性房颤6年，现口服美托洛尔缓释片。

个人史：出生并久居于郑州市，否认疫区接触史，否认毒品及药物成瘾史，否认吸烟与饮酒嗜好。

过敏史：青霉素过敏。

月经及婚育史：15 岁月经初潮，周期 28～30 天，经期 5～7 天，49 岁绝经。24 岁结婚，配偶自然去世，孕 2 产 2 女，均为乙肝患者。

家族史：父母已故，死因不详。兄妹 8 人，1 弟因畸胎瘤去世，余体健。

辅助检查：2018 年 2 月 22 日河南省人民医院胸部 CT：双肺炎症；双侧胸腔积液，右侧为著并局部右肺下叶膨胀不全；肝硬化、脾大、门脉高压；胆囊缺如。

2018 年 3 月 3 日我院血常规：WBC 1.7×10^9/L，HGB 107g/L，PLT 84×10^9/L。肝功能：TBIL 48umol/L，ALB 37g/L，ALT 12U/L，AST 26U/L。肾功能：SCr 49umol/L，BUN 3.89mmol/L。传染病四项：HBsAg 阳性，余阴性。肿瘤标志物：AFP 20ng/mL，CEA 1ng/mL，CA125 128IU/ML。心脏彩超：双房增大，三尖瓣中量反流，肺动脉高压（轻度），心律不齐。胸部彩超：右侧胸腔大量积液（右侧胸腔见范围约 120mm×101mm 液性暗区，内可见压缩肺组织，左侧胸腔未见积液）。

二、中西医诊断与诊断依据

（一）中医诊断

患者以胸闷喘促不能平卧为主要症状，影像学检查提示大量胸腔积液，属于中医悬饮范畴。患者高龄，既往有肝硬化病史，久病体虚，迁延反复，加之长期应用利水药物，耗伤阳气，伤及肺肾两脏，导致肺不能宣布水津，肾阳亏虚，气化无权，影响体内津液输布与排泄，停而为饮，饮凝成痰。痰饮留伏，支撑胸膈，上逆迫肺而致悬饮。水饮停肺，肺气壅滞，宣降失职，导致胸满咳喘、呼吸困难。水饮停于肾，肾脏气化功能减退，尿液生成、排泄障碍，水液停留，引起小便量减少、水肿。患者阳气亏虚，复感风寒，故表现外感风寒表证，见恶寒，头身疼痛，痰多清稀。

（二）西医诊断

1. 肝炎肝硬化（乙型病毒性肝炎，失代偿期）
2. 右侧胸腔积液（大量）
3. 腹腔积液
4. 心律失常（持续性房颤）

三、治疗措施

西医治疗予呋塞米片 20mg/d，联合螺内酯片 40mg/d 利尿治疗。

中医以解表散寒、泻肺消肿为治法，方以小青龙汤合葶苈大枣泻肺汤加减，予以麻黄 15g，桂枝 20g，半夏 20g，炒白芍 30g，干姜 20g，五味子 15g，细辛 10g，瓜蒌皮 20g，车前子 15g，炒葶苈子 15g，大枣 10 枚，茯苓皮 15g，冬瓜皮 30g。每日 1 剂，水煎，早晚两次口服。

四、疗效转归

二诊：患者服用 11 剂中药后觉胸闷气喘症状明显减轻，但仍觉乏力、心慌明显。复查彩超提示右侧胸腔积液（上下径 22mm，深约 63mm，左右径 33mg）。治疗方案调整如下：西药改为呋塞米片及螺内酯片每日各一片，美托洛尔片改为 12.5mg bid。中药于前方基础上去葶苈子、瓜蒌皮，加黄芪、人参以健脾益气。

三诊：患者胸闷气喘症状完全缓解，可干日常家务活动，恶寒症状缓解，复查彩超提示胸水、腹水完全消退。患者平素觉乏力困倦不适，中药治疗改为健脾益气为主，给予五苓散加减。西药方案改为每日口服美托洛尔片 12.5mg，停用利尿药。

五、临证体会

该病例属于中医"悬饮"范畴，辨证为肺肾亏虚，饮停胸胁。患者高龄，既往有肝硬化病史，久病体虚，迁延反复，加之长期应用利水药物，耗伤阳气，伤及肺肾两脏，导致肺不能宣布水津，肾阳亏虚、气化无权，影响体内津液输布与排泄，停而为饮，饮凝成痰。痰饮留伏，支撑胸膈，上逆迫肺而致悬饮。水饮停肺，肺气壅滞，宣降失职，导致胸满咳喘、呼吸困难。水饮停于肾，肾脏气化功能减退，尿液生成、排泄障碍，水液停留，引起小便量减少、水肿。患者阳气亏虚，复感风寒，故表现外感风寒表证，表现为恶寒，头身疼痛，痰多清稀。故治疗以宣肺补肾，兼以利水消肿。方中麻黄、桂枝宣肺平喘，干姜、细辛、半夏温肺散寒化饮，解决患者表寒里饮症状。同时配合冬瓜皮、茯苓皮、葶苈子以加强利水消肿之效。全方共奏宣肺利水消肿之功。

二诊患者周身微微汗出，胸闷气喘症状明显减轻，小便量增加，提示原方治疗有效，通过宣肺补肾利水，使水邪从汗及小便而去，故患者觉服药后周身微微汗出，小便量增加，胸闷、咳喘症状减轻。此时患者急症已除，考虑患者高龄，久病体虚，正气亏虚，去葶苈子，体现治疗该病"衰其大半而止、中病即可、切勿过用"的理念。此时患者觉乏力、大便稀溏，加用黄芪、炒白术益气。

三诊时患者自觉胸闷气喘、咳嗽、恶寒症状完全缓解，此时表寒症状已去，患者平素觉乏力困倦不适，中药治疗改为健脾益气为主，给予五苓散加减。

侯春光运用桂枝汤加减治疗儿科心肝系疾病

诸暨市中医医院儿科　朱莉　金珍珍　侯春光

桂枝汤为《伤寒论》的开篇第一方，清代医家柯韵伯称之为"仲景群方之魁"，在儿科临床应用中十分广泛。小儿心、肝常有余，同时脏腑娇嫩，形气未充，心主神明、肝主疏泄功能稚嫩，易为七情、邪气所伤，造成肝气不疏、肝郁化火、火扰神明、脾虚肝旺等病理变化而引起疾病。柯韵伯在《伤寒来苏集》提到使用桂枝汤"但见一证便是，不必悉具，唯以脉弱自汗为主耳"，可供我们参考。侯春光主任中医师是浙江省名中医、全国优秀中医临床人才、浙江省中医药重点学科带头人，从事中医临床近40年，擅长中医儿科疑难疾病的诊治，笔者有幸随师学习，观侯主任临床应用桂枝汤加减治疗儿科心肝系疾病，谨守表虚肌腠不固、营卫气血失调的病因病机，辨证使用桂枝汤加减，现举4则验案如下。

一、验案四则

（一）汗证案

毛某，男，6岁。

初诊：2021年5月5日，多汗6月余。患儿6月余前开始汗出较多，头汗为多，日夜均有，白日为甚，口渴不明显，面白少华，胃纳不佳，夜寐尚可，大便日行，小便无殊；舌淡红，苔薄白，脉缓。中医诊断为汗证，证属营卫失和兼气阴不足。方投桂枝汤合生脉散。桂枝5g，白芍10g，大枣25g，甘草8g，肉桂5g，太子参10g，麦冬10g，五味子6g，浮小麦30g，生姜6g。7剂，每日1剂，水煎取汁300mL，早晚两次温服。

二诊：2021年5月12日。药后患儿汗出减少，大便偏干，隔日1行，诉外感后喉间少许痰声。上方白芍改赤芍10g，五味子改为10g，加龙骨15g，牡蛎15g，共7剂，煎服法同上方。

三诊：2021年5月19日。喉间痰已清，汗出好转，唯活动后仍有汗出，上方续进 7 剂。

按语：《素问·宣明五气》曰：五脏化液，心为汗。该句提出汗为心之液，汗的生成需以阴液为物质基础，其排出离不开阳气的推动作用。《伤寒论》第 53 条云：病常自汗出者，此为荣气和。荣气和者，外不谐，以卫气不共荣气谐和故而。以荣行脉中，卫行脉外。复发其汗，荣卫和则愈，宜桂枝汤。此中提到卫阳不固，营阴外泄，营卫失和，造成汗液外泄。卫气不能固外，出现汗多，营血不能内守，出现面白少华；汗多耗伤阴液，气随汗出，进一步造成气阴不足。初诊以桂枝汤调和营卫，固表摄外，合生脉散益气养阴，加浮小麦固表止汗。二诊时外感后出现喉间少痰，汗出，说明表虚证存在，续用桂枝汤解表祛风，调和营卫；大便偏干，提示肠道津液损伤，故加重五味子用量以生津；加龙骨、牡蛎可取桂枝加龙骨牡蛎汤之调补阴阳之功，使阳能固摄，阴能内守。芍药在《名医别录》中载有"利膀胱大小肠"之功效，侯师根据多年用药经验，患者大便不通时改赤芍，既可调和营卫又能通降大便。桂枝气薄，肉桂气厚，分别为樟科植物肉桂的嫩枝和干皮，仲景时代不区分，故侯师常常合用以增加功效。

（二）不寐案

甄某，男，5 岁。

初诊：2020 年 9 月 30 日，夜醒次数多 1 月。患儿初上小班 1 月，平素家长溺爱，现症见每日夜间醒来 2~3 次，以前半夜为主，每次醒来需饮水、解小便，夜间鼻塞，体瘦，纳食不馨，饭后喉间发出"咯咯"怪声，不能自制，汗出不多，无磨牙，大便每日 1 行，先干后烂；舌淡红，苔薄白，脉浮缓。中医诊断为不寐，证属营卫不和，肝脾失调。法当调和营卫，平肝健脾，方投桂枝加龙骨牡蛎汤合栀子厚朴汤。桂枝 5g，肉桂 5g，白芍 10g，甘草 8g，大枣 25g，龙骨（先煎）15g，牡蛎（先煎）15g，厚朴 10g，生姜 10g，枳壳 10g，栀子 6g。5 剂，日 1 剂，水煎取汁 200mL，分 2 次温服。

笔者再遇时患儿母亲时相询，曰夜间已安睡，饭后喉间怪声亦不再发。

按语：本案属中医学"不寐"范畴，临床表现为不能获得正常睡眠的病证，寐而不酣，时寐时醒。《灵枢·大惑论》有云："卫气不得入于阴，常留于阳，留于阳则阳气满，阳气满则阳跷盛，不得入阴则阴虚，故不瞑矣。"该句提示营卫不和，卫气夜间不得入于阴分，运行逆乱，则导致夜间处于兴奋状态而难以安卧。家长溺爱，患儿为情志所伤，肝郁化火，肝火偏亢，故喉中怪声；横逆乘脾，造成肝脾失调，脾运不佳，气血生化乏源，影响营卫之运行，故夜寐失常，频繁夜醒。脾主运化而制水，脾气虚则水液运化失常，膀胱失约，故出现夜尿多，喜饮水。夜间鼻塞，有汗出，提示卫表不固。桂枝加龙骨牡蛎汤出自《金匮要略·血痹虚劳病脉证并治》，曰：夫失精家，少腹弦急，阴头寒，目眩，发落，脉极虚迟芤，为清谷、亡血、失精。脉得诸芤动微紧，男子失精，女子梦交，桂枝加龙骨牡蛎汤主之。该方主治阴阳两虚之失精证，侯师运用于此处，有两层意义，一是以桂枝汤调整营卫运行，使卫气入阴；二是以龙骨、牡蛎平肝潜阳，镇静安神。栀子厚朴汤出自《伤寒论》第79条：伤寒下后，心烦腹满，卧起不安者，栀子厚朴汤主之。《胡希恕伤寒论讲座》中解释卧起不安的原因有二：一是腹胀满，二是热烦。本案患儿性情急躁，内有无形之热，频繁喝水，腹中胀满，用以栀子厚朴汤中的栀子解烦热，厚朴去胀满。两方合用，标本兼治。

（三）多发性抽动症案

高某，男，3岁。

初诊：2021年8月9日，眨眼、努嘴2周。患儿平素爱玩平板电脑、手机，现症见不自主眨眼、努嘴，抽动幅度小，多发性抽动症次数频繁，汗出较多，动则尤甚，以头汗为主，每日加食牛奶2顿，正餐进食不佳，喜牛奶而挑食，形体偏瘦，夜眠尚可，大便偏干，2~3日一行；舌淡红，苔白腻，脉弦。中医诊断为多发性抽动症，证属肝风内动，筋脉失养。法当祛风柔筋平肝，方投桂枝加葛根汤合牵正散。桂枝5g，肉桂5g，白芍10g，甘草8g，大枣25g，葛根15g，生姜12g，关白附5g，僵蚕10g，全蝎2g。7剂，日1剂，水煎取汁200mL，分2次温服。嘱减少平板电脑、手机的使用及牛奶加餐，培养孩子自主进食能力。

二诊：2021年8月16日。家属诉服3剂后症状好转，现患儿胃纳稍增，抽搐动作发作频次明显减少，大便烂；舌质红，苔薄腻，脉弦。处方：桂枝5g，肉桂5g，白芍10g，甘草8g，大枣25g，葛根12g，干姜5g，关白附5g，僵蚕10g，全蝎2g，六神曲20g。续进7剂，煎服法同上。

1月后患儿因他病就诊，家属诉患儿前症未再复发。

按语：多发性抽动症是以抽动为主要临床表现。抽动是一种不随意、突然发生、快速、反复出现、无明显目的的、非节律性的运动或发声，属于中医"瘛疭""慢惊风"的范畴。该患儿汗出多，肌表不固，外风易袭太阳经脉，经气不舒，阻滞津液输布，筋脉失于濡养，易出现筋脉拘挛；肝为风木之脏，主疏泄，外风引动肝风，肝风上扰，筋主司运动，共同作用面部筋脉、肌肉出现抽动症状；喂养失宜，损伤脾胃，脾失健运，故纳食欠佳，形体偏瘦；津液不足，大肠失于濡润，故大便秘结；

偏嗜牛奶，内生痰湿，故苔白腻。太阳中风表虚证，考虑桂枝汤证。桂枝汤解肌祛风，调和肝脾，促醒胃气，加葛根宣通经脉之气。桂枝加葛根汤出自《伤寒论》第14条，该方主治太阳中风兼经脉不利，与本案病机相合。《神农本草经》谓葛根"主治消渴，身大热，呕吐，诸痹，起阴气，解诸毒"，本案尚有起阴气而润燥，润养筋脉，缓解筋脉拘挛之用。牵正散方出自《杨氏家藏方》，功能祛风痰、止痉挛。侯师擅用虫类药，在儿科使用应严格把控用量。

（四）夜啼案

张某，女，2岁。

初诊：2019年1月17日，夜间啼哭1月余。症见夜间突然啼哭，哭时面赤，每夜1~2次，寐时不安，汗多，伴口臭，胃纳可，大便干，每日1行；舌尖红，苔黄，指纹红紫。中医诊断为夜啼，证属心肝火旺，神不内守，治宜清热除烦，宁心安神，方投桂枝加龙骨牡蛎汤合栀子豉汤合甘麦大枣汤。桂枝5g，肉桂5g，甘草8g，龙骨（先煎）15g，牡蛎（先煎）15g，白芍10g，大枣25g，生姜10g，焦栀子6g，淡豆豉15g，浮小麦30g。3剂，日1剂，水煎取汁150mL，分2次温服。

二诊：2019年1月21日。患儿服药3天来夜啼仅发1次，汗出大为减少，面色润，大便渐润，日1行；舌淡红，苔薄黄，指纹淡紫。上方有效，续服4剂。

1周后其母欣喜而至，诉患儿夜能入寐，未再啼哭，口臭消失，大便正常，病愈。

按语：夜啼主要是指小儿不明原因的反复夜间啼哭。小儿心气不足，神气怯弱，肝气未实，易生惊惕，患儿出生后护养过温，导致虚火内生，扰动心肝，阳不入阴，神魂不能内守，故出现夜间啼哭；火灼胃阴，故口臭；肠道失润，故便干。结合舌尖红、苔黄，指纹红紫，辨为心肝火旺证。侯师以桂枝加龙骨牡蛎汤清心平肝，桂枝、甘草合用辛甘化阳，以补心气；白芍、甘草酸甘化阴，以滋肝阴；龙骨、牡蛎重镇固摄、潜阳入阴。《伤寒论》第76条：发汗吐下后，虚烦不得眠，若剧者，必反复颠倒……栀子豉汤主之。患儿夜间啼哭，体现"虚烦不得眠"，寐时不安，体现"反复颠倒"，栀子豉汤能清宣无形之火，正合本案。甘麦大枣汤出自《金匮要略》，用治妇人脏躁。徐彬《金匮要略论注》：小麦能和肝阴之客热，而养心液，且有消烦利溲止汗之功……甘草泻心火而救肺和胃……大枣调胃。三药配合养心益肝，和胃生津。经调治后患儿脏气日趋平和，昼夜阴阳交替有序，安然入睡，不再啼哭。临床病症复杂时，侯师常以经方合用，方证相应，才能发挥最大功效。

二、体会

异病同治是张仲景辨证论治理论体系的重要内容，是中医基本的治疗法则之一，审查病因、谨守病机、辨准证候是其临床运用的关键。临证中，侯师以桂枝汤为主方，略加化裁，可用治多种病症，以上所举案例只是临床证治的一部分，对儿科心悸、眩晕、多动症等心肝系疾病，哮喘、咳嗽、反复呼吸道感染等肺系疾病及厌食、腹泻、腹痛等脾系疾病皆有显著效果。虽所治病种繁多，病症表现不一，然其根本是为符合桂枝汤的机制和方义，同时要把握所治病证的机制与桂枝汤方义的内在联系。《伤寒论》有云：凡病若发汗、若吐、若下、若亡津液，阴阳自和者，必自愈。桂枝汤能调和阴阳，最大限度地调动机体的自愈能力，以达到改善体质、治愈疾病的目的，且桂枝汤水煎剂口感较好，儿童易于接受，尤其适合婴幼儿。

郑玉玲教授运用经方治疗鼻咽癌放化疗副作用的思路及验案

河南中医药大学第一附属医院　张亚玲　陈晓琦

河南中医药大学　　王颖睿

　　鼻咽癌是我国南方地区最常见的头颈部恶性肿瘤之一，放化疗是鼻咽癌的主要治疗方式。放化疗后出现的损伤会严重影响患者的预后和生活质量，中医药成为鼻咽癌放化疗后主要的选择之一。郑玉玲教授认为鼻咽癌发生的根本原因是正虚为本，热、毒为标。鼻咽癌患者放化疗后正气更虚，多表现为虚实夹杂的证候，全身属虚，局部属实，实证或偏热、毒，或兼而有之，治疗应以扶正为先，在扶正的基础上祛邪，以求标本兼治，临床常获佳效。现分享郑老师治疗鼻咽癌的医案一则，以期为鼻咽癌的治疗提供新的思路和方法。

　　鼻咽癌是一种由 EB 病毒感染、遗传及不良生活方式等因素诱发，发生于鼻咽腔顶部和侧壁的常见恶性肿瘤，以回缩性涕血、鼻塞、耳鸣耳聋、头晕头痛、颈部淋巴结肿大等为主要特点。世界卫生组织以组织学为分型依据，将鼻咽癌分为 3 种亚型：角质化鳞状细胞癌、分化型非角化癌、未分化型非角化癌。其中，未分化型非角化癌是鼻咽癌最常见的病理类型。鼻咽癌的治疗多以放疗，或以放疗为主要的综合治疗手段。单纯放疗多用于早期，同步放化疗多见于局部晚期，化疗多用晚期。放化疗治疗鼻咽癌的优势毋庸置疑，其属于"祛邪"，存在祛邪伤正的弊端，易出现放射反应和放射性的损伤，严重影响患者的预后和生活质量，给个人、家庭和社会带来巨大的负担，因而中医药成为鼻咽癌放疗后主要的选择。

　　郑玉玲为全国名中医，首届岐黄学者，第六批、第七批全国老中医药专家学术经验继承工作指导老师，从事临床、教学、科研工作 40 余年，对中医药防治恶性肿瘤及其相关疾病有独到见解和深刻认识，在临证中逐步形成了以中医思维为根，顾护正气为本，攻补兼施为纲，综合辨治为目的学术观点。余有幸侍诊郑师左右，聆听教诲，受益颇深，现将郑玉玲教授运用经方治疗鼻咽癌放化疗副作用的思路及验案介绍如下，以飨同道。

一、验案一则

潘某，女，68岁。2021年4月27日初诊。

主诉：左侧头面部麻木、疼痛及听觉、视觉下降半年，口干口渴1月余。

现病史：患者2020年9月份因拔牙后出现左侧面部麻木，左侧头顶处头痛，舌头僵硬，左侧耳鸣，听力下降，左侧视力模糊，视物重影。患者于某人民医院行纤维鼻咽喉镜，检查回示：鼻咽部可见黏膜隆起。鼻咽部CT平扫＋增强回示：1.左侧海绵窦区、中颅窝、鼻咽部及左侧咽旁间隙异常强化影，倾向良性；2.左侧颈部异常团块影。又在局麻下行鼻咽部新生物活检术，术后病理提示：非角化性分化型癌。确诊鼻咽癌之后，行"顺铂＋多西他赛"1个周期，后放疗33次，并同步化疗2个周期。放疗后出现口干口渴、饮不解渴等症状。现症见：头部刺痛，脸部麻木、舌头僵硬、左侧听力几乎消失、右侧听力下降，口角歪斜（偏左），声音嘶哑，纳可，进流食，眠差，入睡困难，小便频，大便干；舌质红，苔黄腻，中有剥落，脉沉细数。自发病来，体重减轻5kg。

既往史：左侧中耳乳突炎；甲状腺结节；双肺结节；因子宫肌瘤，于2015年行子宫切除术。

西医诊断：鼻咽癌放、化疗后。

中医辨证：肺胃津液耗损，兼有虚火上炎，神魂不归于舍。

治法：清养肺胃，养阴清热，镇静安神。

方药：沙参麦冬汤合小柴胡汤、镇静安神汤加味。黄芩6g，半夏12g，党参30g，甘草6g，灯心草3g，龙骨30g，琥珀5g，酸枣仁30g，首乌藤30g，珍珠母5g，紫石英15g，生龙齿30g，桑叶30g，瓜蒌根30g，白扁豆12g，北沙参30g，麦冬30g，玉竹30g，生姜3g，柴胡9g，蝉蜕12g，羌活15g，葛根30g，红花10g。15剂，嘱加水1200mL，煎煮两次，共取药汁400mL，混合后分2次服，上午10点、下午4点服药，每日一剂。

二诊：2021年5月18日。服上方，效可。口干较前缓解，大便干缓解，仍有舌干、脸部麻木、舌头僵硬，自觉头部跳动感，头部刺痛，口角歪斜（偏左），声音嘶哑，鼻塞，偶有心烦，纳可，进流食，眠差，入睡困难，小便频；舌质红，苔黄腻、少津，脉细涩。守上方加西洋参15g，太子参30g，仙鹤草30g，夏枯草30g。30剂，煎服法同前。

三诊：2021年10月5日。服上方，效可。口干明显减轻，口中已有少量唾液，体力可，每日可散步 4000 步，体重增加 1kg，大便干好转，睡眠好转，头部麻木，口角歪斜（偏左），声音嘶哑，晨起汗出，口干，下巴僵硬，饮水时仍哽咽不顺，偶有烦躁，纳可，眠一般，小便次数较前减少，大便偶尔偏干；舌质红，苔黄腻、少津，脉细涩。守上方加牡蛎 30g，茯苓 15g，大黄 3g。30 剂，煎服法同前。

按语：患者确诊鼻咽癌经过"顺铂 + 多西他赛"化疗 1 个周期，放疗 33 次，同步化疗 2 个周期后出现口舌干燥、头部刺痛、大便干燥、入睡困难等症状，在经过长达半年的中医治疗后，患者口干症状基本消失，口中已有少量唾液；体力增，每日可散步 4000 步；大便、睡眠均较前好转。放射治疗可引起经脉痹阻、阴液亏虚，导致肌肤筋骨失去濡养，表现为吞咽困难、口干咽燥、张口受限、皮肤损伤等。失眠、头晕、乏力、恶心、呕吐、食欲减退等症状一般可以恢复，但局部皮肤、口腔黏膜和腮腺的急性反应，与分割照射的方法和部位以及面积紧密相关，而腮腺位于两侧面颊的深面，在常规放疗中会不可避免地受到高剂量照射，使其分泌口水的功能大打折扣，甚至在放疗几年后仍难以恢复。从中医角度来看，放射属火热之毒邪直中体内，其导致的放射性损伤为永久性，不可恢复。

从中医辨证论治的角度去分析患者口干、呕吐、便干、舌质红、苔黄腻、中有剥落等症状，多辨为肺胃阴伤证。胃喜润而恶燥，以降为顺，胃失和降，胃气上逆，便多见呕吐、嗳气、吞酸等症状；胃阴亏虚，阴津不能上滋，则口燥咽干；不能下润肠道，则大便干结，小便短少。土为金之母，胃主津液，胃津不足，上承乏源，则肺之阴津亦亏，终成肺胃阴虚。肺胃两脏均以降为顺，且肺与大肠互为表里，肺伤而无以布津，虚火灼津，进一步加重了患者不适的症状。此外，舌红乏津，脉沉细数，均为肺胃阴伤之佐证。气血瘀滞于脑部不得散，新血不得生，经脉失养而导致头部刺痛、脸部麻木、舌头僵硬。该患者先后经历了 3 次化疗、33 次放疗，元气大伤，身心饱受折磨，无论从生理，还是心理来看都是造成顽固性失眠的重要诱因。

故治疗中郑师将沙参麦冬汤、小柴胡汤、镇静安神汤合方。沙参麦冬汤可追溯至汉代张仲景的麦门冬汤和清代叶天士的《临证指南医案·燥》案方，其主治病机为肺胃阴伤，功效为清养肺胃、生津润燥、轻宣燥热。该方由三部分药物组成，第一部分是甘寒生津、清养肺胃的药物，沙参和麦冬、玉竹和花粉；第二部分是甘凉轻清的桑叶；第三部分是甘平益气养胃的药物，生扁豆和生甘草。以上三部分药物体现了"燥伤肺胃"的三层病机，即为燥热伤肺胃阴分，兼有燥热伤津、余邪稽肺。诸药相配，使肺胃之阴得复，药性发热之气得除，润不呆滞，共奏清养肺胃，育阴生津之效。小柴胡汤其提纲为：少阳之为病，口苦、咽干、目眩。因半表半里之邪无路可出，易郁久化热，故半表半里之证多伴有热象，火性炎上，热上扰清窍，可出现清窍之症,如口苦、咽干、目眩。故合用其方和解少阳,清热降逆,枢机利则气化正常,水津自可输布孔窍。镇静安神汤(目前已获国家发明专利,专利号:ZL201910603043.1)为郑师的自拟方,可有效改善肿瘤患者的失眠症状,此方药味虽少,但选药精良,基本上囊括了失眠的所有证型。方中生龙骨性味甘涩平,归心、肝、肾经,有镇惊安神、平肝潜阳、收敛固涩之功效,生品入药,功专镇静安神、平肝潜阳,主要用于心神不宁、心悸失眠、肝阳上亢、头晕目眩;生龙齿性味甘涩凉,归心、肝经,镇惊安神,故方中龙骨生用,与生龙齿相须为用,旨在重镇安神;紫石英温助肾阳;珍珠母平肝潜阳;琥珀镇惊安神之余兼活血散瘀、利尿通淋;灯心草利小便、清心火,与琥珀协同以导热下行;炒酸枣仁甘而润,补心肝之阴血,熟用疗胆虚不得眠、烦渴虚汗之症,并可养血安神;夜交藤味甘,入心、肝两经,能补养阴血,养心安神。诸药配伍,心、肝、肾同治,共奏镇静安神、养血补肝、调整阴阳之效。

二诊更加西洋参15g,太子参30g,增益气养阴之功,加仙鹤草30g,夏枯草30g,强软坚消积之力。三诊加牡蛎30g,茯苓15g,大黄3g,取柴胡加龙骨牡蛎汤之意。此方是古代传统的安神定惊解郁方,具有抗抑郁、改善焦虑情绪、镇静、安眠、抗癫痫等作用,适用于以胸满、烦、惊、身重为特征的疾病,旨在改善患者心烦、口苦、多梦、易醒的症状。之后,患者在门诊长期服用中药煎剂积极治疗,巩固疗效。

二、结语

鼻咽癌属中医学"鼻衄""鼻渊""瘰疬""上石疽""失荣""控脑砂"等范畴。对于鼻咽癌的病因,历代医家虽然有不同的论述,但综合起来不外内、外因两个方面。外因多由感受时邪热毒、饮食失调所致,内因则多与情志失调、正气亏虚有关。元代朱震亨的《活法机要》曰:壮人无积,虚人则有之。脾胃怯弱,气血两衰,四时有感,皆能成积。此句强调了该病正虚多责之于脾、肺,气血衰弱加之感受时邪热毒遂成本病。鼻咽癌发生的根本原因是正气亏虚,此与中医肿瘤学总结之基本理论"正气虚则成岩""邪之所凑,其气必虚"一致。《外科正宗》曰:郁火所凝,隧痰失道,停结而成。鼻咽癌发生的根本原因是正气亏虚,热、毒侵袭。鼻咽癌患者放化疗后正气更虚,多表现为虚实夹杂的证候,全身属虚,局部属实,实证或偏热、毒,或兼而有之。治疗应以扶正为先,在扶正的基础上祛邪,以求标本兼治。本案患者在确诊鼻咽癌情况下,坚持口服中药,配合心理疏导,临床疗效显著,证明中医药治疗鼻咽癌的确具有其独特的优势。该案例系郑师治疗鼻咽癌放化疗后损伤一隅,今后尚需更多临床研究去探讨其临床机制,并验证其有效性。

史载祥应用乌头赤石脂丸治疗
难治性心绞痛的经验

史载祥名医工作室　李进

难治性心绞痛是指长期慢性的心绞痛达到加拿大心血管学会（canadian cardio-vascular society，CCS）心绞痛分级Ⅱ～Ⅲ级，给予优化药物治疗（该部分包括不适合血运重建的患者）、血管成形术或冠状动脉旁路移植术（coronary arterybypass graft，CABG）仍不能缓解并有心肌缺血证据的患者。难治性心绞痛在心绞痛患者中比例并不低，据估计美国每年有超过 10 万人被确诊为难治性心绞痛。

史载祥教授对于部分难治性心绞痛辨证为寒凝心脉证者选用乌头赤石脂丸治疗，作用显著。乌头赤石脂丸出自《金匮要略》，其言：心痛彻背，背痛彻心，乌头赤石脂丸主之。书中对于其主治症候仅有短短八言，组成药物包括乌头、附子、赤石脂、川椒、干姜，均为辛烈之品，又多"虎狼之药"，其适应证的把握须严格精确。本文拟对该方的病机、适应证和方义进行探讨。

一、乌头赤石脂丸病机

《素问·举痛论》言：寒气客于背俞之脉则脉泣……其俞注于心，故相引而痛。《黄帝内经素问集注》注解：脏腑气血均注于俞，寒客则脉涩血虚，血虚则痛。心主血脉，五脏六腑之俞皆注于心，故相引心而痛。

《金匮要略·胸痹心痛短气》开篇言：夫脉当取太过不及，阳微阴弦即胸痹而痛，所以然者，责其极虚也。今阳虚知在上焦，所以胸痹心痛者，以其阴弦故也。《医宗金鉴》阐释：凡阴实之邪，皆得以上乘阳虚之胸……阴寒邪甚，浸浸乎阳光欲熄。以上说明寒凝心脉是胸痹的核心病机。阳微是阳气微弱，阴弦是血瘀、痰饮等阴性病理产物阻碍。《素问·调经论》言：血气者，喜温而恶寒，寒则泣不能流……因寒饮食，寒气熏满，则血泣气去，故曰虚也。《素问·阴阳应象大论》言"寒气生浊"，即寒气可引起血瘀、痰饮和气虚等各种病理改变，寒凝是始动因素。

证候学观察亦发现，气虚、血瘀、痰浊、寒凝恰是冠心病的主要病机。随着冠脉介入术以每年 10 万例以上的速度增加，而介入后仍然有近三分之一的患者心绞痛症状不能缓解，且介入治疗后心阳虚证型出现的比例明显上升，为 26%，对比冠心病整体心阳虚证的 11%，更加明显。因此，针对介入后心绞痛的治疗应更加重视散寒温阳之剂，瓜蒌薤白剂是其中的基本方剂，而乌头赤石脂丸主要针对阳微寒凝，在基本方无效之时，不可忽视。

乌头赤石脂丸集众多辛热大毒之药于一炉，乌头为附子之母，附子为"百药之长"。《金匮要略》各篇如抵挡乌头桂枝汤主"灸刺诸药不能治"之寒疝，大乌头煎治寒疝，乌头汤治历节病等严重痛症全凭乌头，此方更破格合用附子，又加肉桂、干姜、川椒统摄五脏六腑脏腑寒邪，所以"峻逐阴邪"；其次，阴寒上逆，需温阳散寒，亦需潜镇固涩，诸温热药"驱其下焦厥逆之阴"，而赤石脂潜镇阴寒，并收涩诸药之发散。

二、方证完善

原文中乌头赤石脂丸主治症候仅述 8 字，即：心痛彻背，背痛彻心。笔者根据文献和史老临床经验，试分析补充其有关证候，包括加重缓解因素，伴见症状，舌脉表现，现代检查结果。

根据书籍文献，将乌头赤石脂丸治疗冠心病心绞痛整理为下表（表 1）。

表 1 乌头赤石脂丸治疗冠心病心绞痛的临床案例

来源	姓名	日用量	舌脉症	剂型
乌头赤石脂丸的应用体会	李家珍	制川乌 10g，熟附片 18g	见面色苍白或青紫，四肢厥冷，倦怠少气，音低息微，脉沉细，舌淡苔白。	汤药
乌头赤石脂丸的临床应用	王旭东	制川乌 1.1g，制附片 2.2g	脉沉紧或沉弦、沉细，舌质暗或紫滑，苔薄白或白腻，四肢厥冷，面色晦暗或无华，便溏少尿，口鼻气冷。	丸药
赵志壮医案	赵志壮	制川乌 1g，附片 18g，白蜜 45g，蒸兑	面色晦滞，舌质正常，舌苔白，大便正常，小便清长，畏寒，肢冷，脉弦。	汤药
经方治疗急症 2 例	冯玉辉	制川、草乌各 6g，制附子 8g	胸痛彻背，背痛彻心，每于半夜时分及寒冷时加剧，发作时不能活动，胸憋闷，胃脘部痞塞，气短，口唇微紫，四肢厥冷。舌质淡胖，苔白腻水滑，脉弦	汤药

来源	姓名	日用量	舌脉症	剂型
金匮要略浅述	谭日强	炮乌头 5g，炮附子 10g	心痛彻背，背痛彻心，面色发绀，汗出肢冷，舌质紫暗，脉象沉细	汤药
乌头赤石脂丸治疗痛证临床体会	陈慧	制川、草乌各 10g，制附片 10g	形寒肢冷，唇甲发钳，泛吐痰涎，纳谷尚可，舌暗苔白，脉沉细	汤药

根据上述信息和我们的临床观察，运用该方的证候表现主要分为以下几个方面。

上焦：严重心背相引而痛，胸痛有濒死感，或气短微动则喘迫，胸闷至于窒息，平卧则憋闷欲死，头晕至于晕厥。

下焦：大便稀溏，完谷不化，鸡鸣泄泻，小便清长，腰膝酸软，遗精。

全身：厥冷，冷汗淋漓，面目下肢浮肿，面白或晦暗，甚至青紫。得寒加重，得温则减，正如《素问·举痛论》言：按之则热气至，热气至则痛止矣。突出表现有"热宝敷胸""夏季着秋冬服"，接触冰箱等冷物即发作，需穿毛皮背心。

舌脉方面，"阳微阴弦"即脉象的描述，微脉正是阳不足之脉，《伤寒论·辨脉法》曰：阴脉不足，阳往从之；阳脉不足，阴往乘之。假令寸口脉微，名曰阳不足。《伤寒论·平脉法》曰"微者卫气衰"；弦脉为阴寒太过之脉，《平脉法》言"支饮急弦"，《金匮要略·水气病》曰："脉单弦者为饮，双弦者为寒。"此外，"寸口脉沉而迟，关上小紧数"，亦可为乌头赤石脂丸脉象，如《高注金匮要略》言"其脉亦当阳微阴弦，但微脉固在寸口，而阴弦之脉，当在关以下之尺中耳"。

因此，乌头赤石脂丸证的典型脉象为寸脉沉细微弱，而关尺弦紧而有力，且恩师指出胸痛之时为数急脉，不痛之时为迟缓脉。因疼痛发作时，有交感兴奋、血管收缩之象，脉方弦而有力。舌多淡暗或紫暗或齿痕或胖大，苔白或厚或腻。

西医学检查方面，符合冠心病心绞痛的心电图、影像学等，但不局限于心绞痛，凡属"阳微阴弦"而有疼痛之症皆可应用。

三、组方历史争议探讨

由于本方组方特殊，年代久远，传抄有误，留下诸多疑点争议。

（一）乌头、附子同用辨析

《神农本草经》中，二药分列两篇，当时药品仅载 365 味，足见区分之必要。据经所载，两药虽皆辛温以祛风寒，但附子以"温中"见长，时珍曰：按王氏《究原方》云附子性重滞，温脾逐寒。川乌头性轻疏，温脾去风。若是寒疾即用附子，风疾即用川乌头。乌头"主中风""除痹"，则祛风邪更甚，止痛作用更强。

然而《千金要方》注云：范汪不用附子。《外台秘要》曰：范汪疗久心痛方，有桂心，无附子。故《药征续编》谓：或疑附子是桂枝之误矣乎？桂枝能治上冲而厥者，乌头、附子，本同物同功。

另有以乌头为乌梅之论。然仲景乌头煎、乌头桂枝汤、乌头赤石脂丸、乌头汤均以疗痛擅长。本篇将乌头赤石脂丸列于篇末正是为它药无法达病所之备，如抵挡乌头桂枝汤，亦置于篇末疗"灸刺诸药不能治"之腹痛。因此，如无乌头，此方何以治"浸浸乎阳光欲息"之心背彻痛不已之症。

历代注解考证如表2。

表2 历代对于乌头赤石脂丸的注解

书籍	年代	作者	内容
金匮要略广注	1682	李彣	既有附子温中，复用乌头走表
医宗金鉴	1742	吴谦	李彣曰：既有附子之温，而复用乌头之迅
高注金匮要略	1872	高学山	以乌头之老阳，壮先天之元气，以附子之生阳，发后天之化气，取蜀椒之辛敛者，所以补其阳而封之固之也
金匮要略教材	2003	范永升	乌头擅于起沉寒固冷，并可使在经的风寒得以疏散；附子擅于治在脏的寒湿，能使之得以温化
金匮要略教材	2017	王新佩	同2003年教材

（二）赤石脂作用研讨

该药在仲景方中出现3次，分别用于桃花汤和赤石脂禹余粮散，均用以收涩止泻，而此处用意颇值得揣摩，历代注家理解各有所见，兹选择有代表性的几家，如表3所示。

表3 赤石脂的主要作用举例

书籍	年代	姓名	作用
金匮要略广注	1682	李彣	心主血，不可无入血分之药以和之，赤石脂入心经血分，性温体重，性温则能生阳气于阴血之中，体重则能降痹气于胸膈之下矣
张氏医通	1695	张璐	取干姜、赤脂之涩，填塞厥气攻冲之经隧，俾胸之气自行于胸，背之气自行于背，各不相犯，其患乃除
金匮要略心典	1729	尤在泾	取赤石脂所以安心气也

书籍	年代	姓名	作用
金匮要略集注	1858	山田业广	凡赤者多入心，今加赤石脂一味，以固心阳之涣散，妙不可言
金匮要略新解	1981	何任	安和心气，温涩调中，收敛阳气，使寒去而正不伤
读金匮札记	1988	何时希	石脂重镇摄纳，用以安诸热药，遏止其躁发
金匮方百家医案评议	1991	何任	固涩阳气，使寒去而正不伤
探析乌头赤石脂丸的临床运用	1993	王旭东	此药在方中，一非收敛固涩，二非沉降降逆，而是取其酸涩之性以牵制乌、附、姜、椒的走窜之性，并防止毒性吸收
李今庸金匮要略释义	2015	李今庸	取其固涩之性以制乌、附、姜、椒之辛散太过

总体来看，注家从补益、温阳、重镇、固涩、佐制、填塞等多个角度对赤石脂的作用进行阐释。

《神农本草经》载：青石、赤石、黄石、白石、黑石脂等味甘平，主黄疸、泄利、肠澼、脓血、阴蚀、下血、赤白……久服，补髓益气……五石脂，各随五色补五脏。说明，一方面该药收敛，用于下焦之气血津液遗泻，另一方面，补益心气。

此一味药的作用，不同医家分别从扶正、驱邪、佐制等功能来理解，体现了中药的药性复杂，且不同环境下同一药物的功效不尽相同，如桂枝一味药在仲景方中出现在桂枝汤、五苓散、当归四逆汤中分别起到解肌散寒、膀胱气化、温经通脉的作用。同时，该药的使用实为"温潜"鼻祖，体现了温而防燥、温而防散、升降配合的组方原则。

四、现代应用

（一）剂型剂量

原方的剂型为"蜜丸"，因丸药便于应急，但汤药擅于涤荡重病。因此，目前临床中史载祥教授将其转化应用为汤剂。

关于剂量，原方记载，"梧子大，先食服一丸，日三服，不知，稍加服"。剂量颇小，估计仅 1g／日。其剂量与炮制方法有关，《雷公炮炙论》言乌头：宜于文武火中炮令皴坼，即劈破用。估计此种炮制方法对于毒性成分破坏有限，因此用量受限。然而，明代龚廷贤的《寿世保元·心胃痛》中桂附丸与本方大致相同，炮制方法类似，而乌头用量较大，但每日剂量为原来的 10 倍以上，此处存疑，有待来者。

随着炮制技术的进步，弃用干热炮制法，采用《中药药典》所载的炮制方法，可更好地减毒增效。因此，剂量范围可略宽松，然亦应参考药典规定的剂量范围 3 ~9g。近代医家使用该方的剂量如表 1 所示，汤剂中制川草乌一日剂量 10 ~20g，制附片 10 ~60g，丸剂中各 1 ~2g。

史老用乌头赤石脂丸做汤服，安全起始剂量为制附子 15g，制川、草乌各 10g，逐渐增加，以知为度。

（二）煎服法

煎服法是增效减毒的关键，史载祥教授根据剂量大小设定煎煮时间，并使用特殊煎煮法。乌头、附子总量 30g 以内需先煎 1 小时，30 ~50g 煎 1.5 小时，50g 以上煎 2 小时；相应加 50 ~100mL 蜂蜜同煎；服用时要嘱咐患者口感麻木时不可服，须延长煎煮时间。此法源于《伤寒论》乌头汤的煎煮法，乌头先"以蜜二升，煎取一升"，然后再与其他药物同煎。通过蜜煎、先煎，以减毒且有缓释作用。

（三）中毒情况分析

由于乌头、附子所含生物碱对于心脏传导性、兴奋性有一定的影响，故而对于恶性心律失常的患者慎用。笔者所见服用乌头、附子中毒者 3 例，一例为误过服散剂，一例是将药液倒回药渣中略微加热后服用，一例为求速效，不按医嘱自行增加剂量。患者中毒后表现出心悸、胸闷、四肢无力、麻木等症状，临床考虑为心律失常和神经麻痹，但均在 1 小时左右自行缓解，未遗留后遗症。其他学者报道其中毒主要也表现为室性心律失常，严重的案例可致死。因此，临床上嘱咐患者煎服法和注意事项是预防中毒的关键，如出现中毒情况，首先应涌吐，减少吸收，即时采取针对性的监护、复律抢救，条件不具备的情况下，也可以煎煮绿豆汤、甘草汤服用。

此外，由于患者往往多种慢性病和病机兼夹，往往不能单方治疗。乌头赤石脂丸长于"峻逐阴邪"，而胸痹心痛之病，尚有气虚、血瘀、痰浊等证。因而，常见的合方为益气养阴方、活血化瘀方、通阳化浊方，史载祥教授常用升陷祛瘀汤、生脉饮、瓜蒌薤白剂等与之合方，且如久用必须防止其辛温耗阴损阳，而需间断使用，或与气阴双补之方同用。

五、案例分享

师某，男，65 岁，主因"阵发性心前区疼痛 10 年，加重 1 年"于 2017 年 5 月 8 日初诊。患者 10 年前（2007 年）出现心前区疼痛伴左肩部放射痛，当时在阜外医院诊断为"冠状动脉粥样硬化性心脏病急性心肌梗死"并置入支架 1 枚（具体位置表述不清）。规范服用西药治疗，每隔 2 年复查冠脉造影，先后 3 次置入支架总共 6 枚。既往有高血压病病史 20 年，糖尿病病史 30 年。2014 年开始，患者在劳累时感觉前胸、后背发凉随即出现疼痛，含服硝酸甘油后症状无明显缓解，需热敷后症状方能逐渐缓解。复查冠脉造影提示冠脉及置入支架均未见狭窄，无特殊处置。但患者仍时有症状发作，因此于 2016 年再次复查冠脉造影，提示仍无须处置。明确告知患者上述症状与冠脉血管无关，可能与神经相关，遂到宣武医院行 2 次"神经阻断手术"，术后症状仍未见好转。每次发作时只能热敷加含服硝酸甘油，初诊时患者每天从早到晚 24 小时胸前不能离开"热宝"保温，每天发作 2～5 次，每次含服硝酸甘油 1～2 片，平均每天的总量为 5～7 片，丹参滴丸约 40 粒。舌胖质暗，苔黄腻白涎，脉弦滑，寸口弱。史老考虑"阳虚阴盛，气陷血瘀"，以升陷祛瘀汤合乌头赤石脂丸治疗，具体组成为制川草乌（先煎）各 10g，制附子（先煎）10g，干姜 10g，赤石脂 30g，荜茇 15g，黄芪 20g，党参 15g，柴胡 10g，升麻 10g，桔梗 10g，知母 15g，三棱 12g，莪术 15g，益母草 30g，山萸肉 15g。一日一剂，水煎温服，三餐后服用。煎法：制川乌、草乌、黑顺片加 1 小勺蜂蜜先煎 1.5 小时，余药用水和 100mL 黄酒泡 40 分钟后共煎。初用七剂疼痛明显缓解并接近正常生活，不需"热宝"，硝酸甘油亦停用，剂量最大时制川草乌各 30g，制附子 40g，总剂量达 100g/剂，先后治疗数月。

刘光伟教授运用桂枝汤治疗杂病的验案举隅

河南中医药大学　朱金霞

河南中医药大学第一附属医院　刘光伟

桂枝汤是伤寒开篇第一方，也是调和营卫及阴阳的第一方。张仲景把桂枝汤作为《伤寒论》的第一首方剂是有深意的，桂枝汤其实是源于《辅行诀》中的小阳旦汤，阳者阳气，旦者初始，说明桂枝汤本身具有促进阳气生发和生长的作用。桂枝汤的作用太广泛了，以至于我们无法说桂枝汤可以治疗阴阳失调的诸类疾病。

敦煌出土的古医书《辅行诀脏腑用药法要》中的"小阳旦汤"就是桂枝汤的前身，这本书记载了《汤液经法》的五脏病证组方用药规律，吸取《黄帝内经》《神农百草经》《汤液经法》的精髓。其中关于"小阳旦汤"的记载为：小阳旦汤，治天行，发热，自汗出而恶风，鼻鸣干呕者。其方由桂枝三两，芍药三两，生姜二两（切），甘草二两（炙），大枣十二枚等五味药物组成，说明桂枝汤在商周时代就可能被广泛应用于治疗发热汗出类疾病了。《伤寒论》中的方名很有讲究，凡是以药名命名的方子，一般来说方名就是君药。古人用药最讲究取类比象了，比如植物的根部深深地扎在土里，因此得土气最足，如山药、茯苓等；而植物的末梢离太阳最近，因此得阳气最足。桂枝汤方中的桂枝是桂树枝的末梢部分，得自然阳气最为充分，因此可以温阳通经，化气行水。我们经常说桂枝汤具有"调和营卫"的作用，其中卫气虚，就是靠桂枝来温养的，同时《黄帝内经》讲卫气具有"温分肉，充皮毛，肥腠理，司开阖"的作用，因此桂枝是用来"温"的，解决的是营卫不和中最关键的环节。芍药在东汉时期是不分赤芍、白芍的，统称为"芍"，赤白芍同用，后世多用白芍养血柔肝，用赤芍活血化瘀。白芍的作用正好和桂枝搭配，用来和营养血，一旦卫气出现问题，营血首当其冲，所以这里的芍药是用来"补"的。剩下的生姜、大枣、炙甘草是仲景经方中健堤坝、养脾胃的常用药物，以后的很多经方都是姜枣草同用，体现了张仲景"存胃气，保津液"，时时刻刻故护脾胃的思想。

关于桂枝汤剂量的问题，目前学术界对东汉和现代剂量的折算有两种认识：一种是东汉的一两相当于现代剂量的 3g，这个说法源于明朝李时珍的"古之一两，今之一钱，可也"的说法，一钱即 3g；还有一种认识是经过对古代度量衡的精确测算后得出的结论，即东汉的一两相当于现代剂量的 15.625g，这是一个目前比较公认的看法。如此看来，桂枝汤的三两可以是 9g，也可以是 45g，剂量差别是比较大的，哪一种折算是对的呢？应该说，都对。因为我们面对患者时，一个瘦弱的人、一个壮实的人、一个小孩、一个妇女，我们用的剂量都会有差别，怎么可能是统一的45g 或者是 9g 呢？另外，对于急危重症患者，刘光伟教授倾向于按照 1:15 的剂量折算，对于轻症患者、儿童、妇女等特殊人群，建议按照 1:3 的剂量折算。这就是中医运用之妙，存乎一心。更为重要的是，经方除了剂量，更强调的是药物之间的配比，比如桂枝汤的配比为桂枝：芍药：生姜：甘草为 3:3:3:2，这是一个黄金比例。对于一个儿童，按照一两折算 15g 肯定是偏多的，所以按照桂枝 9g 更合乎临床，同时白芍和生姜的用量也应该是 9g，这样才体现了中医活学活用，因人制宜的精神。另外，桂枝汤在服药方法上也体现了中医的"中和"精神，比如服后要啜热粥就是加速药物作用的发挥，要盖上薄被子，能得微汗是最好的状态，但不能汗出如水，出汗多了反而伤阴，达不到解肌的作用。同时要忌口，不能吃生冷黏滑的食物，也不能吃辛辣和油腻的食物，这也体现了中医食物调养和忌口的重要性。理论上，人体所有的疾病都是阴阳失调的结果，而桂枝汤是调和阴阳最经典的方剂。人体阴阳的调和，正是正气发挥作用的先决条件，因此西医学中所谓的"免疫力"低下所引起的疾病，往往都可以用桂枝汤调理。临床上，桂枝汤多用于疾病病程较久，反复发作的肺炎、慢性支气管炎、免疫功能低下、肿瘤、慢性胃肠道疾病、过敏者。临床辨证要点为：畏寒、怕冷、汗出等症状，临症出现上述症状均可加减应用。同时，以桂枝汤为基础，延伸出了很多经典的桂枝汤类方，我们统称为"桂枝方"，比如桂枝加桂汤、桂枝加附子汤、小建中汤、桂枝加大黄汤等，在临床应用中非常广泛。因此，可以说桂枝汤作为经方起手第一方，不仅仅是因为其疗效卓著，而且还代表着经方"整体辨证，阴阳调和"的组方精神。

验案一　桂枝汤治疗风疹案

张某，男，50 岁。今年夏天因蚊虫叮咬同时受风后出现风疹，皮肤瘙痒伴皮屑，钻心难忍，经常反复抓挠至出血，伴见汗出、恶风等症；舌苔白润，脉浮。

辨证：风邪犯表，营卫失和。

治法：解肌祛风，调和营卫。

方药：桂枝汤加味。桂枝 9g，白芍 9g，生姜 9g，大枣 12 枚，白鲜皮 15g，金银花 12g，连翘 12g，炙甘草 12g。

7 剂。服药后喝热稀粥，得微汗出，痒止疹消，皮屑脱落而愈。

按语：本证为寒热错杂之证，但本为受寒后感受虫毒，属于虽然多见于受风加热毒，由于外感风邪，邪气稽留于肌表导致营卫失和所引起。外感风邪所引起的伴随恶风的或遇风则发的，属于此类证型的，用桂枝汤调和营卫同时，与白鲜皮、金银花、连翘清热解毒，风去毒消病解。

经方出处：出自《伤寒论》第 12 条：太阳中风，阳浮而阴弱，阳浮者，热自发，阴弱者，汗自出，啬啬恶寒，淅淅恶风，翕翕发热，鼻鸣干呕者，桂枝汤主之。

验案二　桂枝汤治疗胃肠型感冒案

石某，女，13 岁。几日前因冒雨受凉，胃脘胀痛急作，遂来就诊。刻下症见胃脘胀满疼痛，伴发热，恶寒，无汗，头痛，嗳气时作，鼻塞，流清涕，不呕，不渴，乏力，纳差，眠难时短，大便微溏而色黄，日二行，小便尚可；舌淡苔白，脉浮缓。

辨证：风寒袭表，寒激于胃。

治法：发汗解表，健胃和中。

方药：桂枝汤加减。桂枝 6g，白芍 6g，白芷 6g，薄荷 6g，生姜 3g，大枣 10g，山药 10g，茯苓 10g，木香 6g，砂仁 3g，炙甘草 3g。

7 剂，水煎服，早晚温服。嘱得小汗出，避风寒，畅情志，清淡饮食。上方服用 1 周后，表证尽除，胃脘胀痛明显缓解。

按语：患者自述其胃脘胀痛因受凉而作，故为风寒侵袭而致。寒邪在表，束肺，故恶寒，鼻塞，流清涕；经脉凝结而头痛；腠理紧闭而无汗；气不旁达，冲逆于上而嗳气；正邪交争，故发热；不呕，无少阳；不渴，无阳明；邪热束表不得散，故协热而利，便溏而臭；乏力、纳差、眠差等乃胃痛之症日久而虚，气血生化失常，难濡周身、心神也；胃虚，则邪犯，其降失常，气不下行，滞于中而作胀，不通而痛；又受寒，主凝，更碍气行，故胀痛加重；舌淡苔白，乃风寒在表之征；脉本当浮紧，但因协热而利，津有所失，故转为浮缓也。

本病因风寒袭表，寒激于胃而作。虽以胃脘胀痛为主，但仍应谨依证机而治，是证，用是方。本为麻黄汤证，但因协热利而使津有所失，不宜重发汗，故用桂枝汤为主方，配白芷、薄荷以助桂枝解表散寒，兼通窍止涕；配木香、砂仁以行气消胀，并助桂枝、生姜以平冲降逆而止呃；配山药、茯苓，助生姜、大枣、炙甘草以健胃，生化气血，并兼安神宁心。诸药并用，共奏发汗解表，健胃和中，消胀止痛之效。

经方出处：出自《伤寒论》第 12 条：太阳中风，阳浮而阴弱。阳浮者，热自发，阴弱者，汗自出，啬啬恶寒，淅淅恶风，翕翕发热，鼻鸣干呕者，桂枝汤主之。

太阳病，先发汗不解，而复下之，脉浮者不愈。浮为在外，而反下之，故令不愈。今脉浮，故在外，当须解外而愈，宜桂枝汤。

验案三　桂枝汤治疗胃胀

崔某，男，44岁。患者因"饭后脐下胀满不适，大便不成形已3年，加重2周"来诊。患者自述间断胃胀3年多，范围如拳头大小，按之则痛，兼饭后脐下胀满，小腹微痛，矢气后缓，大便溏；伴肢体困重，恶风，不觉发热，用手触之而体温稍高，手心汗出，无呕吐，口不渴，纳呆，神乏多眠而不解困，小便尚可；舌淡胖、苔白腻有齿痕，寸脉浮而缓，关下作弦滑，尺为沉。

辨证：脾胃虚弱，营卫不调，水湿不化，气滞中焦。

治法：健脾祛湿，发汗解肌，行气除满。

方药：桂枝汤合小陷胸汤加减。桂枝12g，炒白芍15g，干姜12g，姜厚朴15g，党参9g，麸炒白术15g，大枣12g，炙甘草9g，姜半夏12g，瓜蒌12g，黄连5g。

9剂，水煎服，早晚温服。嘱避风寒，忌食生冷之品，清淡饮食，适度运动，劳逸结合。上方服用3剂后，肢体困重感明显减轻，手心汗出亦减，体温渐常，不甚恶风，矢气变多，胃、腹胀满轻；后尽服余剂，表证尽除，胀满消，胃口好转，睡眠质量明显改善，自觉身轻，但大便仍有不成形之时，故后继随证用方以固。

按语：患者脾胃虚弱，中气不运，水湿不化，气滞中焦而湿停，故胃及脐下胀满而痛，纳呆，便溏，舌淡胖，苔白腻，伴齿痕；矢气后缓，气得通也；里湿泛于肢体则困重；湿盛于里，故不渴；气不冲，故不作呕吐；湿困神明，故神乏多眠而不解困；恶寒、发热、手心汗出，寸脉浮缓，则属营卫不调之太阳表虚证；概胃有所结，按之则痛，故关下作弦滑；尺为沉，寓里弱也，故本案为脾虚湿盛所致。

因患者有太阳表虚，故用桂枝汤加减以发汗解肌，调和营卫；改生姜为干姜，因其既有生姜之效，有可兼顾尺沉而阳有所虚之象也；胃中有所结，故用小陷胸汤以化痰散结；方中党参、大枣、炙甘草健脾益气，扶正祛邪，配白术以健胃利水；桂枝、干姜则辛温助汗，使湿从表去，又助阳生；芍药和营，缓急止痛；厚朴下气除满；半夏、瓜蒌、黄连燥湿化痰。诸药相配，脾胃得健，水湿得化，营卫得和，痰结得化，故症消而病得愈。

经方出处：出自《伤寒论》第13条：太阳病，头痛，发热，汗出，恶风，桂枝汤主之。《伤寒论》第42条：太阳病，外证未解，脉浮弱者，当以汗解，宜桂枝汤。《伤寒论》第138条：小结胸病，正在心下，按之则痛，脉浮滑者，小陷胸汤主之。

赵文霞教授运用经方治疗肝硬化失代偿期腹水的经验

河南中医药大学　周铖

河南中医药大学第一附属医院　赵文霞

肝硬化（liver cirrhosis）是各种慢性肝病进展至肝脏慢性炎症、弥漫性纤维化、假小叶、再生结节和肝内外血管增殖为特征的病理阶段。代偿期无明显症状，失代偿期以门静脉高压和肝功能减退为临床特征，腹水是门静脉高压和肝功能减退的共同结果，是肝硬化失代偿期最明显的体征之一。西医治疗肝硬化失代偿期腹水以限钠和利尿剂作为一线治疗，但易导致电解质紊乱，腹水不退或反复发生，所以常采取腹腔穿刺引流、经颈静脉肝内门体分流术、腹腔－颈静脉引流、肝器官移植术等治疗方法。

赵文霞教授从事消化相关疾病的临床、科研工作30余年，对肝硬化失代偿期腹水的治疗颇具心得，认为运用经方，采用利水补气活血的理念论治本病，并配合心理疗法，往往疗效显著且不良反应小，具有独到优势。本文就赵文霞教授运用经方治疗肝硬化失代偿期腹水的学术观点和临床经验总结如下。

一、病名阐释

肝硬化失代偿期初常出现腹内结块，伴随或胀，或痛，或满的症状。《医宗必读·积聚》中指出，"正气尚强，邪气尚浅，则任受攻"。此时正气未虚，邪气壅实，辨证属中医积聚的范畴。《医门法律》中早已提到癥积日久可发为鼓胀，"凡有癥瘕、积聚、痞块，即是胀病之根"。若邪正相持不下，则病势迁延不愈，正气渐衰，不能完全驱邪外出，病邪稽留于一定部位，日久病势急重，可发为鼓胀。鼓胀即为西医学中的肝硬化失代偿期腹水，鼓为体征，其外形如鼓，腹部膨大，腹皮绷紧；胀为症状，患者自觉腹部胀满。

二、病因病机

赵文霞教授认为，该病的病因繁多，但常以陈无择的三因学说来分类，内所因即七情，外所因即六淫时气，不内外因即饮食、房事、跌仆。正如《丹溪心法》云：七情内伤，六淫外侵，饮食不节，房劳致虚……清浊相混，隧道壅塞……遂生胀满。经曰鼓胀是也。三因悉具，除此外，他病损及肝脾，肝木失于疏泄，脾土受困，失于运化、燥湿，水湿不化，经络瘀阻，均可导致鼓胀。

该病的致病原因虽多，但不外乎先伤肝脏，肝木乘土，肝脾同病，久而伤肾。《诸病源候论》云："经络凝涩，水气停聚，在于腹内。"肝以疏泄为用，肝病则疏泄异常，脏腑经络不通，瘀血阻滞。肝为脾之所不胜，肝失疏泄，则乘脾土。脾病则水液运化无权，水湿不能排出体外，则内生水湿、痰、饮，继而肝脾同病。肾为先天之本，五脏阴阳之本，久病则伤先天，肾阳不足，则无以温养脾土，肾阴亏虚，则水不涵木，肾气虚则膀胱气化不利，州都之官水浊难泄，鼓胀更甚。肝脾肾三脏功能失调，则五脏六腑日久愈虚，水湿痰饮血瘀之邪日久愈实，故赵文霞教授认为该病的主要病机特点为本虚标实，虚实夹杂。

三、治法治则

（一）总体治法治则

赵文霞教授认为，治疗肝硬化失代偿期腹水的大法不外乎为利水治其标，补气求其本，活血通络，疏畅情志，并配合针灸疗法加强疗效。

（二）阶段治法治则

1. 初以利水为先，重用补气

肝硬化失代偿期腹水顽固不退，小便不得利，实属顽症，此期虽有神倦、怯寒、乏困，但多因化水谷而不得以浊液排出，水、毒、气结聚于内，令腹渐大，腹壁绷紧，脘腹胀满导致，食不下而精气血化生不足，无法濡养元神之府，进而嗜睡谵妄。急当利水而缓其症，水道通利，湿浊得泄，脾胃气机升降相宜，则纳食渐可，不但胀满得减，气血也可不断由脾胃化生。汗、吐、下、消四法皆可化湿利水，以下法力专效速，最为适宜，急以十枣汤合茵陈蒿汤利水化湿邪，通小便，消胀满。

利水攻伐过多，易伤元阳，阳化气，阴成形，元阳耗损，阴水无法化气，病情加重，因而要重用补气药，以理中丸治之。张仲景在《金匮要略》中云："见肝之病，知肝传脾，当先实脾。"《素问》指出"诸湿肿满，皆属于脾……五脏有病，则各传其所胜"。肾为脾之所胜，脾为肝之所胜。以补气而助脾胃运化，后天充养则资先天肾气，再者肾主水液，推动和调控脏腑气化，对于维持体内津液代谢平衡起着关键作用。先以利水缓闭塞之症，继以补开塞，助脾胃之气运化及肾阳气化，脾阳健运，则土能制水，水液运化有权，肾阳充足则开合有度，胀可自消。

利水药多寒凉滑润，不可只求一时之快，大量利水而出现气陷、气脱、亡阳等危象。补气药多甘温，急求进补，易出现伤阴等表现。祛邪补虚需要重辨证，从整体入手，依据病因、病机、病位、病势辨证论治，进而从不同分型中补阴阳，和气血。

2. 水利则以活血为重，配以疏肝

赵文霞教授认为在腹水已减轻至少量后，利水药与补气药应酌情减少，而应加大活血药及疏肝药的用量，不可水退后即进补，以免犯进补"三戒"。水湿痰饮、血瘀二者皆为标实，利水兼以补气仅使水肿暂时消退，脉络瘀阻未变，虚实夹杂，应治实而不治虚。《金匮要略》云："血不利则为水。"肝郁气滞、水湿痰饮皆可导致血瘀，且相互为病，脉道不利，血行不畅，从而阻塞经络，气血运行不畅则津液输布排泄障碍，痰饮凝聚，水液潴留。血能载气，重用活血药不仅可以通经络，助气血津液运行，也可增强补气行气之效。肝硬化失代偿期腹水反复发生，久病则入络，湿性黏滞重浊，经络不通，湿邪必缠绵反复，日久肝经瘀阻，两胁疼痛。正如《知证论·吐血》云："一切不治之症，总由不善祛瘀之故。"久病则成瘀，仅补气养血往往导致闭门留寇，须以活血通其经络，肝气条达，津液得通，湿浊得泄，以下瘀血汤治之。

肝硬化失代偿期腹水已是疾病晚期，患者心理负担较重，肝喜条达而恶抑郁，焦虑、抑郁往往加重病情。疾病的发生可导致情志异常，而情志过度变化亦可影响脏腑气血功能，水肿难以完全消退，甚至很快出现复发。《杂病源流犀浊·肿胀源流》中云："臌胀……或因怒气伤肝，渐蚀其脾……隧道不通，郁而为热，热留为湿，湿热相生，故其腹胀大。"须疏肝解郁畅情志，以半夏厚朴汤主之，并同时注重心理疏导。依据生物－心理－社会医学模式，心理治疗渐渐成为传统治疗的重要补充疗法，在患者门诊及住院期间，须与患者进行关于生活、病情等多方面的沟通，减轻其对未来生活能力的焦虑。

3. 末以补气疏肝并重，兼以针灸治疗

赵文霞教授认为，依据血能载气、津血同源等理论，利水后患者易出现疲倦畏寒、纳差、便溏等脾肾阳虚诸症，巢元方在《诸病源候论》中指出："夫水肿病者，皆由荣卫痞涩，肾脾虚弱所为。"脾肾虚弱，水液运化无力，腹水也易再次发生。此期进补须注意"三要"，一是要保持气血畅通；二是要肝胃健运正常；三是要注意生活上的配合，不恣啖，不纵欲，少劳累。另外，保持良好的心态也尤为重要。因此，肾气丸联合疏肝行气药物的运用必不可少，疏肝行气药的加味使休止期虚实兼顾，扶阳通滞，提高了患者的生存质量。

赵文霞教授认为，针灸治疗作为中医特色疗法，在治疗肝硬化失代偿期腹水的过程中起着不可或缺的作用。该病以阴邪聚，阳气虚为主，法以温阳祛邪兼施为好，配合疏泄肝胆气机。针灸治疗不仅有取穴少、得气强等特点，也可增强方药功效，是疾病治疗方法的重要组成部分。灸法取穴以温肾阳为主，取神阙、中脘、足三里隔盐灸治疗，咸入肾，通少阴而补肾阳，助阴水化气。针刺以祛阴水为主，取三阴交、地机、复溜泻法治疗，求通利小便之功。此外，须取肝俞、期门以疏泄肝胆气机。针灸治疗有强体质，提高免疫的功效，并与外周微循环有紧密联系。

四、讨论

赵文霞教授认为，正虚标实是肝硬化失代偿期腹水的本质，治法以攻补兼施为好，利水兼以调理脾胃，恢复脾主燥湿及运化的功能，肾与膀胱气化功能是治疗本病的基础，而活血化瘀，恢复肝经疏泄正常才是本病的关键，切忌盲目的速利其水，也不可仅仅补其气血。《格致余论》中云：医不察病起于虚，急于作效，炫能希赏。病者苦于胀急，喜行利药，以求一时之快。不知宽得一日半日，其肿愈甚。病邪甚矣，真气伤矣……治肝补脾殊为切当。所以利水、补气、活血、疏肝为纲，并在此基础上加强辨证论治，并注意不同阶段的侧重，兼以针灸治疗是治疗本病的主要方法。

赵文霞教授运用六味地黄汤治疗绝经后脂肪肝的经验举隅

河南中医药大学　赵晨露　尚东方　周铖

非酒精性脂肪性肝病（Nonalcoholic fatty liver disease，NAFLD）的发病率逐年增长，我国 NAFLD 的总体患病率为 29.6%。其中，育龄期女性 NAFLD 的患病率低于男性（12.7% vs26%）；而绝经后女性 NAFLD 的患病率显著高于同龄期男性（19.4% vs14.9%），成为 NAFLD 患病的主要人群。大量临床研究已证实，绝经后 NAFLD 发生肝纤维化的风险增加，且绝经已成为女性患 NAFLD 的危险因素。去卵巢动物模型表明，雌激素缺乏与 NAFLD 易感性增加之间存在着因果关系。目前 NAFLD 相关指南中尚无针对绝经后女性这一危险人群的特殊干预措施，而中医辨证治疗有助于绝经后 NAFLD 的临床疗效。

赵文霞教授系第二届全国名中医，第五批、第七批全国老中医药专家学术经验继承工作指导老师，全国优秀中医临床人才，首届中医药高等学校教学名师，河南中医药大学第一附属医院主任医师、博士生导师，从事中医临床工作已达 30 余年，对绝经后 NAFLD 的治疗颇有心得。笔者有幸侍诊于侧，受益匪浅，遂将赵师诊治绝经后 NAFLD 的经验总结于下。

一、方剂溯源

六味地黄汤又名地黄汤，见于钱乙《小儿药证直诀》，由《金匮要略》中崔氏八味丸减温阳之附片、肉桂，易凉血之干地黄为补肾益精之熟地黄而成，组方为熟地黄、茯苓、泽泻、山药、牡丹皮、山茱萸。熟地黄填骨髓、长肌肉、生精血，为君药；山茱萸性味酸、涩，微温，归肝、肾经，具有补益肝肾，涩精固脱的功效。《雷公炮炙论》言："壮元气，秘精。"《珍珠囊》言其具有"温肝"作用。《医学入门》曰："山茱萸本涩剂也，何以能通发邪？盖诸病皆系下部虚寒，用之补养肝肾，以益其源，则五脏安利，闭者通而利者止，非若他药轻飘疏通之谓也。"山药性味甘平，入肺脾肾经，具有补脾养胃，生津益肺，补肾涩精的功效。《日华子本草》曰："助五脏，强筋骨，长志安神，主泄精健忘。"《伤寒蕴要》曰："补不足，清虚热。"《本草纲目》曰："益肾气，健脾胃，止泻痢，化痰涎，润皮毛。"《本草正》曰："山药，能健脾补虚，滋精固肾，治诸虚百损，疗五劳七伤。第其气轻性缓，非堪专任，故补脾肺必主参、术，补肾水必君萸、地，涩带浊须破故同研，固遗泄仗菟丝相济。"二者共为臣药，山萸肉之色赤入心，味酸入肝者，从左以纳于肾；山药之色白入肺，味甘入脾者，从右以纳于肾，二者共与君药生地配伍，三药配合，肾肝脾三阴并补，是为"三补"，又取"肝肾同源"之意。牡丹皮、茯苓、泽泻共为佐药，牡丹皮性味苦、辛，微寒，入心肝肾经，具有清热凉血、活血化瘀功效。《珍珠囊》曰："治肠胃积血、衄血、吐血，无汗骨蒸。"《本草纲目》曰："和血，生血，凉血。治血中伏火，除烦热。"茯苓性味甘淡平，入心、肺、脾、肾经，具有利水渗湿，健脾宁心的功效。《别录》曰："止消渴，好睡，大腹，淋沥，膈中痰水，水肿淋结。开胸腑，调脏气，伐肾邪，长阴，益气力，保神守中。"王好古曰："泻膀胱，益脾胃。治肾积奔豚。"泽泻性味甘寒，入肾、膀胱经，具有利小便，清湿热功效。《别录》曰："补虚损五劳，除五脏痞满，起阴气，止泄精、消渴、淋沥，逐膀胱、三焦停水。"《药性论》曰："主肾虚精自出，治五淋，利膀胱热，直通水道。"使用牡丹皮、茯苓、泽泻三味药通腑气，恐腑气不宣，气郁生热，以致消烁藏阴，故佐以泽泻利湿而泄肾浊，并能减生地黄之滋腻，而后肾精不为相火所摇；又佐以牡丹皮清泄虚热，并制山萸肉之温涩，则主血之心，藏血之肝，俱不为火所烁矣；又佐以茯苓淡渗脾湿，并助山药之健运，清气分之热，则饮食之精，由脾输肺以下降者，亦不为火所烁矣，以上三药即为"三泄"。

地黄化学成分为环烯醚萜类、紫罗兰酮类、苯乙醇苷类、三萜类、黄酮类及糖类等，对人体血液系统、心脑血管系统、中枢神经系统和免疫系统均有显著作用，还具有调节血糖和血脂、抗衰老、抗肿瘤、抑菌和抗胃溃疡及保护胃黏膜等作用。研究显示，地黄多糖可以有效改善肥胖糖尿病大鼠的空腹血糖、胰岛素水平、TG、TC 等生化指标，其机制可能是通过促进 GLP-1、GIP 的分泌而起到治疗作用。山茱萸中的主要药效成分为环烯醚萜及其苷、三萜、黄酮、鞣质、有机酸、多糖等，具有抗肿瘤、降血糖、抗氧化、保护肝脏、抗衰老、抗炎等多种药理作用。研究显示，山茱萸环烯醚萜总苷能够降低肥胖小鼠体重，降低血清 ALT、AST、TC、TG、LDL、胰岛素、TNF-α、IL-6、IL-1β 水平，改善葡萄糖耐量，降低肝脏 p-ERK1/2、p-JNK1/2、p-P38 蛋白表达。山药的化学成分为多糖、氨基酸、脂肪酸、山药素类化合物、尿囊素、微量元素、淀粉等，具有降血糖、降血脂、抗氧化、调节脾胃、抗肿瘤、免疫调节等药理作用。研究发现，山药多糖能够降低高脂饮食和 STZ 诱导的糖尿病小鼠的血糖、增加胰岛素的敏感性，通过调节 InsR、PI3K、Akt、FoxO3 等表达来提高糖原合成能力，减少糖异生，改善 IR。山药块茎的乙醇提取物具有良好的降脂效果，能够显著降低 HFD 诱导的高脂血症模型大鼠的血清 TC 和 LDL 水平。泽泻的化学成分为三萜类、倍半萜、二萜、糖类、含氮化合物、苯丙素等，具有利尿、抗炎、降血脂、保肝、降血糖、抗肿瘤等作用。泽泻三萜类提取物的体外研究显示，其能显著降低细胞中的脂肪累积量，且乙醇提取物表现出更强的抑制细胞内脂肪累积的作用。研究发现，以泽泻为主的泽泻汤具有良好的抗 NAFLD 作用。体内外研究均显示，泽泻汤能够降低 HFD 喂养的模型小鼠和 HepG2 细胞的 ALT、AST、TG、TC 水平，减少肝脏的脂质堆积，增加线粒体膜电位，可能与调控 LKB1/AMPK/PGC－1α 通路相关。茯苓的主要化学成分为糖类和三萜类，具有保肝、利尿、提高免疫力、抗炎、抗肿瘤以及降血脂等多种药理作用。体外研究显示，茯苓多糖能够抑制 HepG2 肝细胞 NLRP3/Caspase－1/GSDMD 介导的经典凋亡通路发挥抗肿瘤作用。茯苓总三萜具有良好的保肝作用，能够明显降低 CCL4 诱导的肝损伤模型小鼠的 ALT、AST 水平，改善肝脏病理损伤。牡丹皮化学成分为单萜及其苷类、酚及酚苷类、三萜及其苷类和挥发油类等成分，具有良好的抗炎、降糖、抗肿瘤、调节免疫力等作用。研究发现，牡丹皮水提取浸膏具有良好的调节脂代谢和抗氧化作用，能够降低高脂诱导的 NAFLD 模型大鼠的 TG、TC、MDA 水平，提高 SOD 水平，改善肝脏组织病理学。丹皮酚同样具有良好的抗 NAFLD 作用，能够抑制肝脏脂肪变，减少模型大鼠血清的 IL－2、IL－6、TNF－α、NF－κB 等炎症因子的释放，降低血清 ALT、AST、LDL，提高 HDL。

二、验案举隅

王某，女，57 岁，2020 年 11 月 12 日来诊。

主诉：右胁痛半年余。

现病史：患者半年余前无明显诱因出现右胁痛，隐隐作痛，善太息，情志急躁，烘热汗出，口干口苦。于当地医院查上腹 B 超提示中度脂肪肝；查瞬时肝弹性检测提示 CAP303，E8.5。现症同前，绝经 1 年，身高 162cm，体重 75kg，梦多早醒，大便干；舌质红、苔少，脉弦细。

西医诊断：非酒精性脂肪性肝病。

中医诊断：肝癖（肝肾阴虚）。

方药：六味地黄汤加减。生地黄 24g，山茱萸 12g，山药 9g，泽泻 9g，茯苓 9g，牡丹皮9g, 钩藤3g, 丹参15g, 荷叶10g, 煅龙骨30g, 煅牡蛎30g。

每日1剂, 水煎服, 早晚分服。服药7剂后患者右胁痛明显好转, 情志较前平和, 上方基础上增加炒麦芽15g, 继服7剂。并嘱患者以后注意调畅情绪, 避免生气, 规律饮食。随访至今未发。

按语: 本案为女性绝经后患者, 由于体内雌激素缺乏, 丧失了雌激素对肝脏的保护作用。雌激素属中医肾精范畴, 女子七七之后, 肾气衰疲, 冲任脉虚, 精血不足, 天癸耗竭,《临证指南医案》提出"女人以肝为先天也", 肝肾为母子之脏, 肝主藏血, 肾主藏精, 乙癸同源, 精血互化, 二者一荣俱荣, 一损俱损。因此, 基于"乙癸同源"理论, 赵师认为绝经后NAFLD以肝肾阴虚为本, 治疗以滋水涵木法为指导原则。一诊在六味地黄汤基础上增加钩藤、荷叶、丹参。钩藤性味甘凉, 入肝、心包经, 本方中使用钩藤3g, 后下不宜久煎, 取其平肝、清肝热之意, 小量钩藤不仅可制约肝木对脾胃的克伐, 因其性凉又可清肝经郁热, 与病机、症状相符。荷叶性平, 味苦, 归肝、脾、胃经, 具有清热解暑, 升发清阳, 凉血止血的功效。《本草通玄》曰"开胃消食, 止血固精";《本草纲目》言"生发元气, 裨助脾胃, 涩精浊, 散瘀血, 渚水肿、痈肿, 发痘疮";《秘传证治要诀》记载"荷叶服之, 令人瘦劣。今假病, 欲容体瘦以示人者, 一味服荷叶灰"。荷叶脉络广布、多着水面, 具有化别清浊、走络行水之功。丹参性味苦, 微寒, 入心肝经, 具有祛瘀止痛, 活血通经, 清心除烦的功效。《云南中草药选》言"活血散瘀, 镇静止痛。治月经不调, 痛经, 风湿痹痛, 子宫出血, 吐血, 乳腺炎, 痈肿";《本草汇言》言"丹参, 善治血分, 去滞生新, 调经顺脉之药也";《本经》言"主心腹邪气, 肠鸣幽幽如走水, 寒热积聚; 破症除瘕, 止烦满, 益气"。钩藤、荷叶、丹参三药共用, 取其疏肝气、降浊气、化痰瘀之意。诸药合用, 全方共奏滋补肝肾、疏肝解郁之功。

吴鸿教授运用柴胡加龙骨牡蛎汤治疗双心疾病的经验总结

河南中医药大学　闫京京　吴鸿

双心疾病是指心血管疾病伴有心理障碍，其主要表现除了心脏疾病典型症状外，还伴有精力减退、兴趣丧失、睡眠障碍、食欲减退、性情急躁或情绪低落、记忆力明显减退等，由于情绪异常，会加重心慌、失眠等症状，严重影响患者的生活质量。西医学对双心疾病的治疗以抗抑郁、抗焦虑为主，因药物之间的相互作用等影响，疗效较差，且可能增加心血管事件的发生率，中医治疗此类疾病具有巨大优势。笔者在临床跟师学习中发现，吴鸿教授擅用柴胡加龙骨牡蛎汤治疗伴有情志异常的心血管疾病，效果显著。笔者有幸侍诊，知其一二。现将吴师辨治双心疾病的临证思路及柴胡加龙骨牡蛎汤治疗此类疾病的经验归纳如下，以飨同道。

一、中医对双心疾病的认识

古代文献中并无"双心疾病"的名称记载。双心疾病中的心血管疾病多归属于中医学"胸痹""心悸"范畴，而精神疾患则多属"郁证""脏躁""百合病"等范畴。早在《黄帝内经》中就有关于藏象之心生理功能的详细描述，如"心主身之血脉"（《素问·痿论》）、"心者，君主之官，神明出焉"（《素问·灵兰秘典论》），其所言"心主血脉""心主神明"的两大生理功能就体现了双心之意。

（一）"情志失调"是主要病因

临床所见双心疾病患者不论伴或不伴器质性病变，均有不同程度的精神心理障碍。《类经》云："情志之伤，虽五脏各有所属，然求其所由，则无不从心而发。"心为君主之官，五脏六腑之大主，神明之所出，精神之所舍。七情过极会损及心神，致气机紊乱，脉道闭阻。《灵枢·邪气脏腑病形》谓"愁忧恐惧则伤心"，不良情绪刺激使心主神明失常，耗损心血，进而损伤心体。心主神明与心主血脉之间生理相依、病理互损，《类证治裁》曰："七情内起之郁，始而伤气，继必及心。"亦指出情志过极伤于心，致心失所养，神失所藏，心神失常，出现精神抑郁、情绪不宁、性情暴躁、多思善疑、胸闷等症状。

（二）"心神失养、肝失疏泄"是主要病机

《灵枢·口问》曰："悲哀愁忧则心动，心动则五脏六腑皆摇。"七情过激伤人发病，首先作用于心神，产生异常的心理表现和精神状态，如精神焦虑、郁郁不舒、情绪不宁/善太息等症状。《灵枢·本神》云："心藏脉，脉舍神……肝藏血，血舍魂。"神与魂共同主宰精神活动，气血是精神活动的物质基础，而心主血脉，肝藏血，主疏泄，二者共同调节气血的运行，为气血调节之枢，故焦虑、郁怒等情志异常首犯心肝。心肝两脏，生理上相互为用，共同维持正常的精神活动。心血充盈，心神健旺，有助于肝气疏泄，情志调畅；肝气疏泄有度，情志畅快，亦有利于心神内守。病理上，心与肝的功能失调，导致心神不安与肝气郁结，心火亢盛与肝火亢逆，前两者相互引动出现以精神恍惚、情绪抑郁为主症的心肝气郁，后两者则表现为以心烦失眠、急躁易怒为主症的心肝火旺的病理变化。

由此，可将双心疾病的病因病机归纳为情志失调导致体内气血运行失调，损伤心、肝二脏，导致心神失养、肝失疏泄，最终发为本病。

二、柴胡加龙骨牡蛎汤的方证特点

柴胡加龙骨牡蛎汤出自张仲景的《伤寒论·辨太阳病脉证并治中第六》，曰："伤寒八九日，下之，胸满烦惊，小便不利，谵语，一身尽重，不可转侧者，柴胡加龙骨牡蛎汤主之。"该方由小柴胡汤去甘草，加龙骨、牡蛎、铅丹、大黄、茯苓、桂枝组成。小柴胡汤功能和解少阳，其中黄芩清泄少阳郁热，与柴胡配合一散一清，疏肝解郁，疏散少阳之邪；半夏、党参燥湿化痰，益气健脾；加龙骨、牡蛎、铅丹镇惊安魂，加桂枝温阳化气，加茯苓宁神志、利小便，加大黄清泻里热，共同发挥和少阳，利三焦，调肝胆，镇肝魂之功。吴鸿教授根据方证相应思想，将柴胡加龙骨牡蛎汤方证归纳为：胸闷，易受惊吓，心中惕惕不安，身体乏力，其患者表情淡漠，精神疲倦，情绪抑郁焦虑。吴鸿教授认为本方的主要辨证要点在于"胸满烦惊"四字，"胸满"即胸中憋闷不适，此处所述之"烦"，吴师认为并非为心中烦躁，坐立不安之状，而是受惊吓后所出现的心中惕惕，以惊恐为烦。"惊"即本病患者易受惊吓，不寐，噩梦连连，梦语喃喃，易惊醒。吴鸿教授认为双心疾病患者，平素易受七情所扰，常常因情绪失控、压力过大等因素出现胸闷不适、心慌心悸、心神不宁、惊恐不安、神疲乏力等表现，即《杂病源流犀烛》所言："七情失调可

致气血耗逆，心脉失畅。"故而吴鸿教授临床治疗伴有情志异常的心血管疾病患者多用此方，每获良效。

三、柴胡加龙骨牡蛎汤与双心疾病方证相应

双心疾病患者多因情志失调损伤心肝，心主神明失司，肝失疏泄，则临床常见胸胁闷痛、精神焦虑、善恐易惊、情绪不宁、善太息等症。吴鸿教授认为柴胡加龙骨牡蛎汤的方证为：胸闷，易受惊吓，心中惕惕不安，身体乏力，其患者表情淡漠，精神疲倦，情绪抑郁焦虑。由此可见，双心疾病所表现的症状与柴胡加龙骨牡蛎汤方证高度吻合。故而，吴鸿教授临床治疗心血管疾病伴有情志异常的患者，首选柴胡加龙骨牡蛎汤，收效甚佳。

四、验案举隅

（一）失眠案

患者，女，36岁。

初诊：2020年8月23日。患者半年前因孩子病重而情绪紧张焦虑后出现失眠，未曾进行治疗。半年来患者失眠，入睡困难，常需服用艾司唑仑助眠，近2周患者失眠加重，并伴胸闷发作，服用艾司唑仑助眠效果亦不甚理想，遂考虑就医求诊。听闻中药治疗失眠效果不错，遂至我处就诊。刻下症见：失眠，入睡困难，时有胸闷，偶有胸痛，情绪抑郁，胆怯易惊，睡眠不好时易因害怕而全身颤抖，口干口苦，纳可，大便不成形，3~4次/日，小便正常，平素月经周期延迟1周；舌质暗红，苔白腻，脉沉弦。今日于我处查心电图提示：窦性心动过缓，心率53次/分。诊断为不寐病。予以柴胡加龙骨牡蛎汤加减。北柴胡18g，龙骨15g，煅牡蛎15g，桂枝15g，黄芩15g，生姜15g，党参15g，茯苓15g，姜半夏15g，酒大黄10g，大枣20g。中药颗粒剂6剂，早晚饭后温水冲服。

二诊：2020年8月29日。睡眠明显改善，不服用艾司唑仑可正常入睡，情绪抑郁、胆怯易惊减轻，仅昨晚在家独处时出现因害怕而全身颤抖，纳食可，大便不成形，2~3次/日，小便正常；舌质暗红，稍老，苔稍腻，脉弦稍涩。守一诊方，中药汤剂5剂，代煎100mL/袋，早中晚饭后温服。

按语：《素问·举痛论》言："惊则心无所依，神无所归，虑无所定，故气乱矣。"本案患者因精神紧张，心神失养，气机失调，故出现失眠、胸闷胸痛、胆怯易惊等症。心电图显示窦性心动过缓。可见本案患者属心血管疾病兼情志失调之双

心疾病，治以柴胡加龙骨牡蛎汤加减以疏肝解郁，补心安神，使肝气疏、心气安，则诸症自愈。复诊时患者已正常入睡，且胸闷、胸痛、胆怯易惊等症状亦缓解。

（二）心悸案

患者，女，33岁。

初诊：2022年8月20日。患者2年前因与家人生气后出现心慌、胸闷，未予重视治疗。近1年来患者心慌症状加重，且伴有失眠，入睡困难，彻夜难眠，于外院诊断为"抑郁症"，间断服用抗焦虑、抗抑郁药物治疗，效差，今为求中医药整体调理，遂至我处就诊。查心电图示：心率63次/分，大致正常心电图。刻下症见：心慌，平躺时明显，耳鸣，头懵，昏沉不清，面颊痘痘较多，月经先后不定期。平素乏力倦怠，口臭，无食欲，眠差，入睡困难，便秘，小便正常；舌红，舌下络脉充盈，苔滑腻，脉弦数。诊断为心悸、不寐。予以柴胡加龙骨牡蛎汤加减。北柴胡18g，龙骨15g，煅牡蛎15g，桂枝15g，黄芩15g，生姜15g，党参15g，茯苓15g，姜半夏15g，酒大黄10g，大枣20g。7剂，水煎服，日一剂，早、中、晚饭后温服。

二诊：2022年9月1日。患者服药后心慌明显减轻，仍头昏沉，疲惫，现口服半片安眠药，每晚睡眠时长可达7~8小时，怕冷怕热，小便频数且黄，大便难；舌红，苔腻，脉弦。守一诊方加泽泻汤。14剂，水煎服，日一剂，早、中、晚饭后温服。

按语：本案患者因与家人生气而发病，《类经·情志九气》谓：心为五脏六腑之大主，而总统魂魄，并该志意。故……怒动于心则肝应……此所以五志唯心所使也。"肝在志为怒"，故大怒伤肝，肝阴亏耗，肝风内动，故见耳鸣、头懵、昏沉不清等症；肝气郁结，故月经先后不定期；肝为心之母，肝气郁则心肝失调，心气虚，心神不宁故发心悸。本案患者为肝气郁、心气虚，治宜柴胡加龙骨牡蛎汤，其中柴胡疏肝以调达气血，益气以养心宁神，心肝协调故疾病向愈。二诊患者心慌明显减轻，睡眠改善明显。另诉小便频数且色黄，大便难，故在一诊方基础上加用泽泻汤通利二便。

五、小结

随着双心疾病在临床上越来越受到医患的重视，中医药在双心疾病治疗中的参与度逐渐增加，已成为双心疾病的重要干预手段。吴师认为双心疾病的主要辨证要点为情志失调，心神被扰，肝气郁结，继而出现一系列心血管疾病的症状。双心疾病与柴胡加龙骨牡蛎汤方证相应，故而吴师临床使用此方治疗双心疾病，收效甚佳。吴师常言，临证时只要病与方证相应者，则用之有效，需师古而不泥古，创新而不离宗，方能一蹴而就，药到病除。

郑玉玲教授应用薯蓣丸合五苓散治疗甲状腺癌术后水肿医案

河南中医药大学　袁子博

河南中医药大学第一附属医院　张亚玲　王泽坤

本文围绕郑教授治疗甲状腺癌伴双颈部淋巴结转移术后的病例展开论述，郑师以中医整体辨证观为理论依据，采用温补气血、温阳利水法，以薯蓣丸合五苓散治疗，获得较好的临床疗效。

甲状腺癌是临床常见的一类颈部恶性肿瘤，治疗首选手术，由于手术治疗需行颈部淋巴结清扫，而颈部淋巴系统丰富，但交通支少、变异小，颈部清扫切断部分束支后，通过其他分支的代偿能力弱，成为发生淋巴水肿的解剖基础，故在术后有相当比例的患者会出现切口区水肿、强直、麻木、疼痛不适等症状，影响到患者的生活质量。大部分轻度的颈部肿胀在几周或者几个月之后都可以消失，可如果早期未去除病因、消除水肿，高渗液长期刺激周围组织，导致成纤维细胞增殖、胶原蛋白沉积、纤维化加重、淋巴回流受阻加重，水肿会进一步加重且难以恢复，后期更会出现皮肤营养不良、感染等促进瘢痕增生的因素，形成恶性循环。西医针对颈部淋巴水肿的理化治疗方法主要指采用半坡卧位，使切口区高于心脏水平位置，使血液和淋巴液充分回流，降低血管、淋巴管内静水压，减轻组织水肿，或以红外线照射、微波治疗等促进颈部淋巴回流，但此类方法只对淋巴清扫区域较小、创伤小的患者有疗效，对行功能性颈部淋巴结清扫术或根治性颈部淋巴结清扫的患者疗效并不满意。中医由于其整体观及辨证论治体系的特点，在改善甲状腺术后患者各种并发症方面具有独特的优势，可针对患者不同的体质及证型灵活加减，从而达到最佳疗效。

一、典型医案

翟某，女，38岁，河南省郑州市人。

现病史：患者于 2021 年 9 月于河南省中医院行常规体检时发现甲状腺结节，后前往河南省人民医院，完善相关检查后确诊为甲状腺恶性肿瘤伴双颈部淋巴结转移，后行"全甲状腺切除术＋双侧喉返神经探查＋双侧中央区淋巴结清扫术＋双侧颈淋巴结清扫术"。术后常规病理回示：甲状腺右侧叶及峡部乳头状癌，经典型＋滤泡亚型，肿物大小 3cm×2cm×1.8cm，癌组织累及周围纤维、脂肪组织，未见脉管癌栓及神经侵犯；周边甲状腺组织呈桥本甲状腺炎。左颈部 II 区淋巴结（2/20）、右颈部 II 区淋巴结（2/24）、左中央区淋巴结（6/10）、右中央区淋巴结（9/19）均见癌组织转移；甲状腺左侧叶乳头状癌，经典型，肿物大小约 1cm 侵犯被膜；余甲状腺组织呈桥本甲状腺炎连带淋巴结（1/3）见癌组织。左颈部 III、IV 区交界处淋巴结：淋巴结（1/1）。左颈部 IV 区淋巴结：淋巴结（6/29）。左颈 III 区淋巴结：淋巴结（4/5）。右颈 III、IV 交界处淋巴结：淋巴结（3/3）。右颈 IV 区淋巴结：淋巴结（2/16）。右颈 III 区淋巴结：淋巴结（1/9）。2021 年 12 月 7 日首诊：术后颈项水肿，乏力，怕冷；平卧时气短，易汗出，腿麻，偶尔心慌、贫血，吞咽困难，眠差，难以入睡，口苦，口干，大便干，小便可；舌质淡白，苔白稍腻，脉沉弦。

西医诊断：甲状腺恶性肿瘤伴双颈部淋巴结转移。

中医诊断：石瘿（气血亏损，阳虚水泛）。

治法：温补气血，温阳利水。

方药：薯蓣丸合五苓散加减。桔梗 12g，杏仁 12g，党参 30g，白术 30g，桂枝 15g，防风 12g，柴胡 9g，白芍 30g，麦冬 30g，大枣 6g，泽泻 15g，猪苓 30g，葶苈子 30g，浮小麦 30g，牡蛎 30g，炒麦芽 15g，白蔹 12g，茯苓 30g，干姜 9g，神曲 15g，川芎 12g，山药 30g，当归 30g，熟地黄 30g。

7 剂，嘱加水 1200mL，煎煮两次，共取药汁 400mL，混合后分两次服，上午 10 点、下午 4 点服药，每日一剂。

二诊：2021 年 12 月 14 日。服上方效佳，术后颈部肿胀减轻一半，身觉轻快，眠改善，怕冷好转，口苦改善，大便干及腿麻症状基本消失。现症见：近两日自觉颈部紧张及不定时刺痛，仍有自汗出，活动后加重，稍有乏力，口干，口苦，平卧时气短，颈部发紧时吞咽困难，眠一般，难以入睡，睡眠时间 5~7 小时，二便可，偶尔心慌、贫血；舌质淡白，苔薄黄，脉浮数。守上方加夏枯草 30g，三棱 15g，莪术 15g。30 剂，煎服法同上。

三诊：2022 年 1 月 18 日。服上方 30 剂，效佳，术后颈部肿胀稍减轻三分之二，体力增，乏力情况已不明显，每日可散步 6000 步，眠浅症状好转，睡眠时间未增加。现症见：近两日觉腿困，肩膀活动受限，颈部紧张及不定时刺痛，发紧时吞咽困难，仍有自汗出，活动后加重，口干，稍有口苦，重体力运动后觉轻度气短；舌质淡红，苔薄黄，脉浮数。调整处方为软坚消积汤合五苓散加减：柴胡15g，夏枯草30g，路路通6g，丹参12g，红花10g，桃仁12g，泽兰15g，王不留行6g，白芥子12g，海藻30g，牡蛎30g，蜈蚣6g，僵蚕12g，鳖甲30g，桂枝15g，茯苓30g，猪苓30g，泽泻15g，白术15g，黄芩6g。30剂，煎服法同上。

后经电话随访，患者至2022年4月12日于郑州大学第一附属医院复查，检查结果基本如前，目前仍在规律服药。

二、讨论分析

（一）病因病机

早在《黄帝内经》时期，中医对水肿病就已有了较明确的认识。《素问·水热穴论》指出：故其本在肾，其末在肺。《素问·至真要大论》又指出：诸湿肿满，皆属于脾。说明其水肿的基本病机是肺失宣降通调，脾失转输，肾失开合，膀胱气化失常，导致体内水液潴留，泛滥肌肤。在发病机理上，肺、脾、肾三脏相互联系，相互影响，如肺脾之病水肿，久必及肾，导致肾虚而使水肿加重；肾阳虚衰，火不暖土，则脾阳也虚，土不制水，则使水肿更甚；肾虚水泛，上逆犯肺，则肺气不降，失其宣降通调之功能，而加重水肿。

（二）治法方药

本案首选薯蓣丸与五苓散，两方合用，补气养血，温阳利水。两方共同出自医圣张仲景的《伤寒杂病论》。薯蓣丸由薯蓣、当归、桂枝、神曲、干地黄、大豆黄卷、甘草、人参、川芎、白芍、白术、麦冬、杏仁、柴胡、桔梗、茯苓、阿胶、干姜、白蔹、防风、大枣等药组成，是书中难得一见的大方。该方中虽然药味众多，但却可以看到很多方的影子，比如补气的四君子汤、补血的四物汤、温补脾胃的理中汤、滋阴的麦门冬汤等，使得该方气血阴阳俱补，同时兼有驱散表邪的作用。正如书中原文所示：风气百疾，诸不足，薯蓣丸主之。五苓散证之病因原见于汗后或误治后诸症，其病机为表阳已虚，胃津已伤，水停心下，三焦水道受阻，而使湿或饮停于肌肉、心下、小肠、膀胱；而膀胱气化功能失调，小便不利，更加重了三焦水道的阻滞。五苓散通过利小便而通调三焦、运化水液，调气布津而明显地改善患者阳虚气化不利所导致的水肿。因此，无论是颈部淋巴水肿，还是临床上常见的四肢水肿、脑水肿、腹水、胸水，都可以灵活加减使用。方中用白术、泽泻、茯苓可利皮水、肌水和心下水，猪苓直接作用于膀胱，利膀胱水；桂枝加强三焦和膀胱的气化功能，同时改善腠理功能，外散表邪，使肌部水肿通过三焦水道，从肌部回流至心下、小肠、膀胱，通过尿液排出而消除水肿。

（三）辨证思路

患者水肿在颈项，口干口苦为津液气化不利，不能上承于口面所致。大便干的原因：一是患者本身气血津液虚少，二是肺与大肠相表里，饮入于胃，上归于脾，脾气不能很好地将津液上输于肺，肺气虚弱又不能很好地布散于周身与大肠所致。阳气虚则恶寒乏力，不能很好地固摄肌表则见动则汗出。气血不足，无以濡养心神则见心慌心悸。此外，血汗同源，大量的汗出也会导致贫血症状的进一步加剧。心主血脉，肝主藏血，心脏主血脉，气血不足，则神魂不安，无以归位，故见眠差、入睡困难。在之后的复诊中，郑玉玲教授分别针对患者颈部紧张及不定时刺痛少量加味夏枯草、三棱、莪术以增强软坚散结之力，但仍将扶正放在重中之重的位置。直至患者又服用一个月中药后，其乏力等气血亏虚症状已经不明显时，才将处方调整为软坚消积汤与五苓散合方，使扶正祛邪并重，达到预防肿瘤复发的目的。

（四）基础研究

五苓散的利尿作用与水通道蛋白（aquaporin，AQP）、肾素－血管紧张素－醛固酮有明显关系，五苓散有明显利尿作用，其机制十分复杂，与诸多因素有关。黑龙江中医药大学孙世晓］在五苓散组方中相关中药能够干预机体不同组织器官中 AQP 表达的启发下，通过对五苓散与肾脏 AQP 的作用进行研究，结果发现五苓散能调节肾阳虚水肿大鼠的内分泌状态，抑制水的重吸收，减轻肾脏的病理损伤，不同浓度的疗效不同，以五苓散中剂量与高剂量的疗效更为理想。五苓散干预肾阳虚水肿模型大鼠后，肾脏组织的 $NA^+ - K^+ - ATP$ 酶活性提高，AQP1、AQP2、AQP3、AQP4 表达降低，且与血浆心房钠尿肽（atrial natriuretic peptide，ANP）水平的变化存在一定的相关性。AHN 等报道大鼠经过五苓散灌胃后，尿量，Na^+、K^+、Cl^- 排泄量，肾小球滤过率明显增加，尿渗透压与 Na^+ 平衡下降，且五苓散降低了血浆肾素的活性和醛固酮的浓度，提示五苓散可能是通过抑制肾素－血管紧张素醛固酮系统而产生利尿作用。邓哲等通过动物实验观察加减薯蓣丸可通过促使 $HIF - 1\alpha$ 的失活与 p53 的活化，改善线粒体结构的损伤，从而抑制人肝癌裸鼠皮下移植瘤的生长，与顺铂联用后具有协同增效的作用。现代药理研究发现，薯蓣富含多糖其山药多糖可明显提高环磷酰胺所致免疫功能低下的小鼠腹腔巨噬细胞吞噬百分率和吞噬指数，促进其溶血素和溶血空斑的形成及淋巴细胞的转化，并明显提高外周血 T 淋巴细胞的比率。程宇航研究加减薯蓣丸对 APP/PS1 小鼠海马区 AMPK/eEF2K/eEF2 信号通路的影响发现加减薯蓣丸通过抑制 APP/PS1 小鼠海马区 AMPKα1 磷酸化水平，调节 eEF2K/eEF2 信号通路，影响 AD 的突触可塑性，以改善其病理状态，提高小鼠的学习记忆能力。张雲杰等研究薯蓣丸对化疗 4T1 乳腺癌小鼠 T 淋巴细胞亚群的影响，其结论表明薯蓣丸能改善化疗后乳腺癌小鼠的免疫功能。

三、总结

郑玉玲教授运用薯蓣丸合五苓散加减，能够改善甲状腺癌患者术后及化疗后的不良反应，增强患者对化疗的耐受力，提高患者的生活质量，延长其生存期，为临床医师提供了治疗恶性肿瘤化疗后不良反应的思路，值得借鉴及推广。同时，郑教授提倡中西医结合治疗恶性肿瘤，运用西医学先进的研究手段，揭示和开发经方的适应范围和临床疗效，扩大应用于恶性肿瘤防治的不同阶段，进行探索和验证，将能使仲景学术思想对中医肿瘤学的发展作出更大的贡献。

郑玉玲教授运用中西医结合手段诊治胃癌晚期的思路及验案

河南中医药大学　王颖睿　王泽坤

河南中医药大学第一附属医院　张亚玲

消化系统恶性肿瘤具有发病率高、恶性程度高、进展快速的特点，其病因与正气亏虚，寒、痰、湿、瘀、毒凝结胃肠有关。运用中医治疗手段能减少术后并发症、减轻化疗副作用、改善生活质量。郑玉玲教授经过长期临床观察结合中医理论，认为胃癌是以正虚为本、邪实为标之病，扶正抗癌是在中医扶正祛邪理论基础上形成的肿瘤防治重要治法。其运用中医学整体观念辨证论治，通过顾护脾胃、扶助正气、调节气血阴阳，以补助攻，能够抑制肿瘤的发生发展。笔者有幸跟随郑玉玲教授学习，受益匪浅。兹撷录胃癌验案 1 则，以飨同道。

一、引言

胃癌是常见的消化系统恶性肿瘤之一，其发病率在全球呈持续上升趋势。国际癌症研究机构 2020 年的研究数据显示。胃癌患者的总体预后较差、5 年生存率低（约35.1%），约60.8% 的患者行根治术后会出现复发转移。中医药在肿瘤的防治方面占据了重要地位，中西医结合手段在胃癌的综合治疗中越来越发挥独特优势。郑玉玲教授家世业医，幼承庭训，悬壶 50 余载，专攻内科，精于辨证，长于复法，善治疑难急难症，屡起沉疴，医术精湛，学验俱丰。其通过中药附子理中汤合厚朴温中汤加减，结合西医"伊立替康 + 白蛋白紫杉醇 + 卡瑞利珠"化疗的中西医结合方法治疗 1 例胃癌患者，患者胃痛、肩胛骨及后背疼痛有效，症状缓解，已在可忍受范围；癌因性发热症状完全消失，大便干缓解一半，排便周期为 2 天一次；睡眠时间延长至 3 ~ 4 个小时；胃胀、乏力、贫血等症状均有好转。现将郑教授采用中西医结合方法诊治胃癌晚期的详细诊疗思路及病案介绍如下。

二、验案一则

张某，男，52岁，新疆阿克苏人，职业教师。

主诉：胃胀、胃痛半年余。

现病史：2021年6月患者饭后突然出现上腹部疼痛，伴恶心呕吐，口服胃药治疗后缓解。七月初患者再次出现上腹部、右下腹、腰部间断疼痛，于阿克苏地区某人民医院完善检查，胃镜活检提示胃癌，CT提示肝占位。2021年9月29日，于河南省某肿瘤医院入院检查，病理补充报告：（胃底、胃体）低分化癌，免疫组化提示伴有鳞样及腺样分化。免疫组化：A：CK818（弱+）、P40（大部分+）、SyN（-）、CD56（-）、CK（+）、Ki-67（约70%）、P63（+）、CK7（+）、CK56（+）特殊染色A：AB-PAS（+）。ECT提示：右髂前下棘骨质代谢活跃（转移可疑）；胫骨近端轻度骨质代谢活跃。CT提示：1. 胃影充盈欠佳，食管下段、贲门及大弯侧胃壁多发结节及肿块影，考虑恶性，请结合胃镜；2. 左锁骨上、腹腔及腹膜后增大淋巴结，考虑转移，大网膜增厚，考虑转移；3. 考虑肝多发转移瘤；4. 前列腺增大，请结合超声；5. 盆腔积液；6. 左髂骨高密度结节，倾向良性，请随诊；7. 胸部及头颅CT未见明确异常；8. 所示两侧上颌窦炎症。病理会诊：PS2110409（胃底胃体）低分化癌。建议2号标记CK818，P40，SyN，CD56，CK，Ki-67协诊。PS21104101、2号：管状绒毛状腺瘤。3号：管状腺瘤。明确诊断后，于2021年10月1日行"白蛋白结合型紫杉醇+替吉奥+卡瑞利珠单抗"方案化疗5次，2021年12月24日复查发现胃部肿块较前增大，第6次更换化疗方案为"伊立替康+白紫+卡瑞利珠"。

2022年1月23日初诊：胃胀甚、轻度胃酸，口干、口苦、口臭，不欲饮水，纳差、嗳气多，腹部冷痛，得暖则舒；乏力甚，伴气短头晕，双足后跟麻木，眠差、眠浅，流涎多；大便少，小便可。舌质淡、胖大，苔水滑，脉沉无力。

西医诊断：胃癌晚期伴淋巴、腹膜、肝多处转移。

中医辨证：中焦虚寒，气滞湿阻。

治法：温中散寒，行气化湿。

方药：附子理中汤合厚朴温中汤加减。制附子15g，干姜12g，人参15g，白术15g，厚朴30g，草豆蔻30g，茯苓30g，陈皮12g，木香6g，炙甘草6g，延胡索30g，太子参30g，党参30g，桂枝15g，炒神曲15g，炒山楂15g，炒麦芽15g，丁香6g。

15剂。嘱加水1200mL，煎煮两次，共取药汁400mL，混合后分两次服，上午10点、下午4点服药，每日一剂。

2022年2月6日二诊：服2022年1月23日方后乏力明显好转，口干、口苦、口臭明显减轻，头晕好转，眠差好转，流涎多消失。现症见：胃部隐痛，矢气多，纳可，双足后跟麻木同前，大便、小便可。2022年1月17日CT提示：食管下段、贲门及大弯侧胃壁多发结节及肿块影，部分较前增大；左锁骨上、腹腔及腹膜后增大淋巴结，考虑转移，个别较前略增大；大网膜增厚，考虑转移，较前大致相仿；肝多发转移瘤，部分较前增大。2022年1月19日行第6周期化疗，方案为FOLFIRI（伊立替康+5-FU），化疗后乏力明显。舌质淡、胖大，苔薄白，脉沉无力。守上方加薏苡仁30g，肉桂15g，石菖蒲30g，红花10g。15剂，煎服法同前。

2022年2月20日三诊：服用上方后患者贫血好转，纳增，口苦初服药时消失，后稍苦，气短好转，患者于第二天进行化疗。现症见：左侧肩胛骨以及后背持续性疼痛，影响睡眠，需服止疼药，腰部劳累后疼痛，胃部疼痛，饭后加重，打嗝气味难闻，矢气多，双足麻木，后跟处甚，偶尔流涎，大便可，眠差多梦，约2小时醒来一次，醒后小便（患者认为睡眠不好是疼痛和多梦所致和小便无关）。乏力，半夜4~5点出汗较多，甚则沾湿衣被，偶夜间体温有低热现象，天明后体温恢复正常。舌质淡、胖大，苔薄白，脉沉细。守上方加姜竹茹30g，炒薏苡仁30g，姜半夏15g，生姜9g，柴胡15g，青蒿30g，黄芩12g，地骨皮30g。30剂，煎服法同前。

2022年3月20日四诊：服上方效可，发热症状在服药第三天消失；口干、口苦症状明显减轻；胃部疼痛减轻，在忍受范围内；大便干症状缓解三分之一，排便周期缩短为2天一次。现症见：左侧肩胛骨以及后背持续性疼痛，影响睡眠，需服止疼药（洛芬待因片），腰部劳累后疼痛；胃部疼痛，疼痛尚可忍受，饭后加重；乏力，大便干，纳可，双足麻木，后跟处甚。偶尔流涎，睡眠多梦，约2小时醒来一次，醒后小便，走路多，稍有气短。守上方不变，另开处方软坚消积汤，具体方药为：柴胡15g，夏枯草30g，路路通6g，丹参15g，红花12g，桃仁15g，泽兰15g，王不留行6g，白芥子30g，海藻30g，炒莱菔子15g，牡蛎30g，蜈蚣5g，僵蚕15g，鳖甲30g，延胡索30g，炒神曲15g，炒麦芽15g。两方各15剂，嘱患者交替服用。

2022年4月1日随访：患者交替服用两方共10剂。期间未出现发热症状，胃部疼痛在忍受范围内，大便干缓解一半，排便周期为2天一次，偶为一天一次。肩胛骨及后背疼痛缓解，服用止痛药后，睡眠时间延长至3~4个小时。嘱继续服用，适寒暑、安居处、不适随诊。

按语：这位患者初诊已是胃癌晚期伴淋巴、腹膜、肝多处转移，并且在疾病确诊前已出现了恶心呕吐，上腹部、右下腹、腰部部间断疼痛的症状。胃癌早期症状并不典型，少数患者会出现不定时上腹部不适、胀满、食欲不振、消瘦等类似于胃炎、胃溃疡的上消化道症状，随着瘤体的生长，当胃癌发展到中晚期，出现持续性的胃脘痛，经常恶心呕吐，时有黑便，甚则呕血，身体消瘦非常明显时，往往已经是中晚期，愈后比较差。

该患者初诊时整体呈一派虚寒之象——从整体来看：患者神疲消瘦，面色萎黄，肤色黯淡无光泽感。《灵枢·百病始生》认为"温气不行，凝血蕴里而不散，津液涩渗，著而不去，而积皆成矣"。若先天禀赋不足，或因后天贪凉饮冷、久病服药等消耗人体阳气，导致脏腑功能减退，气化不足，温煦推动乏力，精血津液不能正常输布运行，阴不化精，停聚体内而致水湿、痰饮、瘀浊、毒邪内蕴，日久相互搏结而成积。

从舌脉来看：患者舌质淡、胖大，苔水滑，脉沉无力。舌色较淡红，舌浅淡，称为淡白舌。此舌主虚寒或气血双亏。阳气虚衰，运血无力，不能载血以上充舌质，或气血亏虚，血不荣舌，则舌色淡白。舌体胖大是由脾之阳气虚衰，或兼寒湿而致舌体胖大，虚浮，嫩软色淡，常有齿痕，属虚。舌面水分过多，甚则伸舌流涎欲滴，扪之湿滑称为"水滑苔"。滑苔是水湿之邪内聚的表现，主湿，主饮，主寒。多因寒湿内侵或阳虚不能运化水湿，导致湿停水聚，湿聚而成痰饮，水湿泛于舌而成。脉沉无力，是因脏腑虚弱，气血不充，脉气鼓动乏力，则脉沉而无力，多为里虚证。

从症状来看：胃胀甚、轻度胃酸；口干、口苦、口臭，不欲饮水；纳差、无食欲、嗳气多，腹部冷痛，得暖则舒；乏力甚，伴气短头晕；眠差、眠浅、流涎多；大便少，小便可。脾胃居于中焦，脾主升而胃主降，为全身气机升降之枢纽。其清阳不升可导致精神倦怠、清窍不利、耳目失聪、肢体乏力等症，而浊阴之气上逆，不仅可以出现腹胀，而且可以出现恶心、呃逆、呕吐、反胃、口干苦、流涎等症。譬如肿瘤患者在化疗期间常常并发有恶心、呕吐、纳呆、腹泻等消化道症状，部分患者也会出现头晕、全身乏力等不适。西医学认为上述症状是由于化疗药物的消化道毒性所致，治疗往往是在化疗前后给予止呕药物或者胃肠黏膜保护剂以及止泻药物来减轻上述症状。患者的部分症状可以缓解，但乏力、纳差、恶心感觉始终难以消除，并且成为患者在化疗期间的最主要不适。失眠的病因也可分为三个方面：一是因为患者生病后精神压力的原因造成；二是因为胃不和则卧不安，意思是胃气不和，则可引起喘息不能平卧，或失眠而不得安卧的病证。中医学认为，足阳明胃经之脉从头走足自上而下，故经气上行为逆。若外感六淫，内伤七情，致使脾胃升降失调，胃气上逆，气逆迫肺，肺失肃降，故见喘息不能平卧。此外，患者因肿块而导致的胃部疼痛也是失眠原因不可忽略的因素。三是因为脾胃为气血生化之源，中焦阳虚，气滞湿阻，气血生化之源，无以养心安魂，神魂夜不归位，营卫失调，而致失眠。

通过对患者的整体、舌脉以及症状的分析，郑玉玲教授认为急需从中焦脾胃入手治疗，温中散寒，行气化湿。寒湿去则饮食增，饮食增则乏力去；脾胃健则气血充，气血充则失眠消，故以附子理中汤合厚朴温中汤加减。

附子理中汤出自《太平惠民和剂局方》，由张仲景《伤寒论》之理中丸加附子而成，全方由附子、人参、干姜、白术、甘草组成。命门火衰，阳不温散，阴寒内生，故形寒肢冷，精神萎靡。舌淡，苔白，脉沉细为脾肾阳虚之表现。理中汤温补脾胃之阳，加附子温补脾肾之阳，故附子理中汤为先后天并补之剂。方中以附子温补脾肾，人参补气益脾，白术健脾燥湿，甘草和中补土，干姜温胃散寒。郑钦安在《医理真传》中云："非附子不能挽救欲绝之真阳，非姜术不能培中宫之土气。"人参微寒有刚柔相济之意，甘草调和上下最能缓中，五味药配合得当，治疗中下焦虚寒、火不生土诸证。方中附子温补先天真阳，白术健脾燥湿、补中宫之土，干姜温胃散寒，人参补气益阴，炙甘草补后天脾土、调和诸药。厚朴温中汤出自金代李东垣（1180—1251 年）所撰的《内外伤辨惑论》，用于"治脾胃虚寒，心腹胀满，及秋冬客寒犯胃，时作疼痛"。本方证因脾胃为寒湿所伤，气机壅阻而致。脾胃主受纳、腐熟和运化水谷，若起居不适，外受寒湿之邪，或恣食生冷之物，则使脾胃受寒湿所伤。寒湿凝滞，脾胃气机壅阻，不通则痛，故见脘腹胀满或疼痛；脾胃运化失司，则不思饮食；脾胃主肌肉四肢，湿邪困于脾胃，则四肢倦怠。治当行气温中，燥湿除满。方中厚朴行气消胀，燥湿除满，为君药。草豆蔻温中散寒，燥湿除痰，为臣药。陈皮、木香行气宽中；干姜、生姜温脾暖胃以散寒；茯苓渗湿健脾以和中，共为佐药。甘草益气健脾，调和诸药，功兼佐使。诸药合用，寒湿得除，气机得畅，脾胃复健，则胀痛自解。附子理中汤增其厚朴温中散寒之性，厚朴温中汤补其附子理中行气祛湿之短。而两方相合，共奏温中健脾行气祛湿之功。恰合患者主症之病机，效如桴鼓。故在患者二诊三诊时乏力、口干、口苦、口臭、头晕、失眠、食欲、贫血均有不同程度好转。后增延胡索、红花行气化瘀止痛；丁香、姜竹茹降逆止呕；太子参、党参、肉桂益气温阳；炒神曲、炒山楂、炒麦芽健脾开胃；薏苡仁、石菖蒲、炒薏苡仁、姜半夏、生姜化湿和胃；柴胡、青蒿、黄芩、地骨皮清热退烧。

患者正值中年，病情发展较快，且明确诊断时已为胃癌晚期，而在服用中药后，患者的生活质量有了明显的提高。可见，即使是晚期的肿瘤患者，仍可以通过中西医结合的方式，各取所长，优势互补，可以降低患者不良反应发生率，增长患者存活时间，提高患者治疗有效率。

黄甡教授以二麻承气汤宣降
并用治疗小儿便秘的经验

河南中医药大学 刘宁

河南中医药大学第一附属医院儿科医学院   黄甡

随着人们生活条件的改善带来了食谱的多样化改变，导致小儿粗纤维的摄入不足，加上小儿运动量的不足，小儿便秘成为儿科临床的常见病、多发病，患儿临床多伴厌食、腹胀、腹痛、夜卧哭闹不止等症状，病久往往造成肛裂、脱肛等，严重影响了小儿的生长发育。西医对小儿便秘的疗效一般且预后不佳，中医治疗的安全性相对较高且效果明显，所以运用中医药治疗小儿便秘逐渐被广大患儿家属所接受。黄甡教授是全国名老中医学术经验继承人，先后师从全国名老中医黄明志教授、张奇文教授、郑建民教授、李发枝教授、张磊教授等，从事临床工作30多年，博采众长，同时大量诵读中医经典著作，潜心揣摩，逐渐形成了自己的行医风格，能够将临证方药配伍运用地恰到好处，其自治二麻承气汤，传承和发扬了中医药独特的优势，得到患儿家属的极大认可。

一、审查病因病机

小儿便秘病位在大肠，病机的关键是大肠传导功能失常，气机不畅，糟粕内停，大便排出困难，与脾、胃关系密切。便秘在《伤寒论》中被称为"脾约"。脾为后天之本，主运化水谷精微，为气血生化之源，小儿脾常不足，饮食又不知节制，食物不能转化为水谷精微被人体吸收利用而停滞肠道，久致便秘。脾胃为气机升降之枢纽，大、小肠之运动受脾气运化功能的支配，脾气不足则升降失常，浊气不降而致便秘。肺与大肠相表里，生理上通过肺的肃降功能推动大肠蠕动下行，病理上肺热下移大肠，以致热结津亏，肠道干涩，大便干结。《东垣十书·燥门》曰："肾主二便，主五液，津液润则大便如常，津液不足则大便燥结。肾阳虚衰，阴寒凝滞肠胃，使之传导无力，津液不行，亦可致排便困难。"肝主疏泄，调节全身气机，若小儿情志抑郁，肝气不舒会导致气机郁滞难下则便不通。心为五脏六腑之大主，小儿心气、心阳旺盛有余，小儿称"纯阳之体"，易从热化，阳热易亢化火，火热结于大肠，则大便干燥难解。又或心气、心血、心阳不足使肠动力减弱，均会致小儿便秘。故小儿便秘的病位虽在大肠，但"魄门亦为五脏使"，黄老师认为小儿便秘与五脏皆相关。

二、辨证对症用药

（一）经验效方

黄甡教授结合小儿的生理特点，考虑小儿便秘的病因病机，认为小儿便秘也需要分虚实，实证主要由小儿饮食积滞、燥热内结、气机郁滞所致，一般临床比较多见，粪质多坚硬，常伴有腹痛拒按，结合小儿"三有余，四不足"的生理病理学说，临床虚证也有，多气血不足，肠道传导无力所致，临床多见于气虚不运，便秘时间较长则发展为血虚肠燥。在分析门诊便秘患儿用药规律时，谭瑶将证型分为燥热便秘、食积便秘、阴虚便秘、气虚便秘四种，前两者为实秘，后两者为虚秘。研究发现证型分布频率由高到低依次为：燥热便秘、食积便秘、阴虚便秘，且小儿多为实秘，占比最高的是燥热便秘，其认为主要原因是小儿特殊的生理特点，"纯阳之体"易热结大肠而生肠燥。所以黄老师认为小儿便秘大多数还是以实证为主，故二麻承气汤来源于医圣仲景的小承气汤，小承气汤原用来治疗阳明热结轻症，是张仲景用来治疗便秘的经验方之一。

黄老师熟读中医经典著作，结合小儿特殊的生理病理特点，依据自己多年的儿科临床经验，分析便秘的病机及用药经验，黄老师在小承气汤的基础上自创二麻承气汤，具体药物为麻黄6g，麻子仁10g，大黄3g，枳实6g，姜厚朴12g，杏仁10g，白术30g，紫菀30g，桔梗12g，酒苁蓉30g，白芍30g，甘草6g。

黄老师在此方中用麻黄取意"提壶揭盖"一法。关于"提壶揭盖"，朱丹溪提出其初意是专为探吐而设，将之比作滴水之器，闭其上窍则下窍不通，开其上窍则下窍必利，黄老师用麻黄、紫菀、桔梗宣肺气。肺与大肠相表里，开上窍，通下窍，则大便通行。肺与大肠的生理、病理互相影响，大肠的传导功能有赖于肺气的肃降。肺气下降，大肠才能传递糟粕，大便才得以通畅，所以宣肺利大肠在便秘的治疗中有重大意义。火麻仁润肠通便，金贤兰对火麻仁的药理研究表明火麻仁对消化系统影响，在连续给药4天后能显著增加小鼠2小时排便的次数。方中小承气汤来源于张仲景的《伤寒论》，以大黄为君，厚朴为臣，枳实为佐。《中国医学大辞典》言：

大黄叶苦寒，无毒。辟虱虫（置席下）；大黄苗苦寒，无毒，通大便，清肠热。厚朴苦降下气，消积除满，可消有形之实满，为消除胀满之要药。枳实辛行苦降，善破气除痞，消积导滞。三药合用，共成小承气汤。白术益气健脾，白术水提物能够对胃肠道运动进行双向调节，能促进结肠组织酪氨酸激酶生长因子受体（c-kit mRNA）的表达水平，修复结肠 Cajal 间质细胞，进而促进肠道运动，改善便秘。酒苁蓉补肾助阳，润肠通便。肉苁蓉对便秘具有一定的防治作用，肉苁蓉高剂量组的防治效果更好，且肉苁蓉能够促进胃肠蠕动、调节肠神经递质的水平。白芍养血敛阴，《注解伤寒论》云："酸以收之，甘以缓之，酸甘相合，用补阴血。"甘草调和诸药。

黄老师认为小儿便秘较成人便秘简单，一般小儿不伴有其他基础性疾病，便秘多因小儿脾常不足，后因饮食不节。所以，黄老师在多年临床的过程中总结经验自创二麻承气汤，诸药既兼顾小儿生理上肺脾肾三脏的不足，健脾气、宣肺气、补肾气；又宣降并用、通润一体、气血阴阳同调。

（二）辨证加减

中医认识疾病和治疗疾病的原则是辨证论治，黄老师临证时在原方的基础上，对于不同证型的便秘又多加减药对或方治疗使用。对于食积便秘者，在二麻承气汤的基础上多加用炒麦芽、炒山楂、鸡内金等助消化药物；气虚便秘者，原方基础上加用黄芪、党参等益气健脾药物或在原方基础上配合补中益气汤；气机郁滞者，多加理气之品，如木香、陈皮、青皮、香附、郁金等理气药物；肠胃积热，致使便秘日久伤阴耗血者，多加用玄参、麦冬、地黄、当归、何首乌等滋阴养血之品；或有小儿久服寒凉之品，致使阴寒积滞，或日久损伤阳气，导致小儿阳虚便秘，但这种证型的小儿便秘临床不多见，黄老师也会加减补助肾阳的药物治疗。其他证型者，黄老师亦根据自己临床经验加减药物配伍使用。但临床上对于小儿便秘，黄姓教授不仅仅只用二麻承气汤，热日久耗伤阴血比较严重的黄老师更擅长黄芪赤风汤合上五仁汤加减，具体药物：黄芪 10g，赤芍 10g，防风 12g，柏子仁 10g，郁李仁 10g，桃仁 10g，瓜蒌仁 10g，麻仁 10g，枳实 6g，肉苁蓉 30g，草决明 30g，大黄 3g。全方集滋阴养血、润肠通便于一体，对于小儿便秘后期阴血耗伤较重的患儿疗效较好。对于小儿便秘，黄老师在临床上虽不仅仅只用二麻承气汤一方，但二麻承气汤却是黄老师治疗小儿便秘最为常用的方子。

三、临床医案

关某，女，2岁7个月。

初诊：患儿以"便秘半月"为主诉就医。现症见：大便2~3日一行，严重时4~5天不排便，用开塞露通便，便质干，伴有腹胀，偶有腹痛，口臭，夜间哭闹不止，肛周红肿。无发热，无恶心、呕吐。纳一般，眠差，小便黄。舌尖红苔厚腻，指纹紫。查体：未见明显异常，有肺炎病史。诊断为便秘，证属胃肠积热。

处方：同仁堂颗粒剂。蜜麻黄6g，麻子仁10g，大黄3g，枳实6g，姜厚朴12g，杏仁10g，白术30g，蜜紫菀30g，桔梗12g，酒苁蓉30g，白芍30g，甘草6g，灯心草10g，蝉蜕12g，钩藤10g，生地黄10g，木通6g，竹叶10g，栀子10g。3剂，3日一剂，水冲服。予侧柏叶洗剂一瓶，擦洗肛周，便秘贴一包外用贴敷。

按语：全方共奏消食导滞，清泻大小肠实火，息风止惊之功效，辅助以便秘贴，能促进胃肠道功能。嘱咐孩子积极锻炼，调整饮食结构，按时排便。后未再复诊，电话询诊，诉服用后症状已好转，后自己在当地按照原方继服2剂，症状缓解后自行停药。

四、总结

随着小儿饮食结构的改变，小儿粗纤维摄入的减少，便秘越来越困扰小儿的身体健康。黄牲教授用二麻承气汤加减治疗小儿便秘，二麻承气汤既有麻子仁丸，又以小承气汤为基础方，全方集通下、润下、健脾理气、滋阴养血等药物为一体。方中诸药既兼顾小儿生理上肺脾肾三脏不足，又虚实兼顾，阴阳同调，在临床应用中其疗效得到患儿及患儿家属的极大认可。

黄甡教授运用经方治疗小儿夜啼的经验

河南中医药大学儿科医学院　李金洋

河南中医药大学第一附属医院儿科医学院　黄甡

夜啼是指小儿白天能安静入睡，入夜则啼哭不安，时哭时止，或每夜定时啼哭，甚则通宵达旦的一类临床症状。西医称夜啼为儿童睡眠障碍，但尚没有权威性解释与指南，认为睡眠障碍可以由身体生长发育和环境相互作用产生的功能失调引起，也可由呼吸、消化、神经等系统的疾病引起，通常应用镇静抗惊厥药物，副作用大，有成瘾性，且无明确的诊断标准与治疗方案。夜啼古称"客忤""惊啼""儿啼"，《颅囟经》《诸病源候论》《保婴撮要》《医宗金鉴》等对小儿夜啼都有或多或少的记述。而在现代临床中，夜啼也是常见的儿科疾病，国外资料表明儿童睡眠障碍的发生率为 10% ~45%，占儿科门诊的比例较高。夜啼导致的小儿睡眠不足可导致儿童在社会行为、思想认知、情绪培养、行为表现等方面都会受到不同程度的影响。中医药对小儿夜啼的发生发展机制及治疗有独特的认识，儿童独特的体质特性易导致夜间睡眠不安的发生，较成人更影响身心健康，运用中医内治及外治等多种方法能有效改善儿童睡眠。

黄甡教授是河南中医药大学第一附属医院主任医师，硕士研究生导师，儿科医学部儿科外治的学术带头人，全国名老中医学术经验继承人，从事中医儿科诊疗工作 30 余年，熟读中医经典著作，精于临床，师从国医大师张磊教授，全国名老中医李发枝教授、黄明志教授，对小儿夜啼的诊疗有着独到的见解与经验。笔者有幸跟随黄甡教授接诊，受益颇多，现将黄甡教授临床治疗小儿夜啼的诊断经验与常用思路进行整理归纳，以飨同道。

一、诊断标准

1. 婴儿难以查明原因的入夜啼哭不安，时哭时止，或每夜定时啼哭，甚则通宵达旦，但白天如常。

2. 临证必须详细询问病史，仔细检查体格，必要时辅以有关实验室检查。排除小儿因外感发热、口疮、肠套叠、寒疝等其他疾病引起的啼哭。

3. 排除生理现象及护理因素，如因小儿喂哺不足或过食，尿布潮湿未及时更换，环境及衣被过冷或过热，襁褓中夹异物等引起小儿不适而啼哭；或因不良习惯而致夜间拗哭，如夜间开灯而寐，摇篮中摇摆而寐，怀抱而寐，边走边拍而寐，要注意纠正。

黄甡教授在排除多种其他病理因素所致的小儿半夜哭闹和生理性哭闹后，则可以考虑对小儿由于各种外邪、脏腑失和、阴阳不调等原因所致的夜啼进行辨证论治。

二、病因病机

小儿夜啼是从古至今的临床常见疾病，中医古籍中有较多论述，最早可见于《颅囟经·病证》中：初生小儿，至夜啼者，是有瘀血腹痛，夜乘阴而痛则啼。该书是最早记载夜啼的书籍，也指出了夜啼的一个重要病因即瘀血。《诸病源候论·小儿杂病诸候·夜啼候》首提夜啼病名，"小儿夜啼者，藏冷故也。夜阴气盛，与冷相搏则冷动，冷动与脏气相并，或烦或痛，故令小儿夜啼也"，并指出小儿夜惊由脏腑寒冷引起。《幼科折衷·夜啼》曰："心藏神，神安则脏和。夫小儿昼得精神安，夜则稳睡。若心热惊热，或风寒之邪乘之，则精神不得安定，故致夜啼叫不已也。"提出心经积热或外受风寒使精神不定而诱发夜啼。《保婴撮要·夜啼》曰："夜啼有二：曰脾寒，曰心热。夜属阴，阴胜则脾脏之寒愈盛。脾为至阴，喜温而恶寒，寒则腹中作痛，故曲腰而啼。其候面青白，手腹俱冷，不思乳食是也。若见灯愈啼者，心热也。心属火，见灯则烦热内生，两阳相搏，故仰身而啼。"不仅明确提出了小儿夜啼脾寒和心热的两大主要病机，也详细地论证了其具体临床表现。《幼幼集成·夜啼证治》曰："小儿夜啼有数证：有脏寒、有心热、有神不安、有拗哭，此中寒热不同，切宜详辨。"增加夜啼的惊恐的病因。由此可见，中医古籍中论述小儿夜啼的发生与心、脾两脏密切相关，多因脾寒、心热、惊恐所致，即寒痛而啼、热烦而啼、惊恐神不安而啼。现如今，临床中夜啼的病机无外乎脾寒气滞、心经积热、乳滞和惊恐伤神等。偶有医家提出夜啼的根本病因是由各种原因导致的心肝之阳浮越于外，不能潜敛入阴，扰动心神，阳不入阴则生。

黄甡教授通过30余年的临床经验，在脾虚、心热、惊恐的病因病机上提出痰热的致病因素，并充实了瘀血的病因，完善了夜啼证型。黄甡教授认为小儿夜啼的病因无外乎外邪、内伤、病理产物导致的阴阳不和。小儿素体脾胃虚弱，心肝有余，外受风寒风热之邪侵袭可致脾胃虚寒，气机阻滞；或心肝两经受邪热之气而成实证，心经积热、肝气郁结生痰热而致小儿烦躁不能寐；阴阳不相顺接或外受惊恐所致伤神而夜啼；出生时或气血运行不畅而形成的瘀血病理产物所致瘀血阻窍。在此基础上，黄甡教授将小儿夜啼分为脾虚气滞证、痰热扰心证、阴阳不和外受惊恐证、心经积热证和瘀血阻窍证五大证型，可满足基本临床需要，为临床诊治夜啼的医者提供了相关经验与参考。

三、分证论治

（一）脾虚气滞

明代万全认为小儿肺、脾、肾三脏常不足，而脾为后天之本，气血化生之源，在儿童生长发育过程中起关键性作用。如母体素体虚寒，或妊娠、哺乳期间过食生冷，导致小儿脾胃虚寒。夜间阳气虚衰，卫外不足，寒气内侵，脾胃气机凝滞，阻滞不通，不通则痛，进而引发啼哭。

临床上，可见小儿形体消瘦，不思饮食，舌淡，苔薄白，指纹色淡或脉弱，治法以温中散寒，理气醒脾。黄甡教授认为此证是临床最常见的小儿夜啼证型，常以自拟脾虚夜惊方加减治疗，该方由木香、枳实、槟榔、乌药、龙骨、牡蛎、珍珠母、灯心草、蝉蜕、钩藤、浮小麦、大枣、炙甘草等组成。化裁乌药散与匀气散，取木香为君药，温里散寒兼理气，佐以枳实、槟榔行气宽中，生龙牡、珍珠母以平肝潜阳，镇惊安神，共为臣药，灯心草、蝉蜕、钩藤为黄师常用的对药组合，蝉蜕疏风，钩藤镇惊，灯心草泻心、小肠之火，临床定惊效果显著，再合甘麦大枣汤养心安神，和中缓急，缓解患儿烦躁症状。此方温中、理气、消积、镇惊、和中，标本兼治，常常药效显著，3~5日患儿夜间啼哭症状即大为减轻。

（二）痰热扰心

小儿脏腑娇嫩，形气未充，肺脾肾三脏常虚，而心肝常有余。加之现代社会患儿饮食不节，嗜肥甘，家庭娇惯溺爱，小儿愿多遂，若愿不遂，则肝气郁滞，生痰化火，痰热互结，扰乱心神或痰气交阻，痰蒙清窍证而出现夜啼。《景岳全书·卷十八·不寐》曰："痰火扰乱，心神不宁，思虑过伤，火炽痰郁而致不眠者多矣。"同样也可应用于解释小儿夜啼痰热的病因。

临床上，可见小儿眠欠安，易醒，情志抑郁，烦躁易怒，大便干，舌苔黄厚腻，指纹青紫或脉弦滑数有力。黄甡教授认为此证的辨证要点主要在于痰和热，有时可兼夹湿邪，患儿最显著的特点即为舌苔黄厚腻，脉滑数，也可提示此证小儿多兼有轻微的食积症状。临床治法以清热涤痰，泻火安神为主，方用黄连温胆汤加减。黄连温胆汤由温胆汤加黄连而成。温胆汤中君药半夏辛温，燥湿化痰，降气和胃，臣以竹茹，清热化痰，除烦止呕，陈皮辛苦温，理气行滞，燥湿化痰，枳实降气导滞，消痰除痞，佐以茯苓，健脾渗湿，以杜生痰之源，煎加生姜、大枣调和脾胃，且生姜兼制半夏毒性，以甘草为使，调和诸药。黄连则为黄牲教授对于小儿心经积热的常用药，合此方加强清热之功，诸药合用，共奏清热化痰，宁心安神之效。现代研究也证明了黄连温胆汤的药物归经在脾、胃、心，其中黄酮类化合物及炎症因子的抗炎作用可能为黄连温胆汤治疗失眠的作用机制。

（三）阴阳不和，外受惊恐

《灵枢·寒热》曰："阳气盛则瞋目，阴气盛则瞑目。"揭示了阴阳调和对于睡眠的影响。小儿为稚阴稚阳之体，肾精不充，精气未盛，阴常不足，阳常有余，最易引起阴阳的偏盛和偏衰。再加上小儿本身神气怯弱，神志未定，就容易外受惊恐而致脏腑魂魄不安发为夜啼，有医家则提出小儿"少阳体质"，小儿存在心肝之气不足的特点，心气不足，则神气怯弱，易受惊吓；肝气未实，易生惊惕，见异常之物或特异声响，常惊恐，心神不宁，神志不安，因而不寐或寐中惊惕啼哭。黄牲教授认为不论虚实，夜啼的根本原因在于阴阳不和，阳不入阴。

临床上，可见小儿夜眠欠安，纳食一般，易受惊吓，二便正常，舌淡苔薄白，指纹浮紫或脉数，治法以调和阴阳，镇静安神，舒畅气机，方用柴胡加龙骨牡蛎汤加减。方以小柴胡汤（患儿气血旺盛，常以人参易党参）和解枢机，扶正祛邪，柴胡、黄芩疏利肝胆，以升发少阳之气，使肝胆疏泄正常，神魂内守，则夜惊自去。加桂枝调和营卫兼有平肝之效，茯苓以助太阳气化而行津，通达三焦，加大黄以泻阳明之热，重用龙骨、牡蛎、珍珠母以重镇理怯（小儿脏腑娇弱，故珍珠母易铅丹）。诸药合用，使少阳枢机得利，三焦通达，里热得清，神安而诸症除。西医学研究发现，柴胡加龙骨牡蛎汤中各成分通过调节 HPA 轴，增加脑内单胺类神经递质的含量，产生抗炎作用和调控物质代谢等不同通路途径，协同发挥治疗失眠的作用显著，具有较好的临床疗效。

（四）心经积热

《幼科折衷·夜啼》曰："心藏神，神安则脏和。夫小儿昼得精神安，夜则稳睡。若心热惊热，或风寒之邪乘之，则精神不得安定，故致夜啼叫不已也。"又因小儿脏腑柔弱，形神未充，易受侵扰而致心神不宁。而当今之世，多数父母恐小儿营养不良，辅以高脂高热的奶粉喂养，易生热证。小儿心常有余，心主火，热伏于内，扰动神明，故小儿夜心烦而啼。《保婴撮要·夜啼》云："心属火，见灯则烦热内生，两阳相搏，故仰身而啼。"

临床上可见患儿夜间啼哭时哭声较响，见灯尤甚，哭时面赤唇红，烦躁不宁，身腹俱暖，大便秘结，小便短赤，舌尖红苔薄黄，指纹多紫，脉浮数。此证常与痰热扰心一证相鉴别，心经积热病因简单，主要为热邪，病位较固定，主要在心经，偶尔在肝经。临床中，黄甡教授主要通过中医四诊中的患儿面部望诊以及舌脉进行区分，此证小儿常常情绪烦躁，山根处青筋隐隐，面赤，舌尖红，脉数。治法当以清心导赤，泻火安神。黄教授常以自创之清心导赤散治疗，以导赤散四味药为主，加焦栀子、焦神曲、连翘、白薇、灯心草、蝉蜕、钩藤。方中导赤散清脏腑热，清心养阴，加神曲健脾和胃，消食和中，栀子、连翘引经入心，清心火，安心神，白薇清虚热凉血，利尿通淋。灯心草、蝉蜕、钩藤药对组合，能清心、镇惊、安神。诸药合用，清心而不伤阴，另可预防小儿食积，避免肺胃积热及心。

（五）瘀血阻窍

《颅囟经·病证》曰："初生小儿，至夜啼者，是有瘀血腹痛，夜乘阴而痛则啼。"初次揭示了导致夜啼的有形实邪，即瘀血。从瘀血角度考虑失眠，源于汉代的张仲景，如《金匮要略》治疗"虚烦不得眠"的酸枣仁汤，方中使用川芎的目的就是活血调气，畅血行以安睡眠。《医林改错·血府逐瘀汤所治之症目》曰："小儿夜啼，何得白日不啼，夜啼者，血瘀也。此方一两付痊愈。""夜不能睡，用安神养血药治之不效者，此方若神。"此两句都揭示了瘀血导致小儿夜啼。黄甡教授根据多年临床经验也认为瘀血是造成小儿夜啼的重要原因之一。小儿神志怯弱，生活中的各类原因如跌扑损伤、父母责备对小儿造成惊吓使气机逆乱，血流不畅，产生瘀滞，影响睡眠。对于夜啼时间较长或从出生就出现夜啼症状的患儿，黄教授则认为小儿脑部缺氧造成瘀血的可能性最大，诊时当着重询问患儿母亲妊娠史与分娩史，即胎儿是否出现宫内缺氧、胎膜早破等情况，围产期是否出现脐绕颈、脐带脱垂等现象，分娩时是否出现产程过长、宫内窒息、肌张力低、哭声不好等症状。临床上，可见患儿夜眠欠安，面色偏暗，二便正常，舌暗苔薄白，指纹浮紫或脉涩，治法以活血化瘀，调和阴阳，方用血府逐瘀汤加减。方中桃仁、红花活血祛瘀，共为君药，赤芍、川芎助君药活血祛瘀；牛膝活血通经，祛瘀，引血下行，柴胡疏理肝气，生地黄、当归养血兼以活血，并用桔梗上行，枳壳宽中，牛膝下行，使上中下三焦兼顾，甘草健脾和中。诸药合用，使气血舒畅，神志安和。现代研究表明，血府逐瘀汤中多种活性成分作用于多种核心靶点，通过对神经递质水平的调节，影响细胞因子受体结合等生物过程，调节相关神经及炎症信号通路，多成分、多靶点、多途径地协同发挥抗失眠作用。

四、临床医案

患儿，男，6 个月。初诊日期：2022 年 2 月 21 日。

主诉：啼哭不安 2 月余。

现病史：患儿出生后睡觉尚安稳，但近 2 个月来，经常夜间惊起、啼哭，入睡困难。现症见：每日夜间定时啼哭，纳食不香，大便干结，约 3 天一行，面色偏暗；舌略暗，苔薄白，指纹紫滞。无围产期缺氧史。

西医诊断：婴幼儿睡眠障碍。

中医诊断：夜啼（瘀血阻窍）。

治法：活血化瘀，调和阴阳，定惊安神。

方药：血府逐瘀汤加甘麦大枣汤加减。桃仁 10g，红花 5g，生地黄 10g，当归 10g，赤芍 10g，川芎 6g，柴胡 12g，枳壳 6g，牛膝 10g，桔梗 12g，甘草 6g，浮小麦 30g，大枣 10g。2 剂，颗粒剂，每 3 日服 1 剂，水冲服。

二诊：2022 年 2 月 28 日。患儿夜啼次数与时间较前减轻，一周内仅发作 1 次，守上方继续治疗，3 剂颗粒剂，每 3 日服 1 剂，水冲服。2 周内患儿未就诊，电话随访后得知患儿 2 周内夜寐安，无夜间啼哭与惊醒。

按语：患儿年龄小，出生后即夜间啼哭明显，问诊时虽产时无缺氧史，但患儿夜啼发作有规律，面色晦暗，指纹紫滞，无其他证型的明显临床特征，考虑为发作性疾病，而发作性疾病多有瘀血阻滞。故使用血府逐瘀汤，又因夜啼患儿多心阴不足，肝气失和，故合甘麦大枣汤养心安神，和中缓急。

五、小结

小儿夜啼临床常见，证候多样，在临床中需探其根本，寻其病因，究其病机，对证治疗方可见效显著。黄甡教授平素也强调学生们必须精研中医经典，勤读书，时时记诵，多临证，博采众家之长，借鉴各家经验，对于小儿夜啼的诊疗也不应只拘泥于脏腑虚实，也可从阴阳、外邪等多方面赋予诊疗夜啼更多的思路与可能性。夜啼为儿科常见疾病，而随着社会的不断发展与研读古籍的不断深入，夜啼依然常治常新，黄甡教授希望医者们能从原有的辨证思路中跳出，增加夜啼诊疗的更多思路与方向。

从气滞痰凝辨治发声性抽动的经验

河南中医药大学儿科医学院　张雪原

河南中医药大学第一附属医院　马丙祥　孔亚敏

抽动障碍常起病于儿童时期，是以反复的、快速的、无节律性的一个或多个部位运动和（或）发声抽动为主要表现的神经发育障碍性疾病，依据病程可分为暂时性抽动和慢性抽动，依据临床特征可分为运动性抽动和（或）发声性抽动。发声性抽动通常表现出不自主的异常发音，如清嗓子、喉中异声、吭声、尖叫声、吼叫声、呻吟声、鸡鸣声、犬吠声、海豚音，甚则有秽语声音等。其有病情易反复、病程缠绵、时轻时重等特点。很多患儿因此疾身心、生活、学习、工作技能、社会行为等其他诸多方面受到较大程度的影响或损害。症状严重的患儿还很可能伴有情绪行为症状，如孩子性格倾向急躁冲动和暴躁易怒、胆小、任性、自伤或攻击伤人，则另外共患 1 种或多种心理行为障碍，包括儿童多动症、学习困难、强迫障碍、睡眠障碍、品行障碍等的概率较大。虽然，目前本病在西医看来其主要病因病机尚不清晰，领域内多数专家考虑更多的是该病与人的免疫、遗传、感染、激素水平异常及内外环境影响等诸多发病因素存在紧密相关。从中医学角度分析，本病的发生与五脏有关，发声性抽动与肺脾关系更为密切。小儿肺脏娇嫩，抵御外邪能力较弱，"风为百病之障，怪病多由痰作祟"，风邪侵犯肺卫，肺开窍于鼻，咽喉为肺胃之门户，肺部失宣，痰因风生，风因痰动，风痰相搏，气滞痰凝，郁阻咽喉，咽中不适而频频发出怪声。治以平风化痰，健脾益肺。可从气滞痰凝的角度出发，应用旋覆代赭汤治疗发声性抽动使得肺气得宣，气机升降有序，痰饮俱化，异声得消。现从中医气滞痰凝的角度出发，将旋覆代赭汤治疗发声性抽动的应用经验总结如下。

一、病因病机

历代中医古籍记载中虽皆无运动或发声性抽动这一医学病名，但根据其临床表现可归属于肝风或慢惊、瘛疭、躁动、痉病等范畴。抽动障碍患儿本因肝风扰动，肝阳上亢，木火刑金，肺金失于宣降，津液不布，留于气道，聚而为痰，上扰清窍，致发声性抽动，临床可见清嗓子、吸鼻子、发吭声；肝气旺盛横逆犯胃，胃失和降，痰湿内生，病情加重，痰气搏结，则患儿可有咽部异物感，或咳吐痰涎，气机不畅可见胸胁满闷、咳嗽、发声；病情日久，肺之气阴不足，复遇外感，可致抽动加重，或病情易反复。

发声性抽动患儿常自述咽喉不适，频频清嗓以缓解。外邪侵袭肺部，肺气郁闭，气滞痰凝，郁阻咽喉，则频频清嗓，喉中发出异声。《灵枢·忧恚无言第六十九》云："会厌者，声音之户也；口唇者，声音之扇也；舌者，声音之机也；悬雍垂者，声音之关也，是故厌小而薄则发气疾，其开阖利，其出气易；其厌大而厚，则开阖难，其气出迟，故重言也。"会厌，又称"吸门"，覆于气管上口，发声则开为"声音之户也"，咽食则闭。喉窍为咽喉气息津液出入之第一要道，又兼为喉部发声出音之器官。喉下连气道以畅通其肺气。诸气者，皆属于肺。肺主气司呼吸，《难经·四十难》曰："肺主声。"虞庶注："肺，金也。金击之有声，故五音皆出于肺也。"肺手太阴之脉通于咽喉，故喉咙的通气和发声直接受制于肺。

脾为生痰之源，脾肺为母子关系，母病可及子，子病盗母气，若因先天不足，后天失养，脾胃受损，出现脾失健运，累及于肺，肺失宣降，肺脾两虚，气运升降失常，津液的输布失调，运行不畅则流滞生湿，湿聚生痰。发声性抽动，乃肺失清肃，风热湿三邪蕴郁于上焦而聚于喉，湿凝聚成湿痰，气滞痰凝，阻塞咽喉，户门开阖功能失常之使然。治上宜清热宣肺化水湿，行气散结，祛风化痰。

二、中医学术渊源

（一）溯本求源

旋覆代赭汤出自中医四大经典之一的《伤寒论》，为医圣张仲景所著，《伤寒论·辨太阳病脉证并治》第 161 条载：伤寒发汗，若吐若下，解后心下痞硬噫气不除者，旋覆代赭汤主之。该方的组成有旋覆花三两，人参二两，生姜五两，代赭石一两，炙甘草三两，半夏半升，大枣十二枚，以水一斗，煮取六升，去滓，再煎取三升，温服一升，日三服。主治胃虚气逆痰阻证。心脘下有痞胀硬，噫气经久不欲除，或症见纳差，呃逆，恶心，甚或发热呕吐，舌淡苔腻，脉缓沉或缓滑。

通过临床查阅中医文献可发现，旋覆代赭汤对治疗小儿反流性食管炎、反流性咽喉炎、呕吐、消化不良综合征等各种脾胃以及消化道相关疑难疾病常有显著效果。另有文献认为，旋覆代赭汤能够清热降逆、润肺化痰、益气滋阴和胃，对胃气上逆动膈引起的顽固性呃逆亦有佳效，亦有施于由脾虚肝亢、肺胃气受逆而致的喉间不自主发声症状的报道。

马教授结合古代中医理论内容及脾胃疾病及其发病规律特点并创新地选方与用药，认为旋覆代赭汤方不仅可以治疗小儿反流性食管炎，也同样可有效运用于治疗肺失宣肃，风热之邪循经上扰或脾阳虚弱，痰邪内扰导致的儿童发声性抽动。该方主要由旋覆花、人参、生姜、代赭石、炙甘草、半夏、大枣等组成，从这七味中药的性味归经和主治特点知可取理气化痰，降逆和胃之功。

（二）病因证治机理

本病可因外感久病和胃气虚或血弱，痰饮湿浊内阻肠胃，气机难以通降所致。原始方药参见伤寒发汗，若吐若下，解后，心下痞硬，噫气不除方等。伤寒或外感发汗大热病发后，又有多病误用了或吐，或下之法，使胃气津液受伤，升降运化气机之运转失常，则津液不得转输而为痰，痰浊阻于中焦，气机不畅。脾胃功能日益虚弱，痰气或湿热气机交阻，则或因阴虚，湿热之气上逆，而反致其胸腹中噫气之咳嗽频作，或易致纳差、呃逆、恶心、呕吐。舌苔白腻，脉缓或滑，乃胃虚痰阻之征。治当降逆化痰，益气和胃。

（三）方释名解

方书中云：旋覆花苦辛咸温，行水，止呕，善于开结下气而消痰，降逆而止噫。有"诸花皆升，旋覆花独降"的说法，重用之可为君药。以代赭石重坠降逆，下气消痰，为臣药。半夏可燥湿祛痰，理气散结，和缓胃阳；而生姜用量也独重，和脾胃以降其胃逆而增助其行气化痰而止吐泻之力，同时又可助宣化水气而增助其燥湿祛痰之功。人参、大枣则甘温补中气，健脾养胃，以其专补中焦之虚，为胃气偏弱者治本之要，俱为佐药。炙甘草调和药性，兼作使药。诸药相合，标本兼治，共奏降逆化痰、益气和胃之功，使逆气得降，痰浊得消，中虚得复，痰消则异声自止。

三、中医药治疗优势

抽动障碍的发病率逐年上升，在临床中越来越得到重视。其目前诊断主要依靠临床症状和评估量表，而且西医治疗方案并不系统，以抗精神病药物、中枢性α受体激动剂，以及抗癫痫药物等为主。虽然上述用药能够控制住病情，但长期用药后相关的副作用逐渐凸显，对身体的损害是不容忽视的，如消化系统相关的呕吐、腹痛，嗜睡等，对患儿的生长发育会产生较大的影响。中药治疗抽动具有相当的优势，马教授认为发声性抽动症病者首发临床症状时多表现以清哑嗓子音为主，大多怀疑是有气机郁滞之实证，此时应积极理气宣肺，以旋覆代赭汤为主方的同时还要结合患者的临床病情实际情况辨证加减用药。

临床治病须善于灵活掌握选方，加减用药，基于中医经典的同时又强调不可拘禁锢泥于传统，须三因制宜，故马教授提出在遵循经典用药规律的基础上，适时辨证调整用药，才能使中医治疗更加灵活而契合疾病。脾虚肝亢者以四逆散加味，外风引动内风者以银翘散合苍耳子散加味；肺热肝亢者以小柴胡汤为主。此外，随症酌情加减，如有眨眼、挤眼者，加木贼、刺蒺藜；吸鼻、擤鼻者，加辛夷、白芷、苍耳子等；摇头、四肢肌肉抽动较为频繁剧烈者，加天麻、钩藤、伸筋草、蝉蜕；下肢动者，加牛膝、木瓜、白僵蚕等。

四、医案举隅

刘某，男，13 岁。

初诊：2020 年 4 月 24 日。患儿被诊为抽动症已 3 年余。患者 3 年余前疑似因家庭父母关系紧张原因而出现喉中发声、频频秽语，至外院诊断为抽动障碍并予西药口服治疗，病情得以控制。后父母离异，患儿病情复发。现症见：喉中频发声音，怪叫，声高尖锐，重复他人话语，甚则秽语，自觉喉中异物感，性急易怒冲动，上课注意力难以集中，食量大，纳食佳，无挑食偏食，睡中欠安，打鼾，小便黄，大便秘结。诊见形体肥胖，舌质红，苔黄厚腻，脉滑数。马教授的辨证依据为患儿脾胃运化功能不足，津液聚集日久生痰化热，痰热之邪袭入肺胃所致之实证，治应以降逆和胃，清热理肺祛痰，主方当为旋覆代赭汤加减。

处方：旋覆花 9g，代赭石 6g，姜半夏 18g，陈皮 9g，党参 10g，茯苓 20g，桔梗 12g，苏叶 10g，厚朴 10g，防风 9g，川芎 9g，木贼 10g，神曲 9g，生姜 3 片，炙甘草 9g。

14 剂，水煎服，分三次温服。

二诊：2020 年 5 月 9 日。患儿服上药后喉中发 en、en 声，重复他人说话和秽语较前减少，仍难以自控，性急，注意力不集中，纳眠可，小便偏黄。诊见舌质淡红苔黄，脉滑数。即以旋覆代赭汤为基础而加炒黄芩 10g，蝉蜕 6g，疏风除热利咽。14 剂，水煎服，分三次温服。

三诊：2020 年 5 月 23 日。患儿诉服药半年后发声音基本消失，诸症明显缓解，纳可，寐安，二便调畅。诊见舌质暗淡红，舌苔薄，脉平。遵原方继服 2 周。

按语：万全在《万氏家藏育婴秘诀·五脏证治总论》中曾论述：小儿五脏未全，形气未充。患儿处于青春期，生长发育较快，若长期口服西药恐不良反应凸显，安全性欠佳，引起疾病反复或并发症，从而影响患儿的生活和学习。《素问·禁刺论》曰："肝生于左，肺藏于右。"无不升降，无不出入，肝升肺降，动态有序而无所失。《灵枢·经脉》曰："肺手太阴之脉，起于中焦，下络大肠，还循胃口，上膈属肺。"肺为水之上源，肺金失养则金水相生功能障碍，津液上承受阻，易聚而生痰，若痰邪上犯咽喉则肺气不利而出现喉中发声。该患儿由于饮食不节、情志不遂等因素导致肺脾失运，气机郁滞，郁久则生痰化热，气滞痰凝上攻肺之门户。《素问·经脉别论》经文又云："饮入于胃，游溢精气，上输于脾，脾气散精，上归于肺，通调水道，下输膀胱，水精四布，五经并行。"脾为生痰之源，肺为贮痰之器。脾复健运之常，痰则自化。主方以旋覆代赭汤降气和胃，考虑本病发生之本在于这"风"一字，故使用防风、川芎等祛散表风之药。酌加苏叶、厚朴以理气宽中，桔梗宣肺祛痰，清利咽喉，长于升提运气上行，一上一下，开胸顺气，消胀除满益彰，神曲归脾、胃经，性味甘、辛，温，运脾健胃，振奋胃气。诸药合用，才可起到药到病除之效。

贾文魁运用小柴胡汤治疗原发性成年型甲状腺功能减退症的临床经验

山西中医药大学　赵星伍　王洁

山西省中西医结合医院　贾文魁

原发性成年型甲状腺功能减退症好发于中老年女性，是甲状腺代谢率和兴奋性下降的一类症候群，常伴有畏寒乏力、手足胀痛、困惑、记忆力降低等症状。本病属于中医学"瘿劳"的范畴。贾文魁教授认为其病机关键为少阳枢机不利导致气机升降出入失常和气血津液输布障碍，在治疗时着眼于调达枢机，灵活加减运用小柴胡汤调畅枢机、补虚散结，多获良效。本文兹列举瘿劳验案 1 例，探讨贾文魁教授运用小柴胡汤治疗瘿劳时的临床经验。

原发性成年型甲状腺功能减退症是由成年人甲状腺腺体自身病变导致甲状腺激素合成分泌减少或组织利用不足的一类综合征，通常表现为身体代谢效率减低和交感神经兴奋性下降。患者经常会出现畏寒乏力、手足胀痛、困惑、记忆力降低、出汗少、关节疼痛、体重增多、大便秘结、女性月经不调、不孕不育等症状。该病起病隐蔽，病程较长，随着年龄的增加，发病率也有所增加，大约占甲状腺功能减退的 95%，以女性为多见。中医对"瘿劳"的研究源远流长，病机清晰，积累了丰富的临床辨证治疗经验，并取得了很好的效果。贾文魁教授是第七批全国名老中医药专家学术经验继承工作指导老师，他认为少阳枢机不利导致气机升降出入失常和气血津液输布障碍是原发性成年型甲状腺功能减退症的病机关键，灵活运用小柴胡汤调畅枢机、补虚散结治疗瘿劳良效颇多，现总结其经验如下。

一、病机

（一）气机运行与瘿劳

气机运行与瘿劳的发生关系密切，如《诸病源候论》云："瘿者，由忧恚气结所生。"《圣济总录》云："忧、劳、气（瘿）则本于七情，情之所至，气则随之，或上不下，或结而不散是也。"《济生方·瘿瘤论治》云："夫瘿瘤者，多由喜怒不节，忧思过度，而成斯疾焉。大抵人之气血，循环一身，常欲无留滞之患，调摄失宜，气血凝滞，为瘿为瘤。"说明由于忧思日久、劳逸过度、情志不舒等因素，导致人体肝气郁结，气机郁滞，津液不能正常疏布，脉道不能畅行血液，气郁痰凝血瘀等病理产物壅结于颈前，形成瘿病。《医醇賸义》言："虚劳内伤，不出气血两途。"说明气血同源，阴阳互根，气血运行不畅日久，不能濡养各脏腑，脏腑之间气血阴阳亏损，形成瘿劳。贾文魁教授认为瘿劳的病机应为本虚标实，其产生是由于肝失调达，气机疏泄不利，忧思伤脾，气血生化乏源，在内造成脏腑形体失去气血津液的滋养，无力鼓动气机运行，加重郁滞，在外则呈现一副赢弱之象，此为本虚；同时劳逸失节、五志过极等因素，导致气机郁结，气血津液滞留，化生气郁、痰凝、血瘀等病理产物结于颈部，此为标实。

（二）少阳枢机与气机运行

《灵枢·根结》曰："太阳为开，阳明为阖，少阳为枢。"少阳包括手少阳三焦经和足少阳胆经，是人体气机升降出入的枢纽，为三阳中的根本。如《类经·阴阳离合》云："少阳为枢，谓阳气在表里之间，可出可入，如枢机也。"指出少阳是沟通六经表里脏腑之间的通路，为转输表里脏腑阴阳的枢纽。《医学求是》云："枢轴运动，则中气得以运行，脾升胃降，有赖少阳之转枢焉。"依靠少阳枢机的转输作用，气机运行通畅，脾主升清、胃主降浊能得以正常维持。《难经》中记载"三焦主持诸气"且为"水谷之道路"，《内科摘要》云："肝主疏泄。"枢机司职，气机调畅，水谷营卫畅行出入，气血津液正常输布，脏腑经络得以濡养。正如《伤寒论·平脉法》云："荣卫不能相将，三焦无所仰，身体痹不仁。"若因外感内伤，邪犯少阳，导致枢机运转不利，气机升降失常，气血津液输布、运行不利，形成气郁、痰凝、血瘀等病理产物结于颈部。又因病情日久，气血失养，内扰脏腑，外干形体，而呈现赢弱之象。贾文魁教授认为少阳是人体气机升降出入的枢纽，少阳枢机不畅，影响气机升降出入，气血津液输布失常，进而导致病理产物化生和脏腑经络失养，故少阳枢机不利是导致本虚标实病机发生的关键。

二、治法

贾文魁教授认为原发性成年型甲状腺功能减退症的病机关键是少阳枢机不利导致气机运行不畅，脏腑经络失养和气郁痰凝血瘀等病理产物壅滞颈部。因此，调畅枢机、补虚散结是治疗气机升降出入失常、气血精液输布障碍瘿劳的关键。本病好发于中年女性，此年龄女性面临工作家庭双重压力，饮食睡眠常不规律，思虑过度，情志抑郁，气机郁结导致少阳枢机不利，气血精液输布障碍出现瘿劳。同时，由于甲状腺激素水平过低导致的身体代谢效率下降和交感神经兴奋性降低，会反作用到工作生活，增加焦虑和抑郁，从而形成恶性循环。因此，瘿劳患者更常见少阳枢机不利的证型。此类病证本属于少阳，但因病情日久常累及他脏，临床上常用见以下三种兼证：心脾两虚，常伴有心悸、失眠、头晕、乏力等症状，治疗采用调畅枢机、健脾养心；肝气失疏泄，横逆犯胃，常伴有口干口苦、胸胁满闷胀痛、不思饮食、大便不畅等症状，治疗采用调畅枢机、运脾和胃；久病累及脾肾阳气，常伴有畏寒、记忆力减退、月经不调不孕等症状，治疗时应兼顾扶先后天，治疗采用调畅枢机、温肾健脾。因此，针对少阳枢机不利型瘿劳患者以调畅枢机、补虚散结为总法兼灵活运用健脾养心、运脾和胃、温补脾肾之法使枢机调达，气机升降出入运行道路通畅，气血阴阳平衡，病症自然恢复。

三、用药

贾文魁教授临床上强调"整体观念、辨证论治、三因制宜、治病求本"的原则，在治疗瘿劳时，以小柴胡汤为主方。他认为小柴胡汤虽仅由柴胡、黄芩、半夏、生姜、人参、甘草、大枣七味药组成，但掌握其组方结构，在临床中灵活运用，临证加减，可起到疏解少阳、和畅气机、补虚泄实的功效。方中柴胡性味辛苦平，气味清薄，主入肝胆，能疏少阳之郁滞，为君药。黄芩苦寒，亦入肝胆，能清胸腹郁热以除烦满，为臣药。少阳为枢，是人体气机升降出入的枢纽，柴胡升散、黄芩苦降，君臣相和，既可解少阳半表半里之邪，又可畅少阳气机，令枢机畅达，气机调畅，水谷营卫畅行出入，则气血津液正常输布，脏腑经络得以濡养，气郁、痰凝、血瘀等病理产物可随枢机运转，气机的升降出入，得以输布消散。半夏苦辛，调理胃气降逆止呕；生姜味辛、微温，加强半夏和胃之效，并可制约半夏毒性。脾得生姜之温则运，胃得半夏之苦通降，两药相合能恢复脾胃的运化功能，使气血生化得源。人参味甘、微苦，微温，有补气培元、生精养血之功。清代陈修园言："少阳为枢，而所以运此枢者胃也。小柴胡汤中之参枣，是补胃中之正气以转枢。"参、枣合用补胃气以助少阳枢转。二药再加甘草，甘温补中，固扶正气，杜绝病邪内传。后五味可健运脾胃，补益气血，既可滋养脏腑形体，又可助气机运行，共为佐药。本方辛凉苦寒并用、辛散苦降兼施、辛苦甘温相佐，具有疏解少阳、和畅气机、补虚泄实的功效，被后世称为"少阳枢机之剂"，在临床上灵活运用小柴胡汤调畅枢机、补虚散结，以复气血津液通行之畅，对于治疗少阳枢机不利型瘿劳疗效甚好。

四、典型案例

高某，女，52 岁，2019 年 9 月 19 日初诊。

患者于半年前与家人争吵后出现颈部不适，随情绪变化加重，未予重视。昨日因工作中与人发生矛盾后，颈部不适感加重，随来我院就诊。2019 年 9 月 18 日门诊化验血清甲状腺激素示：血清总 T3 测定，血清总 T4 测定，血清游离 T3 测定，血清游离 T4 测定，均低于正常值。患者拒绝西医住院治疗，遂来中医门诊就诊。现症见：腹胀便干，口干口苦，纳差，呃逆；舌暗红，苔薄，中心裂纹，脉弦略涩。

西医诊断：原发性甲状腺功能减退症。

中医诊断：瘿劳（肝气犯胃）。

治法：调畅枢机，运脾和胃。

方药：姜半夏 10g，太子参 9g，柴胡 9g，黄芩 10g，厚朴 12g，陈皮 10g，炒莱菔子 15g，生三仙各 12g，丹参 18g，代赭石 15g，玉竹 10g，炙甘草 6g，生姜 10g，大枣 10g。

7 剂，水煎服，日一剂，早晚分服。

二诊：患者腹胀减轻，偶有呃逆，食量变多，仍有口干口苦，化验：TT3、TT4、FT3、FT4 升高。舌暗苔白，脉弦细涩，初诊方中姜半夏改为 15g，太子参改为 8g，丹参改为 24g，加乌贼骨 15g。7 剂，水煎服，日一剂，早晚分服。

三诊：患者药后症减，TT3、TT4、FT3、FT4 恢复正常值，继续服前方 7 剂。患者不适症状消失后停药。后随访复查化验 3 个月、6 个月血清甲状腺激素均正常。

按语：患者为中年女性，因工作家庭原因导致情志不舒，少阳内郁，气机郁结，肝气横逆，侵犯脾胃致病，症见腹胀便干，口干口苦，纳差，呃逆；舌暗红，苔薄，中心裂纹，脉弦略涩。贾文魁认为此为肝气犯胃，治以调畅枢机、运脾和胃，选取小柴胡汤加减。柴胡升散，黄芩苦降，柴芩合用疏肝解郁，恢复气机升降；半夏、生姜和胃降逆，太子参、甘草、大枣健脾和胃、助运少阳枢机；患者便干，为气机郁滞，大肠津液不至所致，予太子参补气健脾，生津润燥；厚朴、陈皮理气调中，化痰除满；炒莱菔子、生三仙健脾开胃，消食化滞。舌暗红，脉弦细涩，为气机不畅，血脉瘀滞，予丹参活血通经，清心除烦；代赭石降逆平肝；玉竹清热除烦，养阴润燥，本病为患者情绪易激动所生，三药合用清心平肝，可谓"知标本者，万举万当"。诸药合用，诸症好转。二诊，腹胀减轻，偶有呃逆，食量变多，仍有口干口苦，舌暗苔白，脉弦细涩，初诊方加乌贼骨制酸止痛，继服 7 剂；三诊效不更方，续服七剂。三次就诊后患者化验正常、不适症状好转。后复诊随访期间，偶有数次因工作家庭原因情绪波动，但无明显不适，复查血清甲状腺激素均正常。

五、结语

近年来，随着女性在社会中扮演越来越重要的角色，生育政策的放开，工作家庭压力增大大，饮食睡眠常不规律，思虑劳累过度，情志抑郁，气机郁结，导致少阳枢机不利，发为少阳证。此病病情绵长，症状不明显，起病时患者常常忽视，多因伴随症状加重时就诊，就诊时常以神疲乏力、形寒怯冷、性欲减退等症状为主诉，辨证时需谨慎，谨防失治误治。贾文魁教授认为瘿劳以少阳枢机不利、气血津液输布失常为病因，故治疗少阳枢机不利型瘿劳以和解少阳，调畅气机，恢复气血津液的正常运行和作用，恢复脏腑功能为关键。在治疗时灵活加减应用小柴胡汤，调畅枢机、补虚散结，可使气血津液通行得畅，瘿瘤得散，精神恢复。

此外，贾教授认为小柴胡汤药简力宏，只要抓住"少阳郁结、枢机不利"的病机，谨遵仲景之法，在临床中灵活运用，随症加减，此方便不局限于瘿劳的治疗，对外感热病、心脑血管疾病、肝胆脾胃疾病、肿瘤疾病等内科杂病均有奇效，体现了中医辨证论治的优势，拓展了经方应用的外延。

表证误服寒凉药致牛皮癣案

河南中医药大学　常雅新

河南中医药大学第一附属医院　冯刚

表里辨证系八纲辨证的基本内容之一，通过对病机表里关系的准确把握，有效地避免了临证中很多疾病因用药不当导致的误治。在外感病的初期往往出现各种"上火"的临床表现，患者自服寒凉药导致疾病迁延不愈，殊不知表邪会因早期寒凉药的误投而引邪入里，引发诸多变证。外感病的治疗，辨证理当精细谨慎，据患者体质的阴阳禀赋来指导用药，不可"倒果为因"，认为外感病的"上火"症状即为热证。笔者以中医辨证论治的整体性思想为切入点，介绍临证中因表证误服寒凉药而致牛皮癣案 1 则，以期为临床提供借鉴。

病案介绍

患者，女，28 岁，2021 年 10 月 18 日初诊。

患者因其 9 月龄女儿久咳不愈至我院儿科门诊部就诊，其女诊毕后诉自己因感冒后出现如咽喉肿痛、干咳、口舌生疮等"上火"症状，自服川贝枇杷膏、清热解毒口服液等药物后不减，后全身出现牛皮癣，遂求为其诊治。刻下症：咽喉红肿疼痛，口舌生疮，四肢、腰背、胸腹部散布大小不等的皮癣，不痒，平素手脚冰凉，怕冷，纳少，大便日 1～2 次，因处于哺乳期，患者月经未至。舌质淡红，苔薄白，脉沉涩。综合分析后辨为少阴病，处桂枝去芍药加麻黄附子细辛汤，以温助解表，驱邪外出。

处方：桂枝 15g，生麻黄 10g，附子 10g，细辛 3g，炙甘草 10g，生姜 6 片，大枣 3 枚（切）。5 剂，日 1 剂，久煎，分两次温服。

二诊：10 月 31 日。效可，患者怕冷症状稍有改善，天气骤变时手脚冰凉，牛皮癣仍在，后背明显，前胸亦有，易"上火"，口不苦，面色可，下肢有轻度瘙痒症状，二便可；舌质淡红，苔薄白，脉沉涩。予当归四逆汤加减，以温经散寒，兼补气血。处方：当归 15g，桂枝 15g，生白芍 15g，细辛 3g，通草 10g，吴茱萸 10g，附子10g，炙甘草10g，生姜6片，大枣3枚。7剂，日1剂，久煎，分2次温服。后患者诉服上药双下肢皮癣颜色变浅，自行续药7剂。

　　三诊：11月8日。服上药后患者自述皮癣颜色较前变浅，双下肢皮肤颜色稍暗，纳可，二便调，面色偏暗；舌质淡红，苔薄白，脉细。二诊方中细辛增至6g，吴茱萸增至15g，余药不变，7剂，日1剂，久煎，分2次温服。

　　四诊：11月16日。效可，双下肢及腹部的皮癣较三诊时颜色明显变浅，股部皮癣脱落，纳可，二便可；舌质淡红，苔薄白，脉细缓。予上方细辛增至10g，余药用量皆不变，14剂，久煎，分2次温服。

　　五诊：12月1日。效佳，全身散在的牛皮癣较前显著好转，未新出，手臂皮癣颜色渐淡，大半已脱落，后背褪去80%，大便日1~2次，小便黄，偶有小腹疼痛，纳可；舌质淡红，苔薄白，脉细。予上方细辛增至12g，余药用量皆不变，7剂，日1剂，服药如上法。12月9日患者再次诉牛皮癣持续减退，仅剩手臂残存几颗红色皮癣，色淡，股部皮癣已基本消失，下肢皮肤瘙痒明显减轻，考虑后将原方中的细辛用量调整为10g，予14剂。因疗效明显，前方续服21剂后，患者牛皮癣基本消失，局部脱落而发白的部分现仅留下色素沉着及色素减退的斑片。后随访患者三个月，牛皮癣未再复发。

　　按语：牛皮癣在临床上又被称为银屑病，是一种常见的慢性炎症性皮肤病，具有顽固性和复发性的特点。目前临床仍缺乏特异性治疗，西医大多以糖皮质激素、免疫抑制剂等药物外用，治疗效果欠佳，且易反复。该病属于中医学"顽癣""白壳疮""白疕"等范畴。仲景在《伤寒杂病论·伤寒例》曰："凡两感病俱作，治有先后，发表攻里，本自不同。"强调了疾病治疗时用药的方向性，解表和攻里须严格审明，否则会变证丛生，仲景书中也大量列举了疾病表里先后误治产生的诸多病变，警戒后世医家不可不明医理而妄为。外感邪气侵犯体表时，邪气本应从玄府汗出而解，但此时人体出于自我防卫，汗孔关闭，郁闭的热邪仅能从人体较大的孔窍（口、咽、二便等）排邪，可能会出现口舌生疮、咽喉肿痛、小便黄赤、大便干结等症状。此时，往往被误认为"上火"，急投板蓝根、蒲地蓝、清热解毒口服液等寒凉药，非但不能驱邪外出，甚则邪气长期盘踞在表，致疾病缠绵难愈，出现各种表现在皮肤上的如疹、癣、紫癜、皮下脂肪瘤等疾病。然邪气一旦入里，更有甚者可能会形成各种脏器囊肿、肿瘤等。《素问·阴阳应象大论》曰："其有邪者，渍形以为汗。其在皮者，汗而发之。"临证中，外感病的初期多用辛温解表药发汗透邪，使郁闭的邪气从皮毛而散，此时邪有出路，其他"上火"症状自动解除。临证时切不能以单纯的几处"上火"症状即视为热证病机，实则可能为风寒邪气侵袭体表，不可不审明。

《素问·阴阳应象大论》曰："善诊者察色按脉，先别阴阳。"根据患者阴阳禀赋状态，表证可分为太阳病和少阴病。本案中患者于外感病初期误服寒凉药，四诊合参后辨为少阴病（即阴性禀赋所得的表证），虽表现出诸如咽喉肿痛、口舌生疮的"上火"的症状，但病机为表邪郁闭腠理，正气欲驱邪外出无果，正邪交争客于肌表，故而出现一身上下之牛皮癣，处以桂枝去芍药加麻黄附子细辛汤，助阳解表。患者服药后症状有改善，但此时仍手脚冰凉，脉涩，结合患者平素体质，辨证依旧为少阴证。据《伤寒杂病论》中"手足厥逆，脉细欲绝者""若其人内有久寒者"的论述，处方选当归四逆加吴茱萸附子汤，温里散寒，通经活络。药后全身皮癣颜色变浅，可见病有转机。本案中细辛从起初的小剂量3g逐渐加至12g，服药期间患者未出现任何不适症状，且全身牛皮癣逐渐好转，效果明显，继续服药而获痊愈。胡子贤等通过对《本草别说》以前800多年中含细辛方剂进行综合性评价分析，最后得出结论：单味研末吞服 1～3g；常用量是 9g～15g，需先煎或久煎。笔者据以往文献及临床用药经验认为，应根据患者的具体病情变化合理调整细辛的用量。外感表证的治疗应严格遵循表里辨证关系，避免造成误治，本案治疗因表证误服寒凉药致牛皮癣疗效可靠，可为临床提供借鉴。

欧阳晓勇运用柴胡桂枝干姜汤治疗外阴皮肤病的经验介绍

云南中医药大学第一附属医院　姚再业　陈昕月　欧阳晓勇

外阴及外阴周围皮肤病，可归为中医的"阴痒""阴痛""阴蚀""阴疮"范畴；西医如外阴皮炎湿疹、生殖器疱疹、尖锐湿疣、股癣、外阴寻常型白斑、硬化性苔藓等均属于此类。外阴皮肤病因其部位特殊、环境潮湿、卫生状况差，复发率高，常迁延多年不愈，严重影响患者的正常生活。

导师欧阳晓勇教授，系第四批全国中医临床优秀人才，从事中医临床31年，喜研中医经典，对诸多皮肤病见解独到，尤善用经方治疗难治性皮肤病，遣方用药常能收到显著疗效。现将其运用柴胡桂枝干姜汤治疗外阴及外阴周围皮肤病的经验介绍如下，以供同道参考。

一、理法方药

（一）柴胡桂枝干姜汤的组方释义

柴胡桂枝干姜汤出自《伤寒论》第147条："伤寒五六日，已发汗而复下之，胸胁满微结，小便不利，渴而不呕，但头汗出，往来寒热，心烦者，此为未解也，柴胡桂枝干姜汤主之。"全方由柴胡、桂枝、干姜、天花粉、黄芩、牡蛎、甘草组成，为和解散寒、生津敛阴之基本方，主要用于温阳散寒、解结化饮、疏利肝胆。

后世对于本方注解颇多，如成无己认为"津液不足而阳虚于上，可与柴胡桂枝干姜汤"；黄元御解释该方"此为少阳之经而传太阴之脏，表里俱未解也"；胡希恕指出该方的应用依据为"有柴胡证、渴、乏力"；刘渡舟以八纲辨证总结六经，将该方的病机归结为少阳兼太阴证，即"胆热脾寒"证。

（二）柴胡桂枝干姜汤的皮科应用

赵一帆通过分析现代医案，研究柴胡桂枝干姜汤的临床应用规律，统计该方治疗的87种西医疾病中，有11种皮肤疾病，说明本方在治疗皮肤疾病中效果确切；

曹小青运用柴胡桂枝干姜汤治疗反复发作的过敏性皮炎后指出：应用该方需考虑脾阳虚基础上出现湿热郁滞，发而不畅之病机；郭雪枫应用柴胡桂枝干姜汤治疗顽固性皮肤病，每获良效。

（三）柴胡桂枝干姜汤的应用依据

欧阳晓勇教授在吸取前辈运用柴胡桂枝干姜汤经验的基础上，认为该方病机当属"胆热脾虚津伤"，结合经络辨证与皮肤病的发病特点，对于外阴及外阴周围皮肤病的治疗，常以柴胡桂枝干姜汤作为基础方。依据如下：一、方中柴胡与黄芩药量之配比仍沿袭小柴胡汤之八比三，可知少阳证仍在，故以二者为主药，疏解少阳气机，清泄少阳腑热；桂枝、干姜、甘草取桂枝汤辛甘化阳之意，通阳益气，温补中焦；牡蛎配伍天花粉，即仲景之瓜蒌牡蛎散，本为"百合病，渴不差者"所作，两药同用止渴效强，牡蛎平肝潜阳敛阴，天花粉清热养阴生津，与《伤寒论》第96条方后注："若渴，去半夏，加栝楼根四两"相一致。以药测证，可将该方的病机总结为"胆热脾虚津伤"。二、肝经之循行"循股阴，入毛中，环阴器"；胆经之循行"绕毛际，横入髀厌中"。外阴及其周围皮肤病之部位与肝胆经之循行相契合，故对于阴疮、阴痒等病，可从肝胆经论治。三、《金匮要略》言："见肝之病，知肝传脾，当先实脾。"肝胆属木，木旺乘土，脾胃因而受损，脾胃又为后天之本，治肝不可忘脾。四、《素问·经脉别论》载："饮入于胃，游溢精气，上输于脾。脾气散精，上归于肺。"水饮入于胃，首先由脾布散，若肝旺乘脾，则脾失健运，水精不得四布，津液生化无源，出现津伤之病机。五、《伤寒论》第97条指出："血弱气尽，腠理开，邪气因入，与正气相搏。"言平素气血亏虚，则易受邪气侵袭。肝脾相连，若已脾虚津伤，则又易遭肝木所乘，故需扶正祛邪，方选柴胡桂枝干姜汤。

基于上述五点，欧阳晓勇教授在临床中针对外阴及外阴周围皮肤病，常应用柴胡桂枝干姜汤加味，收效良好。

二、验案举隅

案例一

刘某，男，51岁，2021年11月17日初诊。

主诉：双侧大腿内侧、腹股沟红斑伴瘙痒反复3年。

现病史：患者3年前无明显诱因于双侧大腿内侧、腹股沟处出现红斑伴脱屑，自觉瘙痒，至我科门诊就诊，诊断为"股癣"，予口服"凉血解毒丸、枸地氯雷他定片"；外用"硝酸舍他康唑乳膏"后症状有所缓解，但3年来仍反复发作。1周前上述症状再发加重，皮损由腹股沟延及大腿内侧，瘙痒剧烈。刻下症见：双侧腹股沟、双侧大腿内侧泛发红色斑片，边界清楚，上覆少许鳞屑，瘙痒剧烈，平素自觉口干口苦，纳眠一般，小便可，大便溏；舌质红，苔中白腻、裂纹，脉滑。

诊断：股癣病（少阳兼里虚）。

治法：和解少阳，扶正祛邪。

处方：柴胡桂枝干姜汤加味。柴胡 40g，肉桂 15g，干姜 15g，天花粉 60g，牡蛎 20g，黄芩 15g，炙甘草 15g，茵陈蒿 15g，土茯苓 30g，蜈蚣 1 条。

3 剂，水煎服，每日 2 次，每剂 2 天。硝酸舍他康唑乳膏外涂，每日 2 次。

2021 年 12 月 5 日复诊：患者诉皮疹消退 90%，已无瘙痒。效不更方，守上方继予 3 剂，巩固疗效。2022 年 3 月 7 日随访，患者诉病无复发。

按语：此患者所患之疾为西医"皮肤癣菌感染"，应用抗真菌药即可治愈。此患者虽应用"硝酸舍他康唑乳膏"抗真菌治疗，但患病三年未愈。思其原委，或因其未足时足量用西药；或因病源未祛，愈而复罹。究其根本，总因"风雨寒热，不得虚，邪不能独伤人"，邪气乘虚袭人，故顽疾反复三年，理当扶助其正气，使邪去而自安。

患者自诉平素口干，口苦，纳眠一般，大便稀溏，属"少阳胆火兼脾胃受损"之病机。结合患者发病部位及舌脉，亦有湿热下注之征，选柴胡桂枝干姜汤为主方，全方严守仲景原方诸药之配比，易桂枝为肉桂，取其引下焦之功，以柴胡、黄芩疏解少阳之邪；肉桂、干姜、炙甘草温补中焦之虚；重用天花粉以泻火消肿，养阴生津；牡蛎取张锡纯言其"咸寒属水，以水滋木，则肝胆自得其养"之意，牡蛎重镇安神，可缓解因病所致之情绪不安；加茵陈蒿、土茯苓清热解毒利湿，健脾杀虫止痒；患病三年未愈，用虫类药蜈蚣以松动病根，张锡纯谓"蜈蚣走窜之力最速，内而脏腑外而经络，凡气血凝聚之处皆能开之，性有微毒而专善解毒，凡一切疮疡诸毒皆能消之"。全方共奏和解少阳，清泻肝胆，温补中焦，养阴敛津之功，补泻并用，标本兼顾，顽疾得愈。

案例二

魏某，男，47 岁，2021 年 12 月 24 日初诊。

主诉：阴囊红斑丘疹，伴瘙痒反复发作 1 年余。

现病史：患者 1 年余前饮酒后于阴囊处出现红斑丘疹，自觉瘙痒，曾至我科门诊就诊，诊断为"湿疹"，予口服"中药龙胆泻肝汤、枸地氯雷他定片"，外用"肤痔清软膏"后症状有所缓解，但 1 年余来仍反复发作。现上述症状再发加重，皮损面积较前扩大，瘙痒剧烈。现症见：阴囊泛发红斑、丘疹，颜色鲜红，边界不清，上覆少许鳞屑，自觉瘙痒剧烈，夜11时尤甚，平素口干口苦，纳眠欠佳，小便可，大便稀溏，黏腻不爽；舌质红，苔薄黄，脉细弦。

诊断：湿疮病（胆热脾虚）。

治法：清热健脾利湿，祛风解毒止痒。

处方：柴胡桂枝干姜汤加味。柴胡40g，桂枝15g，干姜10g，天花粉20g，黄芩15g，牡蛎20g，炙甘草20g，白蒺藜30g，龙骨30g，全蝎5g。

3剂，水煎服，每日2次，每剂2天。白玉软膏外用，每日2次。

2022年1月12日复诊：患者诉大便已通畅，痒减三成；舌红苔白腻，脉细。予上方加鸡血藤30g，路路通5g，共5剂。外用药改为肤痔清软膏，每日2次。2022年2月13日随诊，患者诉红斑、丘疹均已消退，已无瘙痒。

按语：本案中湿疮属西医特殊类型的湿疹，即阴囊湿疹。患者既往服用中药龙胆泻肝汤、抗组胺药物有效而未愈，因前医虽见其标，未识其本。据患者发病原因、发病部位及其症状体征，应用龙胆泻肝汤清泄肝胆湿热无可非议，但据患者纳差、便溏、脉细，知其除肝胆湿热外，有中焦不足之象，脾胃运化失健，湿邪复生，故疾病缠绵难愈。患者平素口干口苦，纳眠欠佳，大便稀溏黏腻不爽，舌红苔薄黄，脉细弦，四诊合参可知其病机属"胆热脾虚津伤"，主方柴胡桂枝干姜汤，因患者瘙痒剧烈，夜11时尤甚，据子午流注，恰逢子时，胆经当令，加入肝胆经之药白蒺藜、龙骨、全蝎以平肝利胆安神，息风镇惊止痒。二诊患者诉大便通畅，瘙痒减轻，药已奏效，上方加鸡血藤、路路通，既加强祛风通络止痒之功，又可防苦药伤及阴津。治在机先，效如桴鼓。

三、结语

外阴及外阴周围皮肤疾患，其部位特殊，与肝、胆经相连，经腑相关，五脏生克，肝脾乘侮，凡辨证病机属"胆热脾虚津伤"，兼见"口干、口苦、纳差、便溏"皆可考虑使用柴胡桂枝干姜汤，多收效良好。在运用经方的过程中，不必拘泥于条文，应明辨病机，知悉方义，方机对应，灵活运用，不拘成法、成方，则可别开生面。

史载祥教授运用大陷胸汤治疗自汗验案

中日友好医院　邵明晶　史载祥

北京市朝阳区中医医院　刘莹莹

史载祥教授为全国名中医、首都国医名师，是章朱学派传承研究室主任，曾任中日友好医院中西医结合科主任医师。自汗虽是小病，但临床治疗确常见疑难案例，尤其夏天治疗自汗，更是难度增大。该例患者因自汗严重，遍访他医无效，故寻史老医治。其湿热甚，且分消之路不畅，故史老投以大陷胸汤，甚效。此则医案，史老虽投以峻剂，但不脱离治疗汗证之"调节水液代谢"原则，且紧贴"气、血、水"之治疗大则。用药虽猛，但谨守病机，运用得当，体现出了史老经方功底之深。

一、大陷胸汤治疗自汗验案

陈某，男，55岁。初诊日期：2022年06月13日。

主诉：自汗烦热5年余。

现病史：患者5年余前出现大汗淋漓，尤以颈部为显，夏季更甚，周身烦热，手臂为甚，夜间加剧，影响睡眠，曾口服知柏地黄丸、酸枣仁汤治疗，均未见显效。就诊时见：上半身汗出浍浍，头面部尤甚，周身皮肤潮湿，伴烦热，夜间11点至次日3点热甚，影响睡眠；偶咳少量白痰，质黏难咳出；无头晕乏力，无腰痛；口干，耳鸣，眠多梦，每晚睡眠时长约6~7小时，尿频，夜尿3~4次/晚，大便黏腻不畅。诊查：体壮，面红，舌暗红，有裂纹，舌根部黄腻，舌下静脉迂曲增粗，脉沉细滑有力。本案辨证为水热互结，湿热蕴蒸。治当泄热逐水。予大陷胸汤治疗：醋甘遂1g，大黄10g，芒硝8g。7剂，水煎（1200mL水，先入大黄，煮至400mL时加入芒硝，两沸后加甘遂末，煮至100mL），每日1剂，分2次服。

二诊：2022年6月13日。患者间断服用前方，共约服4剂，服前方后诸症大减，自汗、口干明显减轻，仍以上半身出汗为主，头部尤甚，夜间身热减轻，耳鸣，口中黏腻感，痰多。服药期间大便日2行，水样便，伴肠鸣，尿色偏黄，夜尿2次/晚，眠多梦。舌暗红，水滑苔，根部黄腻，脉沉动数。考虑患者症状明显减轻，继予前方7剂，另予另一方活血化瘀利水，两方隔日服用。

处方1：醋甘遂1g，大黄10g，芒硝8g。7剂，水煎（1200mL水，先入大黄，煮至400mL时加入芒硝，两沸后加甘遂末，煮至100mL），隔日1剂，分2次服。

处方2：当归15g，地黄30g，桃仁10g，红花10g，枳实10g，炙甘草10g，赤芍15g，柴胡10g，川芎15g，桔梗10g，川牛膝15g，炒蒺藜15g，龙胆10g，磁石60g（先煎），肉桂2g。7剂，水煎，隔日1剂，分2次服。

三诊：2022年6月27日。自汗、手脚心热大减，仍痰多，痰色或青或白，痰黏成块，口中黏腻感好转，服前1方时大便日2~3次，水样便，停服后大便日1行，便软成形，耳鸣明显减轻，每日晨起耳鸣，尿色黄。舌红，水滑苔，舌根部腻，脉动滑数。停服前1方，前2方加减继续治疗。处方：当归15g，地黄30g，桃仁10g，红花10g，枳实12g，炙甘草10g，赤芍15g，柴胡10g，川芎15g，桔梗10g，川牛膝15g，炒蒺藜15g，龙胆15g，磁石60g（先煎），肉桂2g，胆南星15g，青礞石30g，炙桑白皮15g，青黛15g，蛤壳30g。14剂，水煎，日1剂，分2次服。

二、史老运用泄热利水法治疗汗出异常的学术思想探讨

汗为人体五液之一，是人体的津液在阳气蒸腾气化过程中从玄府而出的产物。《素问·阴阳别论》曰："阳加于阴谓之汗。"正常的汗出是一种生理现象，是人体在日常活动中发生的汗出现象，也是机体平衡阴阳的表现。而自汗、盗汗等异常汗出，则是人体阴阳失衡的外在表现，异常汗出可因于卫表不固、阴虚内热、营卫不和、湿热蕴蒸等。"汗为心液"，汗属津液为阴，汗出时气随汗出，故长期、大量汗出可导致气阴两虚。因此，汗出是否正常在中医问诊中占有极其重要的地位。本案患者为顽固自汗，此前多方求诊，已尝试各种中西医治疗而收效甚微，最终经人介绍慕名寻求史老诊治。史老考虑该患者为中年男性，观其体质偏壮实，汗出量多，尤以上半身汗出更甚，伴烦热，咳痰，舌根部黄腻，以故分析其病机为水液代谢障碍，湿热内郁，迫津外泄，故而汗出不止。对于这种类型的汗出异常，史老强调治病求本，需从改善调整水液代谢、水热互结的角度论治，故用大陷胸汤以泄热逐水治疗，虽出人意料，然亦在情理之中。

通过调整水液代谢来止汗的理论及治法最早可追溯至《黄帝内经》，《素问·痹论》云"多汗而濡者，以其逢湿甚也，阳气少阴气盛，两气相感故汗出而濡也"，阐述了湿胜致汗的病机，《素问·病能论》载"有病身热解惰，汗出如浴，恶风少

气，此为何病？岐伯曰：病名曰酒风。帝曰：治之奈何？岐伯曰：以泽泻、术各十分，麋衔五分，合以三指撮为后饭"，书中更是给出了利湿止汗的具体方药。后世如《外台秘要·杂疗汗出不止方》转载《延年》泽泻汤，同样遵循《黄帝内经》之旨采用利水方药如茯苓、泽泻、白术来治疗汗出异常，"疗大虚烦躁，止汗治气方。泽泻、茯苓各二两，牡蛎（熬）、白术各一两，生姜半升"。

该患者有烟、酒嗜好，又尝服用知柏地黄等滋补肝肾之药，形体壮实，面褐油腻，痰黏难咳，于夜间肝胆经循行时热甚，尿频，便黏，苔黄腻，脉沉滑有力，湿热蕴阻中焦，阻遏日久，虽未成结胸，然热为阳邪，欲从汗而分泄，故汗出淋漓。此时阴邪欲从大小便分泄，但热蕴湿中，故二便不利，或全身发黄，也可周身燥热，但头汗出益甚。该患者热势颇剧，大便虽黏腻但不畅，分泄之路受阻，故需以大陷胸汤类峻猛药物泄热逐水以调节水液代谢。

大陷胸汤一方出自《伤寒论》，原文中大陷胸汤证共 5 条，由原文可见，大陷胸汤证本就有汗出异常，其特点为"但头汗出，余处无汗，剂颈而还""但头微汗出"，但临床以大陷胸汤主治汗出异常，却并不多见，史老淹贯博通，学验俱丰，临证时谨守病机，各司其职，有是证便用是药，不拘常规，不落窠臼。对于大陷胸汤治疗汗出异常，古代医家也多有论述，如明代方有执在《伤寒论条辨》中论及大陷胸汤所治疗的汗证时阐释曰："但头汗出者，头乃诸阳之本。阳健其用，故汗出也。余处无汗者，阴脉上不过颈。"清代柯琴的《伤寒来苏集》曰："但头微汗者，热气上蒸也。余处无汗者，水气内结也。水结于内，则热不得散；热结于内，则水不得行。故用甘遂以直攻其水，任硝、黄以大下其热……身无大热，但头汗出，与发黄症同。只以小便不利，知水气留于皮肤，尚为在表，仍当汗散。此以小便利，知水气结在胸胁，是为在里，故宜下解。"清代张志聪的《伤寒论宗印》曰："若不结胸，但头汗出者，此邪不结于有形，而入系于太阴之分。盖胸下为腹，太阴之所主也。热邪下胸，则太阴之气受伤，不能转输水液。故余处无汗。湿土之气，因热上蒸，故但头汗出也。"众医家虽对大陷胸汤证之汗出病机的具体论述不尽相同，但都未脱离水液代谢异常，湿邪为胜。

大陷胸汤为峻猛之剂，当代医家用之甚少，查阅当代大陷胸汤临床应用情况，多用于危急重症，如恶性肿瘤、急性或重症胰腺炎。近代经方家曹颖甫对此方理解较为深刻，应用颇为自如，在他的经验集《经方实验录》中收录了大陷胸汤医案 2 则。他认为，但凡辨证有"胸膈有湿痰，肠胃有热结之证"，均可使用此方，以此来"上下双解"，可收到良好的疗效。曹老认为大陷胸汤证为太阳传阳明之候，上湿下燥，肠中燥火太重，上膈津液化为黏痰，即已具形成结胸的病机，但凡见"胸膈有湿痰，肠胃有热结"之上湿下燥，即可用之，不必待其成危重之势。观此患者，虽并未表现出典型的"但头汗出"，但其热势甚，上半身汗出，汗出的病机相同。史老临床用方，并不拘泥症状，而谨守病机，故而临床应用常独具匠心。

大陷胸汤中共3味药，即大黄、芒硝、甘遂。大陷胸汤使用时有两点注意事项：一为煎药，二为疗程。关于煎药，原文记载"上三味，以水六升，先煮大黄取二升，去滓，内芒硝，煮一两沸，内甘遂末，温服一升"，煎药时应注意药物的先下后下，及具体药汤的剂量。其中甘遂用末，后下，取"凡药生用则气悍，久煎则气缓"之意，守"治上者制宜缓，治下者制宜急"之法。《素问·五常政大论》指出，治疗疾病时应该遵守"大毒治病，十去其六；常毒治病，十去其七；小毒治病，十去其八；无毒治病，十去其九"的用药原则，大陷胸汤之类峻猛之剂，应遵循中病即止原则，避免用药过度伤正，故而史老二诊时中病即调整治疗方案。经方治疗水液代谢异常，常血水同治，如桂枝茯苓丸、当归芍药散等，王清任在《医林改错》中介绍"心里热"，即灯笼病，以为"内有瘀血"。史老考虑本案患者病情较甚，且夜间热甚、舌下静脉迂曲增粗，皆为瘀象，故以血府逐瘀汤加减善后治疗。

史老常强调临证时要谨记"气、血、水"三个病机要素，汗证本为水液代谢问题，但水液代谢异常可致气机不畅，日久可致瘀血。该例患者因病势较重，故选用大陷胸汤治疗，使湿热得从大便分消，气机得畅，自汗得减，继以活血利水药调补以善后。

吴鸿教授运用天麻钩藤饮治疗高血压的经验

河南中医药大学　王凯霞　吴鸿

天麻钩藤饮功专平肝潜阳、清火息风，在高血压的治疗中具有独特优势。高血压是危害人类健康的临床常见疾病之一，肝阳上亢是其主要证型。吴鸿教授结合临床提出此方方证，使运用此方的指征更加明确。故本文结合临床验案总结吴师运用天麻钩藤饮治疗高血压的经验。高血压作为一种高发病率、高风险率的疾病，中医在其治疗中可以发挥重要作用。天麻钩藤饮是治疗肝阳上亢型高血压的常用方，临床收效颇丰。吴鸿教授提倡总结方证，提出此方适用于具有形瘦面暗、头晕、耳鸣、头痛、急躁易怒、腰酸背痛、乏力、失眠、喜凉、舌红、脉弦等临床表现的患者。基于方证，运用天麻钩藤饮治疗高血压简便效验。

一、高血压浅识

（一）高血压的病因病机

高血压可归属于中医"眩晕"的范畴。有关眩晕的记载首见于《黄帝内经》，曰："诸风掉眩，皆属于肝。"肝脏属木，主疏泄，其功能的正常发挥有赖于肾的濡养，正如《临证指南医案·肝风》论述："肝为风木之脏，因有相火内寄，体阴而用阳。其性刚，主动主升，全赖肾水以涵之……"可见高血压发病与肝、肾密切相关。其次，引发高血压的病理因素包括风、火、痰、瘀，风居首位。"风为百病之长""无风不作眩"，风有内风、外风之分。此"风"多指内风，见于《临证指南医案·眩晕门》曰："所患眩晕者，非外来之邪，乃肝胆之风阳上冒耳。"内风的形成与情志内伤或过劳耗损有关，长期精神紧张、熬夜过度导致肝肾之阴亏损，阴不制阳，阳亢化风。因此，本虚标实，即肝肾亏虚、肝阳化风是高血压临床常见形式。吴师考虑由于现今人们生活节奏方式的改变，运动减少、长期熬夜、精神紧张等，患者多呈现机体肝肾不足的体质状态，肝失所养，阴虚阳亢致风火上扰发为眩晕。故临床上肝阳上亢型高血压患者所占比重逐渐增加，临床治疗多遵循标本兼治原则，平肝潜阳、清火息风，以期收获长久之效。

（二）高血压的临床表现

根据《说文解字》注解"眩，目无常主也"，《广雅》释"眩，乱也"以及《灵枢·大惑论》所载"故邪中于项，因逢其身之虚，其深入，则随眼系以入于脑。入于脑则脑转，脑转则引目系急。目系急则目眩以转矣"，表明眩晕即为头晕目眩。且"无虚不作眩"，正如《灵枢·海论》所言："髓海不足，则脑转耳鸣，胫酸眩冒，目无所见，懈怠安卧。"《灵枢·口问》曰："上气不足，脑为之不满，耳为之苦鸣，头为之苦倾，目为之眩。"所记载，肝肾不足、肝阳上亢，导致气血逆乱、横窜经络、上犯清窍，则出现头晕、眼花、耳鸣、视物旋转、失眠、腰膝酸软、乏力等本虚标实之候。

二、天麻钩藤饮的运用体会

天麻钩藤饮出自《中医内科杂病证治新义》，由天麻、钩藤、石决明、栀子、黄芩、川牛膝、杜仲、益母草、桑寄生、夜交藤、茯神组成，原书记载："本方为平肝降逆之剂。以天麻、钩藤、生决明平肝祛风降逆为主，辅以清降之山栀、黄芩，活血之牛膝，滋补肝肾之桑寄生、杜仲等，滋肾平肝之逆；并辅以夜交藤、朱茯神以镇静安神，缓其失眠，故为用于肝厥头痛、眩晕、失眠之良剂。若以高血压而论，本方所用之黄芩、杜仲、益母草、桑寄生等，均经研究有降低血压之作用，故有镇静安神，降压缓痛之功。"经现代临床及药理研究验证，此方治疗肝阳上亢型高血压具有疗效好、安全性高等优势，且可显著改善患者头晕、面红目赤、失眠、烦躁、四肢酸软等临床症状。

《本草纲目》载"天麻为治风之神药"，钩藤"平肝风、除心热"，《医学衷中参西录》云石决明："为凉肝、镇肝之要药。"《神农本草经》中栀子主"胃中热气，面赤"、黄芩"主诸热"，杜仲"主腰脊痛，补中，益精气，坚筋骨"，桑寄生"主腰痛，小儿背强"、牛膝治"膝痛不可屈伸"，《本草汇言》言益母草用于"肝虚血少"，夜交藤、茯神具有安神之用。故吴师临床将药物分为两类，天麻、钩藤、石决明、栀子、黄芩以清火息风，杜仲、牛膝、益母草、桑寄生、夜交藤、茯神以滋补肝肾安神，其作用可概括为补肝肾、清热邪、息内风。因法有方、推测方证，机体肝肾不足常见形瘦面暗、腰酸背痛、乏力；热邪扰动则急躁易怒、失眠、喜凉、舌红；内风上扰见头晕、耳鸣、头痛、脉弦。故临床把握上述方证，用之屡试不爽。

三、病案举隅

案例一

张某，女，28 岁。初诊日期：2022 年 8 月 20 日。157cm/48kg，体型较瘦，面色暗黄。

主诉：间断头晕 5 月。

现病史：患者 5 月前出现头晕不适，测量血压偏高，自行口服替米沙坦，每日 1 片治疗，血压控制可，头晕症状仍反复发作，至我处调理。刻下症：精神萎靡，面色暗黄，头晕，昏沉不清，无眼花，无视物旋转，口干，口气重，两目眵多，纳差，腰痛，甚则影响睡眠，眠差，多梦，二便可；舌红，苔腻，脉弦细。

西医诊断：高血压。

中医诊断：眩晕。

方药：天麻钩藤饮。天麻 30g，钩藤 30g，石决明 30g，川牛膝 30g，盐杜仲 30g，桑寄生 15g，栀子 10g，黄芩 10g，首乌藤 10g，茯神 30g，益母草 30g。

7 剂，水煎服，日一剂，早中晚饭后温服。

二诊：2022 年 8 月 27 日。服药后头晕症状大减，现嗜睡，夜间多梦，两目眵多，二便正常；舌红，苔腻，脉弦细。守前诊方，加菊花 30g，茯神减至 15g。7 剂，水煎服，日一剂，早中晚饭后温服。嘱替米沙坦减半，服半片，忌食辛辣。

三诊：2022 年 9 月 3 日。服药后头晕基本已无，血压稳定于 100/80mmHg 左右。现眠差症状明显，夜间易醒 2~3 次，入睡难；舌暗红，苔腻，舌下充盈，脉细。守二诊方，加酸枣仁、合欢皮各 15g。14 剂，水煎服，日一剂，早中晚饭后温服。

按语：天麻钩藤饮常适用于体型偏瘦、面色偏暗的高血压患者。观此患者，BMI：19.5，正常偏瘦、面暗、头晕、疲乏、舌红，为本虚标实之证，即典型天麻钩藤饮证，用之定效。待患者病情稳定，随即尝试减少降压药物用量，观患者反馈，血压未有大幅波动。可见，此方疗效不言而喻。

案例二

边某，女，40 岁。初诊日期：2022 年 8 月 18 日。164cm/67kg，体型适中，面色淡黄少华。籍贯：河南省郑州市。

主诉：血压升高半月余。

现病史：患者半月余前发现血压升高，最高可达 157/100mmHg，自服复方杜仲片治疗，血压控制不良，遂至我处就诊。刻下症：头昏懵，如戴帽状。气短，乏力，心烦，易怒，眠差，入睡困难，经期提前 1 周，经量偏少，纳可，便调；舌暗红，舌下络脉充盈、瘀暗，苔腻，脉弦。

西医诊断：高血压。

中医诊断：眩晕。

方药：天麻钩藤饮加泽泻汤。天麻 30g，钩藤 30g，石决明 30g，川牛膝 30g，盐杜仲 30g，桑寄生 15g，栀子 10g，黄芩 10g，首乌藤 10g，茯神 30g，益母草 30g，泽泻 50g，白术 20g。6 剂，水冲服，日一剂，早中晚饭后温服。2022 年 8 月 24 日随访：诉服药后症状明显改善，血压下降。另诉情绪激动时仍有头昏懵，偶有头沉，太阳穴两侧明显。

二诊：2022 年 8 月 25 日。服药后近 1 周收缩压稳定在 130～140mmHg（服中药时未服其他降压药）。睡眠已经正常，头懵、乏力明显改善，心烦易怒减轻，仍有气短，月经量少，有血块。大便稍溏，小便正常。舌红，苔润，舌下络脉充盈瘀暗，脉弦。守一诊方，加茯杏草，泽泻汤减量，茯神减至 15g。7 剂，水煎服，日一剂，早中晚饭后温服。

按语：患者面色少华、乏力、月经量少皆为肝肾不足之象；头懵、心烦、眠差、舌红、苔腻均为风火上扰之征，以天麻钩藤饮补肝肾、息风火，功效立显。此患者属于高血压病初起阶段，此时结合中医调理时机最佳，未服用任何其他药物的情况下，中药 6 剂使病情得控。

四、小结

吴鸿教授认为高血压发生受生活习惯影响，肝阳上亢型高血压在临床较为常见，天麻钩藤饮治疗此型高血压临床疗效显著。故结合方证，提出但见以瘦弱、乏力、头晕、心烦、失眠、舌红、脉弦为表现的高血压患者，即可选用天麻钩藤饮。此方证的提出为临床使用本方提供了便捷有效的思路。

参考文献

[1] 梁丙楠，付滨，张童燕．"百合病"探源［J］．河南中医，2014，34（4）：573 –574．

[2] 范希然，李多多，许刚，等．百合地黄汤的历史沿革研究［J］．世界中医药，2020，15（23）：3660 –366．

[3] 孙永康，杨海燕，王新志．王新志分期论治郁证经验［J］．中国中医基础医学杂志，2020，26（1）：132 –134．

[4] 杨川洲，彭艳文，董宇．詹文涛教授治疗胆心综合征临床经验［J］．陕西中医，2021，42（9）：1276 –1278．

[5] 桑海艳，张国海，李发枝．李发枝运用大柴胡汤经验介绍［J］．新中医，2019，51（9）：62 –64．

[6] 孙玉贞，朱翠玲．《伤寒论》大柴胡汤的临床应用［J］．中国中医药现代远程教育，2017，15（3）：65 –67．

[7] 杨青峰，蒋宜伟，于继凯，等．黄芪桂枝五物汤在骨伤科的临床应用［J］．中医药临床杂志，2020，12：2381 –2384．

[8] 李鑫，曹建中，满荣勇，等．黄芪桂枝五物汤治疗类风湿关节炎的研究进展［J］．中国实验方剂学杂志，2021，27（6）：176 –181．

[9] 杨晓梅，刘世恩．《金匮要略》妇人三篇当归配伍应用探析［J］．国医论坛，2021，（1）：6 –9．

[10] 王丽红，刘超，王兴臣，等．《伤寒杂病论》应用当归考辨［J］．河南中医，2022，42（8）：1135 –1138．

[11] 陈澄澄．艾灸预处理对消化道恶性肿瘤患者化疗后毒副反应和生活质量的影响［D］．镇江：江苏大学，2021．

[12] 高珂，胡新俊，杨景云，等．幽门螺杆菌感染对胃肠道菌群影响及其与胃部疾病相关性的研究进展［J］．中国微生态学杂志，2022，34（8）：963 –968 +973．

[13] 孙雪松，刘克新. 炙甘草汤治疗肺系疾病应用心得 [J]. 中国中医药信息杂志，2018，25（1）：118 –120.

[14] 张立平. 论中医"象"思维（一）[J]. 辽宁中医药大学学报，2012，14（6）：40 –41.

[15] 马宏博，彭敏，孟红艳，等. 基于桂枝汤谈"四位一体"经方研究思路 [J]. 中医杂志，2020，61（6）：475 –478.

[16] 顾小琼，顾植山. 运气思维指导下针药并用康复治疗椎基底动脉综合征1例报告 [J]. 中医药导报，2022，28（1）：182 –185.

[17] 卢进，陈艳焦，徐瑞琦，等. 出土简帛文献中的经脉体系演进研究 [J]. 中华中医药杂志，2022，37（5）：2427 –2431.

[18] 赖艺明，洪丽美. 多囊卵巢综合征的中医诊疗研究进展 [J]. 世界最新医学信息文摘，2020，（104）：110 –111.

[19] 王安荣，李衍滨. 浅析从肺论治重症肌无力 [J]. 湖南中医杂志，2019，350（5）：116 –117.

[20] 陈明.《伤寒论》大柴胡汤证解读 [J]. 河南中医，2014，34（6）：997 –999.

[21] 王小燕，任存霞，党赢. 中医药治疗溃疡性结肠炎研究进展 [J]. 中国民族民间医药，2019，28（2）：41 –44.

[22] 邓哲，欧阳昭广，龙红萍，等. 基于 UPLC – Q – TOF – MS 分析下瘀血汤活性成分及其抗肝癌作用机制网络药理学研究 [J]. 中国中医药信息杂志，2022，29（8）：9 –17.

[23] 刘洋，何春雨，李彤，等. 鳖甲煎丸通过 HIF – 1α/NF – κB 信号通路调控巨噬细胞极化的机制探讨 [J]. 中国实验方剂学杂志，2022，28（19）：9 –16.

[24] 陶玉，朱小区. 薯蓣丸对肝癌 TACE 术后免疫功能和血管生成的影响 [J]. 浙江临床医学，2020，22（2）：205 –206.

[25] 戴朝明，靳松，张济周. 大黄䗪虫丸联合 TACE 术对原发性肝癌患者（瘀血阻络型）VEGF，MMP – 2，TGF – β1 及免疫功能的影响 [J]. 中国中药杂志，2021，46（3）：722 –729.

[26] 李培生，刘渡舟. 伤寒论讲义 [M]. 上海：上海科学技术出版社，1985.84 –85

[27] 李克光，杨百茀. 金匮要略讲义 [M]. 上海：上海科学技术出版社，2018.44.

［28］黄仕沛，何莉娜．黄仕沛经方亦步亦趋录（续）［M］．北京：中国中医药出版社，2017.268－269.

［29］中医学术流派研究课题组．争鸣与创新：中医学术流派研究［M］．北京：华夏出版社，2011.4.

［30］崔潇月，于秀梅．谷越涛主任医师治疗过敏性紫癜性肾炎经验［J］．世界最新医学信息文摘，2018，18（80）：202－203.

［31］李晓．丁书文教授对冠心病辨证辨病治疗特色［J］．中华中医药杂志，2008，23（2）：137－139.

［32］张梅红，谷万里．谷越涛从湿热论治冠心病临床经验［J］．辽宁中医杂志，2007，34（2）：139－140.

［33］郝宇，贺娟．论《内经》气化学说［J］．北京中医药大学学报，2016，39（5）：357－359.

［34］段凌燕，童丽．消渴病的辨质论治和证治规律的探讨［J］．中医临床研究，2020，12（26）：15－17.

［35］张仕衡，杨宇峰，石岩．消渴病之病因病机理论框架结构研究［J］．辽宁中医药大学学报．2020.22（9）：79－81.

［36］肖党生，杨介钻，方辉．中医汗法现代生理病理基础及临床意义探讨［J］．浙江中医杂志，2021，56（1）：1－3.

［37］胡明格，李雪军，杜梦珂，等．丁樱教授治疗儿童难治性肾病综合征经验探析［J］．中国中西医结合儿科学，2020，12（2）：141－144.

［38］闫永彬，丁樱，任献青．丁樱教授肾病尿浊"风激水浊"病机说［J］．中华中医药杂志，2013，28（11）：3290－3292.

［39］刘美娟，杨晓丹，吴中平．麻黄连翘赤小豆汤证当属重症黄疸［J］．时珍国医国药，2018，29（9）：2218－2219.

［40］JinJiajia，Gao Liaomei. Gut Dysbiosis Promotes Preeclampsia by Regulating Macrophages and Trophoblasts［J］. Circulation research，2022，131（6）：492－506.

［41］张鹤，白宇宁，刘绍能，等．现代医学视角下中医"脾主运化"探析［J］．北京中医药，2022，41（2）：179－181.

［42］清·吴本立．女科切要［M］．北京：新华书店首都发行所，1987.7.

［43］岳美中．岳美中医学文集［M］．北京：中国中医药出版社，2000.465.

［44］张新勇．仲景全书之伤寒论·金匮要略方论［M］．北京：中医古籍出版社，2010.206.

[45] 曹政华，刘寅，孙莉．基于网络药理学分析苓桂术甘汤治疗眩晕病的潜在作用机制 [J]．中医学报，2022，37（9）：1962－1970．

[46] 王紫薇，周西彬，邓菊，等．苓桂术甘汤对阿尔茨海默病血脑屏障损伤的影响 [J]．中国实验方剂学杂志，2022，28（1）：16－23．

[47] 温旭，王东新．苓桂术甘汤联合温阳通络法针灸对慢阻肺患者肺功能的影响 [J]．中外医疗，2022，41（9）：190－194．

[48] 徐灵胎撰，马捷，李峰主编．难经传本集成·难经经释 [M]．北京：北京科学技术出版社，2019．61．

[49] 张瑞秋，陈英华，李迎．泻南补北法的临床应用研究 [J]．世界最新医学信息文摘，2019，19（78）：227－228．

[50] 刘洋，刘华生．痿躄病名探赜 [J]．中医药学报，2014，42（1）：120－122．

[51] 王安荣，李衍滨．浅析从肺论治重症肌无力 [J]．湖南中医杂志，2019，35（5）：116－117．

[52] 李焱，翟凤霞．胡玉荃教授治疗产后风中综合征经验述要 [J]．时珍国医国药，2021，32（11）：2757－2758．

[53] 王学梅，谢萍，周科宇．孕产期抑郁症的中医药基础及临床研究进展 [J]．中国计划生育和妇产科，2020，12（6）：36－39．

[54] 施陈燕，王徐红，黄仁燕，等．中医药治疗糖尿病足可视化分析 [J]．河南中医，2022，42（9）：1370－1375．

[55] 陈啸，李梅，王兆伟，等．四妙勇安汤促进糖尿病足溃疡创面血管新生的运用分析 [J]．中华中医药学刊，2022，40（3）：62－64．

[56] 傅强，黄学阳，王建春，等．加味四妙勇安汤结合西医常规疗法对低危糖尿病足患者下肢血流动力学的影响 [J]．国际中医中药杂志，2022，44（8）：860－863．

[57] 林煜瑜，林晓红，林季文．林季文治疗小儿腺样体肥大经验 [J]．中国中医药信息杂志，2019，26（12）：123－125．

[58] 陈海娟，侯艳鹏．鼻用糖皮质激素的常见不良反应 [J]．中国药物滥用防治杂志，2022，28（1）：95－98．

[59] 孙炘宸，薛珊珊，吴拥军．基于网络药理学与分子对接探讨苍耳子散化裁方治疗鼻窦炎的作用机制 [J]．中医临床研究，2022，14（10）：1－6．

[60] 黄怡婷，孙伟，张亮．基于《伤寒论》六经辩证思想探讨慢性肾小球肾

炎的辨治思路 [J]. 四川中医, 2022, 40 (6): 13-16.

[61] 姜晓军, 蒋小敏. 浅议《伤寒论》中"脾家实, 腐秽当去" [J]. 江西中医药, 2022, 53 (8): 23-25.

[62] 郝万山. 郝万山伤寒论讲稿 [M]. 北京: 人民卫生出版社, 2018. 33.

[63] 周荣易, 马丙祥, 韩新民, 等. 论中西医的整体观念 [J]. 中华中医药杂志, 2019, 34 (7): 2854-8.

[64] 邓穗超, 宾博平. 运用麻黄连轺赤小豆汤加减论治儿童荨麻疹 [J]. 中医临床研究, 2021, 13 (19): 82-84.

[65] 马庆韬, 米建平, 谢少华, 等. 从温阳透发法论治难治性痤疮 [J]. 中医学报, 2020, 35 (4): 769-772.

[66] 亢秀红, 张立宏, 王颖超, 等. 从健脾清化祛瘀论治溃疡性结肠炎 [J]. 中国医药科学, 2021, 11 (21): 100-103+107.

[67] 王庆泽, 李雪可, 刘建平, 等. 国医大师李佃贵基于浊毒学说分期辨治溃疡性结肠炎 [J]. 吉林中医药, 2021, 41 (2): 179-182

[68] 庞大承, 张硕, 潘彦舒, 等. 肝"苦欲补泻"的理论阐释与乌梅丸的临床应用 [J]. 时珍国医国药, 2021, (12): 2980-2982.

[69] 卢雯湉, 周惠芳. 中和思想下张仲景之"和"探赜 [J]. 中华中医药杂志, 2022, (5): 2454-2458.

[70] 付会玲. 越婢加术汤合五苓散治疗成人原发性肾病综合征风水相搏证临床观察 [J]. 四川中医, 2020, 38 (2): 125-128.

[71] 方心怡, 苗润宇, 王涵. 仝小林运用仙茅、淫羊藿、巴戟天助阳经验 [J]. 吉林中医药, 2021, 41 (2): 173-175.

[72] 米贺芝, 张英栋. 纯中医发展的战略思考 [J]. 中华中医药杂志, 2020, 35 (4): 1654-1657.

[73] 李晓亮, 魏娜, 王鹏程, 等. 商陆均一多糖对小鼠脾细胞增殖及细胞因子分泌的影响 [J]. 中医药学报, 2019, 47 (3): 10-13.

[74] 李秀丽, 于辉, 丁雪, 等. 益肾健脾汤联合西药治疗肾病综合征的疗效观察 [J]. 中国中医药科技, 2022, 29 (4): 637-639.

[75] 姜慧, 米杰, 王冬燕, 等. 从脾论治肾系疾病 [J]. 山东中医杂志, 2022, 41 (3): 259-263.

[76] 张丽敏. 理中汤中的圆运动及临床运用 [J]. 中国中医药现代远程教育, 2022, 20 (11): 78-80.

[77] 杨涛, 赵明镜, 王蕾, 等. "心主神明" 的内涵及现代科学依据 [J]. 北京中医药大学学报, 2016, 39 (10): 811 – 814.

[78] 林怡, 陶丽. 结直肠癌转移的中医理论构想 [J]. 上海中医药杂志, 2020 (2): 4.

[79] 刘蕾, 姜涛. 小柴胡汤加减治疗急性尿路感染 (湿热下注证) 的疗效观察 [J]. 中国中医急症, 2022, 31 (2): 327 – 329.

[80] 张婧, 王奕祺, 王耀光. 师承薛伯寿教授经验以三焦辨证指导糖尿病肾病治疗体会 [J]. 天津中医药, 2020, 37 (4): 398 – 401.

[81] 张磊. 张磊医学全书 [M]. 郑州: 河南科学技术出版社, 2017: 412.

[82] 姚永新, 王年美, 邢晓华. 小儿多发性抽动症临床特征及发病因素调查 [J]. 中国妇幼保健, 2019, 34 (23): 5511 – 5513.

[83] Li F, Cui Y, Li Y, et al. Prevalence of mental disorders in school children and adolescents in China: diagnostic data from detailed clinical assessments of 17, 524 individuals [J]. J Child Psychol Psychiatry, 2022, 63 (1): 34 – 46.

[84] 张建奎, 马丙祥, 史文丽, 等. 马丙祥从 "肝风" 论治儿童抽动障碍经验 [J]. 辽宁中医杂志, 2021, 48 (4): 55 – 57.

[85] 祝恒健, 黄凯锋, 王维亮, 等. 经方中桔梗的应用规律 [J]. 中华中医药杂志, 2019, 34 (9): 4391 – 4393.

[86] 胡俊, 杨硕, 郭韦, 等. 猪苓汤治疗前列腺增生症水热互结型尿潴留临床观察 [J]. 实用中医药杂志, 2022, 38 (3): 356 – 358.

[87] 郝菲菲, 田虎, 田思胜. 徐国仟辨治臌胀学术思想探析 [J]. 山东中医药大学学报, 2020, 44 (6): 635 – 639.

[88] 中国医师协会消化医师分会胃食管反流病专业委员会, 中华医学会消化内镜学分会食管疾病协作组. 2020 年中国胃食管反流病内镜治疗专家共识 [J]. 中华消化内镜杂志, 2021, 38 (1): 1 – 12.

[89] 胡久略, 闫东升, 商健. 从六经辨治新冠肺炎及其变证 [J] 中药药理与临床, 2020, 36 (2): 90 – 92.

[90] 汪忠镐, 吴继敏, 胡志伟, 等. 中国胃食管反流病多学科诊疗共识 [J]. 中华胃食管反流病电子杂志, 2020, 7 (1): 1 – 28.

[91] 庞立健, 梁元钰, 郑洪新, 等. 郑洪新教授调气论治胃脘痛 [J]. 中华中医药学刊, 2022, 40 (10): 1 – 11.

[92] 高改娅, 李莎, 薛敬东, 等. 非酒精性脂肪性肝病中医证型及证素研究

[J]. 临床肝胆病杂志, 2021, 37 (1): 89 - 93.

[93] Xu Jingjuan, Wang Ruirui, You Shengfu et al. Traditional Chinese medicine Lingguizhugan decoction treating non - alcoholic fatty liver disease with spleen - yang deficiency pattern: Study protocol for a multicenter randomized controlled trial. [J]. Trials, 2020, 21 (1): 1 - 9.

[94] 刘文博, 孙永康. 仲景应用地黄规律探析 [J]. 吉林中医药, 2022, 42 (9): 1087 - 1091.

[95] 刘伊莎, 李耀辉, 李哲, 等. 麻黄连翘赤小豆汤证病机及临床应用研究进展 [J]. 西部中医药, 2022, 35 (9): 146 - 149.

[96] 曾建峰, 孟繁甦, 赖海标. 赖海标教授运用补肾疏肝法治疗无症状性弱精子症临证经验 [J]. 中国民族民间医药, 2020, 29 (6): 75 - 76.

[97] 曾建峰, 王山云, 郭家成, 等. 丹阳汤治疗肾虚血瘀型阳痿临床研究 [J]. 亚太传统医药, 2019, 15 (9): 131 - 132.

[98] LaiK, LongL. Current status and future directions of chronic cough in China [J]. Lung, 2020, 198 (1): 23 - 29.

[99] 李勋欣, 于河, 王雨菡, 等. 基于六维辨证观新解白虎汤证治 [J]. 中国实验方剂学杂志, 2021, 27 (15): 181 - 187.

[100] 朱培超, 潘赐明, 阮亚君, 等. 探讨以人工智能诊断输出为目的的中医舌诊与病性证素关系模型构建 [J]. 环球中医药, 2021, 14 (6): 1033 - 1038.

[101] 任应秋. 金匮要略语译 [M]. 北京: 中国中医药出版社, 2019.285.

[102] 雷雪莉, 蔡林. 半夏泻心汤的临床研究进展 [J]. 黔南民族医专学报, 2021, 34 (3): 230 - 232.

[103] 季宏与, 苟鑫宇, 宋小雪, 等. 不同煎煮方法对半夏泻心汤质量的影响 [J]. 中国药师, 2021, 24 (1): 159 - 163.

[104] 曾沧彧. 李灿东结合 "五辨" 思维运用柴芩温胆汤治验 [J]. 亚太传统医药, 2020, 16 (12): 111 - 113.

[105] 徐菁晗, 谷松. 从肝木脾土角度阐述厥阴病主方乌梅丸 [J]. 中国中医基础医学杂志, 2019, 25 (2): 226 - 227 + 242.

[106] 黄煌. 黄煌经方基层医生读本 [M]. 北京: 中国中医药出版社, 2020.7.

[108] 王梦瑶, 高改, 李二稳, 等. 基于 LKB1/AMPK/PGC - 1α 的泽泻汤改善非酒精性脂肪肝作用机制研究 [J]. 中国中药杂志, 2022, 47 (2): 453 - 460.

[109] 马艳春，范楚晨，冯天甜，等．茯苓的化学成分和药理作用研究进展 [J]．中医药学报，2021，49（12）：108-111.

[110] 胡萱杰，韩雪，孙风平．韩雪运用黄芪桂枝五物汤合枳术姜汤治疗小儿便秘经验 [J]．湖南中医杂志，2022，38（2）：55-56+59.

[110] 谭瑶．小儿便秘的中医辨证思路与诊治 [D]．辽宁中医药大学，2019.

[111] 林家祎，林炜濠，邓力．论小承气汤非攻下之剂 [J]．环球中医药，2021，14（3）：485-487.

[112] 杜航，何文生，胡红兰，等．白术活性成分药理作用研究进展 [J]．江苏中医药，2022，54（5）：76-80.

[113] 吕倩．肉苁蓉对低温环境下功能性便秘防治作用的实验及临床研究 [D]．山东中医药大学，2021.

[114] 芮娜，潘璐．安效先运用桂枝加龙骨牡蛎汤治疗小儿睡眠障碍经验 [J]．中医杂志，2019，60（24）：2086-2088.

[115] 雷励飞，韩冠先．基于网络药理学探讨黄连温胆汤治疗失眠的机制 [J]．中国疗养医学，2021，30（10）：1013-1018.

[116] 张可兴，张博．柴胡加龙骨牡蛎汤治疗失眠的研究进展 [J]．中国药物依赖性杂志，2021，30（3）：161-166.

[117] 邵珺，朱思思，黄瑶，等．基于网络药理学探讨血府逐瘀汤治疗失眠的作用机制 [J]．世界科学技术-中医药现代化，2021，23（9）：3326-3336.

[118] 何润安，钞丁祥．旋覆代赭汤加减治疗胃食管反流病的临床效果及对 PAR-2、IL-1β 的影响 [J]．临床医学研究与实践，2020，5（17）：128-130.

[119] 高玮，杜昕，王洪博．旋覆代赭汤加减、穴位贴敷联合西药对肝郁脾虚证反流性咽喉炎患者的临床疗效 [J]．中成药，2020，（8）：2237-2240.

[120] 邓九零，徐燕芳，陈丽娟．旋覆代赭汤治疗功能性消化不良药效作用的实验研究 [J]．中国中医药技，2018，25（2）：171-175.

[121] 余杨桦，陈丽娟．旋覆代赭汤临床研究进展 [J]．新中医，2019，08：54-56.

[123] 周学文，王丹，苑方方，等．针灸结合旋覆代赭汤治疗顽固性呃逆疗效观察 [J]．实用中医药杂志，2020，（1）：15-16.

[124] 张莺凡，张凤春．旋覆代赭汤治疗儿童发声性抽动案例分析 [J]．中医药临床杂志，2019，（2）：284-285.

[125] 中华医学会，中华医学会临床药学分会，中华医学会杂志社，等．甲状

腺功能减退症基层合理用药指南［J］. 中华全科医师杂志，2021，20（5）：520-522.

［126］韩啸，谭祥，李军祥. 基于少阳为枢理论谈脾胃病从胆论治［J］. 环球中医药，2019，12（10）：1551-1554.

［127］雷洪涛，代金刚，宋军. 宋军运用小柴胡汤治疗失眠经验撷要［J］. 中国中医基础医学杂志，2020，26（9）：1381-1383.

［128］刘江涛，周艳丽，臧云彩，等. 基于《伤寒杂病论》"先表后里"理论探讨针灸治疗闭经的临床思路［J］. 时珍国医国药，2022，33（3）：670-672.

［129］胡子贤，傅延龄. 《本草别说》之前细辛临床用量文献研究［J］. 江苏中医药，2019，51（4）：69-71.

［130］赵一帆，王文敏，杨柳依，等. 基于现代医案研究柴胡桂枝干姜汤临床应用规律［J］. 中医药临床杂志. 2020，（2）：273-277.

［131］郭红霞. 中西医结合治疗高血压的临床研究进展［J］. 中国城乡企业卫生，2022，37（8）：28-30.

［132］孙伟茗，焦晓民. 高血压中医病名、病因、病机研究进展［J］. 实用中医内科杂志，2021，35（1）：101-105.

［133］孟醒，熊兴江. 初发高血压病、青年高血压病的中医认识及天麻钩藤饮的临床治疗体会［J］. 中国中药杂志，2020，45（12）：2752-2759.

［134］任洪丽，孙秀娟，马丹军，等. 天麻钩藤饮联合奥美沙坦治疗肝阳上亢型原发性高血压的疗效观察［J］. 现代药物与临床，2020，35（10）：1973-1976.